全国医务社会工作和志愿服务优秀案例

中国社会工作联合会医务社会工作专业委员会 编

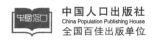

中国人口出版社
China Population Publishing House
全国百佳出版单位

图书在版编目（CIP）数据

全国医务社会工作和志愿服务优秀案例/中国社会
工作联合会医务社会工作专业委员会编 . -- 北京：中国
人口出版社，2022.1
ISBN 978 - 7 - 5101 - 8535 - 9

Ⅰ. ①全… Ⅱ. ①中… Ⅲ. ①医疗卫生服务 - 社会工
作 - 案例 - 中国②志愿者 - 医疗卫生服务 - 案例 - 中国
Ⅳ. ①R199. 2

中国版本图书馆 CIP 数据核字（2022）第 004913 号

全国医务社会工作和志愿服务优秀案例
QUANGUO YIWU SHEHUI GONGZUOHE ZHIYUAN FUWU YOUXIU ANLI
中国社会工作联合会医务社会工作专业委员会　编

责 任 编 辑	张宏文　杨际航	
美 术 编 辑	刘海刚	
责 任 印 制	林　鑫　王艳如	
出 版 发 行	中国人口出版社	
印　　　　刷	北京朝阳印刷厂有限责任公司	
开　　　　本	787 毫米×1092 毫米　1/16	
印　　　　张	28. 5	
字　　　　数	572 千字	
版　　　　次	2022 年 1 月第 1 版	
印　　　　次	2022 年 1 月第 1 次印刷	
书　　　　号	ISBN 978 - 7 - 5101 - 8535 - 9	
定　　　　价	90. 00 元	

网　　　　址	www. rkcbs. com. cn
电 子 信 箱	rkcbs@126. com
总编室电话	（010）83519392
发行部电话	（010）83510481
传　　　　真	（010）83538190
地　　　　址	北京市西城区广安门南街 80 号中加大厦
邮 政 编 码	100054

编 委 会

前　言

2017 年 12 月 29 日国家卫生计生委和国家中医药管理局发布《进一步改善医疗服务行动计划 (2018—2020 年)》，并于 2018 年 10 月公布《进一步改善医疗服务行动计划 (2018—2020 年) 考核指标》，我国的医务社会工作和志愿服务工作迎来了历史上最好的发展时期。在经历了近百年、尤其是近十几年的快速发展后，我国已经有一批医院和专业社工组织，医务社会工作和志愿服务工作开展得非常专业和务实，已经开始引领本省或所在地区的医务社工专业化、本土化发展。

2019 年是中华人民共和国成立 70 周年的历史性年度，为深入学习、宣传、贯彻习近平总书记新时代中国特色社会主义思想，推进落实健康中国战略和《进一步改善医疗服务行动计划（2018—2020 年）》等相关政策实施，总结医务社工与志愿服务实务经验，提升医务社工与志愿服务专业能力，宣传医务社工与志愿服务先进典型，中国社会工作联合会医务社会工作专业委员会研究决定在全国范围内开展医务社工与志愿服务优秀案例征集活动，并出版《全国医务社会工作和志愿服务优秀案例》，为医务社工走进中国 100 周年献礼！

全国各地医院、社工组织踊跃参与本次活动，出版工作得到了轻松集团米公益的大力支持，在此一并致谢！《全国医务社会工作和志愿服务优秀案例》将作为广大医务社工同道开展专业工作时的参考工具，专委会同时将积极宣传推广，尽可能传播这些优秀的实践经验，帮助广大医务社工同道更好地开展医务社工与志愿服务工作！

编者
2021.12

目　录

志愿服务管理

志愿服务项目

医务社工服务项目

医务社工思考探讨

疫情防控社会工作

安宁疗护社会工作

专病社会工作

儿童医务社会工作

老年医务社会工作

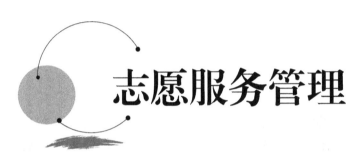

志愿服务管理

基层综合性医院志愿服务的
实践与探索

——以佛山市南海区第五人民医院为例

李奇恩　成越男

佛山市启智社会工作服务中心

一、背景情况

（一）政策背景

1. 国家政策

2009 年 3 月 17 日，《中共中央　国务院关于深化医药卫生体制改革的意见》首次明确规定，完善医疗执业保险，开展医务社会工作，完善医疗纠纷处理机制，增进医患沟通，标志着发展医务社会工作已纳入国家医药卫生体制改革政策之中，成为国家医改的重要组成部分。国家卫生计生委和国家中医药管理局在 2015 年下发《关于印发进一步改善医疗服务行动计划的通知》，提出要加强医院社工和志愿者队伍专业化建设，逐步完善社工和志愿者服务。2017 年 12 月 29 日，国家卫生计生委、国家中医药管理局制定了《进一步改善医疗服务行动计划（2018—2020 年）》，其中明确规定医疗机构需要建立《医务社工和志愿者制度》，大力推行志愿者服务，鼓励医务人员、医学生、有爱心的社会人士等，经过培训后为患者提供志愿者服务。

在新医改全面推行的新形势下，发展医务社工与志愿服务是实现医院文化深度建设，引领医院又好又快、可持续健康发展的重要措施之一。

2. 地方政策

为贯彻党的十九大报告中提出的全局视角健康服务理念，进一步推进南海卫生强区、卫生强镇建设，构建南海医务服务领域的共建共治共享格局。2011 年，南海区卫生系统首次将专业社工服务引入卫生系统，在取得明显成效后，进一步发动其他有条件的医院开展医务社工服务。2014 年起，南海区卫生健康局制定专项医务社工预算，有针对性地开展医务社工服务。2016 年至今，积极开展"南海医务社工奖励性资金分配"工作，通过资金竞投的方式促进南海医务社工服务的开展，激发南海区内医疗机构和各社会服务组织的力量，促使跨专业人才形成合力，共同擦亮南海区医务社工服务的品牌，助力品质南海走向更高层次。

（二）医院背景

1. 医院基本情况

佛山市南海区第五人民医院（亦称大沥医院）始建于1958年，承担着南海区大沥镇60多万常住人口、流动人口和周边地区居民的医疗服务。2011年5月被南海区卫生健康局更名为"南海区第五人民医院"，2011年10月升级为二级甲等综合医院。

2011年起，医院逐步组建党员志愿服务队、青年志愿者服务队、药品安全合作联盟（PSM）志愿者服务队等医疗专业志愿服务队，广泛发动医院员工参与志愿服务，为服务对象提供专业的医疗志愿服务。因此，医院具有一定的医疗志愿服务资源和基础，但各志愿服务队均为院内成立，由医院员工组成，志愿者来源结构较为单一。

2. 服务需求

随着医院综合实力的不断提高，不仅大沥镇的居民前来就诊，还吸引了辖区外的居民前来就诊。据统计，医院近五年的年均门诊量约200万人次，医院的服务产出偏高，医疗服务供不应求。2016年，医院在接受南海区卫生健康局所开展的第三方满意度调查考核测评中，患者满意度评价并不理想。测评结果显示，在就医便利、资源链接、压力缓解和关心探访等非医疗服务方面亟待满足。

2016年3—7月，医务社工通过随机走访住院部和门诊的方式观察和访谈护士长、患者，了解到医院及患者的需求，并结合《2015年南海区第五人民医院顾客及员工满意度调查报告》进行需求分析。通过开展服务调研，医务社工发现该医院的门诊大厅、儿科、内科等科室，需要加强志愿服务的发展，服务对象对于科室指引、协助指引打印检验报告、住院关怀等方面具有服务需求。

二、主要做法

为了进一步改变公众对医疗单位冷冰冰的刻板印象，搭建参与医院志愿服务的平台，让普通群众亦能参与医院志愿服务建设的过程，更好地提高医院的公信力，在医院经费有限、服务产出总体偏高的情况下，医院决定购买社工机构服务，由医务社工统筹管理院外志愿者的志愿服务发展，引进院外志愿者开展就医指引、住院探访等服务，缓解医院的就医压力，主动改善服务对象的就医感受，提升医院服务满意度，协助服务对象解决就医困难。

2016年7月，在南海区卫生健康局、南海区大沥镇卫生健康办公室（原大沥镇卫生和计划生育局）、大沥镇综合治理办公室（原大沥镇社工委）等各级部门的指导及支持下，南海区第五人民医院与佛山市启智社会工作服务中心（以下简称"启智社工中心")共同开展"义心医意"医务社工服务项目(以下简称"项目"),由启智社工中心派驻医务社工,进入医院提供医务社工服务,其中重点包括志愿服务的发展与管理。

结合志愿服务计划的发展历程,医务社工主要从队伍化、规范化、制度化、标识化、创新化、常态化六个方面,开展医院志愿服务,探索在基层综合性医院开展志愿服务的有效模式。(见图1)

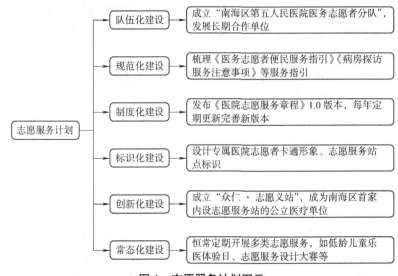

图1 志愿服务计划图示

(一)队伍化:盘活资源,组建院外志愿者队伍

在进驻医院初期,由于对医院周边环境不熟悉,医务社工主要通过走进学校、社区开展活动招募志愿者。同时联动医院团委,链接佛山科学技术学院(仙溪校区)、南海信息技术学校(大沥校区)等高校志愿服务资源,签订合作协议,确定长期服务合作关系。为了规范服务发展,医务社工主动联系大沥镇义工联,申请注册成立了"大沥医院医务志愿者服务队",组建了院外志愿者队伍,为医院志愿服务输出惠及居民、资源引入服务院内提供了强有力的保障。

据统计,医务社工共发展了1414名志愿者,其中培育志愿服务骨干33名,累计参与项目志愿服务时数达100小时以上的志愿者共26名(其中服务时数大于100小时且小于200小时的志愿者共14名,大于200小时且小于300小时的志愿者共9名,大于400小时的志愿者共3名),签订友好合作协议单位达22家。

目前,"大沥医院医务志愿者服务队"已归属于"南海区第五人民医院党员志愿专业服务队",作为医院志愿服务队伍的其中一支分队,医务社工主要依托广东省i志愿平台,发布及开展志愿服务,使得服务数据更加精确化。通过队伍化建设医院志愿服务,志愿者有了明确的归属及管理组织,为可持续发展的医院志愿服务提供基础保障。

（二）规范化：清晰流程，明确职责与角色定位

项目初期，一方面，医务社工通过走访医院各科室，了解不同科室的人流量及服务需求，并深入服务岗位进行志愿服务体验，梳理服务流程，形成《医院志愿服务指引手册》。另一方面，邀请医院内员工作为志愿者讲师，为新志愿者讲授医疗、卫生防护等专业知识，每位参与医院院内服务的志愿者都需要经过培训后，才可以参与志愿服务。

医务社工通过制定《志愿者便民服务须知》《志愿者管理指引》等文件，为志愿者提供了相关服务指引，规范了参与医院志愿服务的流程，让志愿者清楚地认识到自己的权利与义务。同时，定期更新服务指引，帮助志愿者掌握正确的服务规范，为服务对象提供适切的帮助。

规范化建设医院志愿服务，可以提高志愿者的服务效率，减少志愿者在服务过程中出现“模糊地带”，让志愿者清楚个人服务职责与角色定位。

（三）制度化：建立章程，健全医院服务机制

自项目启动后，医务社工致力于制度建设，不断完善整合志愿服务管理办法，推进各项制度落实。2019 年 7 月，医务社工结合过往的服务经验、服务规范、流程指引等文件，制定了《“义心医意”医务社工服务项目志愿服务章程》。

志愿者时数积分体检套餐兑换回执

温馨提示：本体检套餐自领导审批日起一年内有效使用，仅限于南海区第五人民医院体检科使用。使用时，请主动出具使用者相关身份证明，如身份证。）

使用者姓名		性别		联系方式	
身份证号码				兑换时数	
体检套餐类型	□基础体检套餐 1　□单位入职高端套餐　□基础套餐 2 □基础套餐 3　□基础套餐 4　□精选套餐　□老年人套餐				
志愿者签名	本人确认志愿者时数已兑换相应的体检套餐。 签名： 日期：				
南五医社工部核实	签名： 日期：				
医院领导审批	签名： 日期：				

_____年____月　志愿者餐票领取登记表

序号	姓名	日期	服务时间	时数	发放社工	志愿者签

附件 6：《志愿者停车票领取登记表》

_____年____月　志愿者停车票领取登记表

序号	姓名	服务日期	服务时间	志愿者签名	备注

图 2　部分志愿服务相关表格

该志愿服务章程主要包括九大方面，分别是总则、组织管理、志愿者条件及注册、志愿者权利与义务、志愿者管理、服务守则、志愿者激励与表彰、意见建议管理及附则，并整理了志愿服务相关表格作为附件（见图 2）。以志愿者激励及表彰部分为例，医务社工借鉴“时间银行”模式，鼓励医院志愿者以服务时数换算服务积分，兑换相应的奖励。志愿者可根据个人积分的数量兑换由医院提供的不同等级的体检套餐、日用品等。此外，项目每年定期开展志愿者嘉许礼活动，从精神层面肯定志愿者的付出。

制度化地开展医院志愿服务，既符合国家《进一步改善医疗服务行动计划（2018—2020年）》的要求，促进医院志愿服务高效开展，使得管理者及志愿者有章可循、依章服务；亦提高了医务社工在医院志愿服务制度建设方面的能力，促进医院志愿服务的良性发展。

（四）标识化：完善VI系统，塑造志愿服务形象

VI（Visual Identity）系统即视觉识别系统，它是以标志、标准字、标准色为核心展开的完整的、系统的视觉表达体系。医务社工从根本上规范了志愿服务的视觉基本要素，而基本要素系统是志愿服务形象的核心组成部分，具有重要意义。

项目启动前期，医院党委班子牵头发动院内员工为项目设计专属标志，同时确定以"义心医意，医患共建"为服务理念及标语口号，用于日常服务宣传。2017年9月，医务社工通过开展医院志愿者卡通形象设计大赛，确定医务志愿者卡通形象，进一步丰富医院志愿服务的象征形象。同时，发布了《大沥医院志愿服务宣传片》，进一步弘扬志愿精神，让更多人了解认识医院志愿服务。2018年3月，医务社工在医院内设立"众仁·志愿义站"服务站点，站点名称的设计符合标准字及标准色的要求，主要用于站点外观的装饰，如"众"字由红黄蓝三原色的人字组成，代表着三类志愿者群体。

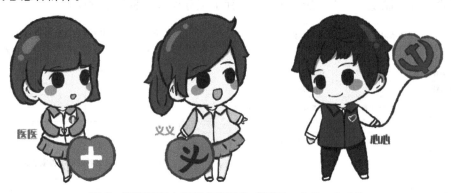

图3　项目医务志愿者卡通形象"医医、义义、心心"

标识化地开展医院志愿服务，不断完善VI系统，并将设计作品运用于服务宣传及文创产品制作中，更容易给社会大众留下深刻的印象，展示出志愿服务形象的独特性。

（五）创新化：丰富形式，打造志愿服务义站

2018年3月，项目成立了"众仁·志愿义站"，使医院成为南海区首家内设志愿义站的公立医疗单位。医务社工以此为志愿服务固定站点，开设六类常态化服务，包括义站值守服务、"小黄人"恒常志愿便民服务、低龄儿童乐医体验日、"健康五医行"知识宣教活动、"义动送温情"院区探访活动、志愿服务设计大

赛。其中，志愿服务设计大赛更是志愿服务创新特色之一，以"微创投"的形式，为医院志愿者搭建平台，鼓励医院志愿者组队策划并执行开展志愿服务活动，不断丰富医院志愿服务的内容类型，进一步扩大医院志愿服务的影响力，惠及更多群众。

创新化地开展医院志愿服务，有利于打造医院志愿服务的特色品牌，同时动员志愿者创新设计志愿服务内容，为服务注入新血液、新力量，丰富服务类型。

（六）常态化：恒常开展，传播人文医院文化

2016—2017 年，医务社工根据不同服务对象的需求，通过开展招募、培训、院内送暖等多样化多类型的志愿服务，进一步加强了"医院＋医务社工＋志愿者"的三方联动，同时亦发展一批骨干志愿者、友好合作单位，为志愿服务常态化开展奠定服务基础。2018 年起，医院社工确定了常态化开展的志愿服务内容，并以服务表格的形式对外宣传。

据统计，医务社工共开展志愿服务活动 197 场，累计参与活动的志愿者约 5541 名，参与志愿服务时数约 3215 小时，服务群众约 9470 人次。在恒常志愿便民服务方面，志愿者参与便民服务次数达 4390 人次，参与志愿服务时数约 12183.5 小时。

常态化地开展医院志愿服务，促使志愿服务开展的频率更为稳定，更好地传播了积极向上的志愿服务文化，形成人文医院建设过程中的一张亮丽名片，营造和谐的医疗环境。

表 1　"众仁·志愿义站"服务表

序号	服务名称	具体内容	服务开展时间
1	义站值守服务	为有需要的服务对象提供医院志愿服务推广、志愿者注册登记等	每天 9：00—11：30；14：30—17：00
2	"小黄人"恒常志愿便民服务	为有需要的服务对象提供科室指引、指导使用检验报告单打印机、微信便民服务推广应用、维持就医秩序等，服务岗位主要包括门诊大堂、输液室、检验科、收费处等 12 个	每天 9：00—11：30；14：30—17：00
3	低龄儿童乐医体验日	以"巧手创意，童心绘梦"为主题，由擅长手工创作的志愿者现场带领患儿或接种疫苗的适龄儿童等进行创意手工制作，让他们在医院中也能体验到不一样的快乐，缓解就医紧张情绪	每月第三周周六 9：00—11：00
4	"健康五医行"知识宣教活动	每期活动由院内专业医护志愿者，根据不同的健康主题，讲解相关疾病护理、日常保健等知识，同时提供健康咨询、呼吸训练指导、康复体操指导等贴心服务	每月第四周周五 9：00—11：00

序号	服务名称	具体内容	服务开展时间
5	"义动送温情"院区探访活动	链接各类志愿者资源，给予住院患者精神上或物质上的关怀，为他们提供更丰富的社会支持及传递更多的人文关怀，如爱心义剪、暖心探访	每月一场
6	志愿服务设计大赛	以志愿义站为平台，鼓励志愿者结合医院实际情况，自行组队策划志愿服务活动，丰富医院志愿服务的类型	每年3月

三、经验启示

医务社工在开展志愿服务的过程中，除了有服务数据的产出，还有可视化的服务成效、服务对象就医体验感的改善，不只是医院打造人文关怀、有温度医院的有力推手，更是医院服务满意度、公信力提升的有力佐证。这些宝贵的实践经验，为医务社工扎根基层综合性医院开展志愿服务提供了良好的经验借鉴，值得推广与普及。

（一）医务社工开展志愿服务，有效改善群众就医体验感，助力医院满意度提高

医务社工通过开展多样化的志愿服务内容，在医院内为就诊患者提供协助就医指引、缓解患儿焦虑情绪、改善住院生活等服务，从而改善就医体验感；在医院外通过服务进社区、进企业，普及预防性健康知识，促进居民健康管理意识提升。从内至外助力医院服务满意度、公信力提升。自2017年开始，医院的第三方满意度调查考核测评成绩不断上升，各方满意度都保持在较为理想的水平，2019年医院患者满意度调查位居全区公立医院首位，与2018年相比上升了4名。

（二）医务社工的加入，推动医院形成"三工联动"志愿服务管理模式

"三工联动"志愿服务管理模式指的是医院领导班子针对医院志愿服务开展的可行性进行把控与提供行政支持，以医务社工服务项目为服务载体与平台，由医务社工作为服务组织者、为志愿者提供专业的服务督导及支持工作，医院职工和义工（志愿者）为志愿服务参与者。该模式打破了医院原有的单一志愿服务管理模式，从"院内输出志愿者"改变为"院内输出＋院外输入"的志愿者发展路径，从"医院管理志愿者"改变为"医院与医务社工共同管理志愿者"，有效推动医院各类志愿服务的可持续发展。

（三）有效的沟通机制有助于派驻公立医院的医务社工开展志愿服务管理

为推动医院的医务社工服务项目发展，医院与启智社工中心专门成立了医务社工项目工作小组，制定相关的沟通机制。小组成员每月定期开展两次沟通会议，医务社工通过开展常态化志愿服务、志愿者议事会等形式，形成"志愿者在服务中发现问题，向医务社工反馈——医务社工向医院汇报及讨论问题——医院分析及落实改善问题"的沟通流程。这一方面加强了派驻公立医院的医务社工与医院的沟通联系，让医务社工和志愿者可以第三方的视角为医院非医疗服务提供建议；另一方面也让医院了解医务社工在开展工作过程中遇到的困难与问题，提供服务支持，合力解决。

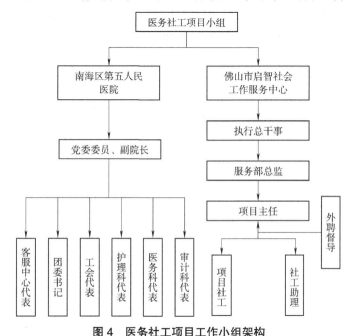

图4 医务社工项目工作小组架构

（四）志愿服务管理模式还需不断优化和完善

目前志愿服务管理是以医院与医务社工为主导，志愿者以院内的志愿服务站点为据点参与志愿服务。医务社工还需要进一步激活志愿者的内在动力，提高志愿者的服务能力与管理能力，促使医院志愿服务管理自主化运作。因此在下一阶段，医务社工计划开展志愿义站流动站长培育计划，以站长的形式培育志愿者骨干，带领志愿者参与志愿服务管理，进一步完善"三工联动"志愿服务管理模式。

在发展南海区第五人民医院志愿服务的过程中，医务社工充分发挥资源筹措者、倡导者等角色作用，有效促进服务的可持续发展，为基层综合性医院的志愿服务增添活力，进一步丰富医院非医疗服务内容，逐步打造有温度的人文医院。不忘初心，牢记使命，未来让我们共同携手，让医务社工和志愿服务成为弘扬公益的载体和人文关怀的品牌，继续在建设健康中国的道路上乘风破浪，越走越远！

（备注：文中所述服务数据统计来源时间均为 2016 年 7 月 4 日至 2019 年 12 月 31 日。）

参考文献

[1] 中共中央　国务院. 关于深化医药卫生体制改革的意见 [EB/OL]. http://www.gov.cn/test/2009-04/08/content_1280069.htm，2009-03-17/2009-04-08.

[2] 国家卫生计生委，国家中医药管理局. 关于印发进一步改善医疗服务行动计划的通知 [EB/OL]. http://www.nhc.gov.cn/yzygj/s3593g/201501/5584853cfa254d1aa4e38de0700891fa.shtml，2015-01-12/2005-01-12.

[3] 国家卫生计生委，国家中医药管理局. 关于印发进一步改善医疗服务行动计划（2018—2020 年）的通知 [EB/OL]. http://www.nhc.gov.cn/yzygj/s3594q/201801/9df87fced4da47b0a9f8e1ce9fbc7520.shtml，2017-12-29/2018-01-04.

双工联动，病房探访

——行动学习理论在骨干义工培养中的运用

黎秋红　刘　燕

深圳市龙岗区春暖社工服务中心

一、背景介绍

深圳市龙岗区第六人民医院自 2015 年 7 月组建义工团队，开展志愿服务以来，经过五年多的发展，涌现出了一批比较活跃的义工骨干。常规的志愿服务已经难以满足他们的服务需求，更为迫切的是义工骨干们个人成长的需求。为了探索双工联动服务新模式，发挥"1+1>2"的作用，深圳市龙岗区春暖社工服务中心驻点医院医务社工，设计了"发现最美的自己"义工骨干培养计划。计划培育 8~10 名义工骨干，通过义工骨干带动活跃义工，每月在医院独立开展病房探访活动，搭建医患双方沟通交流平台，营造和谐的就医氛围，助力和谐医患关系的构建。

二、案例分析

（一）问题分析

随着医学技术的发展，医疗水平逐步提高，社会大众的身心健康得到了更好的保障。患者自我保护意识在逐步增强，维权意识逐渐提高，而由于医护人员工作繁忙压力大，医患双方沟通不及时等各种因素的影响，医患关系日趋紧张。而医患关系是医疗实践中最基本的人际关系，这一关系的协调与否，不仅直接影响到医疗卫生事业的全面发展，还会严重影响社会的和谐稳定。医务社工作为医患双方沟通的桥梁，对医患关系的紧张应该高度重视，并积极寻找解决路径。

（二）需求分析

1. 义工个人成长的需求

根据马斯洛需求理论分析，在满足了基础的衣食住行及安全稳定的需求后，人的需求就会上升一个等级。龙岗区第六人民医院志愿服务经过几年的发展，义工骨干们对医院的基础服务非常熟悉，常规的服务已经难以满足他们的需求，更高层次的能力提升尤为迫切。

2. 社工服务人手不足的需求

医院只有 2 名医务社工，而患者服务需求较广。义工骨干经过系统的培训后，在医务社工指导下开展服务，提高了服务效率和服务质量，丰富了人力资源，有效地弥补了医务社工人手不足的服务现状。

3. 医院满意度提升的需求

随着我国医疗服务观念向"以病人为中心"转变，患者满意度成为评价医疗机构综合服务质量的重要指标。医院患者满意度越高，其市场竞争能力就越强，不断提升患者满意度，是提升医院管理水平的重要措施。

三、服务计划

（一）理论依据

行动学习理论是一小组人共同解决团队实际存在问题的过程和方法，不仅关注问题的解决，也关注小组成员的学习发展以及整个团队的进步，是一个从自己行动中学习的过程，行动学习理论的关键原则：每一个人都有潜能，在真正"做"的过程中，这个潜能会在行动中最大限度地发挥出来。行动学习通过一套完善的框架，保证小组成员能够在高效解决实际存在问题的过程中实现学习和发展。

在"发现最美的自己"义工骨干培养计划小组活动中，医务社工注重培养义工骨干的专项能力，关注每个义工骨干的成长。从理念开始学习，根据他们的优势进行实操活动的分工，发挥他们自身的潜能。通过具体的实践，检测义工骨干前面学习所掌握知识的情况，并且引导他们在实际活动开展的过程中，运用集体的力量处理突发的各种问题并积累经验，通过组织活动、互动分享、案例分析、情景模拟等来培养他们成为义工"领袖"人才，让他们在活动中不断提升自身能力。从而具备单独开展病房探访活动的能力，发挥双工联动"1+1>2"的作用。

（二）小组目标

1. 培养一支不少于 8 名的病房探访义工骨干队伍。

2. 通过学习《感官系统取向测验和分析》，帮助组员了解自己的带队风格；通过学习《情境领导理论》，协助组员掌握不同类型的义工应用不同风格的管理方法；通过学习《工伤基础知识》《常用沟通技巧》，提升组员病房探访服务能力。

3. 通过实践活动检验并巩固组员学习成果。

（三）小组性质

小组为成长型小组。

（四）小组对象

小组对象均为龙岗区第六人民医院义工。

（五）小组介入策略

在小组开展前，医务社工带领义工开展了3场病房探访活动，前期活动的铺垫，加强了义工们对病房探访服务的兴趣。医务社工抓住义工们想提升专项服务能力的内在需求，结合义工队伍发展的需要，将义工们的学习内动力，转化为具体的行动学习，开展了本次小组活动，来帮助义工们掌握服务技能，并提供实践平台。小组主要从以下几个方面介入：

1. 提升意识。宣传和谐医患关系的重要性，提升义工对开展病房探访服务意义的认识。

2. 掌握知识。介绍工伤基础知识、沟通技巧、沟通动作示范，加强义工们对病房探访知识的了解。

3. 实务操练。鼓励及支持义工从学习到练习，再到实务操练，学以致用。

4. 反思总结。就实操中遇到的问题及经验及时进行总结分享，为长期开展病房探访服务积累宝贵经验，并不断提升服务质量。

四、实施过程

（一）小组活动第一节"探索未知的自己"，学习课程《感官系统取向测验和分析》

1. 促进相互认识，了解小组活动的目标和内容

首先，医务社工进行自我介绍，欢迎各组员的参与，并介绍"发现最美的自己"小组活动5节次的主题及内容。其次，引导组员进行自我介绍，并制作了包含姓名、昵称的个人台卡，以便组员间相互认识。再次，医务社工带领组员进行热身游戏"反口令"，医务社工发出"向左/右转""坐/站"和"哭/笑"等口令，组员们不时发出阵阵开心的笑声，小组氛围轻松。最后，医务社工进行了小组前测调查，以了解组员开展病房探访活动能力情况。

2. 学习《感官系统取向测验和分析》

社工将提前准备好的《感官系统取向测验和分析》分发给每一位组员，并讲解填写的规则，确保每一位组员了解如何运用该工具。填写完后，指导组员们如何对分数进行汇总，并一一讲解不同的选项代表何种意义，协助组员了解自己的服务带领风格。

3. 邀请组员分享参加志愿服务的动机、意义

社工带领组员们分享自己最初参加义工服务的动机，以及参加医疗志愿服务的意义。以分组讨论的形式进行，并确定了组长、记录人和汇报人，组员现场推选了

一名义工骨干为组长。通过讨论及分享，加强了组员对小组活动的了解。

4.订立小组规范，总结本节内容及预告下一节

社工引导小组组员订立规范，包含相互尊重、按时参加活动等，总结本节内容，预告下一节内容。

（二）小组活动第二节"人心齐，泰山移"，学习课程《情境领导理论》

1.回顾上节小组活动内容，介绍本节小组目标及内容

医务社工带领组员们回顾小组上节学习《感官系统取向测验和分析》的内容，然后介绍本节小组内容《情境领导理论》，并进行热身活动"手指操"。

2.讲解课程《情境领导理论》

首先，医务社工结合PPT通过图文并茂的方式向组员们讲解，情境领导理论主要关注的是在具体情境中的领导行为，这个理论最基本的假设是在不同的情境中需要不同的领导风格，下属都是从不成熟向成熟逐步发展的。

医务社工向组员们讲解，在病房探访活动中各位带队的义工骨干角色就像"领导者"，队员角色就像"员工"，各位义工骨干需要了解自己的队员在哪个成长阶段，并给予相应的支持。

情境领导模式针对员工的成长过程分为四个阶段，第一阶段为R1，即"没能力，没意愿并不安"。新加入的义工大多处于这一阶段，这时需要采取"告知式"来引导新义工。第二阶段为R2，即"没能力，有意愿或自信"。服务积极性非常高，但能力欠缺的义工处于这一阶段，要采取"推销式"来告知服务细节。第三阶段为R3，即"有能力，没意愿或不安"。部分老义工容易处于这一阶段，要采取"参与式"来激励他们并帮助他们解决问题。第四阶段为R4，即"有能力，有意愿并自信"。处于这一阶段的义工非常优秀，可采取"授权式"来开展服务，作为领导者只需做好服务质量把控。

3.协助组员认识到自己对团队的重要性

医务社工带领组员一起讨论，每一名义工在团队中的重要性，以及如何进行日常的关系维护。

（三）小组活动第三节"工伤知识知多点"，学习课程《工伤基础知识》

1.回顾上节小组活动内容，介绍本节小组目标及内容

热身游戏"补充句子"，通过游戏的形式，温习上节小组活动所学到的情境理论知识点，重点回顾该理论的4个成长阶段。

2.讲解课程《工伤基础知识》

首先学习什么是工伤、工伤认定的几种情形（结合常见的案例进行分析）、工

伤认定办理流程、申请材料，重点讲述未购买工伤保险工伤认定流程、工伤保险劳动能力鉴定流程，以及受工伤后三种维权的途径，使组员更多地了解服务对象受到工伤后，如何维护工伤权益，提升组员工伤探访服务能力。

3. 提问互动，巩固所学知识

医务社工就病房走访中常见的工伤服务对象咨询的问题，以及本节小组所讲解的内容进行提问，加深组员对工伤知识的理解。

（四）小组活动第四节"沟通，从心开始"，学习课程《常用沟通技巧》，动作示范

1. 回顾上节小组活动内容，介绍本节小组目标及内容

医务社工先带领组员们回顾上一节的工伤基础知识，加深组员对工伤知识的掌握。通过互动游戏"荒岛余生"，促使组员学会聆听，意识到良好的沟通表达能力在服务中的重要性，带出本节活动主题。

2. 讲解课程《常用沟通技巧》

借助PPT模拟场景，重点讲述语言的沟通技巧（听和倾听），以及肢体语言沟通的技巧（眼神、面部表情、穿着装饰）。在语言沟通技巧中侧重讲述了如何倾听、倾听后如何同理，并列举了几个技巧。在肢体语言沟通技巧部分以及病房探访如何快速拉近与服务对象的距离，医务社工为了加深组员们的理解，逐一进行示范。

3. 案例演练

医务社工就走访病房时的一些案例，让组员运用本节课学习的技巧分组进行演练，加深印象。

（五）小组活动第五节"和谐医患，'义'起行动"，进行实战演练

1. 回顾之前所学内容，强调本节小组活动为最后一节

医务社工通过问答的形式，带领组员回顾工伤政策法规、常用沟通技巧、病房探访沟通动作等内容，并强调本节小组活动为最后一节次。

2. 学以致用，开展病房探访活动

在开展活动前，所有组员进行集合及分工说明，组员分成2队，各自根据分工进行，每队2名组员负责观察记录，2名组员负责主要探访任务，交换进行，医务社工在一旁观察及协助。不仅让组员在观察记录、实际操练中学习他人的经验，也能针对不足提出改善意见，还能让他们在服务过程中同时接触不同类型服务对象的需求。回顾前几节活动中所学的知识和沟通的方法等内容，并且让他们在实际活动开展的过程中，学会处理突发的各种问题并积累经验。通过实操的形式，可以更好地让他们所学的知识得到巩固。进一步提升了组员开展活动的能力，为接下来长期开展病房探访活动奠定了基础。

3. 总结本节内容，回顾小组历程，结束小组活动

组员填写调查问卷（后测）后，医务社工组织所有人员拍集体照，并和组员总结本节以及整个小组的内容。医务社工肯定了组员的进步，并表示按照活动最初的目标，将病房探访活动作为常规服务每月在医院开展。

五、案例评估

（一）提高了义工的自主性

医务社工搭建学习平台，鼓励义工自主参与，以促进自身能力提升与成长。通过问卷调查，98% 的义工觉得培训增加了他们开展病房探访服务的信心，并表示愿意用自己的爱心，为住院患者送去温暖和关爱。义工骨干们完成了从协助医务社工开展活动，到自主开展活动的转变。

（二）增强了义工的自信心

义工们一开始不知如何开展病房探访服务，信心不足。培训后，认为病房探访能够为患者提供更深入的服务，每周报名时都指定要参加探访服务，开展病房探访服务的信心大大提升。

（三）加强了社工的影响力

医院只有 2 名医务社工，在开展服务时，工作人员明显感到人力不足。通过培养义工骨干，协助社工开展服务，弥补了人力的不足，并保证了服务效果。医务社工在医院的服务得到了进一步认可，由医护人员转介的服务增多。

（四）提升了医院的满意度

患者住院时间长，家属不能时刻陪伴在身边，在他们疼痛难忍、遇到困难的时候，容易产生孤独和无助感。病房探访服务的开展，让他们感受到了医院的人文关怀。2019 年医院在深圳市公众满意度调查中第一季度、第二季度、第三季度连续排名第一，第四季度排名第二。院领导表示取得这个好成绩，除了离不开医护人员的优质服务之外，也离不开双工联动服务对患者的影响。

六、专业反思

（一）促进医患和谐，需要更多社会力量参与

近年来虽然医疗技术水平不断提高，但医患矛盾也日益增多，使医务人员身心健康受到伤害。如何预防医患矛盾，创造温馨和谐的就医环境，是迫切需要解决的问题。"社工 + 义工"的服务模式，让更多患者的服务需求得到满足，有效地预防了这一问题的发生。另外义工"中立"的身份，使问题在潜移默化中得到了解决。

（二）加强双工联动，创新医疗志愿服务内容

医务社会工作作为医疗卫生体系中的重要组成部分，应充分运用专业的方法和技巧，指导义工开展服务，提升义工的服务水平，形成"社工引领义工，义工协助社工"的运行机制，实现双工联动互补。不断完善和创新医疗志愿服务项目内容、形式及元素，探索服务新模式。

（三）积极反馈信息，助力医疗服务水平提升

医务社工通过带领义工定期进行患者满意度调查、病房探访，了解患者在医院接受治疗的情绪、感受及满意程度，通过整理分析数据得出结论，定期向医院反映，为医院规章制度调整提供参考意见。医院不断改善服务有利于为患者营造更好的就医环境，也有利于提升医院各项指标，使医院的整体服务向前迈进。

新时代背景下医院志愿服务的发展与探索

——以北京大学人民医院为例

武俊丽

北京大学人民医院

一、背景情况

（一）医院发展背景

北京大学人民医院（以下简称北大人民医院）于 2009 年 4 月在卫生部医政司关于《在北京大学人民医院开展社会志愿者志愿服务工作试点的函》的指导下成立志愿服务工作部，2010 年，在卫生部医政司关于《委托医院开展医院社会工作试点的函》的指导下成立医务社会工作及志愿服务工作部（以下简称社工部）。至此以社会工作专业为依托的志愿服务全面开展。

2009 年 3 月，卫生部医政司决定在北京大学人民医院开展志愿服务试点工作。在各级领导的支持和指导下，依托美国中华医学基金会（CMB）和"西城区社会科学界联合会社会科学课题研究"项目，医院借鉴国际成熟经验与模式，初步建立了一整套符合中国国情的志愿者医院服务管理模式，包括招募体系、培训体系、管理体系、评估体系和激励机制。医院还通过指纹识别技术建立了高效的志愿者电子信息管理系统，致力提高志愿者医院服务管理的科学化水平，构建志愿者医院服务模式长效机制。

截至 2020 年 12 月，社工部开展了 21 项常态化的志愿服务项目，覆盖门急诊、社区以及大部分临床科室，建立了本土化可操作的志愿服务模式，吸引了全国 200+ 医院前来交流学习。截至 2020 年 12 月 31 日，与 6 所高校 1 支社会志愿团体形成长期稳定合作，组建成拥有注册志愿者 7500+ 名的志愿服务团队，为患者提供服务 52388 人次，服务累计时长 152286 小时 55 分钟，举办院内患者健康教育 115 场次，院外健康教育 192 场次，惠及患者人数达 3 万余人。志愿者来自医院医护人员、行政管理人员、退休职工、医学生和广大社会爱心人士，各时间段相互补充，保障了志愿服务日常开展，形成了良好的社会氛围，为志愿服务持续性发展提供了后备力量。

（二）新时代背景

伴随着中国经济的迅速崛起、素质教育的提升以及物质文化的丰富，公民开始追求精神价值。志愿服务历经百年沉淀，顺流而上，在近几十年得以迅速发展，医院志愿服务是由社会各界爱心人士不计报酬，为患者及家属提供志愿服务。志愿服务的性质决定了志愿者来源广泛，背景文化、年龄等差异较大，因此志愿服务品牌化可以有效地分类整合志愿资源，提升志愿服务项目的专业性，提高志愿者工作效率，最大化满足志愿者的个人价值需求，形成正面导向循环，对受众和利益相关方形成承诺，明确组织的使命感和价值观，完成社会贡献。

北京市基于学生素质培养，鼓励学生参与志愿服务，大批学生需要志愿服务岗位，医院志愿服务是热门岗位之一。

习近平总书记在党的十九大报告中指出，推进诚信建设和志愿服务制度化，强化社会责任意识、规则意识、奉献意识。2017年12月，国务院颁布的《志愿服务条例》(以下简称《条例》)正式实施，实现了志愿服务充分法治化、规范化，从法规层面上填补了这一空白，提升了志愿服务社会影响力，为志愿服务的发展指明了道路。

政府、市场、社会是推动经济社会发展的"三驾马车"。事实证明，三者分工配合、适度平衡，才能实现社会的良性运转。就当前来看，志愿机制是社会力量的充分体现，是对政府机制、市场机制的有效补充。同样的，充分发挥好志愿服务领域宽、渠道广的特殊优势，为政府分忧、为百姓解难，也利于实现社会治理模式的创新发展。随着《条例》的实施，我国志愿服务将正式进入"法治化"的轨道，必将为全面建成小康社会做出积极贡献。

北大人民医院在卫生部的指导下建立的本土化、可复制、易操作的志愿服务模式迅速向北京乃至全国推广，十年时间医院志愿服务形成了百花齐放、百家争鸣的局面。作为北京首家志愿服务进医院试点单位，进入后志愿时代，肩负使命，如何进一步发展志愿服务需要思考。

二、主要做法

（一）保基础，维持门诊就诊引导志愿服务

北大人民医院实际门诊量1万~1.5万人次，是建院门诊量的3~5倍。门诊导医日常除专业咨询还需做大量引导就诊工作，使得工作超负荷，志愿者协助门诊完成大厅全方位岗位服务覆盖、引导工作项目分类，极大地减轻了导医人员工作量，实质性地缓解了门诊医患矛盾，对于提升患者就医体验起到了立竿见影的效果。

三甲医院具有优质的医疗服务，吸引大量异地来京就医患者。文化背景、综合素质不一的患者，面对陌生环境、对媒体现代化的普及，大部分患者会有"问谁""去哪儿""怎么办"的困扰。根据就诊流程设立《门诊大厅就诊引导服务》协

助患者完成分诊，进一步《协助患者办理就诊卡》完成建档挂号就诊，同时为患者提供《协助患者打印报告单》《化验检查区域就诊引导》等服务，协助患者完成诊疗单元内就诊检查。

门诊志愿岗位工作内容固定、易操作、上手快、服务时间跨度长，招募门槛较低，满足大部分志愿者参与服务的条件需求。面试通过后可同时对300余人进行理论＋实践的大规模培训，完善的规章制度以及现代化的管理方式保障了志愿者的公平公正，为志愿岗位提供了大量人员储备。

志愿者的加入，体现了资源的合理配置，节约了成本，减轻了门诊压力，协助门诊完成服务升级。

（二）找差异，开展新型特色志愿服务

门诊服务项目以引导协助为主，局限于门诊场域环境和患者就诊需求等，开发新项目成本较高价值较低，成本与效益不成正比。为进一步探索完善志愿服务本土化，响应医院"提升患者就医体验"号召。全面评估已有志愿服务项目及资源，结合患者满意度调查，发现急诊和病房在原有基础上还有较大开发空间。

1.《急诊就诊引导服务》

急诊因其"一切以救命为前提"的性质，无法及时照顾大部分生命相对安全的患者，但这一部分患者也有及时治疗的需求，此时患者因本身的生理痛苦以及情绪问题极易与医护人员产生冲突，志愿者参与可以及时引导患者就诊，预防不必要矛盾的产生，影响现场就诊秩序。

17：50—19：00是门诊到急诊的过渡时间，需要既清楚门诊工作又了解急诊情况。本院每年大量临床研究生有参与志愿服务需求又具备参与急诊志愿服务的综合素质，项目工作与志愿者双方相契合，《急诊就诊引导服务》应运而生。

2. 爱的教育——《病房小课堂》

病房患者相较于门诊患者碎片化就诊模式，住院诊疗流程较为单向性、整体性，患者引导需求较小，需要进行针对性、专业性服务。例如，住院白血病患儿大部分是异地就医，治疗时间长，面临社会化断层。由于住院条件限制以及家属对于生病患儿过度包容等，导致康复患儿再次进入社会化环境中难以控制情绪，可能会产生交际困难等。学龄孩童正是需要同伴群体"认同"时期，如无法融入群体，可能会产生"被孤立"等一系列问题。

《病房小课堂》根据患儿实际健康状况，定期开展学习活动，为患儿提供同伴群体互动环境，培养规律学习习惯，帮助患儿更好地适应治疗后的学校生活，协助患儿完成继续社会化。

（三）融主业，创新人文医学品牌志愿服务

医院的核心是优质的医疗服务，志愿服务融入医学完美地契合了志愿服务专业

性需求。链接乳腺外科、产科建立多方合作模式，创新性开展人文医院品牌志愿服务项目。

1.《乳此绽放》——阳光爱心传递志愿服务项目

2016年6月阳光爱心传递志愿服务项目正式启动，经面试、培训、考核吸纳35名乳腺癌康复患者加入阳光爱心志愿团队。每月第二周周四下午志愿者分组走进病房为乳腺癌患者进行情绪疏导，建立同辈支持系统。

癌症治疗过程中患者常常面临极大的生理痛苦、心理负担以及经济压力等，而此时患者处于高压低能状态，急需强大的心理支持，医生由于高度饱和的工作很难及时给予情绪疏导，此时身为乳腺癌康复患者通过"现身说法"讲述自己的抗癌经历，展望抗癌后的健康生活，直接有效地为患者提供心理支持，树立榜样力量，"过来人"的身份更能激发患者共鸣，增加信任度，鼓励患者接纳自己，听取医生意见积极治疗，疏通医患沟通渠道，促进双向信任。

术后多渠道的兴趣小组以及线上支持系统持续为患者提供继续社会化渠道，协助患者建立以家属及癌症病友为主的社会支持系统。

2.《乳汁的甜美》——产科"喂爱工程"计划

近年来国家大力提倡"母乳喂养""第一口奶"等普及科学喂养。社会整体文化水平的提高使得父母开始重视母乳喂养。面对铺天盖地的泌乳宣传，如何系统科学地学习喂养知识成为"新手"父母的一大难题。医护人员工作量大，负责病床较多，无法"一对一"全面地为"新手"父母提供指导，纷繁复杂的喂养方式和医护嘱托的差异以及初为父母面临的压力给医患双方造成了极大的困扰，专业的泌乳顾问成了解决问题的"钥匙"，"喂爱工程"志愿服务项目应运而生。2016年由北京大学人民医院医务社会工作暨志愿服务工作部牵头，联合产科与中国留学生人才发展基金会合作成立。经过专业培训、考核并且取得（①取得人社部高级催乳师证书；②已经或正在接受国际认证哺乳顾问课程的培训；③有2年以上母乳指导或催乳师工作经历）其中一项专业资质后评选为志愿者。项目成立至今共计吸纳56名志愿者，为患者服务6441次，完成服务时长20913小时56分钟。

通过医护直接对接志愿者模式，责护每日早晨将生产妈妈情况分类整理告知责任区域志愿者，第一时间了解跟踪产妇情况并及时干预，普及母乳喂养知识；向产后妈妈宣教及尽量帮助产后妈妈实现三早；提示哺乳可能遇到的问题，给予相应建议；发现宝宝口腔发育问题或妈妈哺乳问题，及时与护士沟通。减轻了医护人员工作量，"一对一"评估、记录《哺乳观察表》，准确有效地解决了产妇泌乳等问题，同时为患者节省开支，极大地提升了患者就医体验。

该项目对于志愿者专业性要求较高，极大地满足了医护人员及患者需求，实用性较强；首家开展产科志愿服务，具备一定的独特性；该专业人才全国各地都有储备，进入医院服务意愿较高；服务模式简单易推广，具备成为品牌项目发展的条件。但是该项目要求志愿者严谨服务、产科严格把控，管理部门全面细致培训，认真监督。现阶段市场对于泌乳等的认知较为混乱，十分需要普及科学的泌乳知识。该服务如果作为品牌项目推广，应响应国家号召同时有效落地执行方案，保证宣传的广度以及宣传质量。

三、经验总结

（一）医院志愿服务要防止内卷化

医院志愿服务经过 10 年的发展，覆盖门诊、急诊、病房、社区，实现了服务多元化，整章建制基本完成，整个志愿服务体系已具备一定规模，21 项常态化志愿服务进入一种稳定运行状态。长期维持现状，管理者以及项目极易进入低水平的优化、复杂化和精细化的内卷状态。长时间处于量变而无法产生真正的质变。

医院志愿服务如何防止内卷化？如何实现医院志愿服务的高质量发展？这都是医院及管理者需要思考的重要内容。医院及管理者要未雨绸缪，结合志愿服务方针政策，规划志愿服务发展方向，坚持长期主义，建立特色品牌项目，优化升级服务质量，提升志愿服务品牌综合影响力，完成迭代更新。管理者要服务于志愿者，维护志愿者的合法权益。加强志愿者工作内容以及价值宣传。从上至下，提升志愿者身份认同感，切实认可志愿者工作，打破"志愿者是廉价劳动力"的偏见。只有规范志愿者后勤制度、落实物资，才能从根本上维护志愿者的合法权益，提升服务质量，让志愿者放心地服务患者，树立健康积极的志愿者形象。

（二）医院志愿服务要适应后疫情时代

肆虐的新型冠状病毒肺炎疫情随着疫苗的问世，必将得到全面控制。疫情的突然袭击给我们的生活和工作带来了重大的考验。疫情防控下如何找到破局点成为后疫情时代志愿服务的重要思考。

加强志愿者疫情以及日常防护意识，在原有的《病房、社区健康教育》中加入流行病等疾病的预防与疏导，同时将志愿者纳入健康培训受众群体。让健康生活成为一种意识，规范指导日常行为。

管理系统化升级。建立线上培训、考核、学习等工作系统，完善线下制度体制。积极应对疫情防控管理要求。各项目、岗位不被管理人员、场域限制，保证项目正常运行。进一步实现高效便捷的现代化管理。

志愿服务项目

健康护卫行动

——艾滋病预防志愿服务的实践与探索

唐超雄　张　敬

东莞市展能社会工作服务中心

一、背景情况

（一）背景介绍

近两年来，高校学生艾滋病感染率越来越受到社会的关注，我国每年都有新报告 3000 例左右的在校学生感染者。中国疾控艾防中心主任韩孟杰表示："这些学生感染者当中 81.8% 都是经同性性传播感染的。"而广东省的疫情数据特点显示，15~19 岁青少年组报告病例占比由 2000 年的 1.4% 增加到 2018 年的 3.1%，由此可见青少年占比持续增加，艾滋病宣传防治教育更是刻不容缓。青年学生对艾滋病的知晓率不高，但性活跃程度及性开放程度高，自我保护意识低，是艾滋病感染的主要原因。

2019 年国家卫生健康委等 10 部门联合制定了《遏制艾滋病传播实施方案（2019—2022 年）》，明确指出调动全社会力量，在巩固防控成效的基础上聚焦艾滋病性传播，树立每个人都是自己健康第一责任人的理念，突出重点地区、重点人群、重点环节，增强艾滋病防治意识，避免和减少不安全性行为，遏制艾滋病性传播势头，将艾滋病疫情持续控制在低流行水平。

东莞市展能社会工作服务中心驻市疾控中心医务社工自 2010 年开始开展艾滋病咨询及关怀方面的服务，面对近年高校学生艾滋病感染日益增长问题，如何开展行之有效的艾滋病预防性服务，成为医务社工需要迫切思考的议题。

为此在青年学生防艾方面，医务社工以项目形式，通过开展挖掘、培育、赋能高校青年学生参与艾滋病防治教育，发挥学生的自身优势及能动性，引导其共同关注艾滋病教育问题，并通过创新宣传干预模式，以加强大学生艾滋病防治知识教育，这不仅是适应新时代艾滋病防治工作产生的新问题当中的必然要求，也是回应大学生艾滋病健康知识缺乏的重要措施，更是回应国家关于学生艾滋病防治工程的必然选择。

（二）理论支持及运用

1. 同伴教育理论

同伴教育是一种具体、专业的教育方法，是指通过培训具有相似年龄、性别、背景、经历、文化、社会地位、共同语言等一种或者多种共同特征的辅导员，在他们自身同属的同伴群体中分享信息、观念或者行为技能的教育方式。1988年，澳大利亚生殖健康专家Short教授首先将同伴教育方法应用于医学生预防艾滋病、性传播疾病及安全性行为的教育。现在，同伴教育越来越广泛运用于艾滋病防治领域，世界卫生组织（WHO）已经确认同伴教育是改变人们行为特别是青少年行为的有效方式，是全世界艾滋病预防控制的重要措施之一。特别是在一些敏感的问题上，青少年学生往往能够与同伴分享，并听取或者采纳同伴的意见。本项目通过对有影响力及号召力的健康宣传员（亦称同伴教育员）进行规范化的培训，使其掌握一定的艾滋病知识及同伴服务技巧，然后再由他们向周围的同伴传播知识及技能，以达到艾滋病宣传的目的，从而提升青年学生对艾滋病的认知、行为及态度。

2. 知信行理论模式

知信行理论模式（Knowledge Attitude Practice，KAP）是用来解释个人知识和信念如何影响健康行为改变的最常用的模式，由英国人柯思特于20世纪60年代提出。该理论将人类行为的改变分为获取知识（Knowledge）、产生信念（Attitude）和形成（Practice）三个连续的过程。

知信行理论认为：信息→知→信→行→增进健康，即知识是基础，但是知识转变为行为需要外界条件，艾滋病宣传教育就是促成知识转变为行为的重要外界条件。只有具备相关的知识，并秉持着对知识的独立思考，内化为自身的信念，才能上升到信念并最终转变为积极的行动。项目通过对高校学生进行艾滋病知识的同伴宣传教育，为其提供疾病健康知识，影响其对艾滋病的内在观念及认知，进而促进其艾滋病态度及观念的转变，以采取积极的健康行动。

（三）项目目标

1. 项目总目标

培育高校防艾健康护卫志愿队，促进高校学生对艾滋病的深度认识，减少高校艾滋病的发病率。

2. 项目具体目标

目标1：培育一支本土的大学生艾滋病知识宣传志愿者队伍；

目标2：提升大学生艾滋病知晓率；

目标3：教导大学生正确对待艾滋病感染者及了解安全性行为。

（四）项目基本信息

1. 项目受益人群

广东医科大学学生（健康宣传员及校内学生）

2. 实施时间

2019 年 1 月 1 日—12 月 31 日

3. 实施地点

广东医科大学东莞校区

二、主要做法

（一）培育以"社会工作专业学生"为主体的高校防艾志愿队，扩充志愿队伍，为健康护卫行动奠定基石

为推动高校学生参与艾滋病防治教育，发挥医学及社会工作专业学生的自身优势及高校学生的能动性，医务社工联合广东医科大学广翼社会工作协会（以下称广翼社会工作协会）组建成立了防艾健康护卫队，健康护卫队成员总共 15 人，成员内医学专业学生 2 名，社会工作相关专业学生 13 名，经过医务社工为期 2 期（总共 4 节）的培训之后，促使健康宣传员掌握艾滋病知识及同伴服务的技能，并通过启动会及现场宣誓的仪式，增强队员参与服务的价值感与使命感，为通过朋辈群体开展同伴教育奠定基石。医务社工亦利用广东医科大学广翼社会工作协会自身对大学生具有较大吸引力的社团优势，动员其在校内面向全体大学生招募艾滋病健康宣传使者，扩充健康使者志愿者队伍，总计招募健康使者达 80 人，形成了初具规模的志愿者服务队伍，在持续的艾滋病同伴宣传教育当中，发挥着不可或缺的作用。

（二）以"健康护卫队"为主导，以大学生群体为主体，开展持续性的艾滋病同伴教育

为了让高校学生能够掌握基本的防艾知识，提升其对艾滋病感染者的理解和接纳，医务社工联动健康护卫队开展以艾滋病知识宣传为主题的知识问答、摆摊宣传、艾的抱抱、防艾视频展播等活动。与此同时，为了促使学生展现个人的风采及团队的合作精神，激发学生参与艾滋病宣传主动性及创造性，同时推广校园预防艾滋病宣传新模式，倡导学生学习防艾知识，为学校艾滋病防治教育营造良好氛围，医务社工与健康护卫队通过视频配音、现场游戏互动、知识分享与解答等方式，共同开展了"为艾发声"防艾配音大赛，这种集趣味性与知识性于一体的活动，不仅丰富了防艾教育形式，亦便于学生对艾滋病知识的了解。

（三）搭建线上知识宣传平台，"线上答疑""文章推送""知识竞赛"多种形式促进学生自主学习

为了促使学生对艾滋病知识的掌握，结合学生对互联网平台的使用需求，项目针对有需求的目标学生，开拓了线上社群服务，通过"医务社工＋健康宣传员"互相分工协作，以"线上答疑"、定期"文章推送"及"知识竞赛"等多种形式，为学生提供咨询辅导、艾滋病资讯、资源链接、就医指引、社会倡导等服务，以促进学生对相关知识的掌握。通过公众号、推文等互联网平台，进一步丰富了防艾宣传的方式，营造了良好的艾滋病防治教育的氛围，有效扩充了宣传覆盖面。

（四）建立"医务社工＋高校指导老师＋学生同伴教育员"联动机制，整合社会资源互为补充

在活动开展中除了发挥学生参与活动的能动性之外，由医务社工为学生的活动开展提供具体的项目活动指导，提供知识及技能的相关培训，由高校指导老师为学生争取场地、物资等资源，并通过整合社会众筹的资金，以确保项目正常执行，并推动各方的合作。

三、经验启示

（一）经验与成效

1. 依托同伴教育的宣传模式，能够最大限度发挥学生主观能动性

项目组建立一支以社会工作专业学生为主导的艾滋病宣传队伍，经过前期的志愿者能力培训及建设，形成一支具有扎实的社会工作理论基础、艾滋病知识、同伴教育技能的科学知识体系的志愿者队伍——健康护卫队。项目通过利用学生作为同伴支持力量，从而促进大学生主动参与防艾，能最大限度地发挥学生的主观能动性。

2. 有效提升了学生对艾滋病知识的认知

项目开展至今，一共开展以防艾为主题的护卫行动活动4个、健康宣传员能力建设培训活动2个、艾滋病健康知识科普推文5篇，并通过活动派发300份宣传单、防艾宣传小册子700余份及避孕套近300盒，将防艾教育知识结合到游戏、防艾视频播放、视频编排字幕、现场安全套使用演示等形式当中，进而提升学生防艾知识水平。项目在活动当中还设置特色环节——我是艾滋病患者，渴望你的拥抱，通过扮演皮卡丘玩偶求拥抱，来促进学生对艾滋病群体的接纳与包容，在防艾配音大赛的作品当中，共计收到初赛作品42份，其中80%左右的作品是艾滋病反歧视方面的题材，可见学生对艾滋病群体有较为积极的关注。另外，健康使者群由刚刚建成时的只有10余人增长到现在的80余人，科普的推文浏览量达1500余次，多种形式相结合的宣传模式，拓宽了学生学习防艾知识的渠道。由此可见，项目开展

对提升学生艾滋病认知、态度及行为改变有较为明显的效果。

3. 医务社工联动高校社团开展防艾同伴教育初见成效

在中国文化及社会环境影响下，全面科学的性教育始终难以铺开，谈"性"色变的观念对学生也有着深远的影响。加之学生面临诸多的学业压力，致使学校防艾教育相对滞后，如何立足特定文化背景，将防艾教育嵌入学校教育系统，并使其发挥有效的作用，这需要医务社工深思。而医务社工作为第三方的角色与高校社团进行合作，担任了服务传递者、资源链接者、教育者及支持者、倡导者等角色，培育高校志愿者参与防艾同伴教育，结合高校学生的需求及特点，协同开展一系列的预防性及发展性的服务，进而在学校开展丰富的防艾宣传教育。随着项目的深入开展，医务社工联动社团开展防艾同伴教育取得明显的成效，合作的机制也在逐步加深。

4. 实现了高校大学生及学生社团等层面的增能

通过在广东医科大学开展艾滋病宣传教育服务，促进了高校大学生、广翼社会工作协会、健康护卫队队员、社会工作专业学生等主体不同层次的增能，提升了学生自身对艾滋病知识的了解及预防技能，培育了社团志愿者骨干。通过项目活动，增强了社团的凝聚力，营造了健康积极的高校氛围。这些主体力量的能力提升，也为学校艾滋病同伴教育模式的发展带来了新的动力。

5. 项目获得各方的支持及认可

项目的顺利开展获得了东莞市疾病预防控制中心领导、高校指导老师及社会各方的认可。东莞市疾病预防控制中心艾防所负责人杨华可评价本次的项目效果很好，并建议在其他高校进行推广。广翼社会工作协会指导老师池文华评价通过此次项目，将同学们的潜能发挥出来了，把防艾知识带到身边，并希望社工的价值和助人自助的理念深入每一个人心里。与此同时，项目参与了东莞市展能社会工作医务组的年终总结会议的展示，并获得了参与者的认可及赞赏。

（二）启示

1. 防艾同伴教育的开放性与创新性对传统教育的冲击，致使防艾同伴教育遭受巨大阻力

随着学生性观念的开放及性需求的增大，对性避而不谈的教育已经不再适合当代青年。而在同伴教育中只是谈艾滋病的知识，往往难以起到好的宣传效果。因此，逐步在防艾同伴的教育中融入性健康方面的知识，促使学生掌握全面性的知识，并拥有能够对自己负责、安全行为选择的能力，显得尤为重要。但是，在当下的文化背景，性教育仍受到很多教育机构的抵触，防艾同伴教育仍是符合本土文化的切入路径。而我们进驻学校开展项目的时候，只能依托广翼社会工作协会进入学校系统，在此期间也遭遇重重障碍，比如较难获得合法身份开展工作、学校支持资源匮乏等。如何应对医务社工在防艾教育中嵌入学校系统遭遇的阻力，是不得不去

面对和解决的问题。

根据布朗芬布伦纳生态系统理论，可以画出以下的干预模型（见图1）：

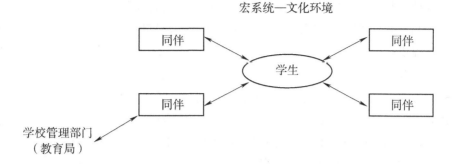

图1 干预模型

由该理论结合实务的工作可见，可以从外系统，即学校的管理部门、教育部门入手，通过与医务社工的用人单位疾控部门沟通，进而促进疾控部门和教育部门的沟通与合作，从而推动学校对防艾同伴教育的理解及接纳，最终推动项目的开展及运作。

2. 以社会工作专业学生为主导的同伴教育模式的专业能力有待提升

社会工作专业学生开展高校同伴防艾教育虽然具有巨大的优势，但是社会工作学生在社会工作理论与实践的运用当中，仍然存在较大差距。不少学生在理论学习与实践的运用中存在一定脱节，在某种程度上也阻碍着服务成效的产出。

如何提升社会工作专业学生在开展高校的防艾教育中的专业程度，一方面需要高校的社会工作专业老师加强学生对社会工作的专业学习，另一方面，也需要医务社工给予其专业的指导及督导，在双方配合，双方互补的情况下，才能促进同伴教育模式的有效开展。

3. 多方联动机制还需增强，社会资源整合还需提升

目前，已经形成了"医务社工＋高校指导老师＋学生同伴教育员"的联动机制，但是这个配合的机制仍处于初步的建立阶段，各个主体之间的合作及配合度还不高，另外这次疾控系统作为观察者角色也有参与其中，其发挥的功能及作用还可强化。而对于开展防艾同伴教育而言，最重要的就是资金资源，在过去的一年，我们主要是以腾讯基金自筹的基金进行开展的。这些资金的来源渠道是有限的，也不具备可持续性。因此，整合学校、相关部门的资金资源，为学生开展防艾的同伴教育是非常重要的一个环节。另外，医务社工加强对物质资源、人力资源等的链接及整合，亦是防艾同伴教育能够顺利持续开展的重要保障。

4. 医务社工与健康护卫队志愿者建立平等合作的关系并满足其合理权益，有助于提升其参与同伴服务的热情

在现有的"社工＋志愿者"的联动机制中，志愿者往往被视为社会工作者的协助者、帮手，社会工作者与志愿者的交流与互动较为缺乏，工作被动、相对分离。但医务社工在与健康护卫队志愿者协同开展服务时，建立了平等合作的关系，这有助于医务社工与其之间相互理解、实现共同成长，进而有助于健康护卫队项目的发展。在项目协作过程中，医务社工也尽最大可能满足健康护卫队志愿者的合理权益，为其提供能力培训、团队氛围建设、奖励等的资源及资金支持，从而提升他们参与同伴服务的热情。

5. 防艾服务形式还显单一，同伴支持服务形式仍需拓宽

作为青年学生，思维活跃、脑洞大、思想开放是他们的特点。而防艾的教育仅仅体现在传统的宣传教育上面，是完全不够的，也难以取得较好的成效。而医务社工拓展同伴的参与式教育在防艾教育上能够产生较好的效果。但是，青年学生在获取服务方面存在着一定的障碍，而针对青年同伴友好的医疗服务仍然不足。不少学生发生了高危行为或者有艾滋病的感染之后，不清楚求助的途径，而同伴友好的医疗服务在一定程度上可以解决学生遭遇这样的问题，为其提供便捷和隐私的服务。因此，一定程度地发展同伴友好的医疗服务，如提供自助式的自检试纸或者学生自愿咨询检测，可以有效解决这些问题，进而拓宽防艾同伴服务形式。

参考文献

［1］张明江. 中国报告艾滋病感染者 85 万人　新发感染者每年 8 万例［EB/OL］. 中国青年报，2018-11-29. https://finance.ifeng.com/c/7iDWsdNPjRI.

［2］国家卫生健康委等 10 部门. 关于印发《遏制艾滋病传播实施方案（2019—2022 年）》的通知［EB/OL］. 中华人民共和国中央人民政府，［2019-10-29］. http://www.gov.cn/zwgk/2019-10/29/content_2079097.html.

［3］徐慧芳. 艾滋病病例综合管理理论与实践［M］. 广州：中山大学出版社，2011：28-35.

［4］房兆、李小妹、孙慧、邵红英、韩朝、李静静. 同伴教育对高职院校学生艾滋病知识、态度、行为影响的效果研究［J］. 护理研究，2011，25（31）：2899-2902.

［5］梁莹. 绿色社区中的公民治理：绿色志愿者与社工的伙伴关系［J］. 江苏社会科学，2013（4）.

"小莉开讲"健康教育的
实践与探索

——以荆州市中心医院为例

赵世莉

湖北省荆州市中心医院

一、项目背景

世界卫生组织提出"健康不仅是躯体没有疾病，还要具备心理健康、社会适应良好和有道德"。2016 年，《"健康中国 2030"规划纲要》中提出要普及健康生活，加强健康教育，强化组织实施，营造良好社会氛围。2017 年，党的十九大报告提出"实施健康中国战略"。为增强湖北省荆州市 660 万人民群众的幸福感和健康获得感，湖北省荆州市委、市政府积极响应国家号召，落实这项极其重要的民生工程。国务院颁布的《中国卫生发展与改革纲要》中也明确提出，健康教育工作是各级各类卫生单位的基本职能，是医院工作的重要组成部分。

许牧等研究结果显示，慢性病患者均存在不同程度的疾病知识缺乏，其中75.2%的患者希望得到健康知识的指导，老年患者对社区保健及健康教育的需求超过其他人，半数以上的慢性病患者需要医生的正确指导和建议。范鑫磊的研究表明，大部分居民对社区健康教育工作并不十分了解，对社区举办的健康教育讲座和相关活动的参与积极性不是很高。这些都表明目前社区基层开展的健康教育无法吸引多数居民的兴趣，更无法满足居民日益增长的健康需求。医院医护人员具有全面专业的技术和丰富的知识储备，是健康教育的"主力军"，但目前医疗机构开展健康教育工作主要集中在院内，针对社区大众开展健康教育还没有形成统一的要求和系统管理。医院的专业队伍开展健康教育工作是提升老百姓健康知识接受度、知晓度的有效途径，能够解决百姓"求医问药"的难题。医院加强健康教育工作不仅承担着公立医院公益性的重要职责，同时也是医院适应现代医学发展和医学模式转变的重要举措，是提高经济效益、社会效益的有效途径。

二、主要做法

湖北省荆州市中心医院作为鄂中南区域医疗中心，坚持公立医院要开展健康教育、健康咨询等公益性活动。在医院党委精心谋划下，推出"小莉开讲"健康教育志愿服务品牌，它是以"中国好人"、全国"最美家庭"、全国"五好家庭"获得者、医院内分泌科护士赵世莉个人名字命名的公益组织，旨在以她为纽带，团结并带领医院各科专家进社区、单位、机关、学校、福利院、乡镇等开展健康科普、义诊咨询和道德宣讲等健康教育活动。在实践过程中，赵世莉发现医护人员参与度和积极性有待提高，她作为荆州市"百姓宣讲团"成员，参与市级道德宣讲进机关、进社区、进学校活动 30 余场，充分认识到道德讲堂能够潜移默化地影响和带动医院干部职工职业道德修养，是培育和践行社会主义核心价值观的有效载体，因此将道德讲堂植入"小莉开讲"，形成健康讲堂＋道德讲堂双模式发展格局，不断推动"小莉开讲"健康教育志愿服务项目良性发展态势。

　　健康包括躯体健康、心理健康、社会适应良好和道德健康四个层面。"小莉开讲"抓住健康的核心要素，以健康讲堂和道德讲堂作为两条途径，帮助市民改变原有的观念认知，树立正确的价值观和健康科学的生活观，全面提升健康幸福感。

（一）双途径（见图 1）

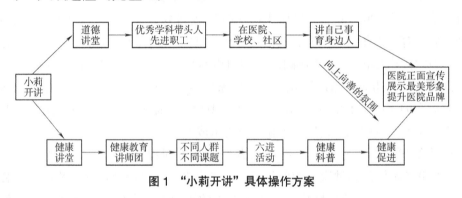

图 1　"小莉开讲"具体操作方案

　　1. 健康讲堂：用行动践行使命，打通服务群众健康需求"最后一公里"

　　"看病难""看病贵"一直是全社会关注的热点难点问题。为确保优质医疗资源有效普惠大众，提高大众疾病预防意识，倡导健康文明生活方式，切实回应老百姓被优质医疗资源边缘化的疾苦呼声，医疗机构积极肩负起社会责任。"小莉开讲"健康讲堂利用医院鄂中南区域医疗中心各科大咖云集的专业优势，牢牢抓住医护人员是健康教育的"主力军"，"小莉开讲"成立以来，开展健康讲堂"六进"活动335 场，直接受众近 6 万人。通过建立 1 个乡村振兴点、1 个健康扶贫点和 2 个志愿服务点开展结对帮扶，对高血压、糖尿病、风湿骨病等慢性病和老年防跌倒知识开展 20 场健康教育活动，服务乡村村民 6000 人次，有效帮助弱势群体了解疾病防控的科学方法，提高疾病预防意识，避免陷入看病的误区。这在一定程度上提升了村民的健康知识知晓度，缓和了困难群众因病致贫、因病返贫的突出矛盾，为脱贫攻坚战取得全面胜利做出了一定贡献。

2.道德讲堂：用思想引领行动，提升医务人员职业修养与市民文明素质

"小莉开讲"在最初一年多的实践活动中，转型成为医务社工的赵世莉发现，医护人员参与志愿活动的积极性有待进一步提高，受众除了来自对健康的需求外，还有一些所谓的"心病""烦心事"和家长里短的"矛盾小事"需要化解。项目负责人汲取自己参加"百姓宣讲团"道德宣讲的经验与成效，果断将道德讲堂纳入"小莉开讲"项目中。

一个好医生除了要拥有精湛的医术外，更要有好口碑和高尚的医德，倡导"德技双馨"的医护队伍也是"小莉开讲"的使命和职责所在。道德讲堂以"身边人讲身边事、身边人讲自己事、身边事教育身边人"为特色，广泛普及社会主义核心价值观，把爱岗敬业、乐于奉献、团结协作、勇于创新、崇德向善、廉洁行医等职业道德融入"小莉开讲"团队成员的血液中，不断提升团队成员的职业道德修养。

经前期项目策划，医院党办和各党支部把关后，对院内优秀党员、学科带头人、先进职工、优秀志愿者进行深挖细筛。选出了不图名利在寂寞中坚守，用真心、真情服务糖尿病患者、服务居民健康的"中国好人"、医院优秀护士赵世莉；爱岗敬业、心系病患，在医疗岗位中奉献自己青春和热血的"荆州楷模·最美卫生计生人"、神经外科副主任张华平博士；不忘初心、不畏艰辛、无私奉献、救死扶伤的白衣战士，中华护理学会"杰出护理工作者"，重症医学科护士长张文丽；热心公益，用实际行动践行诺言的"荆州楷模"、放射科技师周小勇等一批先进典型，为职工进行多次宣讲。通过开展20多场道德讲堂活动，让医院干部职工及普通市民接受了教育，汲取道德智慧、强化道德修养，激励医护人员以更积极的状态和饱满的热情投入工作中，同时使现场聆听的市民也能深刻感受到医护人员无私奉献、恪尽职守、大爱无疆的高尚医德，在院内院外形成向上向善的好氛围。

通过3年的实践，"小莉开讲"道德讲堂突显党建特色和行业特色，突出"学习＋参与＋践行"的互动式、开放式特点。在崇德向善的荆医氛围中，医护人员更加自觉自愿地成为文明道德和健康中国建设的传播者和践行者。

（二）具体实践

1.锤炼队伍，打造高质量宣教作品，提升健康教育普惠度

为了让"小莉开讲"健康教育志愿服务项目有效落实，在全院招募以科室主任、副主任、博士医生、护士长、健康教育组长为代表的医护人员加入讲师团。通过个人报名、组织推荐和项目组最终审核，成立"小莉开讲"健康科普讲师团，打造了一支让群众"愿意听""听得懂""听得进"的健康科普宣讲队伍。打造出"了解肠识　健康肠在""健康生活　油为重要""慧吃慧动　健康生活""以内养外　养出女人好气色""心手相牵　脉脉相连""糖尿病远吗""健康肌肤　绽放美丽光彩""随时可做的腰椎康复操"等一批高质量的健康教育作品，进一步营造出了浓厚的健康知识学习与科普实践氛围，提升了品牌影响力。

2. 细分受众，聚焦特殊群体，增强系列健康教育针对性

围绕儿童、青少年、妇女、老年人、低收入群体、慢性病人群等特殊群体，项目有针对性地推出了"关爱留守儿童、关爱留守老人、关爱其他特殊群体"等服务内容。针对"留守儿童""留守老人"和其他特殊群体的健康行动开展系列健康教育活动62场。其中针对留守老人，开展"不倒翁"防跌倒健康教育30场，关爱老年群众近万人次；针对中学生青春期生理心理问题，走进学校开展"心理助力，从容应考"专题讲座，受益学生1100人；针对留守儿童，开展"关爱留守儿童"活动5场，为1200名留守儿童进行身高、视力检查，一对一开展营养指导、爱牙爱眼健康教育；对特殊儿童开展关爱活动8场，圆他们微心愿，和他们一起进行游戏互动，共度美好时光；举办大型健康促进活动10场，到各大媒体举办讲座8场……让特殊群体足不出户就能享受三级甲等医院优质的医护专家面对面的指导，有效提升了生活质量。

3. 提质增效，建立评估制度，提升健康教育工作质量

建立健康教育质量和效果评估制度，在开展健康讲堂前后通过《"小莉开讲"志愿服务调研表》《"小莉开讲"志愿服务反馈表》开展问卷调查、前期评价和后期效果评估，检测受众的需求、健康知识掌握程度、讲师授课质量，同时征集更好地开展健康教育方式方法。

通过建立效果评价机制和健康教育工作质量控制措施，更好地掌握健康教育质量，及时调整方法和策略。随着品牌的持续沉淀，广大医护人员对"小莉开讲"志愿服务项目的参与度和认可度不断提高，同时医院对"小莉开讲"的重视程度不断提升，扶持力度不断加大。

4. 拥抱科技，创新健康教育模式，"云"上服务百姓

创新健康教育模式，可有效提高健康知识的普及率和影响力。《国务院办公厅关于促进"互联网＋医疗健康"发展的意见》中指出，要加强"互联网＋"医学教育和科普服务工作。2018年中国互联网活跃用户7.1亿，手机App的使用和流量的使用高居全球第一。

自媒体平台持续迭代，抖音等短视频平台具有受众广、传播快、方式新颖等特点。健康科普短视频传播速度快，能更加有针对性地开展健康教育和健康促进活动。"小莉开讲"适应新形势，果断开通抖音科普账号，35个贴近群众健康生活的科普短视频一经推出，点击量近百万人次。内容专业化、形式多元化的"小莉开讲"在互动共享的新媒体平台上将健康教育推上新高度，成为群众了解健康知识的重要途径。

5. 注重宣传，推送健康信息，提升品牌影响力

新媒体宣传是传统宣传方式的有效补充，准确认识新媒体宣传优势为"小莉开讲"赢得更多的社会影响力。微信将网络信息的"读"时代推进到了"读→写"时代。我们在院内招募本科以上的医护志愿者加入"小莉之花"微信编辑队伍中，团

队成员利用微信朋友圈及时分享活动感受，利用"小莉开讲"、荆医志愿者、公益荆州、荆州市志愿者服务等多个微信群发布活动动态，宣传活动效果，运用"小莉开讲"微信公众号做信息活动的运营及整体推送，并定期发布健康科普知识。高素质微信编辑队伍，给"小莉开讲"提供了源源不断的创新动力和品牌维护力量，使"小莉开讲"的品牌信任度得到快速有效的提升。

（三）突出贡献

庚子新春，一场突如其来的新型冠状病毒肺炎疫情席卷荆楚大地。荆州市作为疫情严重的城市之一，在 1 月 24 日封城，城乡居民都居家隔离。荆州市中心医院被市防控指挥部指定为新型冠状病毒肺炎急危重症定点救治医院。受党中央委派，广东、海南两省 1000 多名医护人员紧急驰援荆州市。面对来势凶猛的病毒，"小莉开讲"爱心团队在医务社工带领下，冒着被感染的危险勇闯禁区，先后为一线医护人员开展了 8 场心理疏导讲座，6 场线上曼陀罗绘画减压课程和 2 场医护人员亲子教育课程，为在线的 1497 名抗疫一线医护人员加固心理"防护墙"，为持续打赢疫情防控阻击战提供心理援助。同时，针对极少数慢性病、外科创伤患者在特殊时期住院的实际情况，"小莉开讲"爱心团队为住院患者做心理辅导，修补他们被疫情冲击的信心。

沧海横流，方显英雄本色。疫情期间，"小莉开讲"充分发挥互联网医疗服务的独特优势，邀请医院专家，借助新媒体宣传方式在 64 个社区中，为 1.2 万市民带去了专业、系统的防疫科普"网课"。不仅为百姓做好疫情防控的科学指导，而且缓解了市民面对疫情的焦虑和恐慌情绪，营造平和的社会心态。另外，在医院感染科教授的协助下，开展了针对城市社区居民新冠知识科普活动，主要涉及荆州区西城街道办所有社区居民，东城街道办玄妙观社区、解放社区居民，城南高新园九阳社区居民以及周边川店镇龙山村村民，受益居民约 10 万人。

"小莉开讲"将习近平总书记要求的"让党旗在疫情防控第一线高高飘扬"的重要指示落到了实处，切实为全市抗击疫情发挥了不可替代的作用。一些关门闭户在家隔离的市民激动地说："在对病毒最恐惧的关键时刻，是'小莉开讲'的科普宣讲让我们树立战胜病毒的必胜信心！"

其实，"小莉开讲"在这场没有硝烟的战争中也是一面战旗，她鼓舞了白衣战士执甲逆行的斗志。把崇德向善的合力转化为抗击疫情的战斗力。关键时刻，医院百余名党员干部不畏艰险、勇担重任，战斗在第一线、工作在最前沿，130 名医护人员主动提交入党申请书，积极向党组织靠拢。3 名优秀同志在驰援武汉的阵地上，成为全省首批火线入党的中共预备党员。

三、经验启示

"小莉开讲"经过 4 年的实践与摸索，通过规范的组织管理，建立起相对成熟的管理模式，逐渐形成较为完善的健康教育品牌项目。

（一）理念意义

坚持"两宣讲"，即道德讲堂+健康讲堂；深化"两促进"，即社会主义核心价值观和医护人员专业知识的促进；实现"两提高"，即医院医疗队伍自身能力的提高和社会大众防病治病意识的提高。

（二）两翼共飞

坚持道德讲堂和健康讲堂"两手抓"。健康讲堂为广大民众传播健康知识，强化群众的防病意识，促使人们自觉采纳有益于健康的行为和生活方式、达到正确认知疾病、促进健康的目的。道德讲堂挖掘身边的典型，在院内、学校、社区开展道德宣讲活动，营造向善向上良好氛围，以提升医护人员思想和政治觉悟为出发点，激励医护人员以饱满的工作热情和积极态度，把奉献意识用在全心全意为人民健康服务上。

健康讲堂和道德讲堂如同车之两轮、鸟之两翼，在"小莉开讲"健康教育志愿服务项目开展中形成良性互动的局面，这种模式的创新同时为项目走可持续发展道路提供实践和理论依据，不断探索推进医院健康教育工作，是落地健康中国、健康湖北建设行动行之有效的路径。

（三）未来展望

当然，"小莉开讲"项目还需要持续完善，如建立完整的管理、考评机制，强化健康教育师资力量建设等。通过不断创新形式，丰富活动内容，加强宣传力度，突破一个薄弱环节、带出一支教育团队、新增一批服务项目等。挑战和机遇同在，随着国家对社工事业和社工人才队伍建设重视，公益已经成为社会文明进步的重要标志。"小莉开讲"项目迎来了发展的黄金期，"小莉开讲"要进一步加强红色阵地建设，保证党建引领医务社工事业在正确轨道上运行，更加精准地对接和满足群众多样化的健康需求，持续性、常态化开展健康讲堂和道德讲堂，从而进一步织密医院健康服务网络，真正提升人民群众健康获得感。

参考文献

［1］百度百科. 健康［EB/OL］. https://baike.baidu.com/item/健康/352662?fr=aladdin，2021-1-14.

［2］中共中央，国务院. "健康中国 2030"规划纲要［EB/OL］. 新华网，2016-10-25. http://www.xinhuanet.com//politics/2016-10/25/c_1119785867.htm.

［3］习近平. 习近平在中国共产党第十九次全国代表大会上的报告［EB/OL］. 人民网，2017-10-28. http://cpc.people.com.cn/n1/2017/1028/c64094-29613660-10.html.

［4］国家卫生部. 中国卫生发展与改革纲要（1991—2000）［J/OL］. https://xueshu.baidu.com/usercenter/paper/show?paperid=5c4bfb583fff001aaafe664300726054&site=xueshu_se.

［5］许牧，姜岳. 社区全科门诊健康教育存在的问题及对策［J］. 慢性病学杂志，2020，21（6）：846-849.

［6］范鑫磊，白岩. 我国社区健康教育发展存在的问题及其对策研究［J］. 知识经济，2015，02（1）：54.

［7］雷宇，胡晓蕾. "百姓宣讲"接地气聚能量［J］. 党建，2019，12：55-56.

［8］叶欢瑶，张春梅，吴亚美，等. 浙江省部分医院护士开展微信健康科普知识宣教现状调查［J］. 医学与社会，2018，31（5）：24-27.

［9］金春平. 自媒体时代微博新闻编辑模式分析——基于新闻生产市场学视角［J］. 编辑之友，2015，35（1）：64-67.

粉红同路人

——乳腺癌患者义工队培育计划

汤美玲　陈佩雯

广东省江门市利民社会工作综合服务中心

一、背景情况

江门市 H 医院甲状腺乳腺外科确诊的乳腺癌患者每年约有 300 人，刚被确诊的初期患者存在焦虑、抑郁、愤怒、孤独等心理状态，对疾病的接纳为否认或被动接纳，甚至有放弃治疗的情况出现。乳腺癌患者不但要承受癌症带来的生理痛苦，还要适应癌症给她们带来的心理、生活等方面的改变，其中包括担心复发、疲乏、日常生活被打乱、疼痛、手臂活动困难等，并承受着疾病的打击、抗癌药物的不良反应、经济以及日常生活等方面的巨大压力。特别对于初期刚确诊的患者来说，更难以接受疾病，需要较长的疾病适应期，她们不愿意外界知道自己患病，担忧被别人歧视，往往很容易将自己封闭起来。通过文献调研发现治疗初期乳腺癌患者严重心理痛苦发生率，高于国内外住院期或康复期乳腺癌患者严重心理痛苦发生率。因此，为了使治疗初期的乳腺癌患者能够从"疾病了解"过渡到"疾病理解"，正确对待癌症和放松心情，医务社工发现乳腺癌康复患者以"过来人"的身份能够真正做到感同身受，感染乳腺癌患者，促使其往正向改变。

本项目以"医务社工＋医护人员＋乳腺癌同路人义工"的模式，培育与发展粉红同路人义工队，开展对初期乳腺癌患者的支持，以患者及患者的家庭为关注对象，期望能够有效帮助患者渡过疾病适应期，帮助患者家庭增能。

（一）乳腺癌患者层面

病程是乳腺癌患者心理痛苦的保护性因素，病程较短的患者心理痛苦更严重，随着患病时间延长，心理痛苦有所缓解，一些治疗初期的乳腺癌患者对疾病的接纳为否认或被动接纳。患者对疾病的接纳与心理调适密切相关，对疾病的否认或被动接纳会导致患者负性情感体验的增加，心理痛苦也会随之增加。大多情况下，家属也只能通过自己的劝解和安慰帮助患者渡过疾病适应期，暂时缓解患者的郁闷和压力，终不能完全解决患者的心理症结。同时，患者个体与个体之间的问题具有极大的类同性。

（二）乳腺癌康复者层面

首先，康复者具有抗癌经验和康复心得，能更容易感同身受在患病时心理上和生理上的"痛点"，并且有不少康复者也接受过医务社工的服务，对医务社工有一定的了解，认同医务社工的服务。康复者与初期患者有着共同的困难经历，在这个氛围里可以互相倾诉、互相鼓励，并通过同路人的关怀、经验分享和资讯交流，通过自己的能力帮助处于治疗期的病友，减少患者因对疾病的认知问题而产生的负面医疗行为，从而发挥自我价值和提升助人效能感，能从受助者变成助人者，实现同路人义工的价值。其次，有利于同路人义工回顾和反思疾病的意义，更好地立足当下，展望未来，坚定走向社会的信心。最后，通过同路人义工培育计划，能够聚集同路人，形成一个有组织的团体，同时学习志愿服务的技巧，提升志愿服务的能力。

（三）患者家属层面

家属本身是乳腺癌患者的重要支撑，但由于患者不想让家属担心，很少与家属分享患病感受，而且患者家属也难以对乳腺癌疾病有充分的认识，难以提供充足的社会支持，甚至有时会产生不必要的矛盾，特别是夫妻关系更为明显，而同路人的互助支持服务正有助于解决此问题。

（四）社会发展层面

《健康中国行动（2019—2030年）》中所推行的癌症防治行动指出，我国每年新发癌症病例约380万例，死亡人数约229万人，发病率及死亡率呈现逐年上升趋势。人民重视康复治疗，要正视癌症，积极调整身体免疫力，保持良好心理状态，达到病情长期稳定。而《健康中国行动（2019—2030年）》之妇幼健康促进行动则指出，妇幼健康是全民健康的基础。如何对抗癌症带来的各种压力和困境，尽快实现社会康复正是这一群体不可回避的问题，大量增长的乳腺癌患者如不能得到有效的支持与帮助，解决她们一系列的问题，不仅会给政府和社会带来压力，也给乳腺癌患者本身及家庭带来痛苦和负担，成为一个重大的社会问题。

二、主要做法

（一）服务计划

1.服务目标

（1）提升患者及家属对乳腺癌疾病的了解及应对能力，增强其支持网络；

（2）培育和发展乳腺癌同路人义工队，提升同路人义工参与和服务的意识，重塑病友新形象，同时形成有组织、系统化、规范化义工队伍；

（3）搭建患患互助平台，关注患者和家属的心理健康，提升乳腺癌同路人义工的志愿服务能力；

（4）医护人员提供专业的宣教及咨询服务，针对术前、术中、术后的病友情况，指导科学的康复期护理方法，符合科室服务宗旨，并从中促进医患沟通；

（5）倡导社会关注乳腺癌及关注乳腺癌患者，营造互助关爱社会；

（6）提升乳腺癌同路人义工队的品牌服务，扩展其在江门地区的影响力，并作为经验推广发展。

2. 服务策略

以"医务社工＋医护人员＋乳腺癌同路人义工"模式介入，发挥医护、社工跨专业合作的优势，开展"粉红同路人"义工队培育计划，促进各方资源的整合，为乳腺癌患者及家属搭建互助支持平台，发挥了"1+1+1>3"的作用。

（二）服务程序

1. 团队组建及制度优化

组建义工队，设计团队 Logo、口号，编写志愿服务管理及激励制度，进行印制与宣传、培育同路人义工骨干和信息管理等。

2. 开展志愿服务能力提升课程

开展义工骨干培育系列培训活动，提升志愿服务能力。

3. 开展团队建设活动，增强团队凝聚力

开展乳腺癌同路人义工志愿者管理及团队建设活动，如聚会、户外活动等。

4. 活动的策划与执行

包括乳腺癌病友联谊会、同路人住院探访、抗癌生命故事分享、乳腺癌患者节日活动的策划与执行等。

5. 生命故事集系列服务

收集乳腺癌同路人生命故事并形成故事集进行公益发布，派发给有需要的患者和家属进行阅读，传递正能量。

6. 患患互助志愿服务经验交流

跨医院学习、交流与分享同路人患患帮扶经验，增强服务经验。

7. 同路人志愿者表彰大会

开展年度志愿服务表彰活动，肯定同路人的付出和价值，推选义工骨干。

（三）实施过程

1. 第一阶段：形成"粉红同路人"义工队的雏形

医务社工通过医护人员了解乳腺癌康复出院后的患者相关信息，筛选康复效果较好、较为积极主动的康复者，主动介绍"粉红同路人"义工服务计划，邀请她们加入服务队伍，并且通过日常查房和个案服务，以一对一的方式，为服务对象提供乳腺癌治疗康复资讯、社会救助政策咨询、情绪支持等服务，在服务过程中传播"粉红同路人"义工培育的理念，吸引服务对象参与团体活动。此外，医务社工通过曾经的服务对象个案进行招募，了解她们的近况并主动邀请她们参与到"同路人"义工服务的行列中。而曾经的服务对象，由于接受过医务社工服务，他们更加有同理心，也希望能够影响到更多的人，把自己的正能量传递给有需要的患者，因此，此类康复者更容易发展成为同路人义工。

2. 第二阶段：同路人团体培育

开展义工骨干培育系列活动，提供义工服务理念、探访技巧、心理疏导、活动策划等能力课程培训，提升同路人义工的能力，并指导同路人义工进行义工账号的注册，正式加入义工行列。结合同路人义工的兴趣，开展乳腺癌同路人义工志愿者管理及团队建设活动，如聚会、户外活动等。如2019年11月医务社工组织了同路人义工参与江门市慈善公益十五周年主题活动暨蓬江区第三届城市定向赛，加强同路人义工的归属感，同时向社会展现康复患者的正向形象。除此之外还组织同路人与佛山市R医院开展跨医院学习、交流与分享同路人患患帮扶经验、康复期护理知识、增强服务经验。

为加强团队的凝聚力，医务社工发挥骨干义工的优势，收集有关团队激励的建议，把大家共同期待的义工时数兑换妇女健康体检卡的激励建议向院方申请落实，进一步完善了同路人义工队的激励制度，同时也提高了同路人参与志愿服务的积极性。

3. 第三阶段：开展发展性志愿服务

在团体成立初期，活动形式以病房探访为主，让同路人义工以床边探访的形式开展，了解初期患者在治疗期间的疑惑并耐心解答，与她们一起分享治疗期间的经历和感受，减少她们对治疗的恐惧和迷茫，建立初期患者战胜疾病的信心，并逐渐增强互动频率，从每月一次探访逐渐增加到每月两次。

随着探访服务逐渐深入，医务社工开展的节日主题活动、生日会以及后期的病友会都逐渐把同路人义工也引入进来协助开展，增强团体成员之间以及与初期患者的联结。在活动设计上加入同路人分享环节和团建元素，让同路人完成互助任务，加强新旧成员之间的联结和新成员对团体的认识。医务社工以多元手法介入患者心灵关怀服务，如艺术治疗、园艺治疗、乳腺癌病友联谊会活动、户外活动、节日活动康复期健康宣教等服务，并在活动中充分发挥同路人义工的角色和功能。

在团体发展的整个过程，医务社工还联合甲状腺乳腺外科的医护人员定期开展乳腺癌相关的主题讲座和工作坊，解答初期患者以及康复者对疾病和康复期间的疑惑，促进医患和谐关系的构建，同时推动新成员团体的融合，以及让康复者也能够了解相关的康复知识，让康复者做义工的同时也有收获。

4. 第四阶段：传递正能量，提升影响

在前三个阶段的工作中初步开始发挥团体的自助互助效能，为了让康复者同路人的正能量能够向社会传递，增强社会大众对乳腺癌病患的了解和理解，医务社工收集乳腺癌同路人生命故事并形成故事集进行公益发布，派发给有需要的患者和家属进行阅读，并通过媒体网络进行同路人义工的生命故事宣传，展现乳腺癌患者自信、健康、阳光的形象，改变公众对乳腺癌患者的传统认知，让更多人了解乳腺癌同路人义工的服务精神及品牌项目文化。定期联系《江门日报》、江门电视台等媒体对项目进行宣传报道，向社会倡导关注乳腺癌群体，营造关爱型社会；通过医院内宣传、社区宣传、个别推荐、走访宣传、乳腺癌患者之间的朋辈宣传、乳腺疾病医疗团队与其他医院的同病种病友同路人义工培育经验分享等，扩大服务项目的知晓度和影响力。

此外，医务社工积极参与2019年广东省益苗计划重点培育项目奖和江门市五邑义工联种子基金，获得相应的资金支持，让项目能可持续发展，并将此项目作为重点服务项目进行培育。

（四）案例评估

目标达成情况的评估

（1）乳腺癌患者和家属层面

医务社工重点关注服务对象的自身变化，实现服务对象从患者转为同路人志愿者的过程，从受助者变为自助及互助，增强解决问题的能力。让乳腺癌初期患者对乳腺癌疾病有了初步的认识，让患者从确诊期到治疗期再到康复期有平稳的过渡和适应，也让有共同经历的癌症病友"同病相联"，减轻对乳腺癌的恐惧，也为家属护理等技巧提供支持，减轻家属的负担。

通过服务满意度调查结果显示患者负面情绪明显降低，患者表示在疾病方面，已经消除焦虑、悲伤的情绪，通过康复者的经验让患者能够正确认识疾病所带来的形象的改变。在生活方面，认识了同路人朋友，也拥有了自己的兴趣爱好和社交圈，对未来的生活有了更明确的目标，有了更多战胜疾病的勇气。

（2）团体培育层面

病友互助团体经近2年的发展，共吸引了近40名乳腺癌康复者及家属加入团体中，团体活跃人数达20人。"同路人"的支持给乳腺癌患者康复之路带来了信心和莫大的动力，"同路人"成为理解初期患者感受的最佳伙伴。用自己的行动回报社会让同路人义工感受到自身的价值，增进自身的效能感，同时学习志愿服务的技巧，提升志愿服务的能力。

（3）社会效益层面

通过此项目创建了江门市首个特色乳腺癌病友同路人义工队，成为江门市 H 医院其他科室的关于对病友互助服务的参考，唤起社会对乳腺癌这一疾病及对乳腺癌患者这一群体的重视，有助于营造一个关爱型的社会，形成可复制可持续的服务模式，造福更多的乳腺癌患者和家属。

三、经验启示

（一）团体互助发展的意义

乳腺癌病友同路人义工队具有特殊意义，乳腺癌康复者经历过手术、化疗和康复，她们以良好的形象展示在患者和家属面前，让患者和家属有了信心与康复期望。

（二）运行机制和保障条件

建立乳腺癌病友同路人义工队伍组织，得到了江门市 H 医院的大力支持，同时获得广东狮子会雅媛服务队的支持。已经编制了《江门市 H 医院粉红同路人义工志愿服务手册》《粉红同路人义工生命故事集》，内容涵盖义工管理制度、激励制度等，逐渐发展具有特色的志愿服务队伍。

（三）优势视角下发掘朋辈资源，助力团体培育

优势视角理论要求社会工作者发现服务对象自身和周围环境的因素，利用这些优势帮助服务对象调动主观能动性，建立积极的自我认知，发现自身价值。乳腺癌康复者曾经也是帮扶对象，她们有抗癌的经验和心得，并在接受社会工作服务过程中获得了对社会工作专业服务的认识，这些都是乳腺癌康复者的优势。因此，帮扶对象不仅是社会服务的受益人，而且最有可能成长为社会服务过程中的正面影响人。医务社工把帮扶对象吸引到社会工作服务中，不仅仅是为了展现服务成效，更重要的是帮扶对象为其他正接受服务的对象提供生动的榜样，提升了她们作为助人者的自豪感。

（四）提升团体成员的自主意识，促成团体自主运营

在整个团体的培育过程中，在初期阶段医务社工主要充当主导者、组织者、协调者等角色，随着团体骨干的出现，培育团体骨干进行策划、组织开展相关的病友会活动，医务社工逐渐转变为督导者、协调者等角色，让"粉红同路人"互助团体发展成为具有癌友特色的独立自治组织。

参考文献

［1］高新原. 女性乳腺癌患者的个案管理研究［D］. 陕西：西北农林科技大学，2017：10–20.

［2］彭雁楠. 从残缺到重塑：乳腺癌患者生活体验研究［D］. 上海：华东理工大学，2016：17–24.

［3］苏娅丽，王丕琳，刘均娥，韩静，曲更宝，邱彬彬. 治疗初期乳腺癌患者的心理痛苦及其相关因素分析［J］. 中国医药导报，2017，14（26）：134–137+141.

［4］吴冬雪. 女性乳腺癌乳房切除患者的自我接纳研究［D］. 南京：南京理工大学，2018：13–17.

医务社工服务项目

"三沐阳光"生命教育公益体验营

——以山东省立三院为例

张　玉　张贤凤

山东省立三院

一、背景介绍

随着社会经济高速发展，人们物质生活和精神生活水平提高，患者的需求也发生变化。我国医学模式从"生物医学模式"向"生物—心理—社会医学模式"转换，身心同治理念逐渐被大众接受，医疗机构更注重对患者和家属的人文关怀，力图从提升生命综合质量的角度开展服务。

山东省立三院医务社工结合当前人文医学发展趋势与生命教育现状，自 2018 年启动了"三沐阳光"全周期生命教育社会工作服务项目。该项目针对儿童患者、老年患者、康复患者以及医护人员、中小学生、社区居民开展了不同形式、不同主题的生命教育服务。其中，"三沐阳光"生命教育公益体验营是医务社工专门针对中小学生设计的寒暑假生命教育主题体验活动，围绕"珍爱生命，守护健康"的主题，通过不同形式的互动体验环节，让学生能够身临其境地感悟生命的珍贵和健康的意义。自 2019 年 1 月至今，已开展 12 期，受益学生 200 名，家长 152 名，获得了良好的服务效果和社会效益。

二、主要做法

（一）项目预估

在需求分析方面，无论是面对日益频发的青少年自杀、心理健康疾患等社会现象，还是为了他们能够更加积极、健康地成长，针对中小学生开展生命教育显现出其必要性和社会价值。

在中国大陆地区，生命教育目前以学校开展为主，学校开展又以课堂教学为主，走出校园的体验式生命教育较少，教学形式较为单一。如何让生命教育的形式更加多样，内容更加丰富，效果更加显著，是生命教育领域专家一直在探索的问题。而医院场域内开展体验式生命教育活动，将生命教育理论、医疗资源与社工服务方法相结合，通过互动体验的方式让青少年深刻感悟生命的价值与意义是医务社工探索出的一种新的尝试。

在可行性方面，山东省立三院是山东省卫生健康委直属的一家集医疗、教学、科研、预防保健和康复于一体的三级甲等综合性医院，是山东大学非隶属附属医院，有充足的医师资源和医疗设备开展生命教育，同时，该院有专职医务社工负责医院公益事务，可以具体设计、实施生命教育项目。

（二）制订服务计划

1.服务目标

通过生命教育公益体验，促使服务对象达成以下改变：

增加健康知识、急救技能，增强维护健康的意识。通过体验活动，让服务对象学习科学用眼、健康饮食、交通及居家安全等健康知识，提升爱护身体、遵守安全规则的意识。

深化敬畏生命、珍爱生命的价值观。通过体验活动，让服务对象感受和思考生命的脆弱和坚强，增加对生命意义和价值的理解与感悟。

增进对医护人员的理解，懂得感恩父母及他人。通过体验活动，让服务对象体会到医护人员的辛苦付出，体会到为了自身的健康和安全，父母及他人所提供的保障和付出的努力，从而更加感恩父母、感恩他人。

熟悉医院场景，减少入院焦虑。通过体验营，让服务对象熟悉医院就诊程序和医疗环境，了解相关科室检查和治疗方式，减少对医院和医护人员的惧怕心理，减少入院焦虑。

2.服务思路

以生命教育理论为支撑。生命教育，即直面生命和人的生死问题的教育，其目标在于使人们学会尊重生命、理解生命的意义以及生命与天、人、物、我之间的关系，学会积极地生存、健康地生活与独立地发展，并通过彼此间对生命的呵护、记录、感恩和分享，由此获得身、心、灵、社的和谐，事业成功，生活幸福，从而实现自我生命的最大价值。在体验营的设计和实施中，不仅仅停留在健康教育浅层服务上，而是突出生命教育主题，力求在价值的高度、体验的深度及视野的广度三个方面启发服务对象深度思考，全面感受生命的价值和意义。

充分利用医院资源。在体验营的设计过程中，医务社工充分评估了医院现有资源，针对青少年的兴趣、需求和年龄特点，结合眼科、营养科、急救中心、康复中心、医养结合部、智慧医疗部等相关科室的工作特点、设备和人力以及场地等情况，设计体验环节。

运用社会工作多元方法和技巧。医务社工不仅是资源协调者、活动组织者、团队带领者，也是"社工课堂"的主讲人，将社会工作的理论、方法和技巧贯穿于体验活动的全部过程中。医务社工以服务对象的陪伴者角色出现，有时在他们前面起带领、示范、给予的作用，有时在他们后面起推动、鼓励、使能的作用，有时则与他们一起表达同感、理解、关怀和爱。

（三）服务实施

1. 筹备阶段

（1）策划及需求调研

医务社工基于目前我国生命教育现状及医院实际情况，提出开展生命教育公益体验营的构想，服务对象设定为中小学生，拟订初步计划，设计需求评估问卷，推送给部分学生及家长填写，针对问卷结果确定体验营方案。

（2）人员及物资等准备

活动经费：体验营活动经费在社工科公益活动预算内开支，对服务对象不收取费用，参与服务的医护等工作人员均按志愿者登记志愿服务时长，无工作补贴。

组建体验营工作团队：体验营工作团队由督导、社工、实习生和志愿者组成。社工科主管领导作为行政督导，1 名专职医务社工负责具体实施，1 名社工辅助，每期体验营有 3~5 名医护人员作为主讲人，有 2~3 名志愿者辅助活动开展。在其中两期，分别有 2 名高校社工实习生参与。医务社工负责组建团队，联络并确定各环节主讲人员、相关科室人员、志愿者、宣传人员，并提前发送方案，针对细节做好沟通。

文档准备：按照体验营方案撰写执行方案、应急预案、工作流程、人员分工表、工作人员通信录、招募通知、参营须知、报名登记表、社工课堂 PPT、闯关约定、知识密码、签到表、评估表等文档材料。

物资准备：设计并制作体验营横幅、闯关地图、结营证书、"生命守护者"勋章，准备好视力检查仪器、公益图书车、服装、电脑、投影仪、示教人、白纸、彩笔、橡皮泥等活动物资。

场地准备：选择适合的场地并提前预约登记，活动开展当天在门口及沿途张贴或摆放指示牌，准备好桌椅、热水，悬挂横幅，调试电脑和投影仪等设备。

（3）成员招募

首先，向可能的服务对象群体发送招募通知。结合场地及人员情况，同时为了保证服务效果，体验营限制每期 10~15 名营员，1 名营员最多由 1 名家长陪伴。

其次，随时跟进报名情况，满员后及时截止报名，做好解释工作。

最后，整理报名信息，建立家长微信群，发送参营须知、注意事项，做好答疑工作。

2. 体验营开展阶段

医务社工根据实施方案和工作流程带领营员依次完成体验营各环节任务，做好组织协调工作，应对紧急情况的发生，做好安全保护工作。每期体验营有 6~7 个环节，有时会根据实际情况调整内容和顺序。在此介绍以往体验营开展过的主要环节。

（1）"开营仪式"

签到完毕后，志愿者给营员发放参营物资。医务社工致欢迎词，介绍本次活动目标、意义、内容、流程和规则，并拿出"闯关约定"，强调活动纪律。

（2）"社工课堂"第一节

医务社工介绍"生命教育"的概念和"生命教育"与生活的关系，强调生命的价值与意义，启发大家在接下来的环节中带着问题和敏锐的观察力去探索体验。

医务社工带领营员参与破冰游戏——"生命成长路线"或"你说我听"，通过游戏中的起起伏伏，感悟生命历程的曲折，培养遇到困难时坚持到底的坚韧意志，营员分享感悟。

（3）"阳光爱心使者"环节

营员将在自己捐赠的图书上写下对儿童患者祝福的话，并集中放置于公益图书车上（公益图书车长期放置在儿科输液室、儿科病房，营员所捐图书可供患者免费借阅）。

（4）"健康生活家"环节

首先通过营养科医生对"红、黄、绿"零食的有趣讲解，让营员掌握区分健康食品、一般食品和不健康食品的原则；其次采用卡片分类、"找组织"的游戏让营员在欢声笑语中巩固健康饮食知识，提高健康饮食意识。

（5）"爱眼小卫士"环节

在眼科医生讲解保护视力的知识和方法之后，营员可以在视光中心工作人员的指导下亲自操作验光设备，分组互相验光。

（6）"健康守护者"环节

由急诊科护士结合实例故事对营员培训七步洗手法、海姆立克急救法和心肺复苏技能，每个营员都有机会通过示教人现场操作练习，掌握基本的急救技巧，同时也体会医护人员在紧急情况下的辛苦付出。

（7）"安全守护者"环节

安排营员登上120急救车，营员坐在车里听急救中心工作人员讲解急救设备及拨打120的注意事项，让营员亲身感受紧急救护工作的效率和严谨。

（8）"智能康复家"环节

医务社工带领营员走进康复护理院、康复大厅及各康复治疗室，亲自体验康复机器人等智能康复设备，感受康复患者艰难的康复过程和顽强的毅力。

（9）"社工课堂"第二节

医务社工会通过在院康复患者的案例，让营员分组担当"健康守护者"，通过手工制作、案例讨论，让营员思考主人公面临的困境、感受、需要以及自己应以什么态度对待，能提供什么帮助等，使营员对残障人士、老人及弱势群体更加理解。同时，通过手工制作人偶和"创伤人"贴纸游戏让营员深刻体会到疾病、意外带来的身体创伤以及如何避免出现健康和安全问题，让他们意识到，自己应该对自己的健康负责，是第一责任人，同时，作为健全人应如何平等对待、积极帮助患者和残疾人。

（10）"快乐使者"环节

医务社工带领营员到医养结合部，陪伴在院康养的高龄老人，为他们带去精心准备的小节目，一起参与互动游戏。"快乐使者"环节既为老人带去欢乐，营员自身也感受到了尊老、敬老的快乐。

（11）"创新达人"环节

营员走进山东省立三院互联网医院，观摩远程诊疗系统，亲自体验可穿戴检查设备，了解智慧医疗、智能化设备在医疗领域的应用，感受理念创新、科技创新和技术发展给医疗领域带来的改变，激发他们的创新动力和对于未来医疗发展的畅想。

（12）"社工课堂"第三节

医务社工带领营员一起回顾体验旅程，分享感悟，通过有奖问答环节启发营员讨论生命的长度与宽度，感悟生命的珍贵所在，懂得感恩身边守护自己健康和生命的人。

（13）"结营仪式"

营员合影并凭盖满"任务达成"章的"闯关地图"领取"生命守护者"勋章和结营证书。家长或营员填写体验营评估问卷。

3. 结项阶段

宣传工作，及时整理体验营照片和视频，撰写新闻稿并发布，或提供给相关媒体发布。

评估总结，导出并整理评估问卷结果，进行问卷分析，找出问题，并及时与相关合作科室沟通，提出改进思路，确保下一期体验营效果得到不断提升。

存档工作，将体验营相关签到表等纸质材料进行整理存档，将照片、视频等电子资料进行后期处理、存档，在社工活动记录表上进行登记存档。

（四）案例评估

以往体验营开展时间及参加人员情况如下

期数	开营日期	学生人数	家长人数
1	2019 年 1 月 24 日	15	14
2	2019 年 1 月 31 日	16	10
3	2019 年 2 月 15 日	15	15
4	2019 年 7 月 10 日	11	8
5	2019 年 7 月 17 日	15	12

期数	开营日期	学生人数	家长人数
6	2019 年 8 月 14 日	18	15
7	2019 年 8 月 15 日	17	14
8	2020 年 1 月 7 日	14	8
9	2020 年 1 月 10 日	26	15
10	2020 年 1 月 14 日	21	20
11	2020 年 1 月 16 日	6	5
12	2020 年 1 月 17 日	26	16
合计		200	152

根据已开展的 12 期体验营效果评估表汇总结果以及医务社工、志愿者、相关科室讲课人员对实施效果的评价，对体验营做出综合评估。

1. 过程评估

整体安排方面，95% 以上的营员认为体验营时间安排合理、流程设计合理，适合该年龄段学生的身心条件。

专业服务方面，100% 的营员对医务社工及医护人员的引领、讲解和组织协调工作感到满意。

体验内容方面，95% 以上的营员认为知识内容设计合理，体验环节设计科学，深度恰当。

2. 效果评估

根据已开展的 12 期体验营反馈调查显示，99% 的营员认为已达到预期效果，对服务满意，得到了很大收获。

健康知识和急救技能方面，服务对象学习了儿童营养方面的知识，知道了健康食品对自身成长的重要性，学会了如何更好地保护视力，增强了维护自我健康的责任意识，也学会了七步洗手法、海姆立克急救法和心肺复苏技能，对于日常生活及紧急救助都有很大帮助。

生命意识和感恩教育方面，服务对象通过体验营增强了健康意识和对疾病的理性认识，对生命的历程、生命的脆弱和坚强有了更深刻的理解，更加懂得如何更好地关爱病人、关爱残疾人，同时，也更加珍惜自己的生命健康，懂得感恩父母和他人，认真思考生命的价值。

医疗环境适应方面，促使服务对象熟悉了医院的就诊环境，减少了可能存在的入院焦虑，了解了智能化医疗设施和设备，感受到了科技改变医疗的力量。

三、经验启示

（一）成效与价值

自体验营开始招募以来，几乎期期都是发布通知后半天之内满员，未出现营员不足的情况，有的家长和团体甚至提前预约下一期的名额，报名火爆程度超出了医务社工的预期。

从营员和家长对体验营的反馈信息来看，基本实现了服务目标，达到了预期的服务效果，医院场域内开展青少年生命教育实践有了一个良好的开端。体验营活动被《人民日报社人民数字》山东专栏、《济南日报》等十余家省、市级媒体报道，获得了较好的社会效益。

（二）挑战与应对

1. 合理应对突发紧急情况

医院是一个较为特殊的单位，一切以生命至上，以患者至上，医务社工在医院内组织生命教育体验营时应充分考虑到这一点，并做好应急预案。参与体验营讲解的医护人员或急救车等设备有可能因为临时的抢救或治疗任务而缺席体验营，医务社工需要做好充分的准备。在一次体验营中，出现过急诊科护士因抢救患者，延时下班，无法按时到达体验营现场的情况，医务社工对营员做好解释后，临时补位，代替护士讲解急救知识，因为社工本身接受过急救培训并取得了急救员证书，保证了讲解的科学性。在护士赶到体验营时，现场自动响起热烈的掌声，医务社工也顺势引导营员对医护人员表达了敬佩和感谢之情。还出现过参观急救车时，急救车全部到院外接送患者的情况，医务社工临时改变流程，将后续环节提前，因为之前做好了应急预案，并没有因此出现断档。

2. 巧妙融合知识性与趣味性

在设计生命教育体验营时，医务社工需注意将知识性与趣味性融为一体，既不能简单安排专家讲课、堆叠医学知识，让服务对象感到枯燥乏味，失去兴趣，也不能过分注重游戏互动、图热闹，而缺少引导，使服务对象缺乏对生命深度的思考。医务社工要针对服务对象的需求做好调研，根据不同年龄段、年级、学校的服务对象设计各环节任务，合理安排顺序，做到动静相宜，提前与各科室专家对接，共同设计每一环节的知识内容和互动方式，并在整个体验营过程中把控时间进度，在每一期体验营结束后做好反馈分析，及时调整优化活动方案。

3. 把握生命教育主题核心

在体验营组织和开展中，社工始终把生命教育作为体验主题，力图在体验活动的各个环节中，尤其是在三节"社工课堂"中，通过讲解、游戏、讨论等方式，启发营员思考生命的价值和意义，希望营员以此为契机，展开对于生命长度、宽度、深度等问题的深度思考和探索。例如，参观康复大厅后，营员第一感受是康复患者太艰难了，最好还是不要生病，尤其是那些因交通事故或意外坠落等导致的残障，会警示他们更加注意自身安全和健康问题。但这只是健康教育层面的收获。社工会启发孩子们思考以下两方面问题：一方面，作为康复患者或残障人士的亲友或旁观者，从他们顽强的康复过程中能学到什么，对自身生命有什么影响；另一方面，如何去理解、尊重、支持、帮助对方，成为他人最好的生命守护者。同时，社工也会进一步引导学生思考，如果一个人遭遇到不可逆转的损伤，往后他生命的意义在哪里，如何实现生命的价值，衡量生命价值有哪些维度等。这些都是生命教育层面的内容。

（三）思考与展望

服务对象与社会各界对生命教育体验营的价值肯定充分说明了医院内开展生命教育的必要性、可行性与意义所在。在山东省立三院，生命教育以多种形式开展，除了公益体验营之外，在儿科，医务社工通过绘本阅读的方式让儿童了解生命；在医养结合部，医务社工通过往事缅怀和叙事治疗让康养老人回顾生命的精彩；在康复中心，医务社工通过小组活动让康复患者坚定恢复健康的信心；在急诊与ICU等病房，医务社工通过励志故事来激励重症患者重新点燃生活的希望。未来，医务社工还会走进更多科室，通过更多元的服务方式让不同类型的患者感悟生命的珍贵，重拾生活的信心。

生命教育在我国虽然已经开展了近十年时间，但主要由教育部门来开展，教师是生命教育的主体。在医院场域内，将生命教育实践与社工服务相结合，还需要医务社工共同努力，在专业性、科学性、可操作性等方面不断探索，积极推广，让更多的服务对象受益。

参考文献

[1] 吴宗友. 医务社会工作实务教程 [M]. 合肥：安徽大学出版社，2017：106，126.

[2] 郑晓江. 生命教育 [M]. 北京：开明出版社，2012：1.

[3] 冯建军. 生命教育教师手册 [M]. 太原：山西教育出版社，2018：11.

[4] 全国社会工作者职业水平考试教材编写组. 社会工作实务 [M]. 北京：中国社会出版社，2017：12-69.

欢乐岛儿童关爱空间

——以河南省儿童医院社工服务项目为例

郭亚楠

郑州心灵家园青少年社会工作服务中心

一、背景情况

（一）服务对象

河南省儿童医院门诊或住院部 2 岁及 2 岁以上且无传染性疾病、病情较轻的患儿及患儿家长。

（二）服务对象来源

1. 来本院门诊就诊或住院的患儿及家属主动参与
2. 医务社工主动发掘

（三）背景资料

新时代，在实施健康中国战略背景下，现代医学模式逐步从"生物医学模式"向"生物—心理—社会"医学模式转变，更加突出强调"全人"的健康理念，不仅关注"治病"，更关注"医人"。医疗服务也逐渐从"以疾病为中心"向"以人为中心""全人照顾"转变，人文关怀已引起国内医疗界的普遍关注。儿童年龄小、配合性差，加之起病急、来势猛、变化快、用药特殊性强等特点，对儿童医疗服务提出了更高的要求，这就需要医护人员除了要有扎实的临床技能外，也要具备人文情怀。医院不仅要医治孩子机体上的疾病，还应顾及孩子的心理需求、家属的情感需求，要根据不同年龄阶段的孩子心理特点和患病时的心理反应，给予无微不至的关爱。

河南省儿童医院秉承"永远以孩子为先"的服务理念，注重对孩子全生命周期的人文关怀。在河南省内率先开展通过医院购买社工服务，多方改善患儿就医体验，努力营造孩子不害怕的就医环境。该院"欢乐岛儿童关爱空间"（以下简称"关爱空间"）社工项目由医院社会工作部负责管理，医院签约郑州心灵家园青少年社会工作服务中心（以下简称"中心"），购买社工服务。由中心派驻专业社工到关爱空间承接服务项目。

郑州心灵家园青少年社会工作服务中心是一家致力于青少年群体的专项社工服务机构，于 2016 年 6 月在郑州市民政局注册成立，是 AAAA 级社工服务机构和全国百强社工服务机构。涵盖发展性、预防性、治疗性青少年社会工作，紧贴青少年心理、生理及社会发展实际，致力于华夏少年身心健康成长，激发华夏少年无限潜能。中心在儿童领域积累了丰富的一线实践经验，在进驻河南省儿童医院前期已经开展了各项调研、场地规划和服务设计等工作，所派驻的社工均参加了中国医院协会医院社会工作暨志愿服务工作委员会以及中社联医务专委会的专业系统培训，为做好项目服务打下了坚实基础。通过与医护人员座谈、与病患及家属访谈以及问卷调研的形式聚焦具体服务需求。关爱空间以"关爱儿童健康，传递社会爱心"为宗旨，以减轻孩子就诊时产生的紧张、抵抗、恐惧心理，使其积极配合治疗为目标，与此同时，还以减轻住院患儿的孤独感，丰富其住院生活，提升其人际交往能力，优化其社会支持网络等为目标，通过充满童趣的场馆布置、丰富多样的互动体验和及时有效的心理支持打造具有教育、艺术、互动等多功能的温馨空间，舒缓焦虑恐慌情绪，为孩子营造一个不害怕的医院环境，实现改善患儿就医体验，提升医院人文温度，彰显公立医院服务社会的良好形象。

二、主要做法

（一）需求分析

1. 心理支持的需求

孩子和家长身在医院，情绪经常处于异常紧张状态，门诊患儿在就医时一般会产生恐惧、抵抗的心理，害怕医生的白大褂和冰冷的仪器，不配合治疗。

2. 丰富住院生活，完善支持网络的需求

住院患儿由于生活环境的改变会产生焦虑和恐惧的心理，住院的日子枯燥无聊，压抑了孩子天真烂漫的天性，且住院治疗限制活动使孩子的社交需要得不到满足。

（二）服务目标

1. 服务目标

减轻孩子们在就诊时产生的紧张、抵抗、恐惧心理，使其积极配合治疗。

舒缓患儿及家长就医期间的紧张情绪，减少住院孤独感，丰富住院生活，提升其人际交往能力，优化其社会支持网络。

2. 服务理论

（1）社会支持理论

社会支持网络指的是一组个人之间的接触，通过这些接触，个人得以维持社会身份并且获得情绪支持、物质援助和服务、信息与新的社会接触。个人所拥有的资源又可以分为个人资源和社会资源。以社会支持理论取向的社会工作，强调通过干

预个人的社会网络来改变其在个人生活中的作用。特别对那些社会网络资源不足或者利用社会网络能力不足的个体，社会工作者致力于给他们必要的帮助，帮助他们扩大社会网络资源，提高其利用社会网络的能力。关爱空间面向符合条件的服务对象免费开放，对服务对象来说就是一种资源支持。另外，依托关爱空间进行项目宣传，可以呼吁更多社会爱心人士关注儿童健康事业，强化外部支持网络，为就诊患儿及家属提供更好的服务。

（2）社会互动理论

群体活动和社会过程是以互为条件和结果的社会行动为基础的。当相关双方相互采取社会行动时就形成了社会互动。它是个体对他人采取社会行动和对方作出反应性社会行动的过程，即我们不断地意识到我们的行动对他人的效果，反过来，他人的期望影响着我们自己的大多数行为。它是发生于个体之间、群体之间、个体与群体之间的相互的社会行动的过程。该理论认为有效的互动能够增加人们对他人与社会的了解，促进人们形成良好的社会化过程。儿童正处于加速社会化的阶段，但由于生病住院造成与社会的脱节和隔离，通过游戏、主题活动等促进他们之间的有效互动，增加对社会的认知和融入。

（三）服务实施

服务策略和主题活动具体安排见表1、表2。

表1　服务策略

服务内容	社工角色	介入策略
氛围营造	协助者、维护者	为打造充满童趣让孩子不害怕的就医环境，"欢乐岛儿童关爱空间"是河南省儿童医院专门为患儿打造的放松、玩耍、娱乐的空间，关爱空间内部装饰得非常童真，有儿童自绘画、手工布艺画、大幅儿童笑脸照片、黏土等，充满童趣的绚丽色彩让孩子视觉舒适，情绪缓和。儿童娱乐设施有儿童图书、动画片、芭比娃娃、各种各样的积木、托马斯小汽车等，医务社工还会根据各种节日装扮关爱空间营造节日氛围
日常运维	引导者、维护者	医务社工负责关爱空间的日常管理工作（入园登记，玩具整理，玩具消毒，维护室内安全及秩序等），为了保证关爱空间卫生，医务社工每天早晚对玩具表面和物体及地面进行常规消毒，家长及患儿需要量体温、手消、戴鞋套方可进入
宣传及倡导	倡导者	借助社工专业工作方法对患儿及家长进行调研和分析，收集患儿和家长的实际需求，为医院便利就诊手册提供相关完善建议，并借助活动和媒体平台进行广泛倡导，提升社会爱心人士对患儿的关注和支持

服务内容	社工角色	介入策略
特色主题活动	使能者、组织者、资源链接者	关爱空间以主题课堂的形式，提供让孩子放松、展现自我和交友互动的平台，缓解紧张情绪、减轻压力，培养卫生习惯，更好地配合治疗，实现对孩子全身心的关爱。 每周安排 2~3 次主题活动，包含手工小课堂、绘画、亲子小游戏、健康宣教、科学小知识、阅读六大板块穿插进行，丰富服务对象就医期间的生活。 家长对孩子营养方面、疾病预防方面的知识比较缺乏，因此，医务社工链接医院专业医生和护士每月定期开展健康宣教，向家长宣传普及科学的育儿知识和方法，用玩乐的方式教孩子健康小知识，组织小医生、小护士职业体验，用幽默风趣、深入浅出的方式让患儿家长收获健康，同时对健康知识、传承理念进行普及，提高家庭的科学育儿水平。 医务社工为了有效帮助就诊患儿，每周三下午三点链接幼儿园幼儿师志愿者为就诊患儿开展专业课程，争取让就诊患儿有更好的体验。 为了让患儿感受节日的氛围，逢年过节，医务社工链接学期中、寒暑假大学生、中学生志愿者开展节日主题活动，让服务对象体会到被人需要和尊重的快乐，感受社会的温暖，也为他们走好今后的人生之路助力。同时也让学生志愿者在活动中感悟、收获社会实践的快乐
心理支持	支持者、使能者、倾听者	医务社工会对进入关爱空间的患儿及家属给予高度关注，在他们参与活动或自由玩耍时一旦发现有异常表现（如患儿持续哭闹或不能融入其他小朋友、家属一直闷闷不乐等），社工就会及时介入，进行安抚，主动引导或倾听，并给予必要的积极回应，同时也会教给服务对象一些简单的心理调适技巧，帮助服务对象达到积极的心理状态

表 2　主题活动具体安排

主题名称	活动意义与类型	参与人群	服务目的	开展频次
手工小课堂	手工小课堂包含黏土、折纸、剪纸等。手指的活动激起孩子与世界相连的感觉并带动整个思维活动。起到协调的作用，有助于幼儿发展的全面性	2~5 岁幼儿在家长陪同下参与	1. 培养自信心 2. 培养观察力 3. 培养创造力 4. 培养孩子的动手能力	每周 1~2 次

主题名称	活动意义与类型	参与人群	服务目的	开展频次
绘画	绘画包含水墨画、水彩笔、油画棒等。绘画活动在其实质上反映的是儿童认知的过程，通过画画这一途径来表达自己的感受，其基本功能是启迪儿童的心智和情感，是研究儿童心理发展过程的一个很重要的途径	5~14岁儿童在家长陪同下参与	1. 培养动手能力 2. 培养审美能力 3. 培养创造能力 4. 培养敏捷的思维 5. 能够帮助发展语言组织与表达能力	每周1~2次
亲子小游戏	亲子小游戏包含语言类、运动类、休闲益智类等。父母经常与孩子一起游戏，可以使生活更加愉快，有益于孩子们成长	3~7岁儿童和父母一起参与	促进亲子情感交流，训练反应的灵敏性。促进认知和社交能力的发展	每月1~2次
健康宣教	健康宣教包含如何正确刷牙、洗手、疾病预防与讲解等。健康宣教不仅有利于提高孩子的健康意识，从而使自己从小注意讲究卫生，减少疾病的发生；还有利于帮助家长提升育儿技巧，从源头上减少儿童疾病的发生	5~14岁儿童和父母一起参与	提高儿童和家长对健康的认识，使他们懂得一些基础的卫生健康知识（基本的内容和实施方法），养成科学、文明、健康的生活习惯	每月至少1次
科学小知识	通过简单、有趣、适合操作的科学小实验，让孩子在"玩科学、做科学、用科学"的过程中，激发好奇心和探究热情，并丰富他们的科学知识	3~6岁幼儿在家长陪同下参与	让孩子在实验中探索事物规律，同时学会遵守规则、相互合作	每月1~2次
阅读	阅读绘本等少儿读物，使孩子开阔视野、培养格局，有助于兴趣爱好的发掘、价值观的塑造、提高学习能力	5~14岁儿童在家长陪同下参与	通过阅读给孩子带来丰富的知识，人格上的熏陶，拓宽孩子的视野和思维，培养孩子独立思考的能力	每月2~3次
职业体验	以儿童的视角和需求开展情景模拟、角色扮演和实景学习，让孩子体验医疗流程，学习科普知识，探索医学的奥秘	3~12岁幼儿在家长陪同下参与	让孩子扮演小大夫、小护士，通过医疗游戏模拟就医流程，让孩子对就医不害怕。同时激发孩子对医学的兴趣爱好	每月2~3次

（四）项目评估

关爱空间是一个提供直接服务的场所，患者及家属的客观评价是对服务最好的反馈。2016 年以来，累计开展主题活动 608 场次，大型节日活动 32 场次，累计参加人数 6150 人。接待省、市各级领导调研、社工机构参观交流 196 场次。

社会项目满意度评估是以借助服务对象对项目提供的服务是否符合或满足自己的愿望和心意的反映为途径，对该项目的直接效果加以评价的一种研究方法。由于关爱空间的服务对象主要是儿童，儿童年龄以 3~6 岁居多，文字表达能力偏弱，一般的满意度问卷调查无法实施，为了更好地让患者表达自身对项目的真实想法，采取表情评估法。在每次活动结束时给小朋友一套表情贴纸，让小朋友对活动的感受用表情贴纸表达出来。从数据显示，大部分患者都是贴高兴的贴纸，由此可见关爱空间的活动符合服务对象的需求，是深受小朋友喜欢的。

患者对服务的肯定是项目成功的重要表现，同样，作为间接服务对象的家长的反馈也很重要，项目组成员选取 2020 年多次入院的 212 例住院部患儿的家属，让其参与关爱空间项目，对其参与项目前后情况进行对比，结果见表 3。

表 3　住院患儿及家长前后情况对比

时间	人数 / 例	压力降低指数 / %		对医院满意度 / %	对医护人员信任度 / %
		患儿	家长		
参与前	212	43.25	32.17	63.55	33.81
参与后	212	80.15	89.34	90.04	60.78

注：压力降低指数是指被调查对象中反馈医院人文关怀有效降低了他们的心理压力的人数在总人数中的占比。

经过对患儿及家属的调研，发现无论是患儿还是家属都对该项目给予了高度评价，关爱空间项目已经很好地回应了患儿及家属的需求，目前项目正处于快速转型阶段，计划从服务深度和广度进一步创新与完善，这表明本项目具有顽强的生命力。

三、经验启示

医务社工是医务人员与患者间沟通的桥梁，让患者感受到医学在技术之外的温度。郑州心灵家园青少年社会工作服务中心派驻的专业社工在河南省儿童医院社工部的指导下，不断拓展社工服务项目，创新社工服务内涵，取得了一定成绩，积累了一线经验。

（一）"医社志"三方联动

"医社志"三方联动是指医院的医护人员、医务社工、志愿者三方联合协作完成项目。医院为社工服务提供场地、活动物资和后勤保障，面对突发状况，医院的社工部和医护人员是社工的坚强后盾，医务社工定期邀请医护人员到关爱空间开展专业的健康宣教课程；医务社工链接社会爱心人士、大学生志愿者团队和幼儿园幼师志愿者协助开展宣传活动和大型主题活动；医务社工是服务的主导设计者和资源链接者，三方相辅相成，缺一不可。

（二）创新体验式医学科普小课堂

通过职业体验，让孩子体验做小大夫、小护士，通过医疗游戏模拟就医流程，以儿童的视角和需求进行情景模拟、角色扮演和实景学习，以游戏学习方式让孩子体验就医过程，为孩子营造一个不害怕的医院环境，激发孩子对医学的兴趣和理解。

（三）坚持需求导向，注重实务探索

医务社工在服务开展前，进行了系统的相关需求调查与研究。研究患者有效需求、就医规律、病种特点等方面的因素，精确定位服务对象，形成活动项目。通过问卷调查等形式，充分调研患儿需求，依此制定满足患儿需求的主题活动。开展丰富多彩的主题活动，并在实践中开展服务满意度测评，不断完善服务细节，提高服务效果，使服务向纵深发展。

（四）坚持专业打造，提升团队素养

河南省儿童医院和郑州心灵家园青少年社会工作服务中心重视医务社工的职业化和专业化培养，定期组织社工"临床能力训练"，医院和机构联合安排医务社工到上海市、广州市、深圳市参观学习，通过参加全国儿童医院社会工作研讨会、全国医院协会社会工作暨志愿服务工作年会、全国儿科医学人文建设发展论坛、医务社工与志愿者服务管理高级研修班、河南省社会工作暨志愿服务工作年会，开阔视野，增长知识，保障医务社工的服务技能和服务质量不断提升。

医务社工思考探讨

社工志工"双工融合"管理模式

——以江苏省人民医院为例

杜丽娜　金妍艳　朱泉桦　谢银萍　赵　沛

江苏省人民医院（南京医科大学第一附属医院）

一、案例背景

2009年，卫生部会同中共中央宣传部、中央文明办、教育部、民政部等8个部委在全国范围内联合开展了"志愿者医院服务"活动，以医院为平台，开展为患者奉献爱心的志愿服务。江苏省人民医院作为江苏省规模最大的综合性医院，长期以来致力于为患者提供精湛的技术和优质的服务，积极响应党和政府的号召。医院2009年成立仁医志愿服务队，志愿者主要由本院离退休职工和社会爱心人士组成，长期为门急诊患者提供导医、导诊、咨询、秩序引导等服务，受到了门急诊患者的高度称赞，提升了医院的就医满意度。

随着社会的进步和人民对于美好生活的向往，健康已成为广大人民群众最关心的问题之一，健康服务不仅需要关注身体，还需要关注心理状态和社会需求。医务社会工作是在医疗卫生机构中解决患者和家属心理、社会问题的职业化社会服务，医务社工可与医生、护士、医技等医院专职人员共同组成专业协同体，构建患者康复的全方位支持网络，实现了医疗品质的高质量提升。2015年，医院在江苏省内率先设立独立的社会工作办公室，并招聘专职医务社工，将院内志愿服务管理工作归于社工办统一管理。通过在医疗人文服务中融入社会工作理念打造"双工融合"管理模式，在志愿服务项目策划、志愿者招募与培训、社会资源链接、社区延展服务等多个领域进行探索。

2016年为了进一步拓宽服务范围，更加广泛地拓展社会资源，医院社会工作办公室发起成立南京市鼓楼区仁医社会工作发展服务中心，招聘专职社工补充医院医务社工团队，通过医院与社会组织合作的模式开展医务社工和志愿服务，优化了"双工融合"管理模式。

经过10年的探索，该管理模式已逐步发展完善并取得了明显的服务效果和社会效益。医院先后成为全国首批"医务社会工作实践基地"、省教育厅"省级研究生工作站"，荣获全国青年志愿服务项目大赛金奖、全国改善医疗服务行动案例大赛"十大价值案例"等荣誉。

二、主要做法

（一）模式介绍

1. 成立志愿者管理委员会，挖掘培养志愿者骨干

为了更好地管理志愿者，开展志愿服务活动，2014 年社会工作办公室挖掘并选拔服务骨干和志愿服务过程中表现积极优秀的志愿者，成立了仁医志愿者管理委员会。医务社工定期为志愿者管理委员会成员开展督导和培训，在提升志愿者服务意识的同时注重提升骨干志愿者的管理能力。

经过几年的发展，志愿者管理委员会中的骨干志愿者在医务社工的带领下，可以协助策划和组织志愿服务活动，帮助医务社工管理志愿者，形成了长效管理机制。同时，志愿者管理委员会承担着发展培养志愿者的责任，在志愿活动开展过程中发掘优秀志愿者进入志愿者管理委员会，夯实志愿服务力量。

2. 运用社会工作理念，开发人文服务品牌项目

社会工作具有活动策划、资源链接等专业优势。该模式发挥了医务社工的优势与特点，并强化了志愿者的主观能动性和参与性。自 2014 年起，医务社工带领志愿者管理委员会骨干志愿者开展医院志愿服务需求评估和分析，链接社会资源，策划了 10 余个品牌志愿者服务项目，包括"仁医行动"中美联合慈善手术孤残儿童蔓托项目、"彩虹空间"术前陪伴项目、"仁医之声"花园音乐吧项目、"小丑天使"儿童关爱项目、"袋鼠妈妈"志愿服务等。截至 2020 年 3 月，医院社会工作办公室带领注册志愿者 3000 余人，累计开展了约 30 万小时医疗志愿服务。

此外，医务社工每年带领 20 余名社会学、社会工作专业实习生常态性在泌尿外科、肿瘤内科等 9 个病区开展临床社工服务，与中国红十字基金会、爱德基金会等公益慈善机构合作开展贫困患者救助服务。截至 2020 年 3 月，累计直接服务患者和家属 6000 余人，为 150 多名贫困患者筹集善款 500 余万元。

经过实践证实，医务社工可将情绪疏导、音乐治疗、游戏治疗、同伴互助、优势视角等专业理念融入人文服务中，让医院人文服务实现品牌化、常态化、专业化运作，帮助患者和家属减轻了压力，也提升了医院服务满意度。

3. 成立社会组织，发展院外延展人文服务

一般的社会组织由于专业背景限制和资源渠道局限性，难以真正走入医院接触患者，获取患者和家属的第一手信息。2016 年社会工作办公室发起成立南京市鼓楼区仁医社会工作发展服务中心，并与医院周边街道、社区和十余家社会组织等合作，为患者、家属和广大社区居民开展专业医疗志愿服务、医务社会工作服务，探索患者从入院、出院，到康复跟踪和临终的全人全程式服务。

基于"双工融合"管理模式，社会工作办公室优化服务形式，拓展出"医社融合"服务模式。一方面，社会组织可以从民政系统申请公益创投和政府购买服务项目，并从社会层面寻求其他民非组织、基金会等公益资源的合作。另一方面，社工办隶属医院管理，可以贯彻卫生系统在人文服务方面的理念和要求。不同于链接院外社会组织松散的合作方式，院方自发成立医务社会工作机构能够链接专业医疗资源，可以弥补当前服务缺失，提升医务社工服务的专业价值（见图1）。

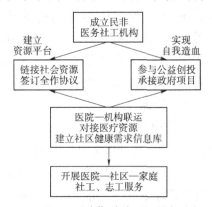

图1 "双工融合"院外延展服务流程

4. 基于实践总结经验，提炼"双工融合"管理模式

回顾、总结我院多年来在志愿者管理和社会工作服务方面的探索、实践与创新过程，结合患者实际需求和国家发展政策创新管理模式，社会工作办公室不断提炼总结，先后提出了符合我院的公益发展要求的"双工融合"管理模式（见图2）。

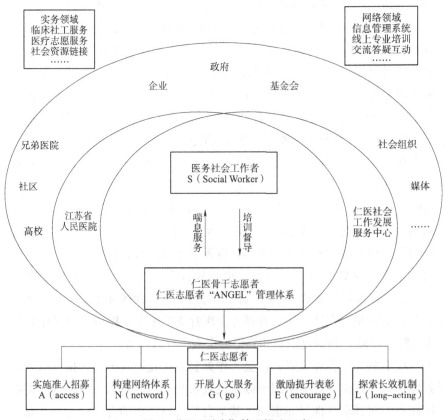

图2 "双工融合"管理模式示意

江苏省人民医院"双工融合"管理模式较普通的"双工联动"模式具有明显优势。第一，医院成立独立社工管理部门和人文服务专项工作组，融入了社会工作"全人关怀"理念。第二，该模式将医生、护士、社工、志愿者等组成跨专业团队，并探索人文服务标准化制度与服务流程，专业性优势明显。第三，通过"仁医社会工作服务中心"广泛链接基金会、企业、社区等社会资源，社会参与度高，服务覆盖面广。第四，对患者及其家属开展慈善救助、病友互助、临终关怀等专业服务，服务质量和服务深度提升。第五，志愿者接受社工专项能力培训，参与项目管理的多个环节，充分发挥个人能力且参与度高。第六，通过互联网平台形成线上交流答疑和资源互动平台，形成线上、线下双向互动。第七，基于医学人文实践开展科研项目，推动全省医务社工和志愿服务的人才培养和实务研究。

5.科研与教学并重，搭建学术宣传引领平台

江苏省人民医院是全国首批"医务社会工作实践基地"、江苏省教育厅"省级研究生工作站"，制定了医务社工服务制度、医务社工实习生管理制度等一系列规范管理制度，与南京大学、东南大学、南京理工大学、南京师范大学等多所高校签订长期合作协议，带领学生参与临床社工服务与志愿服务管理工作，邀请高校专家作为医院社工督导老师，平均每年参与带教 20~30 名本科生与研究生。

医院是省医院协会医院社会工作暨志愿服务工作委员会和省社会工作协会医务社会工作委员会的副主委单位，赵俊院长任中国社会工作教育协会医务社工专委会副主任委员。作为全省医务社会工作培训基地，医院每年举办省级继续教育学习班，承担省级医务社工人才培养工作，累计 300 余名医院管理人员与临床工作者完成培训。2019 年，健康江苏研究院（省级智库）成立了由江苏省人民医院牵头的健康社会工作研究中心，搭建了全省医务社工的学术科研与宣传平台。

（二）优势特点

2011 年 11 月，中央组织部、中央政法委、民政部等 18 个部门和组织联合发布了《关于加强社会工作专业人才队伍建设的意见》。文件中指出，建立社会工作专业人才和志愿者队伍联动机制，是当前和今后全国社会工作专业人才队伍建设的指导性纲领。"双工联动"的定义为："社工引领义工服务，义工协助社工服务。"在各省市的实践中可发现，"双工联动"的模式是社会工作者对志愿者开展培训，强化志愿者服务能力的方法，让志愿者协助参与各类服务项目，起到辅助作用。深圳市是"双工联动"最早提出并实践的地区。

区别于普通的"双工联动"，社工志工"双工融合"管理模式应用社会工作服务理念，社工与志工为平等互动关系，医务社工与志愿服务"融合"而非简单"联动"，形成社工和志工的良性互动、协同服务。社工和志工作为医患桥梁，和医生、护士、医技等医务人员共同组成专业协同体，开展志愿者管理与服务、医务社工临床服务、贫困患者医疗救助、社区医疗活动等，覆盖需求评估、项目策划、服务实施、活动宣传、培训督导、评估优化等，形成项目管理闭环，搭建起患者康复的全方位支持网络和社工志工公益服务平台，增加了医院人文关怀，提升了医疗服务品质。

（三）总结提升

2018年，该管理项目成为江苏地区改善医疗服务亮点，国家卫健委推荐《人民日报》《新华日报》等多家媒体来院采访并形成内参一篇，为国家卫生行政主管部门、民政部门制定相关人文服务政策提供了有益的经验。

由于该管理模式是"实践取向"的，还需在实践中不断优化。2017年，社会工作办公室核心成员前往美国南加州大学社会工作学院访学进修，双方合作开展基于该管理模式的循证医务社会工作研究。自2018年起，社会工作办公室承接省级民政重点示范政府采购项目，牵头制定全省三级综合医院医务社会工作规范及流程。

三、经验启示

（一）运用社工理念，探索全方位全周期的健康服务

随着社会的进步和人民对于美好生活的向往，健康已成为广大人民群众最关心的问题之一，健康服务不仅需要关注身体，还需要关注心理状态和社会需求。习近平总书记在党的十九大报告中指出，实施健康中国战略，要完善国民健康政策，为人民群众提供全方位全周期健康服务。社会工作"全人关怀"的理念是从健康的定义而来，是指按照患者身、心、社、灵的不同需要，提供适切的治疗和关怀，能够从四个层面满足人民对于健康的追求。

一方面，"双工融合"管理模式发挥了医务社工的专业与优势，符合"全人关怀"理念，可将社工、志工与医生、护士等共同组成专业协同体，从身体、心理、社会等多维度服务患者及其家庭，进而促使"全方位"健康服务的要求落地。另一方面，医院和社会组织、社区等社会资源进行整合，将医院社工服务和志工服务延伸到社区以及患者家庭，人文服务范围从患者治疗延展到疾病预防与疾病康复，形成"医院—社区—家庭"的全生命周期服务链，与"全周期"健康服务的要求相呼应。

（二）整合社会资源，搭建公益平台

"双工融合"管理模式运用社会工作理念，更充分地发挥了医务社工链接资源的作用，将各类社会资源如基金会、高校、媒体、社会组织、政府等充分整合利用。该模式从政策和制度层面链接社会资源，通过"医院＋社会组织"搭建合作交流平台和公益资源互助共享平台，发挥公益性和推广性作用。

（三）助力人文服务，探索长效机制

"双工融合"管理模式将医院人文服务进行项目化管理，强调社工、志工配合与互补，注重发掘培养优秀志愿者骨干，社工带领志愿者参与到项目策划、评估、资源链接等工作中，让志愿者充分发挥个人能力，形成长效管理激励机制，对医院人文服务管理与公立医院社会形象有可持续发展作用。

（四）模式基于实践，可以推广复制

"双工融合"管理模式是在回顾、总结江苏省人民医院近10年来在志愿者管理和社会工作服务方面的探索、实践与创新过程，结合患者实际需求的基础上提出的，为医院创建了"仁医"服务品牌，提高了医院的影响力和声誉度。该管理模式复制性强，能够直接应用于医院人文服务中，具体指导医院医务社工和志愿者的服务开展。

参考文献

[1] 金妍艳，杜丽娜."医社融合"模式在医务社会工作中的应用研究——以江苏省人民医院为例 [J]. 中国卫生产业，2018（17）：191-193，196.

[2] 金妍艳，杜丽娜，潘慧敏，徐婕."双工联动"在门诊志愿服务中的应用与探索 [J]. 健康必读，2018（4）：285.

[3] 杜丽娜. 我国港台地区医务社会工作比较与启示 [J]. 中国医院，2016，20（8）：9-11.

[4] 杜丽娜，徐长江，刘莹. 我国医务志愿服务的立法现状和问题浅析 [J]. 江苏医药，2015，41（3）：362-363.

[5] 杜丽娜，哈唯超. 我院医务社会工作初步实践及SWOT分析 [J]. 江苏卫生事业管理，2014，25（5）：80-82.

政府支持　医院主导　社会参与

——浅谈四川省人民医院医务社工服务实践

冉启浩　方江琴　周晨燕[①]

成都市仁怀社会工作服务中心

医务社会工作作为社会工作专业化和职业化发展的重要领域，近年来，医务社会工作临床实践不断深化。四川省人民医院自 2015 年以来，先后在成都市民政局、成都市慈善总会支持下，以政府资助、医院购买、慈善扶持等方式，引入第三方社会工作服务机构，以项目运作、科室试点的方式，开展医务社工服务。该项目在提高患者依从性和满意度、预防和缓解医患矛盾、构建人文医疗环境、推动精神文明建设、培育医务社工人才、构建区域医务社工发展生态等方面发挥着积极作用，初步形成政府支持、医院主导、社会参与的本土医务社工发展的路径。

一、背景情况

（一）政府职能转变加快，为推动医务社工发展提供政策支撑

推进工作机制创新，是提高政府治理能力和水平的内在要求，医务社会工作发展事关民政和卫健等部门，部门联动成为推进医务社会工作跨越发展的重要支撑。引导和规范社会工作职业化发展是民政部门的职能之一，近年来，省市民政部门高度关注专业社会工作发展，先后印发《四川省关于加强社会工作专业人才队伍建设的实施意见》《四川省社会工作专业人才队伍建设"十三五"规划》《成都市社会工作专业人才中长期发展规划（2012—2020 年）》《成都市加强社会工作专业人才队伍建设的实施意见》等一系列支持专业社工发展和培育社会工作服务机构的政策，将医务社会工作纳入其专业化探索的重要领域。成都市民政局牵头建立社会工作跨部门联席会议机制，设立专项资金，每年资助一批包含医务社会工作领域在内的社会工作示范项目，推动医务社会工作在临床实践，支持研讨交流，组织相关部门和社会工作服务机构负责人赴东部地区开展医务社会工作调研和学习，鼓励行业生态建设。

---

① 周晨燕为通讯作者。

卫生健康部门是回应人民健康需求的关键性部门，实施健康中国战略，以人民健康为中心，改善医疗服务，提供全方位全周期健康服务是其工作方向。随着生物心理社会医学模式发展，医疗卫生体制改革不断深入，卫健部门逐渐关注医务社会工作发展。2009年出台《中共中央　国务院关于深化医药卫生体制改革的意见》，明确提出开展医务社会工作。2018年国家卫生计生委、国家中医药管理局发布《进一步改善医疗服务行动计划（2018—2020年）》，要求有条件的医疗机构，建立医务社工和志愿者制度。成都市卫生健康委组织开展区域医务社会工作发展状况调研，支持有条件的医疗机构，以购买服务、直接聘用等方式开展医务社工服务实践，着手制定推进实践专项政策，为医务社工发展奠定了基础。

（二）医疗环境复杂性加剧，成为推进医务社工发展的内在需求

近年来，随着疾病高发势态凸显和居民健康意识的提升，患者就诊人数和频率快速增加，加剧医疗资源供需的结构性矛盾，优质医疗服务可及可达困难，医患双方对医疗信息掌握时效性和专业性不对称，影响部分患者依从性，成为医患关系危机诱因。治疗过程对患者个体心理和社会功能的冲击，医疗效果不确定性与医疗治疗经济负担成为影响医疗治疗效果和医患关系潜在因素。同时，医护人员面临临床工作量大、不可预计的医疗风险、医疗伦理的挑战、家庭生活参与弱化等问题和困难，医护人员精神压力增大，影响医护人员医院归属感和医疗管理安全。这些因素导致医护、患者和家属的社会性需要凸显，也成为医疗机构管理的新挑战。四川省人民医院作为公立三级甲等综合性医院，是区域内提供优质医疗服务机构的代表之一，面临日益复杂的医疗环境，深化医疗改革要求，改善医疗服务质量需要，相对具有试点开展医务社会工作服务的基础。

（三）社会力量发展，奠定推进医务社工实践的组织和人才基础

随着社会转型加快，政府"放管服"改革深入，基金会、社会服务机构、志愿者组织等社会力量快速发展，客观上促进了职业化医务社会工作发展。近年来，成都市创新社会治理活力持续上升，社会服务机构如雨后春笋般成立，截至2020年底，在全省各级民政部门登记注册的社会服务机构（单位名称含"社会工作"）1242家，社会工作专业化实践水平稳步提升。医务社工服务与慈善紧密联系，随着《慈善法》颁布实施，慈善环境进一步改善，慈善组织数量和规模进一步扩大，医疗救助资金募集和捐赠的活力提升，成都市慈善指数名列全国前茅，企事业单位和个人参与公益慈善活动明显增强。这些为医务社会工作发展奠定了组织基础。高校是医务社工人才培养的关键，在全省开设社会工作专业本科的15所高校中，有一半高校独立开设了医务社会工作及相关课程，有开展医务社工实习和就业意向的学生逐年增加，为开展医务社工实践提供了基本的人才保障。

二、主要做法

四川省人民医院作为公立三级甲等综合性医院，立足医院发展和区域医务社工实际情况，发挥医务社会工作服务发展推动角色，链接政府支持和社会专业力量参与，促进临床医疗工作、医务社工服务、慈善救助工作、志愿服务工作相融合，对区域医务社会工作发展起到积极作用。

（一）优化部门职能，建立支持医务社工发展的组织架构

从医务社会工作发展的历程和我国先行试点区的经验来看，医疗机构在早期的医务社工服务实践中，志愿服务和慈善工作都是医务社工服务的重要工作。自 2015 年开始，四川省人民医院依托成都市大力慈善事业政策支持，联合成都市慈善总会试点"慈善进医院"项目，首次将医务社工引入医院开展志愿者管理、病患关怀、节庆活动等服务。同时，将医务社工工作划归医院团委管理。2016 年 7 月，成立四川省人民医院慈善工作管理委员会（以下简称"慈善办"），下设办公室，任命具有多年慈善救助经验的临床医师为办公室主任，担任统筹医院慈善工作及医务社工服务的角色。2017 年，医院首次通过社会化购买服务方式，试点医务社工服务购买，成为四川省第一家购买医务社会工作服务的公立医疗机构。建立医院团委、慈善办、社会工作服务机构的联系会议制度，定期沟通项目推进情况，探索构建医务社工服务购买、管理和评估机制。

（二）服务试点先行，逐步扩大医务社工服务内容和科室

按照先行先试，稳步推进，逐步优化原则。医院首先引入慈善资金支持，以医疗救助、志愿服务和节庆活动为主要内容，差异化引入社会工作服务机构，5 年来，社工服务机构从 1 家增加到 3 家，试点科室先后在肿瘤科、全科病房、儿童医学中心、急诊科、烧伤科、骨科、心脏外科、成人血液科等病区开展服务。其中，2016 年以来在成都市民政局社会工作示范项目和医院购买资金资助下，深入探索在儿童医学中心各专业的医务社工服务开展，服务内容逐步从病房探访、文化活动、志愿者管理等基础性服务，向医护家庭支持、病患个案辅导、经济救助、安宁疗护、生命教育等内容深入，探索科室医务社工职责、实习生规范培养和医务社工发展生态建设。2016 年 7 月至 2020 年 5 月，仅一家社工服务机构在成都市医务社会工作示范项目及医院招标采购服务中，已形成 5 人医务社工督导和服务团队，开展个案跟进620 人次，小组活动服务 666 人次，社区活动服务 4850 人次，培训志愿者 576 人次，服务 7385 人次，接收和培养医务社会工作实习生 19 人次。在服务覆盖区域，以患者为中心的医务社工与医护团队合作，在改善患者生命质量，提升患者满意度，融洽医患关系方面发挥显著效果。医务社工服务场景从医疗机构内部，延伸到学校、企业单位等，医务社工发挥着资源链接者、情绪支持者、治疗者和教育咨询者功能。

（三）整合多元力量，构建医务社工服务稳定的支持体系

医务社工发展初期，面临着临床科室需求突出、专业社工人才短缺、服务试点资金不足等现状，医院链接成都市慈善总会项目支持，落地首个慈善资金支持的医务社工服务项目。联合社会工作服务机构，对接民政主管部门，支持成都市仁怀社会工作服务中心申报成都市民政局社会工作示范项目，连续3年获得政策和资金支持，并联合举办医务社会工作实务研讨会，推动区域医务社会工作发展的生态建设。

医院慈善管理办公室与成都市慈善总会、中国社会福利基金会、中华救助基金会、宋庆龄基金会、成龙基金会等20余家基金会签订合作协议，通过基金会公募资质支持，开展医务社工服务经费和医疗救助的资金募集，截至2020年5月，组织和协同各类医疗救助资金超过2542万元，救助近2000人次，有效缓解了受助对象经济压力，提高了病患治疗效果。

先后与西华大学、成都信息工程大学、四川大学、川北医学院、西南医科大学、西南财经大学等高校建立联系，协同开展医务社工人才培养，在社工课程设置、学术讲座交流、校外实习基地建设、课题研究等方面深入合作，探索培养更加符合临床需求的医务社会工作人才。对接机关单位、学校企业、社会组织等单位，开展志愿者招募、培训、服务工作，将医疗机构志愿服务需求、企事业单位文化建设、志愿者生命教育形成有机结合，开展医院就诊引导、活动协助、课业辅导、兴趣课堂等常态活动，形成良好的"社工＋义工"的服务联动，做到医院志愿服务工作社会化、常态化和品质化。

（四）积极总结宣传，营造区域医务社工发展的良好氛围

医务社工服务立足试点，注重服务宣传和经验总结交流。通过医院协作的省市媒体、成都社工协会、全国相关专题研讨会等平台，开展活动报道、主旨汇报和案例编写推送。先后在北京、上海、天津、南京、南宁、乌鲁木齐、柳州、成都、南充、绵阳等地，通过医疗和社会工作学术会议交流讨论。在行业协会支持下，联动医疗机构和社会组织，组织召开年度医务社工实务研讨会，密切区域开展医务社工服务机构的联系，积极推动构建区域医务社工发展的良好生态。密切与民政、卫健部门沟通，争取深入推进医务社会工作发展的政策支持。

三、经验启示

（一）构建医务社工可持续发展的医院组织体系

医务社工作为一项创新工作，需要医院给予持续的人、财、物和政策支持，所以构建有力的组织体系成为重要基础。医院通过优化部门设置，团委主管医务社工工作，实现归口管理明确，划拨专项资金，定期召开推进会议，汇报项目进度，明

确工作机制；设立慈善事业管理办公室，聘任负责临床和管理的主任医师管理，将医务社工与慈善工作有机整合，为医务社工在医院的初期稳步推进奠定了组织基础。

（二）探索医务社工服务医院落地的策略和路径

在传统生物医学背景下，医疗机构已构建涵盖医生、护理、医技、管理岗位的完善岗位体系，医务社工作为新生职业，在试点推进过程中，应以嵌入发展策略，融入医院管理、医疗场景、物理空间和医疗服务之中。立足完善现代医院管理体系，明确医务社工在推进医学人文实践、精神文明建设、协同临床治疗和改善医疗服务中的作用。了解病患的治疗过程，熟悉医护工作常态，回应医护、患者和医院刚性需求。介入医疗救助、志愿者服务、心理焦虑等基础性内容。重点关注儿童、康复、烧烫伤等社会心理需求突出的科室、病患群体。

（三）完善临床医务社工工作内容和支持机制

医务社工作为一门实践性职业，一线社工工作能力和态度，直接影响服务成效。探索初期，一线社工面临医疗环境融入困难、团队支持力量不足、相关专业知识匮乏、资源有限等问题，需要建立涵盖医务社工职业胜任能力模型，科室医务社工工作内容和职责，一线医务社工培养机制为试点阶段的重要内容，支持医务社工能够在调整环境下，有序深化服务探索。通过前期项目实践，应该注重医务社工服务人员选聘，将社会工作专业毕业，具有社会工作职业规划、学习和研究能力、社会生活经历作为聘用条件重要参考。在工作过程中，注重培养医务社工需求调研、方案撰写、项目跟进、宣传推广、总结研究能力；固定入院社工评估、工作交班、信息报送、档案管理、服务督导、团队学习、实习生管理等制度，为一线社工成长，创造有利的专业成长环境。

（四）关注医务社工多元视角的信息和资源协同理念

一方面，医务社工对问题分析和需求回应具有明显的社会视角。在生理心理社会医学模式背景下，面对病患和家属过程中，分析个体多元化需求和困境，医务社工与医护团队保持信息畅通，回应个体生理疾病治疗与社会心理需要，促进医务社工在临床治疗中的协同。另一方面，推进医务社工发展，是卫健、民政、团委、妇联、基金会、医院、商业机构和社会组织等主体职责要求和内在需求，加之医务社工初期阶段面临资源和专业能力限制，在推进医务社工服务试点过程中，对项目资助、网络筹款、服务宣传、公众教育和服务研讨等内容，需要立足实现相关主体需求"最大公约数"，为医务社工初期创造更大资源和提供政策支持。

（五）加强医务社工人才培养，促进行业健康可持续发展

医务社工的发展表现出实践先行的特点，高校培养普遍存在专业师资有限、课

程设置深度不够、实践环节薄弱、专业就业缺乏积极性等制约，短时间难以改善医务社工人才数量不足、实务能力有限的情况，医务社工在心理支持、危机介入、安宁疗护等方向，发挥辅导、治疗专业能力的供需矛盾突出。因此医疗机构在开展过程中，应该坚持服务实践与专业教育相结合，加强与高校和研究机构合作，交流实践过程服务经验和案例，推进一线服务实践的教学转化，常态接收具有理论基础和就业意向的实习生，建立实习生培养制度，支持一线社工学习和专业深造，开展常态化行业研学，鼓励医疗护理人员培训转岗，多渠道拓展人才培养，推动行业关注培养具有专业认同感，理论实务能力和职业规划的医务社工人才，为行业健康稳步发展，提供有力的人才支持。

助人自助 全人关怀

江西省儿童医院医务社会工作的实践与探索

傅 超 罗 英 黎忠良 姜 赟
江西省儿童医院

一、背景情况

（一）政策支持

国家卫生和计划生育委员会先后在 2015 年和 2018 年发布《改善医疗服务行动计划》，从 2015 年的"注重医学人文关怀，促进社工志愿服务"到 2018 年的"医务社工和志愿服务作为五大制度进行建设"。

赣卫医字〔2018〕40 号《关于印发进一步改善医疗服务工作方案（2018—2020年）的通知》的文件要求："探索建立医务社工制度。有条件的三级医院可以设立医务社工部门，配备专职医务社工，负责协助开展医患沟通，提供诊疗、生活、法务、援助等患者支持服务。"

（二）行业经验

中国大陆地区医务社会工作起源于北京协和医院。美国洛克菲勒基金会于 1920年选派蒲爱德（Ida.Pruitt）女士到北京协和医院筹建社会服务部，1921 年正式成立社会服务部，开了中国医务社会工作的先河。1934 年北京协和医院最为鼎盛时期，拥有 30 个专业人员，分派到各个科室 1~2 名；之后，上海等地医院纷纷成立社会工作部门，湘雅医院于 1922 年成立社会服务部门（2014 年恢复设立医务社会工作部，现有编制内专职医务社工 15 名，是国内医务社工配置人数最多的公立医院），南京鼓楼医院、上海红十字医院、上海仁济医院、重庆仁济医院于 1931 年设立了医疗社会服务部。

2000 年，上海东方医院成立了社工部，成为改革开放之后中国大陆地区首家正式成立社工部的医院；之后，上海、北京、广东、湖南、山东、青岛、四川、广西等地的几十家公立医院设立了社会工作部。2010 年 12 月，中国医院协会医院社会工作暨志愿服务工作委员会在北京成立。

（三）现实需要

医院提倡人文关怀，现代医学提倡全人关怀，患者的需求包括身—心—社—灵；各个科室有建立良好医患关系的需求，如何以第三方的视角预防和解决不良医患关系，需要医务社工的介入；江西省儿童医院是江西省唯一一家三级甲等综合性儿童医院，血液科、康复科、肾内科等科室很多患者来自农村或久病致贫，需要社会经济救助，很多患者的康复需要长时间的情感陪伴与支持；等等。这些都需要专业医务社会工作者的介入。

（四）具备条件

医院志愿服务是医务社会工作的基础，也是医务社会工作得以发展的先导及必要的历史过程。2001年，医院部分在职职工和退休职工加入章金媛爱心奉献团，2009年，医院开展"志愿服务在医院"活动，2011年9月，江西省儿童医院成立志愿者协会，现有1936名勇于奉献、开拓创新、充满爱心的志愿者立足院内、走向社会，为来院就医的患者提供导医导诊、病房陪伴、生日会、点亮微心愿等在医疗救治以外的延伸服务，为社会群众提供义诊、健康科普宣讲、扶贫济困等贴心实在的服务。志愿者协会还举办了3届志愿服务项目创新大赛，培育"别让病魔夺走你的笑脸——长期住院患儿关爱项目""急救安全知识进校园"等20个品牌项目，切实推进了医院志愿服务工作项目化、常态化和可持续化发展。志愿者协会成立8年来，已有3万余人次志愿者提供超过11万小时的志愿服务，受益对象达60万人次，改善了群众就医体验，满足了群众的更多健康需求。由于业务的不断拓展，志愿者协会的工作内容已经超出岗位职责，诸如公益慈善、医疗救助等。

2017年11月，医务社工开展了医务社会工作服务调研，访谈了三类人群，分别是患者、家属、医护人员，收集问卷调查表86份，为医务社工开展具体服务内容提供了依据。2018年3月，江西省首个"医务社工进医院"项目在医院启动，医院携手南昌阳光青少年公益发展中心，开展公益创投项目"儿童医院医务社工服务"。专业医务社工进驻医院为患者提供社工服务在江西还是首次。

二、主要做法

（一）依托志愿服务，创建医务社工部

为进一步提升医院志愿服务活动的层次和内涵，加强医患沟通，提高全民健康水平，构建和谐社会，医院紧紧抓住2018—2020年第二个改善医疗服务行动计划中发动并组织开展医务社会工作这一契机，于2018年7月正式成立医务社工部。

（二）加强组织领导，实行顶层化设计

2018年7月，在医院党委的高度重视和大力支持下，该院在全省率先成立医务社会工作部，志愿者协会挂靠医务社工部统一管理，医务社工部现有专职医务社工3人，均取得社会工作职业资格证。医院还成立医院社会工作领导小组，党委书记、院长担任组长。

（三）加强制度建设，确保规范化运行

制定了医务社会工作部工作制度、个案管理制度、患者心理疏导制度、医务人员心理疏导制度、社会工作专业实习生教学制度等各类管理制度，确保医务社工制度化、规范化、专业化发展。

（四）加强实务能力，满足多元化需求

1. 个案工作

医务社工部采用社工定点服务和转介服务相结合的模式，秉承专业化、专科化、精细化，运用赋权理论、优势视角理论、马斯洛需求层次理论、叙事疗法等，开展了"点亮一盏心灯"等个案工作14例。案例：2019年3月，14岁的白血病女孩最初对治疗存在强烈的恐惧感和抵触感，甚至放弃治疗，母亲焦急无奈之下寻求医务社工帮助。医务社工通过面谈与女孩建立起相互信任的关系，并借助同辈群体的力量改变了她的认知，在医务社工的不懈努力下，女孩目前已经转变自身的态度，开始积极配合治疗。

2. 小组工作

医务社工以马斯洛需求层次理论、埃里克森人格发展八阶段理论、社会支持理论、沟通行动理论及生态系统理论为理论基础，从全人的视角，关注患者、家属及医务人员的身心发展，开展了"童心缘"血液科儿童交友互助支持小组、"心心相印"家属焦虑情绪缓解小组活动、医务人员减压工作坊等16次小组工作，有效地帮助患者康复与适应社会，提高生活质量，协助家属、医务人员掌握正确的压力释放与情绪管理的方法。

3. 社区工作

医务社工组织志愿者赴张家厂、墩子塘等社区开展健康知识宣讲等活动，宣传健康生活常识和疾病预防知识，培养正确就医理念；开展义诊活动，诊察治病、疾病筛查，做到早发现早治疗；并在紫金城社区设立"急救坊"，由急诊科医护人员为社区居民提供儿童意外伤害急救的实践教学，受到广大社区居民的欢迎和好评。

（五）加强教学实践，培养复合型人才

开展社会工作专业硕士的教学实践工作。2018年10月11日，江西省儿童医院与江西财经大学人文学院签订合作协议，江西省首个医务社会工作专业实践基地在医院正式挂牌。目前已开展了实习督导、实习培训、实习周记撰写、实习临床带教、优秀实习生评比表彰等工作，并提供了行政性、教育性及支持性督导，为实现

培养基础扎实、知识面宽、能力强、素质高、富有创新精神和实践能力的复合型人才而共同努力。

（六）加强多元合作，创新服务新内涵

1. 与医务人员合作，增进医患和谐互动

通过医务人员积极参与"新衣送暖，医路有你"公益健步行、"喜庆元宵，医路有你"等公益活动，增加了医务人员与患者接触的机会，在提高救治疗效的基础上，有助于医务人员全方位地了解患者需求，让患者感受到医务人员多方关怀，传递了温情。

2. 与社会组织合作，推动精准健康扶贫

疾病给患者家庭带来沉重的医疗费用负担，医务社工通过多种渠道寻求、链接社会资源，为贫困患者提供经济支持。这种行为不仅能帮助患者早日康复，还能激发其潜能，提高贫困患者的社会适应能力，进而提升医疗效果。该院医务社工部已开展了"生命的礼物"小额救助、"同一屋檐下"贫困新生儿救助等项目，帮助贫困患儿456人，救助金达1080万余元。

3. 与学校团体合作，建立专科服务队伍

引进江西信息应用职业技术学院、南昌大学公共管理学院等18所大学的志愿者团队与医院18个科室结对，大学生志愿者进入病房，开展一对一、多对一的服务，为患儿补习功课、讲故事、表演魔术，陪患儿下棋、做手工等，充分发挥志愿者在医患沟通中的桥梁和纽带作用。

（七）加强学习交流，促进行业共发展

1. 举办江西省首届医务社工和志愿服务培训班

2018年10月11日，江西省首届医务社工和志愿服务培训班在医院门诊六楼会议室举行，上海交通大学医学院附属上海儿童医学中心党委书记季庆英和北京航空总医院社工督导王振兴授课，医院干部职工、志愿者代表、社会工作硕士实习生、外院社工部负责人共200余人参加此次培训班。

2. 举办医务社工督导会

医院聘请了北京航空总医院王振兴担任医院医务社工督导，通过分享其自身的实践经验以及指导日常医务社会工作的开展，进一步提升医务社工及社会工作专业实习生的理论与实务操作能力。

3. 促进医务社工经验交流

全国范围，2018年9月14日，医务社工部受邀赴河南参加第五届中国医务社会工作与医疗救助实践论坛，就医务社会工作部门的建设与开局做主题发言和分享。2019年3月20日，医务社工部应邀赴上海在海峡两岸医务社会工作与义工服务实务模式学习班做主题演讲。2019年6月13日，医务社工部应邀赴青岛在全国

医务社工创新和志愿服务大会做主题演讲，就医务社工政策与医院社工、志愿服务制度、临床实践与创新发展等方面，进行了深入的探讨。2019年11月20日，医院党委书记傅超当选中国医院协会医院社会工作暨志愿服务工作委员会常委，医务社工部受邀在大会上做题为《医务社会工作对长期住院患儿服务模式的实践与思考》的论文交流发言。2019年11月28日，医务社工部应邀赴上海在儿科医学人文建设和发展论坛上做题为《医务社会工作的实践与探索》的论文交流发言。2019年12月28日，应邀在中国社工教育协会医务社工专委会高峰论坛上做题为《江西省医务社会工作的发展概况》专题交流发言。在江西省内，目前已有南昌大学一附院、省肿瘤医院、省中医院、南昌大学四附院、省口腔医院、宜春市人民医院、新余市人民医院、萍乡市人民医院、江西省中西医结合医院等医院到江西省儿童医院参访交流医务社工与志愿服务工作。医务社会工作部先后受高安市人民医院、新余市人民医院邀请赴当地分享医务社会工作经验。通过学习交流，不断提升专业能力和服务水平，推动医务社会工作在江西的发展。

4. 牵头成立江西省医院协会医院社会工作暨志愿服务工作委员会

江西省医务社会工作起步虽晚，但省内很多医院开始关注和学习医务社会工作，为了让江西省医院社会工作与志愿服务工作的发展能跟上国内步伐，并向国际看齐，同时为了与全国学会归口对接，2019年9月，江西省医院协会批复同意由江西省儿童医院牵头组建江西省医院协会医院社会工作暨志愿服务工作委员会。2019年12月19—20日，江西省医院协会医院社会工作暨志愿服务工作委员会成立大会及首届高峰论坛在南昌顺利举行，来自省内外社工同人、志愿者共200余人参加了会议，医院党委书记傅超当选主任委员。此次高峰论坛邀请到省外知名专家学者授课，让大家开阔了眼界，增长了知识，有利于江西省医务社工及志愿者从国内外等发达地区汲取经验，有利于提升江西省本土的医务社会工作水平。

三、经验启示

（一）医务社会工作开辟了医院服务的新模式

医务社会工作作为一种新兴的服务模式，其在缓解患者心理与情绪困扰、加强支持网络、提供社会资源、协调医患关系等方面的作用已被广泛证实。在很大程度上提高了患者的就医体验，进一步推动医院管理理念从"生物—医学模式"向"生物—心理—社会医学模式"转变。

（二）医务社会工作丰富了医院文化的新内涵

我院医务社工以"全人"的观点，理解患者生理—心理—社会多维度的需求，体现一切以人为本的服务理念和人性化服务的思想，契合了医院文化建设的需求，为丰富医院文化建设搭建了一个实践的平台。

（三）医务社会工作形成了医院发展的新动力

医生和护士的日常工作已经非常繁忙，医务社会工作如同架起医患之间的一座桥梁，在为患者提供各项专业服务的过程中，加强了医患之间的交流协调，改善了医疗服务质量，增加了患者对医院的满意度，充分体现了其减少冲突矛盾的沟通功能和减轻社会压力、增强社会凝聚力的社会稳定功能，为医院抓住机遇，加快发展注入了新的活力。

（四）医务社会工作注入了科研教学的新活力

我院已和多所高校达成了长期合作协议，有助于为我院的医务社会工作引入新鲜血液，同时，助力高校社会工作专业教育的蓬勃发展，理论与实践相结合，推动社会工作科研教学的本土化进程。

（五）医务社会工作促进了健康发展走向新阶段

医务社会工作者运用社会工作价值理念与专业方法，帮助患者及家属预防、缓解和解决因疾病所导致的情绪、心理和社会问题，提升医疗效果，促进公众健康，进而促进了健康发展走向新阶段。

参考文献

[1] 柴双. 医务社会工作参与"健康中国"建设的探讨 [J]. 中国社会工作专刊. 2017，12（324）：4-7.

[2] 耿道颖. 健康扶贫中的医务社会工作 [J]. 中国社会工作专刊. 2017，9（315）：4-6.

[3] 李兵水，童玉林，吴桅. 我国医务社会工作的现状与未来发展的思考 [J]. 福建医科大学学报（社会科学版），2012，13（1）:1-5.

[4] 郭慧初. 对我国医务社会工作的实践反思 [J]. 新西部，2019，21（7）:81.

疫情防控社会工作

同心抗疫　向光而行

——武汉市第一医院圆梦心理睡眠联合干预行动

梅俊华　王　婧　陈　蕾　龚　雪　后思帆　陈国华

武汉市第一医院

一、背景介绍

新型冠状病毒肺炎疫情发生后，由于疫情发展的不确定性，个体生命健康受到威胁，疫情防控采取的隔离等必要措施，信息量过载等因素，导致社会大众可能产生不同程度的担忧、焦虑甚至恐慌情绪，尤其是被感染患者及其家属，高强度、高压力下的抗疫一线医护人员。

为应对上述情况，2020 年 1 月 26 日，国家卫生健康委印发了《新型冠状病毒感染的肺炎疫情紧急心理危机干预指导原则》，将心理危机干预纳入疫情防控整体部署，以减轻疫情所致的心理伤害，促进社会稳定。

作为新冠肺炎重症患者定点收治医院，武汉市第一医院联合重庆医科大学附属第一医院、自贡市精神卫生中心、陕西省援鄂心理医疗队、江苏省人民医院等 10 支国家医疗队，于 2 月 18 日组建了"圆梦心理睡眠联合干预工作组"，采用线上线下相结合的方式，持续为新冠肺炎重症患者、抗疫一线医护人员规范、有序开展心理疏导、睡眠障碍、心理危机干预等工作，是抗疫阶段武汉市成立的第一家"阳光医院"。

"圆梦天使团队"由武汉市第一医院神经内科睡眠障碍及神经心理亚专科医护组成，他们阳光睿智，专业奉献，一直致力于为患者及大众群体提供有效的心理睡眠健康服务和科普宣教。当疫情发生时，团队组建阳光医院，除应急响应能力、医疗保障能力之外，圆梦天使医护践行睡眠心理干预措施，通过身心同治，实现患者阳光康复。我们作为正能量的传播者，给予大家积极专业的心理支持，带给疫情中的人们勇气与希望！

二、主要做法

（一）全面分析

1. 确诊患者层面分析

新冠病毒肺炎不仅威胁患者生命安全，伴随而来的隔离、治疗等措施，担忧、焦虑、恐惧等情绪，可导致出现严重的心理应激，甚至出现急性应激障碍。国家卫生健康委《新型冠状病毒肺炎诊疗方案（试行第七版）》中，明确提出"患者常存在焦虑恐惧情绪，应当加强心理疏导"。

2. 医护人员层面分析

相较患者而言，面对高频率、高强度、高难度的医疗救治工作任务，武汉本地医护人员、不同批次驰援湖北的国家医疗队员更易产生严重精神负担，甚至可能出现明显的创伤后应激障碍。

3. 社会大众层面分析

据媒体报道，最新一项涵盖5万多人的调查显示，疫情期间约有1/3的社会大众存在不同程度的情绪反应，其中前线工作人员、慢性病患者等特殊人群的心理健康状况更是令人担忧。系统性开展后疫情时代心理睡眠干预工作势在必行。

（二）服务计划

1. 项目理念

发挥精神心理、睡眠心理专业优势，建立多节点、多维度、全方位、全流程的心理睡眠干预体系，为受疫情影响人群提供有效的心理睡眠健康服务和心理危机干预，以达到身心同治、身心兼治，最终实现"生理—心理—社会功能"完全康复。

2. 项目目标

（1）为受疫情影响人群提供心理睡眠健康服务。

（2）为有需要的人群提供心理危机干预。

（3）积极预防、减缓和尽量控制疫情的心理社会影响，维护社会大众心理健康，促进社会和谐稳定。

3. 项目性质

以精神科医生、睡眠心理亚专业方向的神经内科医生、精神心理专科护士、心理治疗师为主，有危机处理、重大灾害危机干预经验志愿者为辅，组成的治疗小组。

4. 服务对象

服务对象主要为受疫情影响的以下三类人群，包括：

（1）本院住院治疗的新冠病毒肺炎重症及以上患者。

（2）本院及驰援本院的国家医疗队医护人员。

（3）受疫情防控措施影响的相关人群、易感人群、社会大众。

5. 服务时间

2020 年 2 月至 2021 年 2 月。

6. 项目程序

根据国家卫生健康委《新型冠状病毒感染的肺炎疫情紧急心理危机干预指导原则》，结合武汉市第一医院疫情防控工作实际，制定并不断调整、完善相应工作程序。

（1）发起倡议，组建"圆梦心理睡眠联合干预工作组"，确定工作模式，明确工作职责，制定工作制度和流程，成立"阳光医院"。

（2）对住院治疗的新冠病毒肺炎确诊患者，本院及驰援本院的国家医疗队医护人员开展身心健康评估，及时识别高危人群。

（3）根据评估结果，对需要进行心理睡眠干预的患者及医护人员提供心理睡眠健康建议及解决方案，根据病情需要制定干预策略。

（4）采用线上线下相结合的方式，综合应用各类心理危机干预技术、睡眠认知行为治疗方法，并与宣传教育相结合，为服务对象提供心理睡眠健康服务；必要时由专家组制定药物、物理干预策略，避免严重心理危机事件发生。

（5）后疫情时代，持续开展相关评估，为武汉地区受疫情影响人群提供多节点、多维度、全方位、全流程的心理睡眠健康服务。

（三）具体实施

1. 第一阶段：成立小组，开展测评

1 月 23 日武汉封城前后，武汉市第一医院神经内科睡眠障碍及神经心理亚专科医护团队率先开始对早期感染新冠病毒肺炎患者和本院医护人员开展心理测评，实施心理干预，并在线上发表《新冠病毒肺炎感染医护人员心理及状态分析》论文 1 篇，相关科普文章 10 余篇，阅读量达 15 万人次以上。

工作组先后合作研发了身心评估测评系统，制定了身心健康量表，包括睡眠情况、焦虑情况、抑郁情况、压力情况、冲动风险、出走风险等 6 项评定项目。同时，针对住院患者及医护人员分别制定了相应工作流程（见图 1、图 2），并进入隔离病房指导住院患者和医护人员进行量表测评。

2. 第二阶段：身心同治，精准干预

工作组将全院 28 个感染病区分为 4 组，每组 1 名组长，若干名组员，在每个病区设置了 1 名心理睡眠干预工作联络专员，形成了组长包病区、组员包患者、专员包联络的点对点工作机制，建立了线上线下联席会议制度，制定了详细的干预表格，坚持每日上报干预信息，汇总干预情况，制定联合干预方案，定期进行疑难病例讨论、心理专家督导，严格按照时间节点严谨有序推进各项工作，及时化解患者心理危机。

工作组创新形成了以精神心理专科护士为主导的新冠病毒肺炎患者"5C 分级心

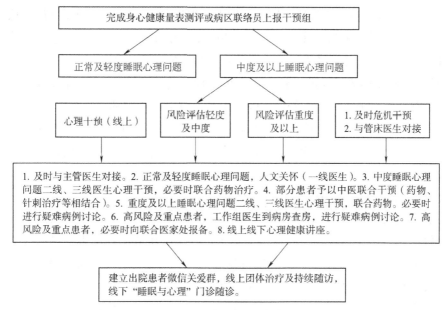

图 1　住院患者工作流程

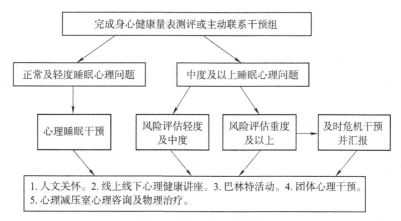

图 2　医护人员工作流程

理护理干预模式"。"5C"即：Comfort、Communication、Competence、Contact、Commit；"5级"即：病区护士—病区联络员—精神心理专科护士—病区护士长—护理部主任。

关爱（Comfort）/病区护士：协助患者完善身心健康量表测评，准确评估风险，学习新冠肺炎患者常见的心理问题及应对策略，及时给予患者关爱帮助，若存在严重心理情绪问题，及时上报病区联络员及护士长。

沟通（Communication）/病区联络员：制定职责，汇总病区护士上报的患者信息，包括患者基本信息、病情、心理测评结果，及时上报精神心理专科护士协助干预。

技能（Competence）/精神心理专科护士：根据各病区心理干预联络员汇总的患者信息，进行电话、视频或床旁干预，为患者进行认知行为指导，如遇干预效果不良患者，将风险告知各病区护士长，并协调心理专家及时干预。

交流（Contact）/病区护士长：根据风险评估进行床边交流，请求精神专科医生会诊，有严重自杀、自伤、外逃风险的患者及时上报护理部。

保障（Commit）/护理部主任：根据病区护士长上报的风险患者信息进行床边查房，督促各级护士落实"5C分级心理护理干预模式"，确保心理危机干预有效，保障患者安全。

3. 第三阶段：关爱医护，遇见温暖

为更好地关爱身边医护人员，工作组于3月1日开设了"天使避风港"——医护心理放松减压工作室，为一线医护人员提供一个减压放松和倾诉的场所。工作组每日安排心理专家坐诊，为来访者进行身心健康测评，根据需求辅以VR、音乐等放松方式，有的放矢地为一线战友们提供身心健康指导。

除此之外，工作组还为医护人员组织了5期线上线下巴林特小组活动，让他们敞开心扉，畅谈抗疫的所做所闻，分享所悟所感，倾听自己的声音和身边同行的声音，让医护们在紧张的工作之余，感受到来自身边战友的温暖支持。

4. 第四阶段：延续温情，持续传递

疫情期间，工作组编写了《大爱暖心·向光前行——全民抗疫身心健康读本》，线下送至本院各感染病区，支援的方舱医院、雷神山医院及各隔离点的患者及医护人员手中。

疫情防控进入常态化阶段，身心健康成为后疫情时代全民抗疫的关键词之一。工作组还充分运用睡眠管理平台、喜马拉雅音频、公众号、微信群、美篇等融媒体，广泛开展康复患者线上分享会、身心健康辅导讲座和科普宣教。

伴随复工复产进行，武汉市第一医院睡眠医学中心持续关注患者及本院医护人员身心健康，指导康复患者定期复诊，并于1个月、3个月、6个月、12个月进行电话随访，同时积极满足社会大众心理睡眠就诊需求，各项工作将延续至2021年2月。

（四）效果评估

截至目前，"圆梦心理睡眠联合干预工作组"累计完成重症及以上新冠肺炎确诊患者、医护人员身心健康评估2000余人次；开展患者床边联合干预200余人次；开展医护人员"天使避风港"心理放松减压工作室、巴林特小组活动100余人次；开展社会大众线上身心健康辅导500余人次；发放由团队专家编写的身心健康读本3000余册；团队专家主讲的大众心理援助在线课程点击量超过6.7万人次。有关工作受到《湖北日报》、湖北电视台、《武汉晚报》等多家主流媒体报道关注。在武汉市第一医院成为新冠病毒肺炎重症患者定点收治医院期间，"圆梦心理睡眠联合干预工作组"实现了全院 28 个感染病区 100% 覆盖，医院住院患者及医护人员严重心理危机事件"0"发生。

三、经验启示

新冠病毒肺炎疫情不仅威胁着公众的身体健康，也影响着人们的心理健康和精神状态。疫情发生以来，习近平总书记多次强调心理疏导、人文关怀的重要性。实践证明，除扎实有序开展医疗救治工作外，开展心理睡眠干预工作同样是打赢疫情防控阻击战的重要一环。组建"圆梦心理睡眠联合干预工作组"，成立"阳光医院"，是在进行"硬核"医疗防护外，给予"柔性"心理关怀。工作组能及时有效缓解患者及抗疫一线医护人员因疫情所致的焦虑、失眠、恐慌、抑郁等不良情绪，降低疫后精神心理疾病和睡眠障碍的发病率，阻止创伤后应激障碍及严重心理危机事件的发生，同时对维护社会大众心理健康，促进社会和谐稳定起到积极作用。

新型医社联动介入社区疫情防控

——以南昌大学第二附属医院安心计划为例

罗　菁　沈蓉蓉　祝　越　曾洁华　程学新

南昌大学第二附属医院医务社工部

一、背景情况

2020 年春节，新型冠状病毒肺炎开始集中暴发，疫情防控形势复杂严峻。处于疫情中心的武汉和湖北其他地区面临巨大压力，经济社会稳定发展面临着挑战。2020 年 1 月 25 日，中央连续发布《关于加强新型冠状病毒感染的肺炎疫情社区防控工作的通知》与《新型冠状病毒感染的肺炎疫情社区防控工作方案（试行）》，强调发挥社区力量加强疫情防控。同时，习近平总书记在统筹推进新冠肺炎疫情防控和经济社会发展工作部署会议中特别指出，"要发挥社会工作的专业优势，支持广大社工、义工和志愿者开展心理疏导、情绪支持、保障支持等服务"。

2020 年 1 月 26 日，江西省派出第一批援鄂医疗队支援武汉市第五医院。武汉市第五医院是汉阳区唯一的发热患者收治定点医院，而汉阳区有 80 多万居民，医疗资源极其紧张。随着疫情的暴发，武汉当地社区治理压力大，普遍面临工作人手不足、信息沟通不畅、社会组织和社工的专业优势不足、社会资源利用有限、志愿者动员困难等诸多问题。社会工作与志愿服务力量的加入，能够协同社区治理主体，发挥基层力量，缓解医疗资源压力和社区治理压力，支持社区科学有序地开展新型冠状病毒感染的肺炎疫情防控工作，高效有序动员社会力量助力全国疫情防控工作。

2020 年 2 月 1 日至 4 月 30 日，南昌大学第二附属医院通过前线医疗团队——江西省第一批援鄂医疗队，对援助地所在政府——汉阳区政府及辐射社区，发起医社联动安心计划。

二、主要做法

安心计划以医院医务社工为主导者，着重利用医护资源，链接统筹社会组织、高校机构，以"医院联动社区，医务社工联动志愿者"构建服务模式介入社区疫情防控，自上而下推动运行，为武汉社区居民、社区工作者、居家隔离 / 留观人员及家属、疑似患者和严重焦虑者提供线上专业支持服务。

（一）疫情期间武汉社区居民的需求

疫情初期，安心计划团队设计了《疫情期间武汉汉阳区社区居民生活需求调研——居民版》和《疫情期间武汉汉阳区社区居民生活需求调研——社区工作人员版》两份调查问卷，对武汉汉阳区 178 名社区居民进行调查，分析疫情期间武汉居民的需求（见表 1）。参与调查的居民中，18~35 岁的人占 20.22%，36~45 岁的人占 37.64%，46~60 岁的人占 32.02%，60 岁以上的人占 10.11%。

表 1　新冠肺炎疫情期间武汉居民的需求

需　　求	非常需要
照顾老人的相关需求	95 名（53.37%）
购买药品	77 名（43.26%）
照顾孩子的相关需求	70 名（39.33%）
购买防疫防护用品	65 名（36.52%）
购买生活物资	52 名（29.21%）
健康问诊的需求	37 名（20.79%）
心理健康咨询的需求	12 名（6.74%）
照顾残疾人的相关需求	10 名（5.62%）

调查结果显示，疫情期间武汉社区居民表现出多种需求。除了对心理健康咨询的需求（6.74%）和照顾残疾人的相关需求（5.62%）较少外，对照顾老人的相关需求（53.37%）和购买药品的需求（43.26%）最为明显。另外，根据对 10 位汉阳区社区工作者的调查结果显示，疫情期间社区接到的居民诉求中，最多的需求表现为对购买生活物资、购买药品的需求和开具相关证明的需求。

（二）以医务咨询为服务切入点，为 12 个网格群提供多种志愿服务

根据武汉社区居民的需求及社区面临的各类问题，安心计划志愿者主动介入武汉汉阳区现有的 12 个微信网格群，以医务志愿者、社工志愿者、心理志愿者、助理志愿者 1∶1∶1∶3 的比例入驻群内。团队以医务咨询为服务切入点，为个人及家庭提供全天 12 小时的医疗咨询、医学科普、健康教育等；建立咨询患者的动态化档案，同步追踪跟进患者健康情况，组建科普团队制作和发布与疫情防护相关的医学科普视频作品。在此过程中，医务志愿者以"家庭医生"和"社区医生"的角色，与社区居民快速建立关系。

与此同时，社工志愿者将医疗、社会等各类资源去疆域化，打破时间和空间限制，将江西、湖北等全国各地资源整合配置，使得社区居民能够共享社会资源，寻

求各类帮助：链接江西省社工、心理、医务资源，武汉线下志愿者、社工组织资源，整合武汉政府疫情防控信息、医疗信息、生活服务信息，联动江西和武汉两地高校、医院、社会组织、政府、社区共同助力社区防控工作。另外，社工志愿者也协同社区网格管理员、社区工作者，介入社区治理，协助社区网格员、物业人员、社区工作者分担社区过渡期的部分管理工作等，以此缓解社区治理压力。

在武汉社区封闭管理的情况下，安心计划志愿者不仅是资源的整合者，自身也成为社区治理的重要资源之一。医务、社工、心理、助理志愿者介入居民需求，为社区居民、社区工作人员提供医疗咨询、健康教育、心理咨询、资源链接、关爱帮扶、情绪支持、社会支持等各类志愿服务，成为社区寻求各类帮助的资源平台。

（三）重组6个专项群，为重点人群提供专业服务

根据12个网格群的实际咨询数据统计，普通咨询和医务咨询的需求最为显著（见图1）。其中，普通咨询包括购买生活物资、防护物资、药品，了解社区防疫工作，对接社区办理相关手续等各类生活性咨询，医务咨询包括各类急慢性病的护理、治疗、就诊咨询（主要为中老年人、幼儿类疾病）。

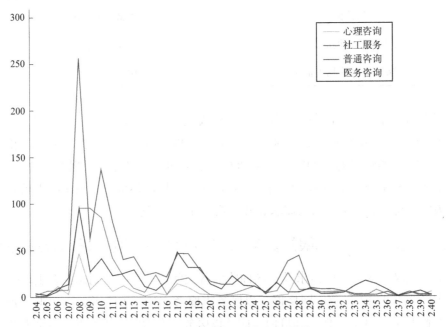

图1 安心计划第一阶段数据统计

3月5日，国家卫健委、民政部发布《关于加强应对新冠肺炎疫情工作中心理援助与社会工作服务的通知》，其中要求面向各类重点人群提供服务。团队重新分析调查问卷结果，对不同年龄段居民的需求进行分析，其中，60岁以上居民对购买生活物资、防疫防护用品、药品的需求非常突出，18~45岁的中青年对照顾老人、孩子的需求尤为突出。这与团队实际接收的咨询情况相符（见表2）。

表 2　新冠肺炎疫情期间不同年龄段武汉居民的需求

顺序	需求	18~35 岁（36 人）	36~45 岁（67 人）	46~60 岁（57 人）	60 岁以上（18 人）
1	购买生活物资	7 人（19.44%）	20 人（29.85%）	14 人（24.56%）	11 人（61.11%）
2	购买防疫防护用品	12 人（33.33%）	24 人（35.82%）	17 人（29.82%）	12 人（66.67%）
3	购买药品	15 人（41.67%）	25 人（37.31%）	24 人（42.11%）	13 人（72.22%）
4	健康问诊的需求	9 人（25%）	12 人（17.91%）	8 人（14.04%）	8 人（44.44%）
5	心理健康咨询的需求	2 人（5.56%）	6 人（8.96%）	3 人（5.26%）	1 人（5.56%）
6	照顾老人的相关需求	22 人（61.11%）	37 人（55.22%）	26 人（45.61%）	10 人（55.56%）
7	照顾孩子的相关需求	16 人（44.44%）	36 人（53.73%）	14 人（24.56%）	4 人（22.22%）
8	照顾残疾人的相关需求	3 人（8.33%）	2 人（1.49%）	4 人（7.02%）	1 人（5.56%）

在国家政策和实际需求的指导下，3 月 10 日起，安心计划团队开始组建 6 个专项群，重点关注儿童、老人、残障人士，新建 2 个健康问诊群、1 个亲子群、1 个长者群（60 岁以上居民）、1 个爱心群（弱势群体、孤寡老人等）、1 个聋人关爱群。除继续提供原有志愿服务外，延长 2 个健康问诊群医务志愿者的在线问诊时间，并由社工志愿者同步引入线下组织、团队进驻到专项群内：亲子群引入南昌大学"与子同学"线上支持教学平台，提供大学生志愿者线上一对一课程辅导；爱心群引入汉阳区线下志愿服务团队，与安心计划志愿者对接信息，随时上门为弱势群体、孤寡老人解决各类需求。另外，心理志愿者充分发挥专业优势，发起线上读书会（亲子群）、线上运动会（健康问诊群、长者群），利用阅读、音乐、运动等疗法舒缓居民情绪，针对需求人群开展心理咨询等。

三、经验启示

（一）医社联动模式四级架构，提高团队管理效率

安心计划设置四级架构，每级架构相关组别承担不同工作职责（见图 2）：

一级服务组，以医务志愿者、心理志愿者、社工志愿者、助理志愿者 1∶1∶1∶3 的比例，为 12 个武汉社区网格微信群和 6 个专项服务群的社区居民，在线提供志

愿服务。

二级管理组，四类志愿者负责人组建为管理组，每日定时在线上讨论各小组组长汇总提交的问题，为一级服务组及时答疑解惑，讨论解决困难，整合统计数据。

三级智囊组，共建立医务、社工、心理、助理4个智囊群，在志愿服务过程中确定工作标准，为管理组提供技术支持。

四级督导组，负责协调对接武汉汉阳区政府、街道、社区负责人，对接武汉线下志愿服务团队、社会组织，把握工作方向，完善线下个案的跟踪服务，解决其他层级无法解决的问题。

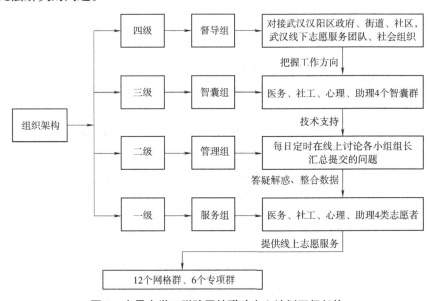

图2　南昌大学二附院医社联动安心计划四级架构

（二）"互联网 + 医疗咨询"，有效缓解医院救治压力

安心计划创新利用互联网技术搭建远程平台，开展线上医疗咨询服务，见图3。与互联网医院不同的是，安心计划直接引入三甲医院医疗资源介入社区，通过医患间互动、医疗信息共享等方式，开展健康评估、健康指导、健康宣教、心理疏导等，从居民个人到社区整体，由点及面，全面覆盖。安心计划所提供的互联网医疗咨询服务虽无法提供精准诊疗，但同步利用互联网实现了两大优势，成为互联网医院服务的补充：一是医疗健康资讯权威、更新及时。网格群内的医务志愿者可利用自身优势，对疫情期间的居家隔离、个人防护知识、常见病、慢性病的科普知识，即时化、权威化更新与传达，同步补充到社区的防疫知识预防、宣传中。二是医疗咨询服务更为便捷与人性化。每一网格群至少入驻3位医务志愿者，并设有专门的全科医疗智囊团，居民可在同一时间内，通过微信一键实现一对多的医疗咨询，同步咨询多种疾病、多科医生，获得精准就医指导。根据对202位汉阳社区居民和42

位社区工作者进行的"安心计划志愿服务满意度调查"结果显示，有67.2%的群众认为互联网医院和志愿者下沉社区提供的健康咨询服务"皆便利，能够相互提供服务补充"。安心计划所提供的"互联网＋医疗咨询"服务，可以"让人民群众获得及时的健康评估和专业指导，精准指导患者有序就诊，有效缓解医院救治压力，减少人员集聚，降低交叉感染风险"。

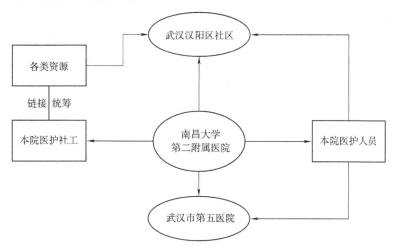

图3　南昌大学第二附属医院社联动安心计划模式

（三）借助医务社工专业优势，有效介入公共卫生危机

从服务提供层面来看，社会工作在公共卫生体系中的重要任务是将社会、病人和卫生系统这三个方面结合起来，帮助解决个体患者及其家庭的社会问题。在疫情危机下，安心计划模式的创新之处在于，社会工作介入公共卫生危机由医院发起、由医院医务社工直接主导，对社会、病人和卫生系统三方的联动配合更具优势。服务期间，医务社工借助专业优势介入公共卫生危机，对社区进行综合干预：针对武汉当地医疗资源紧张的突出问题，医务社工快速链接所掌握的医疗资源，同时利用优势挖掘潜在的医疗资源，快速整合介入社区；针对社区人手不足、信息沟通不畅、志愿者动员困难等问题，医务社工对社区疫情防控、管理提出建设性意见并给予帮助；针对社区居民不同的病情所需，医务社工开展个案健康管理，利用全人全程的医务社会工作理念为社区居民提供疫情期间的规划和指导，形成线下线上、院前院后全病程支持；针对新冠确诊、疑似患者被污名化的问题，医务社工通过正确宣传、积极引导等方式，从志愿服务话语、科普内容等入手，引导社会对疫情正确认识。

（四）发挥基层力量，推进社区协同治理

社区是社会治理的基本单元。疫情期间，习近平总书记多次作出重要指示，强调"要充分发挥社区在疫情防控中的阻击作用"。"我们发现，社会工作和志愿服务

力量有效参与的社区，社区居民自我参与、自我服务的意识普遍较强，社区资源能够被充分利用，社区氛围和谐稳定。"在社区自治各主体均到位的情况下，安心计划团队主动介入现有网格群，作为补充主体，与政府、社区工作人员、社区居民快速产生合力，充分发挥基层协同作用，有效开展疫情防控工作，推进社区协同治理。例如，与居民互动过程中提高居民的自治意识，每日主动在群内汇报家庭成员体温，每日监督社区物业、网格员公布小区消杀工作和疫情情况；对于社区消杀工作人手不足的问题，每户家庭主动承担家门口消毒工作，减轻物业压力；志愿者帮助社区工作者发起《社区自主志愿者倡议书》，培养居民成为社区中的志愿服务力量，主动成为居民团购各类物资的联络人和协调者。在志愿者的介入下，志愿团体、社会组织等社会团体参与到社区治理中来，社区内的多元主体在各自领域内充分发挥各自的优势，这是充分发挥各治理主体的资源、能力优势，弥补政府失灵和市场失灵，提高危机应对能力和地方公共治理效率的有效路径。疫情防控参与主体开始多元化，治理形式自主化，汉阳社区逐渐搭建起了由政府监管、社区监督、公众参与，自助互助、协同治理的机制。

参考文献

［1］李晓燕. 重大疫情下的基层治理——基于多层治理视角［J］. 华东理工大学学报（社会科学版），2020，35（1）：124.

［2］医政医管局. 国家卫生健康委办公厅关于在疫情防控中做好互联网诊疗咨询服务工作的通知［OL］. http://www.nhc.gov.cn/yzygj/s7653p/202002/ec5e345814e744398c2adef17b657fb8.shtml.

［3］柳静虹，沙小淼，吕龙军. 社会工作介入公共卫生体系再思考：基于新冠肺炎疫情社会工作响应过程的反思［J］. 华东理工大学学报（社会科学版），2020，35（1）：51.

［4］姚韦伟. 进一步发挥社会工作和志愿服务优势促进基层社会治理——湖北省社会工作和志愿服务力量参与新冠肺炎疫情防控的启示［J］. 中国社会工作，2020（12）：9.

［5］陈怡俊，汪丁丁. 社会公共服务领域的协同治理研究——基于地方政府与社会组织策略互动的动态演化视角［J］. 中山大学学报（社会科学版），2020，60（3）：165.

医生成为患者之后

——重症新冠病毒感染患者的医务社工介入实践

周 玲 向 月 严 琪 冯 怡 赵梦葭 彭艳华 谢亚莉

湖北民族大学附属民大医院

一、背景介绍

2020 年春节前夕，新型冠状病毒感染的肺炎疫情突发。武汉作为此次疫情的"重灾区"，武汉市金银潭医院更被喻为"风暴之眼"，疫情防控压力巨大。面对危急形势，各行各业都全力投入抗击疫情的战斗中，医务工作者怀抱专业使命与责任担当，勇挑重担，在抗击疫情最前线勇敢地抵挡病魔狂流。本案例中的医务社工是一名在 2020 年 1 月 23 日（农历腊月二十九）武汉封城当日，前往武汉支援金银潭医院的 ICU 护士。本文的服务对象就是一名在抗疫过程中不幸被感染的医务工作者。

2020 年在武汉金银潭支援抗疫的日子里，医务社工在 ICU 发现一位被新型冠状病毒感染的医务人员。由于服务对象本身就是医务工作者，对疾病预后及当前新冠病毒对抗药物研究进展有清晰了解，对所有治疗持怀疑态度，对自己预后丧失信心。所以服务对象就诊过程中焦躁、消极、抑郁。ICU 医疗护理工作繁重，管床医护人员虽给予多次劝导，但效果并不理想。医务社工通过积极交谈，并利用沟通工具，对其给予心理支持，逐步打开服务对象心扉，协助服务对象积极面对病情，推动服务对象从怀疑、不信任治疗转变为积极面对目前情况，积极配合接受治疗，直至好转转出 ICU 到普通病区，最后顺利出院。

二、案例分析

服务对象杨某，男，40 岁，武汉某医院神经内科教授，怀疑是在疫情未明确之前，做急诊介入手术后被感染新型冠状病毒。初始症状发烧、咳嗽，随后出现乏力、呼吸困难、心慌等症状。因血氧饱和度下降以及心律失常，2020 年 1 月 27 日转至武汉金银潭医院南六楼 ICU 接受治疗。初见服务对象时，其生活不能自理，无法自主翻身，呼吸困难费力，说话无法成句，无法安静入睡，佩戴无创呼吸机辅助呼吸。床边胸片检查显示双肺全白，这期间两次差点儿行气管插管。治疗过程中服务对象家属因感染新冠肺炎去世，服务对象自责不已，加之自身病情恶化，凭着自己对疾病的认知，服务对象开始沉默不语，出现抑郁、焦躁及悲观情绪并将自己的贵重物品交给医护人员，叮嘱医护人员在自己离世后交给家属。

根据对服务对象的相关评估，服务对象主要存在的问题有：

（一）角色转换失败

服务对象为医务工作者，因为感染新冠病毒，起病急且重，加上患病后的否认心理，心理上来不及做出由医务工作者到患者的角色转换。

（二）治疗方面的需求

服务对象是医学教授，对于疾病的治疗、进展及预后较一般人了解，对目前的治疗方法及治疗效果持怀疑抵触态度。

（三）情感方面的需求

服务对象身患新冠肺炎，且为重症，身处陌生环境，与外界隔离，家属无法陪伴，对自己的疾病预后判断不良，担心无法再次与家属团聚，从而出现悲观、失望情绪。

三、服务计划

（一）服务目标

1. 总目标

分析服务对象当前主要困扰及需求，构建心理支持，推动服务对象从怀疑消极的态度转变为信任、积极配合治疗，直至好转出院，恢复正常生活、工作。

2. 具体目标

（1）协助服务对象进行角色转换，积极面对目前情况，积极配合，并信任医护人员对其采取的治疗措施。

（2）帮助服务对象在精力尚可的情况下与其家属联系，医务社工每日进行鼓励，使服务对象获得情感上的支持，以及满足情感上被关怀的需要，树立其战胜病魔的信心。

（二）服务策略

1. 将服务对象纳入医务社工重点关注对象。

2. 建议管理人员安排专业的、有 ICU 背景的护理人员对其进行护理，用专业性打消服务对象的疑虑。借助科室构建的医护人员交流平台，征得管床医生同意后，做个信息传递者，将有利的情况传递给服务对象，树立其战胜病魔的信心。

3.医务社工在征得服务对象同意后，添加服务对象为好友，坚持使用聊天工具每日进行心理支持，做好减压与情绪疏导工作，使服务对象获得情感上的支持。

4.在服务对象病情好转，能进食后，给服务对象提供食品支持。

四、实施过程

（一）建立基本人际关系

医务社工首先是作为一名责任护士接触到的服务对象。初次接触服务对象时，其身处金银潭医院南六楼重症病房，心率在160bpm，呼吸在40bpm，血氧饱和度在80%左右波动，生活无法自理，无法适应床上大小便，无法说话成句，呼吸急促，佩戴无创呼吸机辅助通气，态度冷漠且表现急躁，对于任何治疗都要询问使用原因，对使用的仪器设备调节参数都持怀疑态度。在精力尚可的情况下，使用手机导致无法好好配合无创呼吸机呼吸。管床医生使用对讲机多次劝阻，效果不明显，并且服务对象表现出焦躁情绪。医务社工来到床边，尝试以轻松的语气，对服务对象进行一次说服教育：我是你的责任护士，我在重症医学科工作了9年，有丰富的临床经验，你可以信任我。你知道吗？我不是本地人，我是来武汉支援的人员。每个人都需要为自己的生活找一个努力的方向与坚持的理由，你们康复出院就是我想要在武汉坚持抗疫到底的理由！我不怕苦，不怕累，更不怕死，也不怕这么大人了还要穿纸尿裤，我就怕你们想要放弃自己！不要以为生病了就可以光明正大地偷懒了，要好好配合呼吸机，好好呼吸，才能快点好起来，继续和我们一起战斗，对抗疫情，关心你的人也在等你出院。一看手机就不能好好吸气，手机是由我们暂时代为保管，还是你自己主动放下？服务对象不好意思地笑笑，主动放下手机，头转向一边，开始好好配合无创呼吸机呼吸。以后我会经常来看您，有什么需求都可以和我说。服务对象点头示意。秉承接纳和尊重的原则，医务社工先行离开，并嘱患者好好休息。

（二）提供情感心理支持，彰显善意

以后的日子，医务社工经常探视走访服务对象，医嘱解除禁食水时，会主动询问服务对象有无进食需求，有无想吃的食物。在服务对象住院的60天里，医务社工一直坚持利用聊天工具给服务对象进行积极的心理支持与鼓励。

例如，今日份鼓励请您查收：这么冷的天，马路的地砖旁，还开出了几簇野花，它们都可以熬过这寒冬，你也可以；看窗外，今天的太阳很大，晒到身上，感觉暖暖的，您快点好起来，自己感受下冬日里的暖阳；医生说您能喝点东西了，一会儿给您送点牛奶，补充营养，好快点儿好起来；志愿者给我们送来了新鲜的草莓，稍后给您送过来尝尝……最开始服务对象并不予以理会，医务社工没有放弃，相信精诚所至，金石为开。半个月后，医务社工收到第一条回复信息：谢谢你每日

送达的问候，我会努力！

由于服务对象佩戴无创呼吸机时间较长，导致鼻部皮肤破损，医务社工主动帮服务对象找水胶体，保护破损皮肤。经过一段时间的相处，服务对象精力稍好时，愿意与医务社工进行交谈。了解到服务对象表现出的焦虑、不信任和悲观，是对目前角色转换不适应，本该和同事一起在前线抗击疫情，自己却躺在病床上，不仅不能抗击疫情，由于生活不能自理，还需要别人照顾。自己对疾病的认知比部分医护人员深，自己的生命握在可能专业知识还不及自己的医护人员手上，表示担忧。未来自己生死未知，让家人担心。所以医务社工断定，焦躁、不信任、悲观只是表象问题，背后问题需要医务社工和服务对象一起探讨分析。

医务社工在服务对象精力尚可时开始愿意与自己交流的基础上，建立服务关系，并与服务对象共同制定服务目标，建议服务对象放下疑虑，全力配合，以便实现共同目标。

在服务对象治疗过程中，医务社工在医患互动中做了一个良好的信息传递者，服务对象通过医务社工更明确自己目前主要存在的问题，提高了医患之间的共识。在鼓励服务对象的过程中，医务社工不是以说教者的身份出现，而是以同行的身份，同样身处高危环境，随时可能被感染新冠病毒肺炎，将心比心，让服务对象感受到真心与善意。

（三）透过现象看本质，以其需求为导向提供服务

透过服务对象当前表现的焦躁、疑虑以及对治疗的不信任，发现服务对象主要是对角色的突然转换无法适应以及对疾病预后感到担忧所带来的压力。医务社工将服务对象的需求以及对疾病预后的担心向管床医生汇报，管床医生向上级医生反映了目前情况后，医务社工同管床医生以及上级医生来到服务对象床边讲解目前形势以及治疗方式，应用专业方法及技巧，发挥专业优势，对服务对象开展情绪疏导及减压活动，打消了服务对象疑虑。

经过初步评估，根据服务对象的精神状况，医务社工以自己来武汉抗疫支援为话题，聊到服务对象为何会感染新冠病毒肺炎以及服务对象感染新冠病毒肺炎后，面临哪些挑战。通过尊重，倾听，适时点头示意以及鼓励，对于服务对象的困扰及时给予积极回应及正面指导，给予服务对象心理上及情感上的支持，拉近了与服务对象的距离。

医务社工休息时，看到新冠病毒肺炎感染患者出院等积极正面的信息时，会通过聊天工具和服务对象分享，树立服务对象抗击新冠病毒肺炎，战胜病魔的决心。

（四）在社会支持理论及人文关怀下，满足服务对象对情感的需要

社会支持理论认为，人无法自绝于社会存在，人类生存需要与他人共同合作以及仰赖他人的协助，人类生命发展历程中，都会遭遇一些可预期和不可预期的

生活事件。针对服务对象对疾病未来表示的担忧，医务社工放大服务对象本身的职业优势，协助服务对象认识到，目前虽然情况严重，但是家属以及上级领导每天都在打电话询问服务对象的病情，能够反映出家属以及上级领导对服务对象的关心。通过与服务对象家属的电话交谈，也能感受到家属对服务对象的支持，以及陪服务对象共同抗击病魔的决心。服务对象能进食后，医务社工在武汉封城，无法自由购买到食品的情况下，将自己盒饭中搭配的橘子省下来给服务对象吃；在服务对象乏力，无法咬动苹果的情况下，在酒店将苹果切成小块，装进矿泉水瓶里，捎给服务对象吃；通过聊天，得知服务对象想吃武汉的热干面，医务社工寻求志愿者帮助，想尽办法尽量满足服务对象的需要。不时给予小惊喜，让服务对象感受到大家对他的关心与牵挂。协助服务对象从挫折中走出来，树立自己一定能够战胜病魔的信心。

（五）优势视角理论为前提，满足服务对象抗击疫情的参与感

优势视角理论认为个人、团体、家庭和社区都有优势，创伤、虐待、疾病和抗争具有伤害性，但也是挑战和机遇。在治疗过程中，鼓励服务对象努力积极配合治疗，早日回归正常生活，早日回到服务对象所热爱的工作岗位上。鼓励服务对象利用本身职业优势，对新冠病毒的了解以及服务对象本身的专业知识，在精力稍好的情况下，给同病房清醒患者做健康宣教，比如在病房正确佩戴口罩的重要性，怎样做好自身卫生，互相鼓励对抗病魔等。满足服务对象渴望和同事们一起抗击疫情的参与感。

（六）鼓励服务对象憧憬未来

医务社工和服务对象交谈，获悉服务对象是医务社工家乡某医院对口支援的教授，给予医务社工家乡人民很多医疗技术上的支持、指导。由于工作时间原因，虽说到访过很多次医务社工的家乡，但从未好好驻足观赏美景，享受当地美食。医务社工给服务对象介绍了家乡的美食美景，并且邀约服务对象身体康复后，带上家人，一起去观赏美景，品尝美食。激发服务对象对未来生活的憧憬。

（七）转出重症监护病房后继续给予心理支持

随着治疗进展，服务对象的病情开始好转，能够脱离无创呼吸机，转为高流量氧疗，到最后鼻导管吸氧也能维持血氧饱和度，没有特殊不适，达到转出 ICU 的标准。服务对象转至普通病房后，医务社工利用聊天工具每天仍然坚持鼓励，语气尽量诙谐。仍会尽力满足服务对象的饮食需求，鼓励服务对象疾病好转后，做一些平日里没有时间去做的事情，比如修改论文，撰写论文，检查自己孩子的功课等，激发服务对象对生活的热情。

五、案例评估

（一）目标评估

医务社工服务目标基本达成。通过医务社工的介入服务，服务对象的行为及思想有了正面蜕变。由一个怀疑治疗方式，焦躁、抑郁的患者，变成一个积极配合治疗的患者，并且在精力尚可的情况下给同病房患者做健康宣教，分享自己抗疫的心路历程，以及平日里对健康管理的认识，鼓励同病房清醒的患者战胜病魔，很好地体现了服务对象本身的社会责任感。

服务对象积极地面对自己目前存在的健康问题，疾病好转后开始撰写、检查论文，检查自己孩子的功课，满足了服务对象对自身的成就感以及家庭的参与感。

（二）医务社工自评

医务社工在帮助服务对象时，并未学习过太多的医务社工相关知识。只是作为一名责任护士，以善意帮助为名片，以服务对象需求为导向，为服务对象提供了专业服务。包括为患者提供情感心理上的支持，饮食支持，协助服务对象利用自身专业知识，满足服务对象对抗击疫情的参与感与社会责任感。协助服务对象积极面对病情，将心比心，鼓励服务对象树立起战胜病魔的信心。在鼓励服务对象战胜病魔的过程中，医务社工的经验也得到了提高。

（三）服务对象评估

服务对象开始焦躁、抑郁，对所有的治疗方法及仪器参数设置持怀疑态度，对疾病预后悲观失望。经过医务社工耐心地引导，服务对象开始积极面对，以及尝试利用自身专业知识对同病房清醒患者进行健康专业知识宣教。服务对象在院的60天里，医务社工每日送达的鼓励，重新激发了服务对象对生活的热情，以及战胜病魔的信心。所以，在服务对象出院后，服务对象隔离期间，请人做了一面锦旗"逆行天使　最美护士"，寄到医务社工原单位，对医务社工表示感谢。

六、专业反思

医务社工为服务对象提供了"非医学诊断和非临床治疗"（浙江大学医学院郭永松教授对医务社工的定义），医务社工有多种角色，他们是服务提供者，信息收集者，资源整合者。调查显示，他们还能加快患者的康复速度，协助疾病的心理治疗，改善医患关系。因为医护人员也想给患者多一些照顾，但是本身工作强度太大，无法面面俱到，所以医务社工是最好的人选。医务社工能在目前心理医生配备不足的情况下，及时发现服务对象的心理问题，及时介入干预指导，解决他们情绪上的困扰，使他们积极面对病情，积极配合治疗，进一步促进医患关系和谐。但是目前，医务社工起步不久，医院配备的医务社工不足，临床护理人员兼职医务社工的形式仍然存在，如何将这一部分护理人员更好地利用，将医务社工和临床护理更好地结合，提高护理人员的医务社工知识，以及将现有的医务社工更好地应用，提高医务社工的服务能力，使医生和护士更专注地聚焦临床服务，从而在整体上保障医疗服务的顺利进行，提高患者满意度，减少医患冲突，是我们需要好好思考的问题。

参考文献

［1］李香，林莲英. 19 岁重病少年的蜕变——慢重病适应的医务社工介入［J］. 社会与公益，2019（6）：36-40.

［2］韩晓洁. 医务社工发展浅析［J］. 商情，2019（21）：270，272.

托举方舱医院生命之舟的人文力量

——以大学生患者的个案服务为例

曹李耘　肖　燕　胡建华　贺　霄

湖北省肿瘤医院

一、案例背景介绍

新型冠状病毒肺炎突然暴发，武汉属于重灾区，新型冠状病毒肺炎患者确诊和疑似病例持续维持高位。为全力救治，2020年2月3日晚间起，武汉火速建立方舱医院，将大量轻症患者集中治疗，最大限度地阻断了社会交叉感染的机会，为打赢抗疫战发挥了重要的作用。因方舱医院筹建工作时间仓促，相关硬件设施和物资未完全到位，导致大量患者入住后，给医务人员的管理带来了一定的困难，湖北省肿瘤医院社工部通过湖北省民政厅慈善社工处、湖北省社会工作联合会链接医务社工介入方舱，减轻了一线医务工作者的负担，为患者提供了有效的服务，对抗疫工作具有十分重要的意义。

目前尚未有系统的关于方舱医院患者社会心理特征的研究成果，但是此前的相关研究显示，传染病患者存在恐惧、迷茫、自卑、情绪低落、焦虑、抑郁、烦躁、易激动、自暴自弃等心理特点。也有调查发现新冠病毒肺炎患者的焦虑、抑郁和失眠问题非常突出，达50%以上，我们的服务对象正是这类人群中的一员。

二、案例分析

服务对象：Z，男，19岁，大学学生，于2020年2月11日因为新型冠状病毒肺炎轻症入住方舱医院治疗，其爷爷因新型冠状病毒肺炎去世，奶奶在同济医院重症病房接受治疗，母亲和父亲离异，分别在酒店接受隔离。服务对象面对自身病情发展的恐惧、奶奶病情的担心以及爷爷的离世，多重打击使他更为孤僻，不愿意与病友交流，甚至拒绝接受治疗。面对这种情况，医生H将其转介给医务社工，希望医务社工能够运用专业知识和科学的方法，为其提供心理以及社会方面的支持和服务，以帮助他减轻压力、解决问题、挖掘潜能，建立患者积极面对疾病的信心。

1. 生态系统分析

服务对象的家庭类型是联合家庭，与爷爷奶奶和父亲共同生活，父母离异，母亲单独居住。此次疫情导致家人纷纷感染新型冠状病毒肺炎，爷爷因病去世，奶奶重病卧床，他本人为轻症病例，服务对象性格较为自强，疫情之前无忧无虑，但是家庭遭遇这一系列变故之后，迅速成长，他认为自己是这个家庭里唯一的年轻男性，有必要承担家里的重任。在奶奶未安排入院之前，他坚决拒绝入院接受治疗，必须看到奶奶被妥善安排后才可放心入院。服务对象进入方舱后十分担心奶奶的身体，不愿意与他人接触，自闭、失眠、情绪抑郁和激愤。

2. 需求评估

服务对象问题	服务对象需求
生理方面：新型冠状病毒肺炎轻症，发烧、头痛等症状	得到医生的救治，缓解身体上的不适
心理方面：服务对象及家人均感染新型冠状病毒肺炎，爷爷因此去世，奶奶重症情况不明朗，他担心家人的治疗情况及后续对家人的影响，产生焦虑和拒绝接受治疗的消极情绪	调整好心情，缓解焦虑；建立理性情绪，消除非理性的情绪，提升治疗的信心
情感方面：服务对象父母离异，他与父亲关系疏离，认为是父亲的原因导致家人患病	改善与父亲的关系，家庭关系和睦，得到父亲情感上的支持和鼓励

三、服务计划

（一）服务目标

1. 为服务对象科普新型冠状病毒肺炎的知识，缓解疾病带来的恐慌心理。

2. 为服务对象进行哀伤辅导，帮助他渡过悲痛期，减轻精神层面的情绪负荷，协助其适应失落之后的外在环境。

3. 消除服务对象的非理性情绪，建立理性情绪，改善服务对象的心理状况。

4. 增进患者与家人之间的沟通交流，增强家庭支持系统的作用。

5. 帮助服务对象建立社会支持网络，提高服务对象接受治疗的信心和意愿。

（二）服务策略

1. 促使服务对象调动内外资源的策略

每个人身边都充满资源，服务对象不了解自身可以使用的资源，导致一些问题难以解决，需要社会工作者从两方面采取介入策略，一是帮助服务对象运用自己的内在资源，以达到改变的目标。二是帮助服务对象运用现有的外部资源，将服务对象系统与资源系统链接起来以增强服务对象的社会功能。

2. 进行危机介入的策略

危机介入是一种特殊的介入，帮助服务对象减轻紧张情绪，使他们走出危机，并恢复其社会功能。

3. 运用病友互助的策略

为有效帮助服务对象，社会工作者有意识地运用引导，利用关系、环境等各种能够影响服务对象改变的力量。在此案例中，利用方舱的病友影响 Z，从而促使其改变，融入方舱。

（三）服务程序

1. 接案，由方舱内 H 医生转介至医务社工，了解服务对象基本情况，尝试与服务对象建立专业关系。

2. 预估，与医护人员和患者进行线上沟通，了解服务对象的实际需求，进行预估。

3. 计划，根据预估情况，制订服务目标及服务计划，与服务对象签订社工服务协议。

4. 介入，运用社会工作专业方法进行干预，解决服务对象的实际问题。

5. 评估，评估服务效果，核对目标实施情况和进度。

6. 结案，达成目标后与服务对象沟通结案，撰写结案报告。

四、实施过程

（一）第一阶段：接案、收集资料和预估阶段

时间：2020 年 2 月 10—15 日

目标：收集资料，评估问题，建立关系，明确目标，给予服务对象及家属心理情绪疏导，介入服务。

主要内容：

1. 2 月 10 日，服务对象由医生转介给医务社工，社工与服务对象 Z 进行沟通交流，对他的情况进行基本的了解，包括服务对象的病情、心理情绪状况以及家庭成员的情况等。

2. 最初了解到服务对象的情况，他在方舱内拒绝与任何人沟通和交流，比较自闭，医务社工与其沟通，对方也置之不理，社工考虑到对方年纪较轻，在其朋友圈看到他喜欢在得物（某 App）买东西，专门下载软件，查找资料，与其找到共同话题，从而打开了话匣子。并且采用倾听、同理心、共情等技巧与服务对象进行沟通交流，取得他的理解和信任，建立良好的专业关系。

3. 深入了解服务对象的问题和需求，为患者的需求做初步评估。

（二）第二阶段：制订计划

时间：2020 年 2 月 16—29 日

目标：评估需求、制订计划，运用叙事疗法进行介入，引导服务对象主动倾诉，并在此过程中发掘其需求。

主要内容：

1.医务社工与负责服务对象病情的主治医生积极沟通，深入了解服务对象病情发展，打消其对病情的疑虑，并鼓励服务对象积极与医生及医护人员沟通，与服务对象商定社工服务计划，达成一致，并签订服务协议。

2.2020年2月17日，医务社工了解到服务对象及家人都在方舱或者隔离酒店，家中的宠物无人看管，让他倍感担心，医务社工联系了武汉市小动物协会，委托志愿者上门代为照顾宠物，缓解了服务对象的焦虑情绪；服务对象连声对医务社工表示感谢，说自己从来没有想到社工除了关心自己还会想办法帮忙解决宠物的问题，双方的信任有了大幅提升。

3.由于服务对象的奶奶患重症在接受治疗，服务对象对奶奶新冠病毒肺炎的治疗效果不了解，经常考虑最坏的结果。每次听到好的消息开始怀疑，听到不好的消息悲伤难过。医务社工多次联系奶奶所住的医院了解情况，与Z进行沟通，帮助他了解相关医学知识和奶奶的具体病情，并且通过提供其他患者的康复案例鼓励服务对象，让他对医生和奶奶树立信心。同时采用理性情绪疗法介入服务对象的心理问题。针对服务对象的非理性信念加以干预，让他认识并克服非理性信念，缓解心理压力。

4.改善服务对象与病友的人际关系，与服务对象的病友沟通，向服务对象的病友们说明服务对象的一些性格的基本情况，让病友了解服务对象困境，给予服务对象更多的理解和关注；与服务对象本人沟通，让服务对象了解自身人际现状困境，改善服务对象本人不良的人际交往模式。

（三）第三阶段：介入及跟进阶段

时间：2020年3月1—25日

目标：建立社会支持网络，为服务对象及其家属提供关怀和支持。

主要内容：

1.帮助服务对象建立社会支持系统。医护人员、病友乃至医务社工都是服务对象社会支持系统的一部分。了解到服务对象极其关注奶奶的病情，医务社工对接同济医院重症病房，及时告知服务对象奶奶的病情，让其放心。他害怕自己女朋友知道自己的病情导致分手，社工与他的女朋友沟通，消除了服务对象的疑虑。此外，医务社工邀请服务对象积极参加方舱内的活动，甚至担任舱内志愿者，为其他病友提供力所能及的志愿服务。

2.增强家庭支持系统的作用。服务对象与父亲有隔阂，虽然十分担心被隔离的父亲，但是从不联系。基于此种情况，医务社工专程联系其父亲，了解到双方缺少沟通，鼓励服务对象向父亲表达自己的想法和情感，促进亲子交流，增强家庭支持系统的作用。

3. 进行"哀伤辅导"——在微信群里，为服务对象的爷爷组织一场线上"追思会"，让所有人通过语音的方式倾吐心声。服务对象哭喊："爷爷，你说你要看到我大学毕业，看到我结婚，你还要抱重孙呢。可是你再也看不到了。"协助服务对象完整地表达哀伤，辨认和解决障碍完成哀悼的分离冲突。

4. 根据优势视角理论，通过对服务对象的深入访谈收集到他的个人现状、存在问题，让其认识到自身的优势，增加服务对象的自我认同感，帮助他找到信心，从疾病和未来的焦虑中走出来。

（四）第四阶段：结案阶段

时间：2020年4月
目标：结案、协助服务对象重新拥抱生活。
主要内容：

1. 结案后，医务社工与服务对象进行电话随访，及时给予关心和心理支持，巩固服务对象建立的信心和理性情绪。

2. 服务对象结束方舱治疗，进入酒店隔离，隔离期间他主动担任隔离酒店里的志愿者，完成从被帮助到自助及助人的转变。

五、案例评估

（一）结果评估

在医务人员和医务社工的帮助下，服务对象的需求得到满足，个案目标基本达成，成功帮助服务对象缓解了情绪压力，改善了家庭关系，帮助他建立了新的支持系统，服务对象的情况有了较大的改观，减轻了非理性情绪的影响，树立了生活的信心。服务对象表达了对医务社工的感谢，表示将以乐观积极的心态面对未来。

（二）过程评估

在建立关系阶段，社工运用同理、倾听、同感等技巧，与服务对象拉近了关系。在介入阶段，运用心理干预技巧，让患者建立治疗的信心和理性情绪，积极帮助服务对象联系各类资源，帮助其有针对性地解决问题，使得服务对象的整体情况都有所改善。在结案和跟进阶段，巩固了患者在介入时期获得的改善和支持，在结案后根据服务对象的情况给予跟进，使得介入效果更加持久有效。

六、专业反思

本次个案介入取得了预期效果，在个案结束后，有几点反思：
1. 在个案介入过程中，要根据服务对象的具体情况合理采用介入技巧，此次的服务对象较年轻，为了与其建立良好的关系，尽可能寻找其喜欢的话题，让其打开心扉，让服务对象感受到自己是受到关心和尊重的，这样才能让个案进展得更为顺利。在接案的过程中要对服务对象的具体情况进行了解，有针对性地提供服务。

2. 与服务对象及其家属建立相互尊重并信任的专业关系是开展服务的基础，方舱医院不同于咨询室约定俗成的专业关系，面对这种特殊情境，需要从关注服务对象的需求、帮助解决实际问题开始，运用真诚、共情、积极关注等技巧使患者感受到来自医护社工真诚的关心。

3. 在服务过程中，建立家庭支持系统和社会支持系统是帮助服务对象的重要途径，社工要善于发现服务对象身边的支持系统，积极合理地利用他身边的支持系统帮助服务对象。此案例中，医务社工借助方舱内的其他病友支持，帮助 Z 建立新的支持系统，有利于他融入环境，找回自我价值感。

4. 疫情期间，方舱医院内的服务对象可能会面临恐惧和焦虑、污名化和歧视、悲伤和丧亲、创伤和隔离等多种问题。医务社工面临大量的求助，工作压力和工作强度呈现几何级增长，作为社会工作者超负荷工作，在工作时需要不断照顾自己，对自我照护进行反思，保持健康和良好的休息，提升安全、冷静、联结和自我效能感。与同事和支持系统保持积极的联系，在同工之间创造更多的讨论和支持机会，减少孤立感，缓解工作压力，以更加饱满的精神状态投入到工作中。

5. 医务社工在方舱医院的实践，有助于推动行业发展和公共卫生体系的完善。医务社工的加入，缓解了一线工作人员因人手不足而承受的压力，促进医患双方关系的沟通与和谐，提高了方舱医院的整体服务水平。医务社工把握新冠病毒肺炎疫情的机遇，在此次抗疫过程中凸显出的价值和作用，有助于推动医务社工整体发展；医务社工的实践为发展本土公共卫生社会工作理论提供了宝贵的经验基础；医务社工在方舱医院中的探索，对完善我国公共卫生应急管理体系具有启发作用。

参考文献

［1］杨婷，高长青，阮冶，周莉，唐岩，张勇辉，沈红梅，黄悦勤. 地震受灾群众三年后创伤后成长和相关因素现况调查［J］. 中国心理卫生杂志，2020，34（4）：311–315.

［2］杨婷. 让医务社工在突发公共卫生事件中发挥更大作用［N］. 中国社会报，2021–01–04（2）.

［3］钱坤，王珊珊，韦宁华. 医务社会工作本土化的实践与探索［J］. 现代医院管理，2019，17（3）.

安宁疗护社会工作

温暖人生最后的旅程

——癌末患者嵌入性灵性照护个案实践

魏才娟

兰州大学第一医院宁养院

一、案例背景介绍

服务对象：孙女士，54 岁，祖籍辽宁，生于兰州，××厂工人，于 1997 年下岗后开出租车维持生活，高中文化，宫颈癌骨转移，因下腹部刀割样疼痛入兰州大学第一医院宁养院接受宁养服务。服务对象为城镇低保户，居住于政府廉租房，2013 年办理退休，同时低保待遇被取消。婚后两年，在儿子 7 个月时离婚。其间服务对象父母和大姐经常帮助和接济患者，前夫基本上不承担抚养费，在儿子 10 岁时和儿子断绝父子关系。

2015 年确诊"宫颈鳞癌"后，发展到骨、锁骨上淋巴结转移，化疗 4 疗程，放疗 20 次。服务对象另外两个姐姐分别在青海、西安，基本无往来，平日主要由大姐、弟弟和外甥女照顾，其儿子就读于兰州交通大学，学费由大姐资助，儿子承担起服务对象住院的照顾及宁养院取药的事宜。

对于癌症患者而言，首要需求是获得有效的疼痛控制，与医疗团队建立信任的关系，而后服务对象的社会、心理、灵性问题才得以暴露，宁养院医疗团队根据服务对象的疼痛变化及时调整镇痛治疗方案。患者接受宁养服务前口服硫酸吗啡缓释片 30mg/12 小时，疼痛未见缓解，下腹部刀割样疼痛持续 24 小时，严重影响睡眠，医师调整用药为口服硫酸吗啡缓释片 60mg/12 小时，服务过程中随着服务对象的疼痛加重，止痛效果差，医师逐步调整用药为口服硫酸吗啡缓释片 100mg/12 小时，并很长时间稳定在该水平，服务对象疼痛 NRS 评估 1~2 分，对止痛效果表示满意。通过及时有效的疼痛控制，宁养院医务社工与服务对象的专业关系逐步建立，嵌入性灵性照护的干预也在疼痛控制过程中逐步开展。

二、案例分析（评估）

（一）灵性状况诊断与评估

与"天、人、物、我"的联结是评估服务对象灵性状况的四个重要维度，展开分析可以发现服务对象面临着"天、人、物、我"多重灵性困扰。

1.灵性评估：与天的联结

服务对象患病后希望可以有一个精神依托，期待身体奇迹出现。虽然服务对象对自己的生命早有预期，不抱希望，面对家庭的状况自己无能为力，表现出绝望，但又希望病情可以好转，看到儿子结婚生子。

2.灵性评估：与人的联结

服务对象前夫在他们的孩子7个月时便抛弃了他们母子两人，且不曾履行过对孩子的养育责任，孩子10岁时与父亲断绝了父子关系。服务对象父母、大姐对服务对象母子给予了很大的帮助，资助孩子学费，以及服务对象生病后的经济和生活照顾。服务对象弟弟及外甥女也对服务对象给予多方面的帮助，服务对象邻里关系和睦。

3.灵性评估：与物（自然）的联结

服务对象作为下岗工人、独自抚养大儿子，家庭经济状况困扰着她，自己的病给家庭带来了巨大的负担，深感内疚。服务对象患病后只能卧床，无法外出散步，床是她唯一的世界，这种处于无事可做的"自然状态"与生病前处于各种事情之中的"社会状态"冲突和失调增加了服务对象的灵性困扰。

4.灵性评估：与我的联结

患者对自我的状态未能接纳，情绪低落、悲观，对于即将来临的死亡，表达更多的是不舍和遗憾，哭诉自己辛辛苦苦带大儿子，眼看儿子马上要大学毕业了，自己却病倒了，不能帮助孩子完成学业，看到儿子结婚生子，自己感到内疚和遗憾。

（二）嵌入性灵性照护干预

嵌入性灵性照护是从照顾者视角探讨如何更好地与服务对象建立灵性联结，协助服务对象向亲友实施临终反向关怀，运用"嵌入性灵性照护"干预框架实践于安宁疗护，开展灵性需求评估、实施嵌入性灵性照护，讨论服务对象与照顾者的灵性联结与互动模式实践结果表明，在服务对象与"天、人、物、我"联结层面，有助于家属与服务对象建立情感互动与联结，最终使服务对象善终，家属善别。

1.控制身体疼痛，建立专业关系；

2.嵌入性灵性照护之与自己共融；

3.嵌入性灵性照护之与他人共融；

4.嵌入性灵性照护之与自然共融；

5.嵌入性灵性照护之与至高者共融。

三、服务目标

（一）发掘服务对象身边资源，建立社会支持网络；

（二）了解服务对象需求，医务社工协调帮助其达成心愿；

（三）舒缓服务对象及其家属不良情绪；

（四）协助服务对象及其家属处理好分离焦虑，与服务对象共同寻找生命的意义，回顾人生，重建对过往生活的评价。

四、实施过程

（一）第一次个案服务

时间：2018 年 1 月 5 日

地点：服务对象家中

服务目标：

1. 了解服务对象个人经历及家庭情况；

2. 了解服务对象的基本需求，医务社工协调帮助其达成心愿；

3. 处理服务对象的不良情绪，舒缓其心情；

4. 协助服务对象做好后事安排，使其家属处理好分离焦虑。

第一次服务，服务对象给医务社工讲述她的家庭情况，医务社工认真倾听，适时表达尊重与同感，交流过程气氛还算融洽，收集到很多有用的个人资料信息。由于服务对象身体虚弱，在接触过程中时常感到疲惫，医务社工根据服务对象身体情况掌握会谈时间。服务对象对自己的身体状况比较悲观，为病担忧，情绪低落，不能接受目前情况，服务对象告诉医务社工，自己辛辛苦苦带大儿子，眼看儿子就要大学毕业，自己却病倒了，儿子怎么办？服务对象难过得掉泪，医务社工同理并安慰服务对象，并告诉她医务社工一直都在她身边，给予鼓励，帮她树立乐观的信心。

与服务对象儿子小孙沟通得知，在他出生不到 1 岁时父亲抛弃了他们，他和母亲吃了很多苦，10 岁时，因父亲从来不承担抚养费，他和姥姥去父亲家要钱，被父亲打了并赶出家门。父亲对他来说就是噩梦，从那次以后，就再也没有见过和找过父亲，到现在也不想知道关于父亲的信息。从记事起，都是姥姥和大姨在照顾他，他曾经在大姨家居住过 7 年，和大姨家关系很好，现在他的大学学费都是大姨出的。自己有课时大姨和表姐就会轮流照顾母亲，他很感激大姨一家。同理安慰小孙，鼓励肯定他的辛苦付出，肯定他的坚强和积极乐观的心态。

会谈快结束时，医务社工向服务对象家属介绍了宁养项目的背景及目的，介绍宁养义工服务。

（二）第二次个案服务

时间：2018 年 1 月 28 日

地点：宁养院

服务目标：

1. 发掘服务对象身边资源及优势，协助建立自信，介绍义工资源；

2. 邀请服务对象儿子参加团体活动，使其在团体活动中得到更多支持，增强服务对象儿子帮助服务对象战胜病魔的信心。

第二次服务是在 2018 年 1 月 28 日，宁养院举行迎新春家属团体活动，邀请服务对象家属参加，服务对象的儿子小孙受邀参加。在游戏环节，小孙和义工为大家表演你来比画我来猜，让大家捧腹大笑、掌声不断。在分享环节，小孙说：母亲患病后来到宁养院接受服务，让自己有了依靠，来自单亲家庭的他，原本没有安全感。母亲患病后，经常失眠，十分担心害怕。害怕母亲会随时离开自己，担心自己不能大学毕业。家里的事从未向学校老师和同学提起过，怕大家同情和怜悯自己。今天的活动，看到这么多医生、护师、义工聚在一起，同心协力，极大地增强了他帮助母亲战胜病魔的信心。

活动结束后，与服务对象儿子交流中，了解到服务对象目前情况，服用止痛药后，夜间入睡尚可，进食略有改善，能在室内走动，能如厕自理。但服务对象不能接受目前情况，情绪时好时坏，比较悲观，担心自己走后儿子该如何生活。我们同理小孙，适时表达同感、鼓励与支持，让他相信医务社工会一直跟他在一起。

（三）第三次个案服务

时间：2018 年 2 月 25 日

地点：服务对象家中

服务目标：

1. 义工佛教居士柴姐舒缓服务对象情绪；

2. 肯定服务对象姐姐的辛苦付出，舒缓姐姐的情绪；

3. 给服务对象带来《宁养院静心集》，希望能对服务对象有所帮助；

4. 鼓励家属多陪伴服务对象，了解服务对象心愿，并帮助其实现；

5. 讨论家中可利用的资源，为实现愿望做准备。

第三次服务中，医务社工看到服务对象能在客厅走动活动身体，能如厕自理，相比之前卧床虚弱的她，看到了服务对象积极改变和潜在的力量。服务对象自患病后对佛教书籍感兴趣，医务社工向服务对象介绍义工柴姐，柴姐是佛教居士，她给服务对象讲述佛教的博大精神，给她听一些佛教歌曲，舒缓其情绪。

服务对象姐姐表示，自从服务对象接受宁养服务后，生活质量有所提高，情绪略有改善，对医务社工的工作表示感谢。医务社工也对服务对象姐姐的辛苦付出表示肯定，肯定她给予妹妹一家人的温暖和经济上的帮助。医务社工舒缓姐姐的情绪，让她适当休息，以便调整自己更好地照顾服务对象。

医务社工给服务对象赠送《宁养院静心集》，引导和鼓励服务对象平日可以看静心集，调整自己的身心灵状态。医务社工借由《宁养院静心集》中的话题与服务对象进行了一些较为深入的探讨，在交谈过程中服务对象几次流泪，并感动于宁养院的用心服务。服务对象和家属对医务社工进一步接纳，关系进一步巩固，对医务社工的信任度增加。患者情绪相比之前稍有一些改变，但情绪依旧低落，不想过多地接触外面的人和物，经常把自己闷在房里，对自己目前的状态不满意。医务社工尊重服务对象的感受，引导服务对象表达内心的想法、需求，医务社工动态评估，及时调整服务目标及计划，使其感受到被尊重，满足其需求，指导家属给予服务对象嵌入性灵性照护。最终，服务对象的需求获得回应和满足，了无牵挂，疼痛控制满意，接纳了自己不久于人世的事实。

（四）第四次个案服务

时间：2018 年 3 月 10 日

地点：服务对象家中

服务目标：

1. 在医务社工的鼓励下，服务对象和儿子相互表达了爱，并向儿子交代了身后事；

2. 链接社会资源，积极寻求院外资源，为服务对象争取到 500 元生活费；

3. 经过前三次的探访，服务对象基本能接受目前情况，饮食睡眠改善，情绪略改善。

在第四次服务中，医务社工发现服务对象的情绪相比之前有明显改变，对医务社工的信任度增加，在医务社工的鼓励下，服务对象谈到今后的打算：目前他们居住的廉租房 50 平方米，将来可以给儿子当婚房。自己快不行的时候，希望家人把自己送医院，不想从家里走，怕会给儿子留下心理阴影。谈及前夫，希望儿子不要去认父亲，将来绝不能给他养老，她不能原谅前夫所做的事情。希望儿子毕业后有一份好的工作，自己也就放心了。将儿子交给姐姐照顾，将来大姨和大姨夫百年之后，儿子要披麻戴孝，报答大姨一家的恩情。儿子告诉母亲，这辈子都不会原谅父亲，将来大姨家就是他的家。儿子也表达了对母亲的爱，感谢母亲千辛万苦养大自己并培养自己。

我们同理服务对象的内心感受，每个人遇到这样的事都难以接受，但事实已经发生了，目前我们只能往前看，把握最后的时间，好好陪陪儿子。鼓励天气好时，走出家门，去小区呼吸新鲜空气，欣赏大自然的美妙。与人正常交往，让自己得到放松，过不一样的生活。

医务社工联系到院外一家建筑公司，为患者争取到 500 元生活费，直至服务对象离世。

（五）第五次个案服务

时间：2018 年 3 月 28 日

地点：服务对象家中

服务目标：

1. 进一步与服务对象及家属交流，倾听他们的需求；

2. 做好结案前准备。

第五次服务，走进服务对象家中感受到家人的情绪较以前有所改善，服务对象精神食欲略好，坐靠在沙发上。与服务对象简单交流，服务对象表示自己现在好多了，身体好时坐在客厅听听佛教音乐，陪陪儿子。现在过一天是一天，也不想那么多了，医务社工对服务对象的乐观表现给予鼓励，活在当下，珍惜现在，过好每一天。服务对象的儿子诉说母亲的情况：疼痛控制尚可，饮食少量多餐，消瘦，夜间睡眠好，大小便正常，姐姐和儿子轮流照顾、陪伴。耐心倾听儿子诉说服务对象近段时间的身心状况，自己的内心感受，肯定其辛苦付出，同理其内心感受，整个家庭氛围尚可，基本能接受服务对象目前的状况，情绪尚可。

通过两个多月的服务与陪伴，明显缓解了服务对象的不良情绪，协助服务对象及其家属处理好双方长期积累的冲突与矛盾，并协助服务对象达成了部分之前未实现的心愿，预先设立的目标已基本实现，在得到服务对象及其家属的同意后，进入结案阶段。

结案时，服务对象表示欢迎医务社工常来家中做客。我们交代了一些注意事宜，如按时用药，保持精神愉悦等。引导服务对象在天气好的时候尽量出去走走，并推荐有趣的书籍供服务对象阅读。服务对象反馈，自己能以更加自信的心态去面对未来的生活，家属亦感谢医务社工的陪伴。

（六）跟进服务

在春节期间，邀请宁养院人事处车世平处长慰问服务对象及家属。车处长向服务对象及家属致以新春的祝福，仔细询问患者儿子小孙的学业情况，鼓励他一定要克服困难完成学业，毕业时可以向宁养院投递简历。他叮嘱服务对象放心，只要孩子符合条件，一定会优先招聘到宁养院工作。

五、案例评估

（一）社工观察

通过对服务对象和家属的介入，服务对象及其家属情绪好转，心态转变，对生活有信心，能够认同悦纳自我，能够坦然面对生命的最后历程。

（二）服务对象反馈

服务对象经过宁养院的医护专业照护后，情绪稳定，疼痛控制满意，且在很长一段时间维持口服硫酸吗啡缓释片180mg/12小时直至离世，且疼痛NRS评分基本全在3分及以下。儿子小孙讲述患者的身心灵状况变化的过程及其内心感受，对整个家庭氛围变得温馨融洽表示满意，能接受母亲目前的状况，服务对象及家人情绪稳定。医务社工肯定小孙及其家人辛苦的照顾付出，给予同理。服务对象对宁养院工作人员的用心服务，表示感谢，特让其儿子给宁养院写了封感谢信，希望用这样一份特殊的礼物表达对宁养院的感谢。服务对象及其家属，以及医务社工，在整个服务中主动参与，三者互相信任、互动充分，彼此互惠受益。

六、专业反思

（一）沟通技巧有待提升

在访谈与交流方面，医务社工还存在着些许不足。首先，在前几次的服务过程中，由于对服务目标和过程进展操之过急，与服务对象和家属的交流都显得十分僵硬，过于结构化。因此，对于服务方案一定要准备充分，考虑周到，有条不紊，循序渐进，不可因小失大。其次，一定要注意服务对象自身特征，由于服务对象体质较为虚弱，故在与她的沟通过程中，对时间的把握显得十分重要，需要细心地考虑到服务对象的身体状况。最后，在进行探访的过程中，也要照顾到家属的情绪，对家属的意见要表示充分的尊重。

（二）专业方法有待加强

由于医务社工面对的服务对象是癌症晚期患者，一方面，个人现有经验的缺乏使自己不能够较为充分地理解服务对象的感受与想法，因此换位思考，在实践中不断学习尤为重要；另一方面，正是因为服务对象的特殊性，才要求医务社工必须能够看到服务对象的积极改变和潜在力量，通过一个合适的切入点，以小见大，从而进一步明确方向和目标，推进服务有序发展。

（三）职业成就与人生成长同步

在整个服务完成后，服务对象及家人对宁养院工作人员的服务满意，对宁养义工的服务表示感谢。医务社工在服务过程中，尽可能多地收集服务资料，制定更全面更有针对性的服务方案。在服务中，医务社工也切实感受到社会工作所宣扬的"助人自助""以人为本"的价值理念，并为自己成为其践行者而感到自豪。与此同时要对自身的服务范畴有明确且清晰的认识，承认"社工不是什么问题都能解决的，计划与实践总存在一定的差距"。社会工作是一个应用型的学科，从书本知识到实际服务的转变，需要持续不断地历练与积累。

参考文献

［1］李嘉诚基金会"人间有情"全国宁养医疗服务计划办公室．纾缓医学：晚期肿瘤的宁养疗护［M］．北京：高等教育出版社，2013．

伊人将逝　温暖相伴

——生命回顾理论在乳腺癌末期患者临终关怀的运用

周英姿

深圳市龙岗区看暖社区服务中心

一、案例背景

（一）基本资料

姓名：阿丽（化名）

性别：女

年龄：47 岁

诊断：左乳腺癌姑息切除术后多器官转移

（二）个案背景资料

1. 接案原因

医务社工在走访病房时，从服务对象老公口中了解到服务对象为左乳腺癌姑息切除术后（肝、肺、纵隔、骨、淋巴结多发转移），胸闷气促 2 月余入院，预估生存期在 1~3 个月。服务对象处于癌症终末期，对即将到来的死亡处于一种矛盾心理，对于家人有些生气、抱怨，服务对象老公希望医务社工对其进行临终关怀服务。

2. 健康状况

服务对象入院时精神尚可，贫血貌，无浮肿，神情倦怠，气促胸闷，躺卧位气促明显，坐位稍缓解。睡眠差，总觉得口干，饮食、大小便正常。左胸壁癌性溃疡面渗液明显，创面扩大。服务对象因难以忍受胸部癌性溃疡面反复渗液、面积增大，坚决要求手术切除。医院外科主任评估后同意手术，为此服务对象非常感激。

3. 情绪及行为表现

因服务对象 2015 年 5 月确诊为左侧乳腺浸润性导管癌后，断断续续进行治疗，导致病情逐渐恶化。服务对象对于病情发展处于一种矛盾心理，既渴望有生还的希望，又有着想要解脱的心态，故情绪不稳。对于照顾自己的至亲，也会表达不满、抱怨，造成主要照顾者心理压力大。

4. 家庭及经济状况

服务对象已婚，育有两孩。女儿21岁，已工作1年，月工资6000元。儿子14岁，初一。服务对象病假工资每月4000元，有社保。服务对象老公在工程队上班，2019年离职，全程照顾服务对象。2019年5月在医院发起过轻松筹，因介意发朋友圈，故只筹到1万多元就终止。服务对象经济方面暂时不需特别关注。

5. 社会支持网络

服务对象的社会支持网络主要来自家庭及亲友，家中主要照顾者为其老公及女儿。服务对象和儿子、老公关系亲近，与女儿疏离。女儿从小与外公外婆生活在老家，2018年才来到深圳，身为留守儿童，女儿对母亲及父亲多有隔阂，与弟弟关系亲密。服务对象父母及老家亲戚偶有经济接济。服务对象自生病后，不想让同事知晓，故刻意疏远同事，不与之来往。因其信奉基督教，教会中姐妹也会不定期探望。平时也会有几位好友、病友经常电话联系。

6. 曾作出的调适及成效

2018年因服务对象病情恶化，其老公用变卖惠州海景房的钱支撑日常开销和治疗费用。服务对象生病后，也会自行找寻江湖游医给予治疗，耽误了正规疗程，导致病情恶化。

二、案例分析

（一）理论分析

生命回顾理论，是指通过回顾、评价及重整一生的经历，使人生历程中一些未被解决的矛盾得以剖析、重整，从而发现新的生命意义的心理和精神干预措施。

（二）需求分析

1. 接纳死亡问题的需求：服务对象为乳腺癌终末期患者，生存期不超过3个月，其对于病情发展有诸多不理解，情绪波动大，对于家人也有抱怨，对死亡有着深深的恐惧和焦虑。

2. 接受舒缓治疗的需要：服务对象属于乳腺癌复发伴多器官转移，身体及心理上双重痛苦，让其苦不堪言，急需症状控制及心理疏导服务。

3. 接受临终关怀的需要：服务对象的身体和精神状况越来越差，主体性逐渐弱化，在困境中绝望、痛苦地走向死亡，其家属也充满迷茫、内疚和亏欠。

三、服务计划

（一）服务目标

引导服务对象接纳死亡，与死亡和解，通过生命回顾，重新发现及诠释生命的意义，协助服务对象与家属之间完成道爱、道谢、道歉、道别四道人生，让服务对象及家属都不留遗憾。

（二）服务策略

1. 定期探访与沟通，疏导服务对象及家属的情绪，给予情感支持。

2. 通过与服务对象及家属一起回顾生命中记忆深刻的事件，重新诠释生命意义，帮助服务对象获得生命丰厚的价值感。

四、实施过程

（一）第一阶段（2019年8月12—13日）

介入重点：收集服务对象的基本资料，建立良好的专业关系，了解服务对象的病情及服务需要，知情同意并制订服务计划。

介入过程：医务社工在2018年就已接触过服务对象，因此再见服务对象时已相互熟悉并建立信任关系。服务对象向医务社工讲述了其最近的身体状况，医务社工在服务对象换药时留意到，其左胸有手掌大小的溃疡面，深深凹陷进去，表面为黄白色，有渗液。医务社工与服务对象面谈得知，服务对象对于治疗费用充满压力，医务社工根据服务对象的情况进行评估确定，服务对象符合申请关爱基金，随后提供基金申请协助。谈及自身病情时，服务对象坦言自己癌症转移，但她希望通过积极治疗，能够延长自己的生存期。医务社工通过医疗团队了解得知，服务对象生存期最多3个月，经和服务对象老公讲解临终关怀服务内容后，其丈夫同意接受临终关怀服务。

（二）第二阶段（2019年8月14日—9月4日）

介入重点：了解与评估服务对象及主要照顾者对死亡的认识和接纳程度。

介入过程：医务社工分别与服务对象子女进行沟通，了解他们对于母亲生病的看法，从中得知子女对于服务对象经常说"我像不像要死的人"的话很反感，感觉母亲可以活很久。服务对象和子女在一起时，整个状态完全不同，开心、舒服，目光追随儿女，充满爱恋和不舍。谈及是否采取抢救措施时，服务对象不想被抢救，只愿不痛苦就好，可见其对于死亡较为接纳，对于身后事也有所考虑。终末阶段，据其老公反馈从未和其谈及死亡，可能服务对象觉得老公还没准备好，没做好完全接纳死亡的准备，故从未提起。至于和医务社工谈及，一方面是出于对医务社工的信任；另一方面是出于医务社工愿意和服务对象直面死亡，可以同理其感受，引导服务对象说出心中所想。

对话一（与服务对象谈及死亡问题，见表1）

服务对象坐在床上半靠在老公身上，护士正在进行输液前消毒。服务对象面色微黄，肤色较暗，唇色很淡，可以明显看出呼吸急促，双下肢浮肿，眼睛微闭。

表 1   医务社工与服务对象谈话记录

对象	谈话记录
医务社工	（走上前去，握了握服务对象的手）知道我是谁吗？
服务对象	（微微睁开眼睛，笑着说）我知道，你来了。
医务社工	（等服务对象打上液体，气息平稳后说）阿丽，现在的情况，你怕吗？
服务对象	（沉默一会儿）怕？不怕。没什么好怕的。生死由命，不由我啊。人嘛，早晚都要走的，就不想太痛苦而已。
医务社工	嗯，这么说，你其实也有想过这个事了？
服务对象	是的，我会给儿子留封遗书，告诉他我的离开及不舍。
医务社工	想过什么时候写？
服务对象	还没想好。
医务社工	自己写还是让老公代笔，你口述？
服务对象	我老公做不来的……
医务社工	（医务社工观察到服务对象老公坐在其身后，用手摩挲着她的背部，神情漠然，眼圈有些红红的）也是，要不我来代笔，如果你觉得可以的话？其实你家小子 14 岁，还有 4 年才成年，你可以每年留封信，在他过生日时给到他或者录些视频，说些话，都是可以的。这都是留个念想。
服务对象	是的，可以这样做。
医务社工	那有想过，真到了那天，你会怎么做？
服务对象	（坚定地说）我会用自己的方式来做。
医务社工	自己的方式？可以说说嘛。
服务对象	大海上放一垫子，来一瓶安眠药，再放一个装满冰冻饮料的保温桶，我躺在垫子上，头上有伞，喝完饮料后，吃了安眠药，就这样结束了……
医务社工	随波漂流，漂向远方……可以理解如果生命到了危急时刻，你不想抢救，是这样吗？
服务对象	是的，就想安静离开。
医务社工	最后的归宿是大海？
服务对象	（点头）是，大海。

对话二（了解服务对象老公对于服务对象即将死亡看法，见表 2）

之前医务社工和服务对象交谈时，服务对象一直在说很喜欢大海，很想再去看看大海。故在网上购买了一些关于海的明信片和信纸带给服务对象。因服务对象在进行胸腔穿刺放置引流瓶，故医务社工和服务对象老公来到病房外进行交谈。

表 2　医务社工与服务对象家属谈话记录

对象	谈话记录
医务社工	对于她现在的情况，你有什么打算吗？
服务对象老公	（长长叹口气）医生早就和我说了，控制得好可以撑 3 个月左右，不好的话就 1 个月。暑假送女儿、儿子回老家时，我和他们说了这个事，也让女儿回去和外婆、外公、舅舅们说下。中秋节时，她的小弟弟过来看她了。
医务社工	阿丽自己知道这个事吗？
服务对象老公	不知道。我不敢和她说。他弟弟和她说了。
医务社工	中秋节说的吗？
服务对象老公	是的……
医务社工	她有什么反应？情绪大吗？
服务对象老公	他弟弟说时，我不在场。
医务社工	说完后，你观察呢？
服务对象老公	她不相信自己的时间就那么多了，她不信医生的话……
医务社工	就目前来说，阿丽处于一种矛盾心理，她应该很清楚自己的身体状态可又不甘心这样。她还是想努力活着，活下去。要不，她也不会说，和癌症死磕到底。她很坚强的，心态也很好。
服务对象老公	她是很坚强，心态也好。可现在这样，只能说有无奇迹出现了。医生也说，会尽力挽救，或许奇迹会出现吧。
医务社工	我们都期待奇迹会出现，可有些事说不准的，趁着现在有气力，有想法，可以把想说的话，想表达的情写出来，不留遗憾。要不，会后悔的。等下我把明信片给她。如果真的发生了不可控的情况，你们会怎么做？
服务对象老公	真的到了那一步，抢救也无任何意义了。医生也说，抢救也只是拖个两三天而已，她也会很痛苦的，气管切开插管等，真的没意义了。我们不想那样做了。

（三）第三阶段（2019 年 9 月 5—19 日）

介入重点：采用生命回顾手法，以多种方式引导服务对象回顾生命中的点点滴滴，升华生命的意义，肯定自我价值，完成自己和家人的道谢、道爱、道歉。

介入过程：医务社工巧妙结合自身外出休假时机，与服务对象聊起未完成心愿，得知服务对象特别想去海边度假，喜欢大海的气味，喜欢大海带来的那份宁静。以赠送大海卡片为契机，告知服务对象可以书写明信片给想给的家人。同时引导服务对象在回忆与朋友交往过程中别人对其的欣赏，完成了自我价值的肯定，也通过回忆父母不易，表达对父母的愧疚之情，完成道歉。从手机照片入手，帮助服务对象回顾恋爱、结婚、生子等生命中重大事件，表达对老公的爱意，生命虽终有谢幕，可也真真切切来过、存在过，不留遗憾。在得知服务对象喜欢看美剧时，医务社工邀请服务对象分享剧中片段，服务对象津津有味，绘声绘色讲述了《绝望主妇》中好玩的剧情。讲述中，服务对象笑声不断，眼睛亮亮的，服务对象老公也是面带笑意。同样地，医务社工也分享了自己爱看的影视作品，不同观剧感受，让彼此心更加靠近，也更加趋于平静。

对话三（从照片入手，帮助服务对象回顾恋爱、结婚、生子等生命中重大事件，表达对老公的爱意，见表3）

表3　医务社工与服务对象及家属谈话记录

对象	谈话记录
医务社工	对啦，和我聊聊，你俩是咋认识的？自由恋爱还是别人介绍？
服务对象老公	（立马回答）自由恋爱。
医务社工	您记得第一次见到您老公时的情形吗？感觉咋样？
服务对象	（迫不及待）哇！太帅啦！我配不上他！
医务社工	其实2018年初见你时，那时你的皮肤黑黑的，没发现你的美。现在肤色正常了，才发现你的脸小小的，眼大大的，眉清目秀的。我在想，多年前的你，一定特别漂亮吧？
服务对象老公	（特别自豪）你仔细看看她，像哪个明星？
医务社工	（左左右右端详半天，摇头说）真猜不出，告诉我吧，我特别好奇。
服务对象老公	山口百惠，之前她有一张照片，好像的。
医务社工	我想看啊，可以让我看看嘛。
服务对象	（抿着嘴，笑意遮不住，拿着手机，在照片集中，上下搜寻着。找了半天没找着，有点小沮丧。）
医务社工	（转换话题）没关系，等下次找着了再给我看也行。那这么多照片中，你最满意哪张呢？
服务对象	（立马锁定一张，打开一看，披肩长发与现在感觉不同。就这样，服务对象随后点开了在惠州海边和女儿、儿子一起过生日的视频。有坐快艇的，有在海里游泳的，还有女儿在空中飞起的视频。特别高兴地分享着温馨的过往。）
医务社工	阿丽当时好追吗？
服务对象	好追。
服务对象老公	不好追。
医务社工	（笑了）你俩回答不一致，到底好追不？
服务对象	好追，当时我和前男友分手了，正在赌气，他一追，我就答应了。多好追啊。
医务社工	那你俩确定关系后，你爸妈对他满意吗？
服务对象	（摇头）不满意。（这时，服务对象老公默默走出去。）

对象	谈话记录
医务社工	哦,怎么说?
服务对象	他家条件太差了。
医务社工	那最后咋同意了?
服务对象	我哭闹呗,我爸妈拿我没办法,只能随我了。
医务社工	如今呢,你对自己的选择有啥看法?
服务对象	后悔了。还是应该嫁得好才对。
医务社工	呀!你这样说,你老公会伤心的。他有没有做过让你感动的什么事呢?
服务对象	有。
医务社工	比如呢?
服务对象	每天早上给我买豆浆,每天买一个西瓜,只留给我吃,他不舍得吃。
医务社工	再早一些呢,比如你俩一起打拼时。
服务对象	想不起来啦,哈哈哈。
医务社工	还记得第一次怀孕生女儿时,老公有陪在身边吗?
服务对象	没有。他出差。
医务社工	有些遗憾,想让他陪在身边吧!
服务对象	是的。
医务社工	那生儿子时呢?
服务对象	他老早守在身边,左等右等的,儿子就不出来。他一走就出来。
医务社工	小子太调皮了,和爸爸在玩捉迷藏啊。

(四)第四阶段(2019年10月4日—11月24日)

介入重点:定期探访服务对象,密切关注服务对象情绪及心理变化,及时给予必要的支持。引导服务对象及主要照顾者完成道歉、道别的过程,安排好身后事。

介入过程:因服务对象一度脱氧并出院,回家一段时间。医务社工通过微信和服务对象保持联系,了解到服务对象回家后心情好了很多,也能参加教会活动,也会书写遗言遗愿,也和远在老家的儿子及父母亲经常视频通话。再入院时,服务对象生命体征危重,只能趴在桌上维持呼吸,夜不能寐,无法进食。服务对象老公也已通知女儿来陪伴。11月24日服务对象在老公、女儿、其他亲人的陪伴下,平静、安然地离开了人世,没有进行任何抢救。

(五)第五阶段(2019年11月25日—2020年春节)

介入重点:服务对象过世后,联系服务对象老公,关注其与子女的身心状况,进行哀伤处理。

介入过程：医务社工从服务对象老公处得知服务对象的离世对其来说也早有准备，故能平静地处理后事，服务对象火化后将回老家安葬，墓地也选好了。医务社工告知其子女可以通过写信方式来表达对母亲的思念，每年固定时间去拜祭，不再哀伤。一个月后，医务社工再次联系服务对象老公，了解其与子女的身心状况，得到一切都好的回复。2020年春节前，医务社工也收到服务对象老公发来的新春祝福，生活还在继续，爱还在延续。

五、案例评估

（一）目标达成情况

1. 多次病房探访及微信联系，为服务对象及家人提供了情感支持。

2. 协助服务对象回顾了生命中难忘的、重要的事情，肯定了自我价值，升华生命意义，正确看待死亡。

3. 协助服务对象及家人完成了道爱、道谢、道歉、道别四道人生，安然离世。

（二）服务对象的评估反馈

根据服务对象老公自述，结合医务社工平时观察及面谈过程中服务对象及其老公反馈，服务目标达成，见表4。

表4　评估表

评估内容	分值说明：1分完全没做到，5分完全做到				
	1	2	3	4	5
服务对象改变情况					
认知层面：对死亡的重新理解，减少死亡恐惧，提出生命垂危时不再进行抢救					✓
态度层面：重新认识生命意义，体验生命价值				✓	
行为层面：完成表达道谢、道爱、道歉及道别					✓
行为层面：增加与儿女互动，与女儿和解				✓	
服务对象满意度					
医务社工提供了温暖的关怀服务					✓
医务社工对我爱人提供了心理辅导					✓
医务社工对我爱人及家人提供了情绪支持和疏导					✓
医务社工服务改善了家庭成员之间的关系					✓
对医务社工工作的满意度					✓

六、专业反思

（一）生命回顾的技巧

生命回顾对于终末期患者来说，极其重要。而如何在终末期患者跟进过程中，进行生命回顾也是需要技巧的。本案例中，医务社工在与服务对象建立信任关系的基础上，在尊重、倾听、关注、同理、肯定等微技巧运用下，巧妙结合自身外出休假时机，与服务对象聊起未完心愿，切入点较为准确，也不会太突兀。谈论服务对象最感兴趣的美剧细节，引导服务对象完成开心、愉悦的生命片段和回顾。以赠送大海卡片为契机，告知服务对象可以书写明信片给想给的家人。借由服务对象手机中最喜欢的照片，引导服务对象及老公回忆起两人恋爱、结婚和生育的美好瞬间，也和服务对象一起观看了女儿生日时的视频，再次重温了那种温暖和温馨。

（二）生命回顾的载体

对于生命回顾不仅局限于照片或某一特定形式，可以陪伴服务对象回顾她的生命历程，身体不允许的情况下，可以和服务对象主要照顾者来完成生命回顾，毕竟曾经的美好、温暖、感动、伤心、艰难都是他们彼此支撑的力量。需要注意的是，面谈时要选择合适的方式和时机，在涉及死亡、挫折、遗言等可能引起服务对象不良情绪反应的话题时，需医务社工以敏锐视角捕捉服务对象微妙的情绪变化，灵活应对，如服务对象不愿接受信纸和信封时，医务社工无须劝解，可巧妙转化话题。此案例中，医务社工对没有生命回顾成果（相册集、作品集等）的呈现存有遗憾，可这也恰巧提出一个思考，生命回顾一定得有成果呈现吗？如果没有，意味着什么……这个问题，值得深思。

（三）临终关怀的现状

临终关怀服务目前在医院还未全面普及，即使有临终关怀病房，可真正接受临终关怀服务的受众少之又少。医务社工思考可能有以下原因：一是临终关怀服务的宣传力度欠缺，医护人员对于临终关怀的了解和认知程度有待提高；二是公立医院病房因社保限定，很难长期开展此服务；三是受传统死亡观念及传统伦理"孝道"的影响，人们对临终关怀还存在接受障碍；四是缺乏临终关怀的团队运作。

（四）医务社工的展望

医务社工觉得可以从以下几个方面来做准备：一是在社会上普及生命教育理念，让死亡有尊严，更有温情；二是从政府层面制定出临终关怀医院或病房社保使用限定，在医院组建有医生、护士、心理咨询师、医务社工、志愿者等临终关怀团队，让服务更加有序；三是可否行使深圳经济特区自主立法权，出台临终关怀的相关法律条文，给患者更多自主权，也给医护更多保护和支持。

英雄迟暮临终难　多学科团队齐助力

金妍艳　赵　沛　杜丽娜

江苏省人民医院（南京医科大学第一附属医院）

南京市鼓楼区仁医社会工作发展服务中心

一、案例背景

江苏省人民医院老年消化科一病区护士长范云霞及护士张玉玺发现病区淋巴癌晚期患者段老（化名）近期情绪明显消极低落，不愿与医护人员和爱人交流，对治疗有抵触情绪。爱人阎老（化名）终日以泪洗面，医护人员开导未果。且阎老在2016年因车祸双腿粉碎性骨折，尚未康复，每日拄拐前行，24小时病房陪护，贴身照顾段老的饮食起居。

因此，护士长转介段老及其爱人给医务社工，希望通过介入，缓解段老消极情绪，积极配合治疗，同时对段老及其爱人开展安宁疗护服务。医务社工向病区护士长及管床医生、护士了解段老情况后，与段老及爱人沟通，同意开展服务。

二、案例分析

（一）个案资料

1. 基本信息

服务对象段老，男，88岁，同济大学本科，退休前在中国人民解放军南京炮兵学院从事教学科研工作，副师级干部，享受国务院特殊津贴，公费医疗，住在南京某军队干休所。

2. 身体状况

患有冠心病、左侧股骨头坏死多年，行走不便，日常出行需使用助行器并有人陪同。2017年5月被诊断为淋巴结转移性癌晚期，之后一直住在江苏省人民医院老年消化科。2018年5月接案时，服务对象颈部肿瘤处肿大，疼痛感明显，已影响睡眠质量，医生预计服务对象生存期不足3个月。且因肿瘤原半边嘴麻木，味觉受影响。自述口味发苦，饮食减少，患病后已消瘦20多斤。

3. 情绪状况

服务对象被确诊为淋巴瘤晚期后家人一直对其隐瞒病情，后因服务对象意外看到检查报告得知了真实病情，情绪开始发生改变，从积极治疗变为悲观消极应对。目前对自己的实际生存期未知，但因为疼痛情绪消极，对治疗抵触，不愿与医护人员交流沟通。接案前两周不愿意与爱人、护工交流，独自沉默不语。

4. 家庭情况与社会支持网络

服务对象与爱人经相亲认识，非常恩爱。爱人阎老 79 岁，2016 年因外出帮服务对象办理治疗手续被电动车撞倒，腿部粉碎性骨折，目前走路需要拄双拐。阎老 24 小时病房陪伴段老，照顾生活起居。两人育有一儿一女。儿子身体不好，两位老人与儿媳相处不太融洽，孙女从小是外公外婆带，亦不亲近。两个外孙女从小由服务对象和老人带，关系亲密，后女儿一家移民加拿大。服务对象生病期间天天与国外的女儿和外孙女视频，假期女儿和外孙女会回国探望。

服务对象有众多学生支持，经常微信联系了解治疗情况，多次来病房探望。阎老弟弟一家为医生，方便联系肿瘤科的医疗资源，好友马阿姨与阎老和服务对象认识多年，每周都会来看望并带饭菜，医院工人王师傅每日都来打招呼。服务对象生病前经常参加爱人工会组织的各种活动。

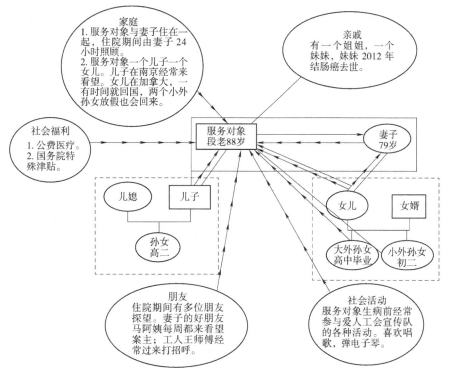

图 1　服务对象的家庭生态系统图

（二）问题评估

1. 在身体情况方面，服务对象临终期限预计 3 个月，治疗方案以疼痛控制为主，保障其生存质量。虽对临终期限未知，但对于疾病已无法治愈，只能缓解疼痛有清晰认知。

2. 在心理情绪方面，服务对象对死亡存在恐惧和消极情绪，对医护人员配合度不高，不愿与人交流。服务对象妹妹因结肠癌去世，患病前服务对象就对死亡很避讳，看到电视播放相关内容会避开。同时服务对象爱人全天陪同照顾，服务对象对爱人有一些愧疚的心理。可向服务对象及其家属科普安宁照护的理念，提前做好死亡教育工作，服务对象离世后开展家属的哀伤辅导服务。

3. 在家属支持方面，服务对象对身后事和房产有自己的安排：不开追悼会、骨灰撒长江，基本得到了家属的认同。但家属希望保留墓地，需要进行家庭成员沟通达成一致意见。爱人阎老年龄高腿脚不便，24 小时照顾服务对象对其身体有一定负担。同时，阎老偶尔会在服务对象面前表露消极情绪，自述长期照顾精神压力较大，情绪上会对服务对象有一定影响。服务对象的儿女较难前来探望，医务社会工作者可以通过互联网手段增强家属和亲友的联系。

服务对象生前从事科研工作，人生经历丰富且功勋卓著，可以采用优势视角和生命回顾法，邀请服务对象及其家庭成员共同参与，在提升服务对象参与感赋权增能的同时，加强其社会支持网络。

三、服务计划

（一）服务目标

1. 总体目标

组建跨学科跨专业合作团队，提供安宁疗护服务，使服务对象完成临终愿望安然善终，家庭成员接受现实恢复正常生活。

2. 具体目标

（1）医务社工组建包含老年科医生、中医科医生、护士、心理师、营养师、志愿者的跨专业临终关怀服务团队，促进医患沟通，根据需求制定个性化、综合性的服务方案。

（2）医务社工与志愿者通过每周 2~3 次面谈，运用优势视角理论，通过生命回顾法为其制作生命故事书。

（3）医务社工协助服务对象找一名非 24 小时的护工，协助服务对象及其爱人的日常就诊与住院生活。

（4）医务社工与服务对象的家人联系，通过互联网方式增加家庭成员与服务对象的联络次数。并联系服务对象的好友和学生，邀请参与生命故事书的编写。

（5）医务社工与家庭成员开展死亡教育，并帮助家庭成员就服务对象的身后事处理达成一致意见。

（6）服务对象离世，医务社工对爱人阎老开展哀伤辅导。

（二）服务策略

此个案运用了"优势视角"理论，干预模式是生命回顾法。

"优势视角"关注人的内在力量和优势资源的视角，相信人们天生具有通过利用他们自身的自然资源来改变自身的能力，着重于挖掘服务对象自身的优点，帮助服务对象认识其优势，从而解决服务对象外在或潜在的问题。本个案中服务对象退休前人生历程丰富，在科研上荣获多项荣誉，享受国务院特殊津贴。可以通过调动服务对象发掘自身性格中坚持不懈、坚定勇敢的优势以增强自信、赋权增能。

20世纪60年代，以埃尔德为代表的生命历程研究在国外得到了迅速发展。所谓生命历程是指个体在一生中会不断扮演的社会规定的角色和经历的事件，这些角色或事件的顺序是按年龄层级排列的。对于临终个案来说，生命回顾法可以让服务对象有机会以更积极的方式深入记忆和了解过去的人生经验，重新思考人生意义，减轻恐惧和焦虑感，最终完成人生愿望与家人告别，做好离世的心理准备。本个案中服务对象段老人生阅历丰富，患病后身体的变化和终日被家人照顾让其感到失落沮丧，落差感较大。运用生命回顾法可以帮助服务对象加强与家属的沟通交流，促进其回忆年轻时坚强勇敢的品质，通过正向引导让其发现家人的付出与个人坚持的重要性。

（三）服务程序

1.邀请老年科、中医科的医生、护士，并联合营养师、志愿者建立跨专业服务团队，开展综合性评估并制定服务方案。

2.医务社工每周2~3次开展个案会谈，邀请服务对象及其爱人一同制定服务方案和制作生命故事书。

3.医务社工联系服务对象的家庭成员，开展家庭会议，科普安宁疗护的理念，同时对临终后事安排达成统一意见。

4.与服务对象及其爱人一同确定重要亲友并联系，邀请参与生命故事书的制作，加强服务对象社会支持系统。

5.服务对象离世后，对爱人阎老进行个案跟踪，与工作团队一起开展哀伤辅导服务。

（四）评估工具

1.评估服务对象和医护人员沟通的次数、时长是否增加。

2.评估服务对象生命故事书的制作是否完成。

3.评估家庭成员对待身后事处理的意见是否达成一致。

4.评估服务对象及其爱人的情绪是否向乐观方向转变。

5. 评估服务对象及其爱人住院期间的就诊、生活是否向便利方向发展，生活质量是否提升。

6. 评估服务对象去世后爱人哀伤情绪的缓解程度。

四、实施过程

2018 年 5 月 23 日，医务社工与服务对象及其爱人进行第一次面谈，7 月 19 日服务对象在病房离世。服务期间共进行个案访谈 11 次，医务社会工作者带领临终关怀服务团队一同制定个性化服务方案。

医务社工通过与护士长、管床医生及护士的沟通，以及与服务对象的面谈，评估服务对象的情况，了解其需求。首先考虑到服务对象爱人的身体及 24 小时陪护的情况，与病房主任、护士长协调单人病房给服务对象，同时安排一名护工协助服务对象爱人进行生活上的照顾。在服务对象及爱人有就医需求时，医务社工及时招募志愿者，协助买药就诊。服务对象爱人在服务对象的一些治疗和用药上有疑惑，医务社工促进其与医生进行沟通。在医务社工了解到服务对象及家属对身后事的安排有不同的意见时，医务社工帮助服务对象家庭进行沟通，建议制作生命故事书，并邀请家庭成员和服务对象的学生朋友参与故事书的编写。因服务对象的女儿与外孙女远在加拿大，而服务对象与外孙女感情深厚，医务社工联络加拿大的女儿带外孙女回国团聚。

服务对象与其爱人阎老感情深厚，在服务对象离世后，阎老沉浸在悲伤的情绪中，医务社工对阎老进行了长达一年多的跟踪，开展情绪疏导、上门探访等服务。医务社工通过微信、电话等形式了解服务对象爱人的生活和情绪状况，为服务对象爱人开展哀伤辅导，并在服务对象去世后的三个月内对服务对象爱人进行了一次上门探访，了解服务对象爱人的情况，开展心理疏导和哀伤辅导。服务对象去世时生命故事书的制作尚未完成，因服务对象爱人比较悲伤，医务社工主要通过服务对象的女儿及朋友对生命故事书的材料进行收集、整理，在生命故事书完成后将书赠予家属，目前服务对象爱人已可正常生活，医务社工结案。

具体服务记录见附件。

五、案例评估

（一）评估结果

医务社工在接案后邀请老年科、针灸科等医护人员组建跨学科跨专业合作团队，根据评估的问题共同制订服务计划，合作开展安宁疗护服务直至临终，制作生命故事书一本。

在服务对象去世后，医务社工长期对服务对象爱人阎老进行跟踪，与病区护士长一同对阎老开展家庭回访一次。

总体来说服务对象及其家属完成临终愿望安然善终，家庭成员接受现实恢复正常生活。

（二）目标完成情况

1. 在服务对象临终前，跨专业团队通过针灸、疼痛管理、临床护理等方式帮助其缓解身体不适，护理团队和社工团队通过陪伴沟通和协助家属购药等方式方便日常生活。同时，医务社工联系了一名非24小时护工，协助服务对象的生活照料事宜。

2. 服务对象在接受医务社工服务后，医患沟通的次数、时长均有增加。在服务中后期，服务对象见到医护人员会主动打招呼，并在查房时主动向医生说明疼痛情况和饮食情况。

3. 家庭成员会议后，对段老的后事处理意见达成一致。子女购买了夫妻墓地，段老骨灰撒长江，墓地中放个人用品。

4. 生命故事书电子版制作基本完成，通过故事书的制作，服务对象与子女、同学、朋友重新联系起来，学生在段老离世后主动写了悼词，希望医务社工放在书中。

5. 服务对象及其爱人对于医务社工的态度从一般接受到欢迎，在服务对象离世的前一日，仍在修改生命故事书，服务对象主动问阎老医务社工的到来时间。此外，对于死亡服务对象已经可以平稳接受，并和医务社工聊起身后事安排的想法。服务对象和其爱人对于生活质量、身后事安排等方面均从悲观态度转变为平稳接受。

6. 服务对象去世后，爱人阎老很长一段时间处于悲伤的情绪中，医务社工通过电话、微信等形式进行跟踪，开展哀伤辅导、情绪疏导、家庭探访，使其逐渐从悲伤情绪中走出。

（三）跟进计划

目前服务对象爱人阎老居住在儿子家，已恢复正常社交，时常与朋友相聚，或者应朋友邀约去家中小住。医务社工与阎老仍保持着联系，在节日时问候关怀。

六、专业反思

1. 服务对象虽然在离世前已基本完成心愿，和家庭成员及其亲友联系，但离世当日为突发情况，妻子阎老并未预料到其去世情况，因此有愧疚自责和悲伤情绪。医务社工在服务过程中未预料到突发离世的情况，在风险预估时考虑不够全面。

2. 服务对象离世后，爱人阎老的情绪一直比较悲伤，一想起服务对象便流泪不止，不能回到原先居住的干休所，整个哀伤辅导的时间较长，医务社工后期还需要进一步学习和提高哀伤辅导的技巧。

3. 虽然跨专业团队的合作被证实对于服务对象有效，但在合作过程中因为专业不同难以做到每周一次的综合评估与服务跟进，仅依靠医务社工协调联系，后期还需要探索标准化的服务模式。

附件一：个案评估表

江苏省人民医院（南京医科大学第一附属医院）
医务社会工作评估干预表

转介原因
感谢老年消化科病区范云霞护士长因服务对象悲观原因转诊给医务社会工作者。医务社工因医护人员、服务对象爱人认为服务对象比较悲观，不愿交流接收服务对象，文件已接收并做记录。医务社工已跟服务对象见面并做自我介绍和服务对象转介的原因，并向服务对象确认姓名，住址。 服务对象同意接受评估和联系医务社工金妍艳、谢银萍。
背景／现状
段老，男，88岁，在同济大学上学期间参军，退休前在南京某军校从事教学科研工作，副师级干部，享受国务院特殊津贴。服务对象和爱人阎老（79岁）住在一起，由爱人陪伴照顾。爱人退休前在干休所，从事工会和宣传工作。服务对象有一个儿子一个女儿，儿子有心脏病，无工作，装了两根支架，38岁结婚，39岁生了一个女儿，目前在南外上初二，儿媳很小气，把钱看得很重，孙女小时候由外公外婆带，所以跟爷爷奶奶不亲。爱人对儿媳教育方式也不认同。女儿在加拿大，有两个外孙女。女儿一有时间就回国看望，每天都会微信视频，两个外孙女从小由服务对象和爱人带，感情很好，外孙女放假也会来看望服务对象。一名初二，另一名刚考入大学，学习优秀。病房桌上有一幅初二外孙女的画。女儿和外孙女在的时候，服务对象很开心，表示也能理解她们要工作上学，但是走了之后，服务对象不说话，情绪变化明显。 服务对象2017年5月17日发现淋巴瘤，在家自己摸到肿块后爱人建议马上去医院检查，活检后确诊。治疗检查期间家人一直瞒着服务对象。2017年7月6日，因为医生把检查报告交给了服务对象本人，当时家属不在病房，服务对象意外看到检查报告得知了真实病情，情绪开始发生改变，比较悲观。（服务对象爱人叙述：当时脸通红，表情就不对了。自己也觉得很难过，经常哭。）儿子和爱人轮流与服务对象聊过之后，情况有所改善，服务对象开始慢慢接受患癌症的事实。服务对象性格比较内向，想得很多，而且是往比较悲观的角度去想，"比较怕死"（爱人口述）。平时服务对象爱人在家看养生节目时，只要提到癌症，服务对象就会避开（患病前）。 最近颈部疼痛感明显，服务对象情绪不高，不愿与爱人交流，对来看望他的亲戚朋友也不怎么说话。服务对象爱人24小时住院陪护，没有请护工。服务对象爱人2016年因外出帮助服务对象办理治疗手续，被电动车撞倒，腿部粉碎性骨折，目前走路需要拄双拐。其爱人表述，服务对象仅对两人的到来比较热情，会主动打招呼，一个是爱人的好朋友，每周都会来探望服务对象；另一个是医院的工人（服务对象朋友的儿子）。服务对象不愿交流时会用iPad玩数独游戏或者听音乐。 服务对象爱人希望医务社工能和服务对象多交流，改变他悲观的情绪状态。服务对象对自己身后事的计划，不设灵堂、不开追悼会、骨灰撒长江。服务对象爱人表示认同，等两人去世骨灰一起撒入长江。关于两处房产，一处给儿子，另一处给女儿。

福利评估（包含主要家庭成员）	福利干预（包含主要家庭成员）
住房/收入/经济来源/交通方式： 公费医疗、国务院特殊津贴。 主要收入是退休工资。 长期住院，服务对象爱人24小时陪护。 服务对象左侧股骨关节炎无法行走，坐轮椅。平常病房坐轮椅或扶窗户走走。 服务对象爱人2016年车祸，双腿粉碎性骨折，目前挂双拐走路。每周在我院和省中医院开药。	信息（院内外）/宣教/资源/转介： 服务对象知道自己是公费医疗。 服务对象知晓病情前，家人瞒着服务对象，知晓病情后（家中部分告知，惰性肿瘤，可以控制），服务对象爱人和儿子将治疗情况告诉服务对象。 5月18日，服务对象儿子和爱人告知服务对象疾病无法根治，只能延缓时间，让其尽量保持舒适。服务对象失落难过，与儿子和爱人长谈。

治疗评估	治疗干预
情绪状态： 1. 颈部疼痛感明显，悲观，不愿与人交流。 2. 对家人较为依恋。 悲伤和失落： 1. 女儿和外孙女离开后，会失落，不说话。 2. 对患病后的身体健康对比落差较大，妻子和服务对象自己均提到消瘦20多斤，"我是一个歪嘴老头儿，年轻时还是蛮帅的"。 3. 半边嘴麻木，口味发苦。"吃饭是政治任务，很痛苦。"对于饮食和睡眠有困扰，自述"不如死了痛快"。考虑到家人还是要坚持，每天固定吃饭和排泄"。 压力源： 1. 对癌症的恐惧，疼痛带来的压力。 2. 对女儿和爱人很感激，也有愧疚感。 优势/应对： 1. 家庭支持较多。服务对象爱人每天陪伴照顾，儿子隔一两天就来看望，女儿和外孙女有时间也会回国看望。 2. 亲友支持频繁。服务对象爱人的一个好朋友马阿姨每周都会来看望并带饭菜，工人王师傅每日都来打招呼。 3. 服务对象爱人朋友是胰腺癌，夫妻来医院与服务对象沟通过，服务对象情绪改善明显。 服务对象/家庭目标/愿望： 服务对象爱人希望医务社工能和服务对象多交流，改变他悲观的情绪状态。	情感支持： 1. 与服务对象沟通是否增加家人和朋友探望交流时间，包括国外家人视频联系。 2. 与服务对象2名好友沟通，增加情感支持。 3. 病友支持对于服务对象和爱人效果较明显，找病友互助。

信息沟通评估	信息沟通干预
患者在医院环境： 独立房间，条件较好。 患者/照顾者权利： 1. 服务对象知道自己的病情。 2. 服务对象爱人及儿子了解服务对象病情和治疗方案。 3. 服务对象爱人弟弟一家为医生，方便联系肿瘤科的医疗资源。 社区支持/服务： 服务对象患病前曾多次参加爱人单位组织的旅游活动，与爱人的众多朋友认识且能够交流。	院内可提供的医疗、人文关怀服务： 1. 医生护士关注病情。 2. 医务社工定期陪伴。

法定评估	法定干预
居家护理： 1. 服务对象与爱人住在一起，主要由爱人照顾日常起居。 2. 爱人好友马阿姨每周做饭菜送来并精神鼓励支持，在服务对象家还有一间房间，曾住在一起相互照顾。 3. 爱人提出自己压力较大，曾多次哭泣，交流时流露出无奈的情绪。 服务对象权利： 1. 服务对象对身后事和房产有自己的安排。爱人赞同，并与服务对象意见保持一致，其他家庭成员均知晓认同。 2. 对于治疗是不希望最后插管过度治疗，希望得到安宁疗护服务。	确定服务对象风险和服务对象管理计划： 1. 爱人的年龄较大，腿脚受伤，24小时照顾对其身体有一定负担。 2. 爱人偶尔消极情绪，照顾服务对象精神压力较大，会对服务对象有一定影响。

初步评估
医务社工分析评估的关键因素： 1. 服务对象对于死亡的恐惧。 2. 服务对象爱人24小时贴身陪伴，家属的精力和情绪状态。 3. 有良好的社会支持网络，学生、好友等，可以增强联系和支持。 医务社工的治疗性方案： 1. 定期病房探访，与服务对象和家属沟通，增加情感支持。 2. 与亲友沟通，如何增加情感支持和鼓励。 3. 制作生命故事书，逐步开展希望教育和临终关怀问卷调研。

成果
1. 完成家庭评估，确定与临终关怀团队的合作，与服务对象及其爱人建立信任关系。 2. 征得家属同意定期病房服务，开展安宁疗护服务。 3. 征得家属和服务对象同意收集材料制作生命故事书。 4. 征得服务对象同意安排非24小时护工协助生活照料。 5. 与服务对象家庭成员、亲友、学生联系，加强社会支持。 6. 征得病房医生、护士长、护士支持，定期与团队沟通。

计划
1. 医务社工将每周保持 1~2 次与服务对象及家属交流，收集资料。 2. 每周与医护人员保持沟通，了解服务对象的病情和治疗情况。 3. 为服务对象爱人开展哀伤辅导服务。

附件二：个案服务记录

第一次面谈记录

一、访谈时间

2018 年 5 月 23 日（周三），上午 9：20—11：00

二、访谈人员

医务社工金妍艳、谢银萍

三、访谈目的

1. 第一次与服务对象及其家属面谈，介绍医务社工的角色。

2. 初步了解服务对象情况、家庭基本情况、对医务社工服务的接受程度等。

四、情况记录

段老，男，88 岁，老年消化科 15 床。

医务社工进入病房时，服务对象正在输液，陪护的是服务对象的爱人。因为护士长已告知服务对象爱人医务社工今天会来探望，服务对象爱人对医务社工的到来很欢迎，亲切地与我们握手。医务社工向服务对象爱人介绍自己并了解服务对象的基本信息。

1984 年，服务对象体检中发现有陈旧性心梗，病情较稳定，但近几月已发病 5 次。服务对象股骨头坏死，行动不便。2015 年，服务对象爱人和服务对象一同前往加拿大出游看望女儿。在国外两人感冒，爱人喝水康复，服务对象回国后一直无精神。去医院检查后马上住院治疗，已有肺部感染，住老年心血管科。感冒好转后又出现 3 次消化道出血，未找到出血点，转入老年消化科，后出血好转遂出院。

服务对象于 2017 年 5 月 17 日发现淋巴瘤，在家自己摸到肿块后爱人建议马上去医院检查，活检后确诊。治疗检查期间家人一直瞒着服务对象。爱人弟弟一家都为医生，弟弟是上海医院院长，肿瘤科博士。患病后向弟弟一家寻求帮助，但未检查出原发位置，颈部淋巴癌是转移后的。其爱人表述，患病至今已消瘦 20 多斤。在江苏省中医院治疗，医生告知已无治疗方法，建议回家休养。因江苏省中医院办理周转有十余天空隙，5 月 18 日转入江苏省人民医院老年科。

2017 年 7 月 6 日，因为医生把检查报告交给了服务对象本人，当时家属不在病房，服务对象意外看到检查报告得知了真实病情，情绪开始发生改变，比较悲观。

（服务对象爱人叙述：当时脸通红，表情就不对了。自己也觉得很难过，经常哭。）儿子和爱人轮流与服务对象聊过之后，情况有所改善，服务对象开始慢慢接受患癌症的事实。爱人退休前从事工会工作，有患胰腺癌的老同事一家前来探望，爱人发现服务对象情绪好转明显，自己经过开导也调整一些。

最近服务对象颈部疼痛感明显，情绪不高，不愿与爱人交流，对来看望他的亲戚朋友也不怎么说话。爱人表述，服务对象仅对两人的到来比较热情，会主动打招呼，一个是爱人的好朋友，每周都会来探望服务对象；另一个是医院的工人（服务对象朋友的儿子）。服务对象不愿交流时会用 iPad 玩数独游戏或者听音乐。

服务对象退休前在中国人民解放军南京炮兵学院工作，享受国务院特殊津贴，其爱人退休前从事工会和宣传工作。服务对象有一个儿子一个女儿，儿子有心脏病，装了两根支架。女儿在加拿大，有两个外孙女。女儿一有时间就回国看望，每天都会微信视频，两个外孙女从小由服务对象和其爱人带，感情很好，外孙女放假也会来看望服务对象。一名初二，另一名刚考入大学，学习优秀。病房桌上有一幅初二外孙女的画。女儿和外孙女在的时候，服务对象很开心，表示也能理解她们要工作上学，但是走了之后，服务对象就会想她们，不说话，情绪变化明显。

服务对象爱人认为服务对象总是这样逃避交流。服务对象爱人非常相信类似心理医生的交流可以帮助改善情况。

服务对象性格比较内向，想得很多，而且是往比较悲观的角度去想，"比较怕死"（爱人口述）。服务对象在 50 岁左右时，身边的一位好朋友去世，那时他就想了很多生命无常的事情。平时服务对象爱人在家看养生节目时，只要提到癌症，服务对象就会避开（患病前）。2012 年，服务对象的一个妹妹患结肠癌去世，服务对象和爱人也去看望过。最近会跟爱人说起年轻时的一些美好回忆，都是结婚前的几次恋爱经历。

医务社工在与服务对象爱人聊天时，服务对象说颈部很痛，主动要求打针缓解。医务社工与服务对象打招呼，服务对象说右边耳朵好一些，让医务社工把床摇起来可以说说话。大约半小时后，服务对象再次说很痛，问为什么打针没有效果，还想再打一针。医务社工尝试与服务对象聊天，但服务对象说今天颈部很痛，不想聊，更希望听音乐来转移注意力。

服务对象爱人说服务对象对自己身后事的打算，不设灵堂、不开追悼会、骨灰撒长江。关于两处房产，一处给儿子，另一处给女儿。但服务对象爱人考虑到女婿的家庭比较自私、游手好闲，打算暂时不将房子给女儿。

五、后续计划

1. 整理资料，与护士长和管床医生共同沟通服务对象情况，联络医护人员组建临终关怀团队，商定服务计划。

2. 开展个案评估，向服务对象爱人补充收集服务对象信息，介绍医务社工服务，尝试与服务对象交流。

3. 与服务对象约定下次面谈时间，建立并强化信任关系。

第二次面谈记录

一、访谈时间
2018年5月29日（周二），上午10：00—11：20

二、访谈人员
医务社工金妍艳、谢银萍

三、访谈目的
1.医务社工金妍艳与服务对象面谈，医务社工谢银萍和服务对象爱人访谈交流。分别了解服务对象及其爱人的情绪状态和对临终关怀服务的看法。

2.向服务对象和家属介绍医务社工的角色和定位，留下联系方式。

3.征得服务对象和家属同意，制作生命故事书，并约定每次来访时间。

四、情况记录
去病房时服务对象看电视，用iPad听红歌，坐在轮椅上，看到医务社工来表示欢迎。服务对象爱人表示前两天服务对象询问医务社工怎么没有来病房，希望医务社工常去陪伴。

医务社工向服务对象和爱人说明制作生命故事书的意图，作为留给子孙的财富，也给段老留作纪念，家属表示赞同和感谢。医务社工分别与服务对象和爱人访谈。

服务对象讲述左耳做过手术，加上年轻时做炮兵对听力有影响，医务社工坐在右手边和其对话。因为肿瘤半边嘴和舌头麻木，吃饭时需要用筷子把脸颊里的饭菜挑出来，并且吃什么都是苦的，连女儿带的加拿大巧克力吃起来也是苦的。自述"吃饭变成了政治任务，很痛苦"。睡眠方面因为疼痛也睡不好，饮食和睡眠都受影响。"我觉得不如死了舒服，反而解脱了。但是看到她和女儿那么照顾我，我也要坚持下去，要坚持吃饭营养要跟得上啊。"服务对象提到女儿在国外也是工薪阶层，并不富裕，为了看他已经来了4次，马上6月又要来看他，露出不忍心和愧疚的表情。

因同意制作生命故事书，服务对象向医务社工介绍了自己年轻时的经历。详细资料写在生命故事书材料中，不多做赘述。服务对象提到年轻时的自己，认为是工作踏实认真，特别诚实正直的人，表情很骄傲自豪。对英雄人物非常赞赏崇拜，认为时势造英雄，个人的奋斗和经历造就了英雄。自己只是一个炮兵，年轻时没有机会好好学习、读书，还做得不够。

因为服务对象爱人下午需要开药，服务对象请医务社工下午来病房陪伴。医务社工约定下午3点之前到病房，安排社工实习同学与老人沟通，并且医务社工陪伴爱人去新门诊楼开药。

服务对象爱人说儿子一家上周来看过老人，并说起儿子一家的事情，儿子心脏不好，38岁结婚，39岁生了一个女儿，目前在南外上初二，儿媳父母一个是外科主任，一个是老师，家里条件比较好，但是儿媳很小气，把钱看得很重。孙女小时候由外公外婆带，所以跟爷爷奶奶不亲。儿子在孙女上幼儿园的时候，把户口转到服务对象及爱人那边，想上较好的学校，儿媳及外公外婆均不同意。孙女比较内向，不爱说话，儿媳从来不给孙女报各种学习班，都是服务对象爱人出钱给孙女报名，接送她上下课。爱人对儿媳教育方式也不认同，认为儿媳可以打孩子手心、屁股，但是不能打她耳光。爱人说有一次她听到儿媳打了孙女，事后跟儿媳说，儿媳不承认，服务对象爱人当着儿媳的面问孙女，孙女说打了，但第二天送孙女上学时，孙女改口说妈妈没有打她。服务对象爱人很生气，给孙女外婆打电话说这件事，让外婆管管，说儿媳要是再打孙女，她也要打儿媳。

五、后续计划

1. 签订知情同意书和保密协议。

2. 邀请服务对象及其爱人共同商量确定服务计划和生命故事书制作计划。

第三次面谈记录

一、访谈时间

2018 年 5 月 29 日（周二），下午 3：00—4：30

二、访谈人员

医务社工金妍艳、社工实习生嵇仁豪

三、访谈目的

1. 安排志愿者协助服务对象爱人去新门诊楼开药。

2. 在爱人开药期间病房陪伴服务对象，补充收集信息。

四、情况记录

去病房时服务对象坐在轮椅上看电视，看到医务社工来要求关掉电视，坐着交谈。医务社工金妍艳向服务对象和其爱人介绍社工实习生，嵇仁豪陪伴服务对象交流，金妍艳陪伴服务对象爱人前往新门诊楼开药。

服务对象爱人表示 5 月 18 日因为服务对象一直对疾病抱有希望，希望可以请肿瘤科专家再看看。于是，爱人和儿子告知服务对象疾病因为年龄无法根治了，只能延缓，服务对象情绪不高。爱人和儿子轮流长谈，儿子说已经一周年了，很不容易。爱人第一次在服务对象面前流泪，说了自己车祸之后多活一天都是赚的，要往积极的方向看。服务对象也流泪了，平时是一个很坚强的人（爱人表述）。

服务对象爱人表示确诊后大半年时间一直无法接受事实，私下自己哭泣，车祸后豁然开朗。服务对象和爱人非常恩爱，爱人自述基本没有吵过架，也约定了死后骨灰一起撒长江，不论谁先去世都把骨灰留着等另外一个人。干休所的朋友说自己好像老了 5 岁，自己确实很辛苦。但是认为服务对象更加痛苦，特别可怜，表情露出不忍，流泪。医务社工告知老人目前的想法，为了家人愿意加油活下去，服务对象爱人点头流泪。服务对象爱人向医务社工表示感谢，表示要留下医务社工联系方式，在生活或者情绪上有需要都会联系医务社工。

服务对象首先询问了实习生嵇仁豪的所属单位和学校的情况，当听到实习生是来自南京理工大学的学生时，服务对象一下子打开了话匣子，问是不是孝陵卫那边的理工大学，是不是原来的炮兵工程学院，实习生给他进行了解释并做出了肯定的回答。服务对象面露喜色，并向实习生解释自己原来是汤山炮所的，并且是做研究的，和炮兵工程学院原属一个单位，因此颇有渊源。

紧接着实习生又向服务对象介绍了自己的身份，服务对象便询问什么是社会工作，实习生给服务对象进行了解释和举例，服务对象明白了之后便表示自己离开学校已经太久了，竟不知道理工大学还有这样的专业。还由此谈到了中华人民共和国成立前要想称为大学所需要的条件（至少三个学院、每个学院要有 2~3 个专业），并跟社工实习生说自己是同济大学工学院的，服务对象谈到这里时语气中透露着一丝自豪。随后服务对象便提到了自己以前在北京工作时，晚上还要去扫盲班扫盲的事情，说中华人民共和国刚刚成立时，全国文盲率很高，而现在几乎没有文盲了。服务对象通过这两件事情，表达了对国家发展迅速的赞叹，同时也表达了对习近平总书记的赞赏和崇拜。

随后，社工实习生和服务对象就教育问题进行了探讨，服务对象则表示，自己很遗憾没能完整系统地接受教育，并向服务对象介绍了自己年轻时的学习经历，对自己学习不完整感到遗憾。服务对象讲述了股骨头坏死以及疝气的病情，错过了很多治疗的机会，对此感到后悔。同时向社工实习生介绍了癌症带来的痛苦，但是有家人和医护人员的鼓励，自己仍然会积极面对，多坚持一天是一天。最后，服务对象在老伴回来后，对医务社工的陪伴表示了感谢。

五、后续计划

1. 整理生命故事书大纲，征得服务对象及其爱人同意加入照片素材。

2. 邀请并联系亲友加入生命故事书制作。

第四次面谈记录

一、访谈时间

2018 年 5 月 31 日（周四），上午 10：40—11：10

二、访谈人员

医务社工金妍艳、谢银萍

三、访谈目的

1. 征得服务对象和爱人的同意收集照片和亲友信息，补充收集生命故事书。

2. 了解家庭信息，评估家庭支持资源和需求。

四、情况记录

服务对象在睡觉，医务社工与其爱人交流。服务对象爱人阎老对生命故事书的制作表示感谢，并同意联系服务对象学生和亲戚朋友提供各类信息和照片。2017 年

6月17日，炮兵学院组织射击教研室返校聚会，服务对象前一天刚做完活检还有些发烧，但坚持要参加，其学生冯院长安排中校一路陪同，并拍摄了很多照片。冯院长和其他学生都愿意提供信息和照片。爱人提到服务对象退休后被单位返聘，在退休后还研发了软件系统，被学院称为"四大金刚"之一。

服务对象爱人讲述了年轻时的工作经历，自己在南京棉毛纺织厂工作，入厂时为化验室工人。因为"文化大革命"工厂取消化验室，自己在车间工作近两年，随后在修正间工作一段时间，之后便转入工会从事财务、宣传、广播工作。认为工人工作辛苦，常常帮助工人说话，在单位人缘关系非常好。退休后也曾带服务对象的同事参观工厂。

服务对象11点苏醒后，医务社工与服务对象约定下周再见面补充生命故事书信息，答应下周会看一下目前的资料，帮助修正。

五、后续计划

1. 联系亲友，邀请参与生命故事书制作，加强社会支持。

2. 评估家庭资源，加强家庭成员支持。

3. 安排非24小时护工协助生活照料。

第五次面谈记录

一、访谈时间

2018年6月6日（周三），上午10：20—11：00

二、访谈人员

医务社工金妍艳、谢银萍

三、访谈目的

1. 向服务对象和其爱人补充收集生命故事书信息。

2. 征得服务对象和其爱人同意，安排护工协助生活照料。

四、情况记录

服务对象昨天发烧，晚上服用清开灵已退烧，但是精神状态不好，答应医务社工下次见面再聊。医务社工与其爱人交流。

服务对象爱人看了生命故事书，表示设计得很好，希望我们做出来之后多印几本送给加拿大的儿女和俩外孙女，并主动提出自己承担费用，医务社工告知有服务经费。

服务对象爱人拿iPad向医务社工展示了2017年江苏省中医院住院至今所拍摄的照片，包含了住院治疗、与孙女和外孙女聚会、去炮兵学院参观、爱人工会出游等，医务社工答应和其一起选择照片，好的照片发给医务社工用于生命故事书制作。服务对象爱人提出女儿把加拿大和美国游玩时的文字和照片做了游记，会把游记发给医务社工，医务社工可以选择使用，医务社工表示感谢。炮兵学院的陈列馆内有服务对象年轻时教学和科研的照片，服务对象爱人答应联系学院，将照片寄出。家中的老照片医务社工答应老人陪同一起回家，挑选照片。整理的文字，服务对象爱人说可以帮助审核并补充信息。

服务对象爱人表示服务对象下午精神状态比较好，希望医务社工下午再来。医务社工答应下次来之前与服务对象爱人约定时间，等服务对象状态好时再来。医务社工向护士长告知服务进度，护士长表示支持，并同意后期帮助审核稿件和补充资料。

五、后续计划

核对生命故事大纲和已整理的内容。

第六次面谈记录

一、访谈时间

2018 年 6 月 7 日（周三），下午 4：20—4：50

二、访谈人员

医务社工谢银萍

三、访谈目的

1. 核对收集到的信息，向服务对象和其爱人补充收集信息。

2. 了解护工服务情况和服务对象及家属的态度。

四、情况记录

医务社工进入病房时，服务对象正在喝中药，今天输了营养液，精神状态较好，愿意与医务社工交流。

服务对象下午 1 点半就起床坐着看电视节目《男生女生向前冲》，表示现在就想看一些不动脑子的，比较开心的节目，以前看《动物世界》，现在看觉得有点残忍。医务社工询问服务对象中药治疗哪方面的，服务对象及爱人表示主要是促进消化的，提到本院中医科的高医生每天下午 5 点左右会到病房给服务对象针灸，已经连续两周了，针灸和中药有一定效果，最近几天不吐了。

医务社工向服务对象核对生命故事书材料并补充，具体见生命故事书材料。

下午 4 点 50 分中医科高岑来为服务对象针灸，医务社工与服务对象及爱人约定下周再来。

五、后续计划

错误信息修改，补充收集生命故事书信息，向服务对象爱人收集照片资料。

第七次面谈记录

一、访谈时间

2018 年 6 月 29 日（周五），下午 4：30—5：10

二、访谈人员

医务社工金妍艳、谢银萍

三、访谈目的

1. 整理文字书稿，请服务对象和其爱人补充收集信息。

2. 征得服务对象爱人同意，联系国外女儿确定回国时间。

四、情况记录

医务社工进入病房时，服务对象正在看电视，输营养液，服务对象爱人剥橙子。服务对象爱人阎老告知，段老前两天呕吐没有吃东西，今天上午和中午吃了半碗饭，也喝了橙子汁，精神状态很好，下午能看3集电视剧。

医务社工向服务对象和爱人说明前两周忙于行政事务和志愿者服务，未能前来，服务对象爱人表示理解，并感谢医务社工制作生命故事书。阎老告知医务社工自己自2015年服务对象生病后就保留了很多资料，并写下文字记录。由于和服务对象都希望不设立灵堂，不开追悼会，希望制作一些材料送给亲友留作纪念，医务社工的做法正好达成了自己的愿望，因此特别感谢医务社工。对于服务对象学生的资料和照片，阎老答应联系并发送给医务社工。7月女儿会回国，将告知医务社工，请医务社工与女儿沟通，收集资料。阎老答应医务社工可以帮助添加文字，对于婚姻、家庭的部分自己会补充，并把相关照片发给医务社工，医务社工表示感谢。

五、后续计划

女儿回国后，约定面谈时间参与生命故事书的完善。

第八次面谈记录

一、访谈时间

2018年7月4日（周三），下午4：30—5：30

二、访谈人员

医务社工金妍艳；《新华日报》记者杨昉、姜文

三、访谈目的

1. 组织家庭成员碰面，促进家属沟通交流。

2. 征得服务对象女儿一家同意，约定明天面谈时间。

四、情况记录

医务社工前往老年消化科与护士长见面，邀请其参与家庭会谈。护士长告知服务对象女儿、女婿带着两个外孙女回国，正在病房中。阎老在会议室外看到医务社工主动微笑打招呼，医务社工邀请家庭成员一同就服务对象目前的身体情况、对于身后事的安排做了说明，统一家庭成员的看法。阎老表示段老情绪有好转，吃抗疼痛药物减少，心理控制更多一些。原来看到医护人员不说话，现在主动打招呼说谢谢。医务社工没有来的时候会问爱人，小姑娘什么时候过来，有了期待。因此非常感谢医务社工的帮助。医务社工也向阎老和女儿表示感谢，并送阎老回病房，并且与服务对象、服务对象爱人、服务对象女儿约定明天下午2点半后进入病房访谈，

了解女儿和外孙女对段老的看法和想说的话。

五、后续计划

7月5日下午2点半后前往病房，与服务对象女儿、服务对象访谈，补充家庭信息资料和老人生平资料。

第九次面谈记录

一、访谈时间

2018年7月5日（周三），下午4：30—5：30

二、访谈人员

医务社工金妍艳、谢银萍

三、访谈目的

1.向服务对象女儿收集资料。

2.邀请服务团队参与生命故事书的评价总结部分。

四、情况记录

医务社工来到病房，看到房间关着灯，段老在休息，两名外孙女在桌前戴着耳机玩电脑。段老爱人告知医务社工凌晨4点女儿突发高烧，喝了红糖姜茶没有用，今天去急诊输液，女婿陪着去的，中午急诊有了病床才睡下。阎老自己2点多才吃了午餐。段老昨晚和女儿聊天，睡不着，到凌晨2点才睡，凌晨5点又醒了。针灸科高岑医生今天看了段老情况不适合针灸，也帮助段老女儿搭脉开了药。

医务社工请段老和阎老先好好休息，下周再来。医务社工微信联系女儿，请女儿看一下内容做补充。段老学生已经发来对老师的评价，社工补充整理。

五、后续计划

补充家庭信息资料和学生、女儿一家的资料。

第十次面谈记录

一、访谈时间

2018年7月13日（周五），下午2：50—4：20

二、访谈人员

医务社工金妍艳、谢银萍

三、访谈目的

向服务对象补充资料和学生、朋友方面的评价资料。

四、情况记录

医务社工来到病房，看到阎老的好朋友马阿姨在，段老正在睡觉。服务对象因为近期用药改变在睡觉，因此医务社工与马阿姨在病房外的阳光房进行交流。

马阿姨17岁进入工厂后便认识了服务对象爱人阎老，与服务对象一家是近50年的朋友。平常会住在服务对象家中，也会两家人一起过生日和过年，2016年也曾一起出游，对于服务对象和爱人非常了解。医务社工介绍了生命故事书的计划和内容，希望马阿姨能够提供相关素材，马阿姨同意并表示非常支持生命故事书的制作，向医务社工详细介绍了段老和阎老，并对两人的爱情、子女教育、治疗中的相互扶持给予了积极评价，医务社工向马阿姨表示感谢。

服务对象爱人阎老告知医务社工段老近期正在修改医务社工给的材料，因为精神不好没有来得及修改完。医务社工向阎老表示感谢，并告知下周会再来拜访和确认初稿。

五、后续计划

完成初稿，给服务对象及其家庭成员确认和修改。

第十一次面谈记录

一、访谈时间

2018 年 7 月 19 日（周四），下午 4：00—4：30

二、访谈人员

医务社工金妍艳、谢银萍，实习生黄铖煜

三、访谈目的

向服务对象确认生命故事书初稿和修改安排。

四、情况记录

医务社工来到病房的时候，段老的精神状态还不错，坐在椅子上看电视。阎老很热情地欢迎医务社工的到来，说段老昨天的状态比今天还要好些。医务社工知道段老在修改生命故事材料的文案，表示很敬佩。同时也担心这样的工作量会不会影响段老休息。段老告诉医务社工，状态好的时候，能修改修改，字也看得清楚，现在还没修改完。段老在椅子上坐了会儿之后，想要躺到床上去。他爱人扶着他躺到了床上，并为段老脱鞋和翻身。

此次面谈期间，主要是阎老在和医务社工交流。阎老说，因为今天上午自己有事外出了，是儿子陪着的。段老因为爱人的暂时离开有些闹情绪，身体也有些不舒服。阎老说，段老最近总是会觉得自己"过不去了"，但是根据自己的观察和负责针灸的高医生的反馈，段老最近的状态比较稳定，不需要有这方面的担忧。阎老也时常宽慰段老，要想开，不要太紧张和敏感。后来，阎老说今天有一支触控笔掉地上，笔头掉了，段老一下就找到了，"眼神很好呢"！但是，一直安不上，医务社工尝试了一下觉得可以用胶水粘一下。

面谈结束前，阎老给医务社工看了段老的学生冯先生的评价，和医务社工简单介绍了冯先生的情况，并说之后如果有更多材料补充给医务社工。医务社工向阎老表示感谢，并告知明天会再来拜访，并把触控笔交给段老。同时医务社工联系了针灸科高岑医生，请高医生补充对段老的评价，得到了高医生的支持，医务社工把此消息也告知了阎老，阎老表示感谢。

五、后续计划

当晚 17：58 段老离世，医务社工与其爱人阎老保持联系，并向医护人员了解去世情况，后期对家属阎老进行个案跟踪。

附件三：家属哀伤辅导记录

1. 2018 年 7 月 19 日，17：58，服务对象离世。没有进行心胸按压和插管，用升压药，自然离世。护士反映服务对象爱人阎老很自责悲痛，上午回家缴费没有陪段老，认为没有照顾仔细。

2. 2018 年 7 月 20—21 日，医务社工与阎老联系，安抚情绪，提醒老人注意身体，并保证生命故事书会制作完成。

3. 2018 年 8 月 30 日，阎老联系医务社工，经常腿部晚上抽筋，想来医院看病。医务社工联系医生，告知阎老挂号方法，若来医院可以陪同看病。阎老告知医务社工自己情绪仍然比较悲痛，生命故事书不想再继续制作，医务社工表示理解，等老人情绪平复后再制作。

4. 2018 年 10 月 17 日是重阳节，医务社工联系阎老约定 18 日下午前去探望。医务社工金妍艳、谢银萍，老年消化科护士长范云霞一同约见老人，面谈。已近过五七了。目前和儿子一家居住，但是在生活习惯上看不惯儿子和儿媳，自己插手又被家人责备，自己认为儿媳和孙女对段老情感不深没有尽到孝道。护士长和医务社工宽慰老人儿女有自己的生活，老人自己可以约朋友或者去女儿那边看看。阎老告知医务社工因为骨灰是块状的，不愿意撒长江，在白龙山买了墓地，自己的母亲还有很多朋友也在那边。

5. 2018 年 11 月医务社工联系阎老了解最新情况，女儿回国带她去北京旅游，如今仍然和儿子居住，已经可以独自出行散步，情绪状态有些好转。

6. 2019 年 3 月 21 日，阎老联系医务社工，表示在儿子家住得不开心，想与社工面谈，遂医务社工继续服务患者爱人，与阎老约定面谈时间，在阎老下次到医院看病开药时面谈。

7. 2019 年 3 月 29 日，医务社工看到阎老，比之前苍老了很多，关心阎老近期的生活和身体情况。阎老告诉医务社工，现在一直住在儿子家中，无法回到干休所与段老的房子，还是会很难过。医务社工安慰阎老还是要从悲伤中走出来，否则段老也不会安息的。阎老一提到段老还是忍不住流泪。医务社工通过哀伤辅导，鼓励阎老直接表达自己的哀伤情绪，告知阎老丧亲可能会有的过程和情绪，鼓励阎老积极面对新的生活。

8. 2019 年 5 月 23 日，阎老到医院看病开药，看望医务社工、病区医生、护士长和当时帮助段老针灸的高医生，并对大家表示感谢。阎老告诉医务社工，段老走了快一年了，现在仍然十分想念段老，平时都不敢回干休所，最近经常做梦梦到段老，睡眠不好，需要靠吃药才能入睡，觉得自己的身体也比以前差了。阎老有个好朋友，以前一起上班的，在合肥，邀请阎老过去住了一周，在朋友的安慰下，阎老逐渐想开，认为还是要靠自己的力量走出来。医务社工对阎老进行安慰，并告知阎老一些转移注意力的方法，帮助阎老走出悲伤。鉴于阎老对段老的思念，医务社工决定继续段老生命故事书的制作，为阎老留纪念。

9. 2019年6月，医务社工继续开始段老生命故事书材料的收集，因为阎老还是不能够回忆段老的往事，于是生命故事书内容的收集主要通过微信与其在美国的女儿联系。医务社工同时根据之前服务段老的个案记录和阎老朋友的表述，以及病区和社工对段老的看法，加上段老去世时其学生、朋友的悼词，对生命故事书的内容进行补充完善，并进行排版制作。

10. 2019年7月，阎老告诉医务社工，在儿子家住了这么久，还是有些不适和看不惯的地方，阎老觉得很难受，但是又不想回干休所，最近她出去玩了一周多，心情也好了一些。医务社工告诉阎老，住在儿子家，能帮上忙的就帮一下，可以少说话，不要去干涉下一代的生活，放宽心，如果觉得想去加拿大找女儿和外孙女，就去加拿大住一段时间。阎老说之前的签证过期了，现在女儿正在办理新的签证。医务社工让阎老也要注意自己的身体。

因生命故事书已制作完成，医务社工将其送给阎老，阎老对医务社工表示感谢，正式结案。同时告知阎老，如果后续有需要仍可联系医务社工。

参考文献

[1] 张和清，杨锡聪，古学斌. 优势视角下的农村社会工作——以能力建设和资产建立为核心的农村社会工作实践模式 [J]. 社会学研究，2008（6）：174-246.

[2] 包蕾萍. 生命历程理论的时间观探析 [J]. 社会学研究，2005（4）：120-244.

[3] 许莉娅，童敏. 个案工作 [M]. 北京：高等教育出版社，2013：105-120.

有一种爱叫放手

——医务社工介入儿童临终关怀的个案服务

邹雪宁

深圳市龙岗区春暖社工服务中心

一、案例档案

服务对象：萌萌（化名）

性别：女

年龄：3 岁 2 个月

二、背景资料

（一）个案来源

通过儿科顾问医生→科室护士长→医务社工正式介入。

（二）家庭资料

服务对象的母亲自 2018 年辞去工作，全心照顾服务对象，2018 年以前为某公司办公室职员。服务对象父亲为某公司业务主管，家庭经济状况较好。服务对象哥哥 7 岁，在深圳南山区某小学读一年级。

（三）病情状况

服务对象从出生后 4 个月起，在广州、上海、深圳等多家医院辗转就诊，被确诊为脑膜炎、败血症、基因缺陷等多种并发疾病，做过多次创伤手术。1 岁时进行心脏支架手术。1~2 岁在某妇幼保健院进行为期近 1 年的康复训练。2 岁半时置颅内引流管，直至离世时。2019 年年底在我院就诊治疗，以疼痛管理为主，无创伤医疗操作。2020 年 3 月，经评估后，生存期小于 3 个月。

（四）行为表现

服务对象从出生后不久开始住院治疗，生前无语言表达能力，听力受损。清醒时服务对象多以单一、重复、缓慢拍手为主，或观看四周，其余为昏睡状态，较少哭闹。服务对象母亲以照顾患儿为主，每日事项多为喂食、休息、看手机以及服务对象身体指标记录等。服务对象父亲以工作为主，周末来医院看望。

（五）支持网络

服务对象支持来自家庭及亲友，主要照顾者为服务对象母亲。服务对象父母的朋友常给予情感支持和偶有经济接济。因在疫情期间，服务对象父母的亲人、朋友多为微信联系，不方便到院探访。科室医务人员给予人文关怀和情感支持。

（六）曾作出的调适及成效

服务对象父母在照顾中积极了解医学人文知识，明白"有尊严地活着"的含义。后转到我院进行儿童舒缓治疗，服务对象父母有一定了解和认识，配合儿童舒缓治疗。

三、问题分析

（一）理论分析

生命回顾理论是指通过回顾、评价及重整一生的经历，使人生历程中一些未被解决的矛盾得以剖析、重整，从而发现新的生命意义的心理和精神干预措施。服务对象为儿童患者，3岁2个月大，生存期不超过3个月。医务社工在生命回顾理论指导下，引导服务对象父母回顾与萌萌的生活，分享快乐，抒发心中的郁结，协助服务对象父母重新发现萌萌在他们生命中的意义。

（二）问题分析

1. 情绪问题：服务对象母亲每见服务对象表现出生理不适时，会出现焦虑、担心、多思等情绪。

2. 善终的问题：服务对象父母曾了解过医学知识，愿意捐献遗体做医学研究，以此种方式延续服务对象生命；同时想为服务对象办告别仪式，留作纪念，医务社工与服务对象家属沟通，确定善终事宜。

四、服务计划

（一）服务目标

引导服务对象父母重新发现及诠释萌萌在他们生命中的意义，协助服务对象父母完成告别仪式和遗体捐献，让服务对象家属不留遗憾。

（二）服务策略

1. 定期探访与沟通，疏导服务对象母亲的情绪，给予情感支持。

2. 通过与服务对象母亲一起回顾与萌萌度过的时光，回顾让其记忆深刻的生命事件，重新诠释萌萌对家庭的生命意义，帮助服务对象母亲诠释作为萌萌母亲角色的生命价值感。

3. 协助服务对象家属完成告别仪式，不留遗憾。

4. 协助服务对象家属进行遗体捐献。

五、介入过程

（一）第一阶段（2020年4月21—22日）

介入重点：收集服务对象的基本资料，了解服务对象的病情及服务需要，评估服务对象的需求，制订服务计划，建立良好的专业关系。

介入过程：在护士长的引荐下，医务社工与服务对象母亲见面。服务对象母亲告知医务社工，因颅内置引流管，服务对象不能大幅度动作，易引起疼痛，每日进食为流质食物，无创伤性治疗。谈及压力时，因服务对象父母来深已十余年，存有家庭积蓄，无经济负担。谈及病情，服务对象母亲表示已经看过多家医院，对萌萌的病情也很清楚。到了临终阶段，现在不想进行无谓的治疗，想让萌萌少受罪。不做积极治疗，不代表不爱这个孩子，是从另外一个角度爱她。

护士长向服务对象母亲介绍医院儿童舒缓治疗团队及医务社工。服务对象父母表示愿意配合医务社工跟进实施。

（二）第二阶段（2020年4月24日—5月6日）

介入重点：缓解服务对象母亲压力，了解其对死亡的认识和接纳程度，以及探讨生命的意义。

介入过程：服务对象睡眠时间不固定，服务对象母亲受其影响，睡眠时间较短，睡眠较浅，睡眠质量差。同时因服务对象无语言表达能力，身体难受时多表现出抓挠、踢腿、发出呻吟声。服务对象母亲每见此情形时会表现出焦虑、担心、多思等情绪。在医护人员对服务对象进行疼痛管理的同时，医务社工了解到服务对象母亲擅长手工制作，便提议制作手工花，以减缓其焦虑情绪。

在服务过程中，医务社工与服务对象母亲边制作手工花边交流。截取部分对话，了解服务对象母亲对死亡的认识和接纳程度，以及探讨生命的意义。

对话一：关于服务对象死亡与丧事的讨论

医务社工：萌萌的身后事有想过怎么做吗？或者说打算、计划之类的？

服务对象母亲：我跟她爸商量过，是想捐献遗体。这样的话，其实也就是换个方式让她活着吧。只是，我不知道要怎么做。护士长有帮我们电话联系过，现在不知道怎么样。

医务社工：遗体捐献是由专门的红十字会负责的。已经电话联系过，您不用担心，这是很严格规范的事情。您准备好身份证就可以，离世后电话联系他们，会有专人过来跟进的。

服务对象母亲：嗯嗯。身份证都带着的。捐献后，他们会组织悼念吗？

医务社工：会的。每年清明都会组织悼念仪式，捐献器官或者遗体的家属会悼念他们的亲人，您到时候关注他们的公众号报名就行。也有专门的器官捐献缅怀网站，在网上也可以悼念。

服务对象母亲：那就好。我以为就这样，什么也不会有。

医务社工：不会的。捐献遗体是一件让人敬佩的事情，不会什么都没有的。会组织家属进行悼念亲人的。

服务对象母亲：开始的时候我其实也不知道这个，是后面不知道在哪里听说的。我跟她爸觉得，其实这样也挺好，换个方式活着，感觉到她还在。如果我死了，火化后找棵树把我埋了。现在也能接受捐献遗体，救人也不占地。

……

医务社工：哥哥知道萌萌生病的事情吗？

服务对象母亲：他知道妹妹生病了，还问我妹妹什么时候回来陪他玩。

医务社工：嗯嗯。哥哥知道萌萌现在这个状况吗？

服务对象母亲：7岁，不懂，啥也不懂。我们跟他讲过妹妹可能永远都不回来了。他就说，那妈妈再生一个萌萌。一个放医院，妈妈陪。一个在家里陪我玩。

医务社工：嗯嗯，哥哥现在还小，还不太明白"死是什么"，才会说出这样的话。

服务对象母亲：哥哥很喜欢妹妹，经常要抱妹妹，现在每天都要视频看妹妹。

医务社工：妈妈有想过要跟哥哥讲"什么是死亡"吗？萌萌毕竟也是他的家人，是他喜欢的妹妹，有兄妹情。

服务对象母亲：有想过，只是不知道怎么开口跟他说。

医务社工：可以给他讲一些绘本故事，像《一片叶子落下来》《活了一百万次的猫》，动漫电影《寻梦环游记》，都可以作为很好的工具和哥哥谈谈萌萌离世的感受。

服务对象母亲对身后事的处理有较为清晰的认识，并由服务对象捐赠遗体延展到自身对死亡的看法，对死亡的认知和接纳程度较高。并愿意自身也进行遗体捐献，认为是救人的行为，对生命延续意义认知良好。服务对象母亲也关注到了哥哥，只是不知道用什么方式与服务对象哥哥谈论萌萌离世的感受和对死亡的认知。

对话二：服务对象母亲回归社会正常生活的计划

医务社工：萌萌离世后，您有什么打算吗？是休息一段时间，还是去上班或者做点别的？

服务对象母亲：这次是一定要去做眼睛的激光手术。之前，朋友去做过，那个时候是想着可能还不成熟，怕有什么不好的，就一直没去。这次一定要去。护士长说她也做了，没啥事。

医务社工：嗯嗯，除了要做激光手术。有想过找份工作上班吗？

服务对象母亲：嗯，也想过。之前那家公司其实蛮好的，福利待遇什么也都蛮好的。后面辞职，也是快要生萌萌了，要照顾她。想过找个工作，只是还不知道找什么样的，也不知道还能不能找到。

医务社工：是担心会找不到工作吗？

服务对象母亲：对，毕竟一直在照顾萌萌，也有这么长时间没上班了。

医务社工：嗯，有几年没工作，一直在医院。也是需要一些时间去适应的。手工那么厉害，可以考虑做手工老师呢。也可以按之前的经历找找适合自己的工作呢。

服务对象母亲：在萌萌1岁多的时候，朋友有跟我介绍过那个手工兼职的。要照顾她，没时间去弄。现在我想安安稳稳的，找个喜欢的工作吧。

医务社工：平常有时间也可以看些招聘信息。

服务对象母亲：嗯，有空也看了一些。

医务社工不仅要帮助服务对象"善终"，对于服务对象的家属也要协助其"善生"。服务对象母亲一直在医院照顾孩子，打破了原有的生活轨迹，脱离正常生活已3年多时间，会担忧找不到工作，帮助服务对象母亲回归正常社会生活非常重要。

（三）第三阶段（2020年5月7—13日）

介入重点：采用生命回顾手法，引导服务对象母亲回顾与孩子的生活点滴，完成道歉、道谢、道爱与道别。

对话三：从照片视频入手，帮助服务对象母亲回顾生活点滴

医务社工：萌萌的名字是您取的吗？有什么含义吗？

服务对象母亲：名字是我给她取的，生完她哥哥，我一直想要有个女儿，萌萌的。给她穿好看的裙子，打扮得漂漂亮亮的，做好吃的给她。

医务社工：哇。萌萌很幸福。（在说的过程中，服务对象母亲在手机翻找照片、视频给医务社工看）

医务社工：萌萌笑起来真可爱。这个是什么时候拍的呢？

服务对象母亲：这个是在做康复训练的时候。那里的护士都很喜欢萌萌，肉肉的，经常来逗她。那个时候，在那边租的房子。每天10节课，带着她去做训练，离得近，又在海边。每天做完，就推着她去海边绕一圈，去菜市场买菜。虽然累点，但还是很舒服，她也很开心。

医务社工：看得出，拍了很多萌萌笑的视频。很让人怀念吧。

服务对象母亲：嗯。那段时间应该是最开心的吧。后面快2岁，医生说不太

好，又在儿童医院做了很多手术。大大小小，十几个吧。

医务社工：这个是在儿童医院吗？

服务对象母亲：对，这是心脏手术完，第二次心脏手术。刚好护士在逗她，他们拍下来发给我。

服务对象母亲：这是去年5月，在公园带着她玩，可开心了，一起拍的。她哥和她爸一起在公园里遛了很久，花也开得好看。

从服务对象的名字谈起，适时给予服务对象母亲回应，自然进行了服务对象出生、满月、第一次手术、日常照顾和孩子开心游玩的回忆，让服务对象母亲重温了那些美好、难忘的历程。

对话四：了解服务对象母亲对告别仪式的想法

医务社工：到了那一天，有给萌萌准备什么吗？

服务对象母亲：准备什么？是准备什么呢？

医务社工：萌萌离世的时候，要穿什么衣服？给她准备什么玩具？

服务对象母亲：玩具就这个吧，（摆放在床头的小钢琴玩具）她也玩不了什么玩具。衣服，前几天她爸去买了。（在翻找衣服，拿给医务社工看）

医务社工：嗯，都是粉色系的，还有帽子。

服务对象母亲：对，我最喜欢给她穿粉色的，都有 hello kitty 的图案。是一套，有鞋子、袜子、帽子、裙子。他爸给买的裙子没袖子，我说不好，会着凉的。加了一件外套。这个打底的裤子还是去年买的，没穿过。现在瘦的，估计大了。

医务社工：嗯，萌萌瘦了。比我最开始看到的时候，瘦了很多。

服务对象母亲收好衣物。

医务社工：对于告别仪式，您有什么想法吗？

服务对象母亲：告别仪式？不知道，没有什么想法。之前听一些病友讲过，一些鲜花围着孩子的照片，有在病房里搞的。

医务社工：嗯嗯，告别仪式会有一些装饰。有的是离世当天在病房进行，有的是过几天在家里或其他地方进行。

医务社工：您有什么想法可以告诉我们，帮您去做。

服务对象母亲：嗯，我跟她爸商量一下。我在意过程，没有遗憾，我能给她的都给她了。

医务社工对告别仪式并无经验，在寻求同工们的帮助以及向护士长反馈沟通后，医务社工与科室护士长、服务对象父母达成一致，在服务对象离世当天在病房进行告别仪式，对病房用气球进行简单装饰。护士长也告诉医务社工，服务对象近期的病情，可能这几天就会离世，要做准备。

（四）第四阶段（2020年5月14—15日）

介入重点：进行告别仪式，协助服务对象家属完成四道人生。

介入过程：医务社工与护士长一起讨论告别仪式，服务对象是儿童，用彩色气球进行病房装饰较为适宜。全体医护人员参与告别仪式，考虑服务对象捐献遗体做"无语体师"，对医学研究做出贡献，需增加表达敬意的环节即对服务对象进行默哀。还处于疫情期间，服务对象家属不宜全部到场，只能在深圳的家属代表来医院。擅长做视频的护士制作萌萌的生前视频，作为回顾。

5月15日下午1点服务对象经确认离世。与服务对象父母沟通后，下午2点半在病房进行告别仪式。服务对象父母希望能录下告别仪式作为纪念，安排专人录影，不对外公开仅为父母纪念使用。下午2点半，告别仪式进行，护士长做主持人，并致追悼词；科室所有医务人员给服务对象献上鲜花；在场人员观看服务对象生前成长视频，并默哀3分钟表达遗体捐献的敬意和谢意；服务对象父母致辞后，医务人员与服务对象家属握手或拥抱离开病房；服务对象家属追悼，护士长再次电话联系器官捐献工作人员。医务社工与护士长、主治医生回顾服务对象临终关怀服务，协助处理遗体捐献相关事项后离开。

六、结案

1. 医务社工多次定期的病房探访，为服务对象母亲提供了情感支持，并探讨回归正常生活的计划以及生命的意义，正确看待死亡。

2. 协助服务对象母亲回顾了与孩子的生活点滴，进行告别仪式，协助服务对象父母完成了道歉、道谢、道爱与道别，服务对象安然离世。

3. 协助服务对象父母完成遗体捐赠，升华生命意义。

七、工作反思

此个案为医务社工介入儿童临终关怀，与服务对象母亲谈及对生命的看法，身后事的准备，告别仪式的进行。与科室医护人员的合作进展都较顺利。医务社工对儿童临终关怀的服务实践能力往前迈了一步。

在此个案中，医务社工前期与医护人员一起与服务对象家庭建立良好、信任、专业的关系，在此基础上开展了临终关怀与哀伤辅导的服务。关于死亡话题的谈论，医务社工能够明确表达而没有顾虑太多，这对评估家属对死亡的接纳程度以及探讨对丧葬的安排非常有利。关于告别仪式的讨论，医务社工前期与服务对象家属、医护人员进行了深度的沟通，尊重服务对象家属的意愿对告别仪式的环节安排。另外，对服务对象家属情绪舒缓处理方面，医务社工根据服务对象母亲爱好，在最后一个月与她一起制作手工花，舒缓效果比较好。

据世界卫生组织2015年统计数据显示，全球对儿童舒缓的需求量为2100万人，我国为450万人左右。在国内，虽然已经有一些组织专门开展儿童舒缓治疗与临终关怀的服务，如长沙市的"蝴蝶之家"，北京市的"雏菊之家"等儿童舒缓治疗中心。但儿童临终关怀服务社会认知度仍非常低，在医院并未普及，患儿需求量大但能接受儿童临终关怀的受众少。对此，可以从以下层面推动儿童临终关怀在国内的发展：一是结合目前国家大力推动的安宁疗护的服务，政府可以联合慈善机构及社会力量建设与扶持专门针对儿童临终关怀的服务机构；二是培养高素质的跨学科儿童临终关怀专业人才，针对医生、护士、社工、营养师等开展专业的培训；三是将生命教育和生死教育融入中小学的教育体系内，让孩子与家长能够更早更好理解生命与死亡的意义，从而让死亡更有尊严。

专病社会工作

解"喉"顾之忧　让爱与你同行

——全喉切除术后一年内患者支持小组

潘　婕　金妍艳　赵　沛　杜丽娜

江苏省人民医院（南京医科大学第一附属医院）

南京市鼓楼区仁医社会工作发展服务中心

一、案例背景

随着社会的进步和人民对美好生活的向往，健康已不仅需要关注身体，还需要关注心理状态和社会需求。习近平总书记在党的十九大报告中指出，实施健康中国战略要完善国民健康政策，为人民群众提供全方位全周期健康服务。医务社会工作强调全人关怀理念，按照患者身、心、社、灵的不同需要，提供适切的治疗和关怀，能够从四个层面满足人民对于健康的追求，与健康中国战略要求不谋而合。

江苏省人民医院耳鼻咽喉科和口腔科主要治疗疾病包括耳、鼻、咽喉恶性肿瘤，耳部、鼻部、咽喉疾病等。喉癌是头颈部常见的恶性肿瘤之一，占耳、鼻、咽喉恶性肿瘤的7.9%~35%。针对晚期喉癌的治疗，全喉切除手术仍是主要手段。手术后患者丧失喉发音功能，脖子前方的造瘘口也将伴随终身，语言能力消失、身体外形改变，这是对患者的双重打击。2014年10月至2017年9月，江苏省人民医院耳鼻咽喉科对收治的喉癌行全喉切除手术治疗的80例患者进行研究，其中对实验组40例患者开展术后同伴支持教育，结果发现参与同伴教育活动的实验组患者在躯体功能、角色功能、情绪功能、认知功能、社会功能方面的生活质量评分均高于对照组仅接受常规护理的患者。因此，医务人员需关注全喉切除喉癌患者的社会心理需求。2018年，医务社工加入耳鼻咽喉科工作团队，与医生、护理人员一起定期组织开展小组活动，旨在通过生理—心理—社会层面的支持，促进患者更好地康复。

二、案例分析

（一）问题分析

全喉切除术后患者通常会产生以下问题，而一年内需定期来院复查，在生理适应和心理调适方面问题最为突出。结合患者实际问题与小组开展可行性，本项目以全喉切除术后一年内的患者为目标群体。

1. 身体层面

全喉切除手术后，患者会失去语言能力，有颜面损伤，疤痕和造瘘口伴随终身。此外，患者容易有颈部水肿、颈部活动不便、味觉和嗅觉下降等生理问题，且秋冬季节为并发症高峰期。

2. 心理层面

由于全喉切除手术带来的身体变化，患者术后可能产生心理问题，如焦虑、抑郁、孤独等，并对社会交往抱有不同程度的恐慌和自卑心理。普通社会民众对患者疾病和外形的不理解，会带来"污名化"问题，进一步造成患者自我封闭的心理障碍。

3. 社会层面

全喉切除手术后产生的身体变化和随之而来的心理影响，会直接导致患者不愿意参加社会交际活动，对电子喉发声的不适，以及与正常声音的不同，患者也会担心社会交往时他人的歧视。部分患者一方面渴望人际交往和得到关怀，另一方面又害怕人际交往。

4. 家庭层面

患者术后的身体和心理变化以及家庭成员担心患者术后心理敏感，造成患者与家庭成员的沟通有所减少，家庭支持网络弱化。

（二）实务基础

2011年耳鼻咽喉科发起成立"无喉沙龙"，打造专门为这个群体服务的平台，每月一期，每期都有20多名患者参加。因此，科室内有良好的专业力量和人文服务基础。

2019年在总结以前服务经验和评估全喉切除喉癌患者需求的基础上，江苏省人民医院与南京市鼓楼区仁医社会工作发展服务中心的医务社工共同策划开展"解'喉'顾之忧，让爱与你同行——全喉切除术后一年内患者支持小组"，重点帮助患者适应疾病所带来的影响，拓宽病友互助渠道，协助他们收获自身价值。医务社工联合南京大学、南京理工大学、南京师范大学 MSW（社会工作硕士）实习生，与耳鼻咽喉科医生、护士、医技专业人员等共同组建跨专业合作团队，为喉癌患者提供服务。

三、服务计划

（一）小组理念

本次小组采用 ABC-X 家庭压力理论模型，该模型由家庭压力理论之父 Reuben Hill 于1949年提出，包含 A、B、C、X 四个因素。因素 A 代表压力源事件，即指任何能使个体产生压力反应的内外环境所刺激的事件，包括很多类，如可预测的和不可预测的、常态的和非常态的等；因素 B 代表家庭资源，可存在于个体、家庭和社区层面，资源的存在和有效利用将始终与家庭如何经历压力有关；因素 C 代表对压力事件的认知或评价，即家庭对生病、治疗、回归社会等所赋予的意义，压力认知在最终确定家庭压力程度方面是至关重要的，因为它可评估家庭资源的可用性和实效性；因素 X 代表压力的程度或危机。

针对小组成员情况分析术后一年期内无喉患者在疾病恢复的生理层面、心理层面，与家人沟通交流的支持层面，增强自信、融入社会的社会层面分别遇到了什么压力事件，如何运用病友支持、家庭层面的资源以及自我的调适去解决，如何提高家庭和个人对压力事件的正向认知、适应性水平和自信心。

（二）小组目标

1. 总体目标

服务对象通过小组互动彼此交流，情绪疏导，提供经验、建议和情感上的鼓励与支持；帮助服务对象与家属调适家庭关系，巩固家庭支持网络；增强服务对象面对问题的自信心和能力，以积极的态度坦然面对未来。

2. 具体目标

（1）鼓励服务对象分享恢复过程中的个人感受和相关经验，对喉癌这一疾病树立正向认知，完成新角色的顺利转变。

（2）建立互助帮扶网络，减少服务对象的孤独感、无助感，鼓励服务对象在开放包容的小组氛围中倾诉心中的烦恼和压力并加以疏导。

（3）帮助服务对象和家属识别并合理应对生理需求和情绪变化，学会正向家庭沟通交流，增进亲缘支持网络。

（4）学习了解回归社会生活面临的困境、所需要的心理应对方法和社会技能，增强服务对象术后恢复、融入社会的信心和能力。

（5）增进医患沟通和服务对象情况的追踪，增加医院人文氛围，提升就医满意度。

（三）小组性质

本次小组的性质是支持小组。支持小组一般是由具有某一共同性问题的组员组成的。全喉切除喉癌患者面临的问题具有一定的共性，希望通过小组组员彼此之间提供的信息、建议、鼓励和情感上的支持，达到解决问题和改变的效果。医务社工的任务是指导和协助小组组员讨论患病和治疗的经历，面对的压力等，表达自己的情绪感受，建立互相理解互相支持的共同体。

（四）服务对象

本次小组的服务对象是全喉切除术后一年内的喉癌患者，人数为 10~15 人。

（五）服务时间

小组时间为 2019 年 9—10 月，9 月为前期准备阶段，10 月起，每周二 12：30—14：00 开展小组活动，每周 1 次，共 4 节。

（六）小组程序

1. 与耳鼻咽喉科交流合作，宣传并招募小组组员。
2. 确定小组工作目标。
3. 制订小组工作计划。
4. 按照工作计划开展小组活动。
5. 做好小组评估。

四、实施过程

（一）前期准备阶段

1. 招募组员，确定小组人数
组员的招募主要有以下方式：

（1）通过"爱心小屋"无喉康复沙龙的微信群动员，邀请全喉切除术后一年内的患者扫描二维码填写个人信息报名。

（2）由耳鼻咽喉科门诊、病区的医护人员介绍较活跃的病友，通过电话联系病友。

（3）病房内制作活动海报，包含活动目的、时间、内容、报名渠道等信息招募。

（4）病友间互相介绍。

2. 确定工作目标
根据最终确定的组员名单，医务社工通过电话联系、病房探访等方式，一对一地了解组员的问题和需求，根据支持性小组的特征和组员的共性需求，确定小组的总目标，并围绕总目标确定 5 个具体目标。

3. 制订工作计划
医务社工针对小组的总目标和具体目标，制订可以实施的具体计划，主要内容包括每一次小组活动的时间和地点、小组的目标、具体的活动内容安排、需要的资源、预期的问题和应变措施、活动预算和活动评估等。具体内容详见附件：小组计划书。

4. 确定开展小组活动的时间地点
小组活动自 2019 年 10 月 8 日起，每周二 12：30—14：00 开展，地点为江苏省人民医院 12 号楼住院部 24 楼耳鼻咽喉科二病区示教室，小组活动每周 1 次，共 4 节。

5. 申报并协调资源
根据小组工作计划，与耳鼻咽喉科病区对接，确定活动的时间和地点，预约活动场地，邀请病区的医护人员参加小组活动。同时，准备活动所需材料。

（二）小组活动开展

1. 开始阶段

开始阶段的主要目标是：增进组员熟悉度，建立初步的信任关系，营造轻松温暖的小组氛围；确认小组目标和组员需求，强化小组组员对小组的期望，提高他们对小组目标的认识；订立小组契约，讨论保密原则，制定小组规范，加强组员的融入感和责任感；鼓励组员之间相互沟通。

医务社工通过小组介绍、组员介绍、订立小组目标、订立契约和小组规范以及"榜样的力量"几个环节，促进组员彼此认识，消除陌生感，塑造出信任、轻松的小组氛围，同时积极鼓励每一位组员沟通交流。

2. 中期转折阶段

在这一阶段，组员的关系走向紧密化，医务社工通过温故知新的环节，帮助组员清晰小组活动目标，迅速融入小组氛围。在自我剖析的环节，医务社工让组员读出他人问题的同时，鼓励每一位组员勇敢地将自己的困扰和问题表达出来。在"解忧杂货铺""榜样的力量"环节，通过病友的相互交流以及与榜样病友的沟通学习，增加了组员面对问题、解决问题的信心和勇气，同时也学习到相应的应对办法。在"我的改变"环节，医务社工主要督促组员将学习交流到的经验内化为解决自身问题的动力，以突破改变。

3. 后期成熟阶段

在这一阶段，组员之间更愿意了解和被了解，更愿意接纳他人，更愿意相互合作、相互支持、相互肯定。医务社工通过"一人一半""我的生命线""你是我的眼""我想告诉你"这四个环节，帮助家庭成员深入了解无喉患者的特殊需求，协助组员和家属之间形成良好正向的沟通，对患者的接纳关怀，给予组员稳定包容的家庭支持。

4. 结束阶段

在小组的结束阶段，医务社工通过能量手环，帮助组员发现自身的优点，增强自身能量；通过水与回形针的压力实验，鼓励病友增强抗压能力，并进行自我心理调适；在"我想告诉你"的环节，通过病友交流、组员分享，学会应对社会歧视，回归社会生活的基本心理准备和社会技能。

同时，医务社工向组员介绍喉癌病友互助志愿服务队，希望小组组员在自己得到成长的同时，也能够给予其他喉癌患者支持，通过同伴支持的力量，帮助喉癌患者们增权赋能。

五、案例评估

（一）评估方法

本次小组评估采用过程评估与结果评估相结合的方式。在每次小组实施的过程中，医务社工会对每一位组员的表现进行记录和评估，通过过程评估发现小组组员的变化情况，同时也会对医务社工的表现和技巧进行评估，通过评估改进工作方法。

在小组活动结束时，医务社工发放满意度调查表和测量问卷，对小组内容、工作方法、目标完成度等方面进行测量，以检测小组是否完成预定目标。

（二）目标完成情况

1. 通过小组组员之间的互动，医务社工鼓励组员分享恢复过程中个人感受、自身的生理和心理问题，以及应对问题的相关经验，帮助组员对喉癌这一疾病树立了正向认知，从而适应了新角色。

2. 小组组员互相分享，通过同伴支持的作用建立起互助帮扶网络，减少了服务对象的孤独感、无助感，帮助组员进行情绪疏导，使得组员能够直面问题并有能力解决问题。

3. 通过组员和家属的小组互动，帮助服务对象与家属调适了家庭关系，学会识别并合理应对生理需求和情绪变化，学会正向家庭沟通交流，增进了亲缘支持网络。

4. 通过学习了解回归社会生活面临的困境、所需要的心理应对方法和社会技能，增强了组员术后恢复、融入社会的信心和能力。

5. 小组活动全程，耳鼻咽喉科的医护人员参与到活动中来，给予组员身体照护、营养指导等医学方面的指导，增进医患沟通和服务对象情况的追踪，增加医院人文氛围，提升了耳鼻咽喉科的就医满意度。

（三）后续跟进

在小组活动的结束期，医务社工向小组组员发布喉癌病友互助志愿服务队招募志愿者的信息，小组组员中有 6 位愿意加入志愿者队伍。在 2019 年 11 月中上旬，医务社工持续在"爱心小屋"无喉康复沙龙的微信群中发布志愿者招募信息，最终招募到 11 位志愿者，成立了"助人自助，重获新'声'——耳鼻咽喉科'好音来'患友互助志愿者服务队"，并对志愿者进行了志愿服务培训。

六、专业反思

1. 小组在设计之初确定的小组性质是封闭式的支持小组，但在小组开展过程中，因为天气、住院时长等，有 1~2 位组员没能参加完整的小组过程，且有新的小组组员加入。对新进入的小组组员，医务社工帮助其迅速适应小组氛围。

2. 小组组员的需求既有共性的部分，也有个性的部分，在小组初见成效时，个别组员提出了其个性化的需求，考虑到小组的正常开展，医务社工针对组员的个别需求开展相关个案服务。

3. 医务社工在小组开展过程中要关注到每一位组员的情况，积极鼓励组员表达交流，通过小组互动获得成长。在实际小组开展过程中，每位组员因为性格等，开放程度、沟通程度有所不同，获得的成长也有所差别。医务社工在小组活动结束后，要关注到成长相对较小，需要跟进的小组组员。

附件：小组计划书

一、小组名称

解"喉"顾之忧，让爱与你同行——全喉切除术后一年内患者支持小组

二、背景与理念

（一）问题和现象

1. 全喉切除术后的不便与困扰：喉癌患者在全喉切除术后会有颈部水肿、颈部活动不便、发声障碍等生理问题；秋冬季节为并发症高峰期，可能有痰痂形成；新患者需要一定帮助来完成角色的顺利转变和生活适应。

2. 术后的孤独感：喉癌患者渴望人际交往和得到关怀，但主客观条件制约导致支持网络受阻，病友作为最佳倾诉和疏导群体，有助于病友群体情绪的疏解和发泄。

3. 家庭沟通与疏导有待增强：因喉癌患者术后身心较为敏感，家属作为最基础的社会支持网络需要以更包容关怀的态度面对，及时沟通交流。

4. 社交需求满足的欠缺：部分喉癌患者术后恢复阶段存在明显的日常社交活动减少情况，同时会有不同程度的恐慌和自卑心理。

（二）机构背景

2015 年江苏省人民医院成立医务社会工作办公室，服务宗旨为：以人为本，助人自助，围绕医疗，突出专业。办公室现有专职社工 5 人，实习生 30 余人，志愿者 3000 余人。在医务社会工作服务过程中，探索"嵌入协作型"临床社工服务模式，医务社工带领实习生和志愿者，与医生、护士、康复治疗师等共同组建跨专业合作团队，在泌尿外科、肿瘤内科等 9 个病区开展病友互助小组、个案服务等临床社工服务，直接服务患者和家属 5000 余人。

目前，全喉切除术仍是治疗晚期喉癌的主要手段。手术后患者丧失喉发音功能，脖子前方的造瘘口也将伴随终身、语言能力消失、身体外形改变，这是对患者的双重打击。2011 年，江苏省人民医院耳鼻咽喉科发起成立"无喉沙龙"，打造专门为这个群体服务的平台，每月一期，每期都有 20 多名患者参加。因此，科室内有良好的专业力量和人文服务基础，小组活动可面向"无喉沙龙"成员招募，进一步提升喉癌患者的社会交流，搭建医患互动、病友互动、家属互动的支持性平台。

（三）理论背景

本小组采用 ABC-X 家庭压力理论模型。A 指引发压力的事件或情景，B 指能应

对压力的资源，C 指家庭对压力的认知，X 指压力的程度或现状；常将 B（获得的资源）视为社会支持，是指由其家庭其他成员、朋友、医疗专业人员、病友及社区其他机构所提供的具有支持效果的资源（实质性支持、讯息性支持、情感性支持）。

针对小组成员情况分析，术后一年期内无喉患者在疾病恢复的生理层面、心理层面，与家人沟通交流的支持层面，增强自信、融入社会的社会层面分别遇到了什么压力事件，如何运用现有的病友支持、家庭层面的资源以及自我的调适去解决，如何提高家庭和个人对压力事件的正向认知、适应性水平和自信心。

三、小组目标

（一）总体目标

无喉病友通过团体互动彼此交流，情绪疏导，提供经验、建议和情感上的鼓励与支持；同时对其家属开展团体工作，调适家庭关系，巩固家庭支持网络；增强病友面对问题的自信心和能力，以积极的态度坦然面对未来。

（二）具体目标

1. 鼓励病友分享恢复过程中的个人感受和相关经验，对喉癌这一疾病树立正向认知，完成新病友角色的顺利转变。

2. 建立病友互助帮扶网络，减少病友的孤独感、无助感，鼓励无喉病友在开放包容的小组氛围中倾诉心中的烦恼和压力并加以疏导。

3. 帮助病友家属识别并合理应对无喉病友的生理需求和情绪变化，学会正向家庭沟通交流，增进亲缘支持网络。

4. 学习了解回归社会生活面临的困境、所需要的心理应对方法和社会技能，增强无喉病友术后恢复、融入社会的信心和能力。

5. 增进医患沟通和术后患者情况的追踪，增加医院人文氛围，提升就医满意度。

四、小组介绍

1. 小组性质：支持性、封闭式小组
2. 小组组员：10~15 人
3. 活动期限：2019 年 10 月
4. 小组节数：共 4 节
5. 活动时间及频率：2019 年 10 月起，每周二 12：30—14：00，每周 1 次（暂定，结合主任门诊时间与病区午间安排）。
6. 活动地点：江苏省人民医院新大楼 24 层耳鼻咽喉科二病区示教室

五、组员招募

1. 通过"爱心小屋"无喉康复沙龙的微信群动员，扫描二维码填写个人信息报名。

2. 由耳鼻咽喉科门诊、病区的医护人员介绍较活跃的病友，通过电话联系病友。

3. 病房内制作活动海报，包含活动目的、时间、内容、报名渠道等信息招募。

4. 病友间的互相介绍。

六、具体方案

第一节 "喉"友初识

1. 时间：2019 年 10 月 8 日

2. 地点：江苏省人民医院新大楼 24 层耳鼻咽喉科二病区示教室

3. 目标：

（1）增进组员熟悉度，建立初步的信任关系，营造轻松温暖的小组氛围。

（2）确认小组目标和组员需求，强化小组组员对小组的期望，提高他们对小组目标的认识。

（3）订立小组契约，讨论保密原则，制定小组规范，加强组员的融入感和责任感。

（4）鼓励组员之间相互沟通。

4. 参与人员：

医务社工 2~3 人、科室医护人员 1~2 人。

5. 具体安排：

时间	主题	内容及方法	期望效果	用具	工作者角色
5分钟	"小组介绍"	1. 医务社工开场白，并进行自我介绍（包括自己在小组活动中的角色、作用） 2. 介绍建立小组意义、目的及宗旨，回答组员问题，澄清误区 3. 对每位组员的参与表示欢迎	工作者与组员相互认识，澄清小组目标	无	引导者
10分钟	"自我介绍"	1. 自我介绍：小组组员围坐一圈，从任意一位组员甲开始介绍姓名，第二名组员乙介绍，但是要说：甲你好，我是乙，第三名组员丙说：甲、乙你们好，我是丙……最后介绍的一名组员要将前面所有组员的名字复述一遍，活跃气氛（医务社工先示范） 2. 让组员将名字写于席卡上放在座位前，便于互相认识	破冰，让组员之间有一个初步的认识，营造轻松愉快的小组气氛	A4 纸若干、水笔	引导者

时间	主题	内容及方法	期望效果	用具	工作者角色
25分钟	"订立小组目标"	1. 医务社工向大家说明本次小组的目标，给予组员3分钟自由讨论时间，思考自己对小组活动的认识和期望 2. 给每一位组员发一张纸，将"我希望得到的"写在纸上 3. 每位组员依次分享自己所写的内容，谈谈自己的感受 4. 医务社工对组员的目标进行汇总，邀请组员自己讨论并选出最想要达到的目标，确定最终小组目标 5. 工作人员将组员所写的东西贴在希望树上，小组结束后进行对比，确认小组目标是否达成	强化小组组员对小组的期望，促进组员认识和接纳小组	A4纸若干、便利贴若干、水笔	引导者
20分钟	"订立契约和小组规范"	1. 医务社工带领组员一起讨论保密原则和小组契约，可请组员协助记录，将讨论出来的规范写在白纸上，并请每位组员签上自己的名字 2. 医务社工带领组员一起制定小组规范，包括小组的秩序规范、小组组员的角色和行为等	形成小组规范，促进后期工作有序开展，加强组员的自我约束管理，培养团队意识	A4纸若干、水笔	引导者观察者
20分钟	"学习榜样"	1. 请护士长或其他医护人员讲述术后康复迅速的无喉患者案例 2. 请组员讨论有哪些值得大家学习的地方并作总结	增加病友康复信心，学习康复知识	无	观察者
10分钟	"分享总结"	1. 工作者邀请组员分享参与活动的感受，带领组员回顾目标达成的程度，总结活动成果，询问组员有没有其他问题 2. 布置家庭作业，思考自己的目前困扰、担忧的事情，以及自己的心理情绪问题	回顾本次活动内容，总结活动收获和目标达成度；布置家庭作业，为下节活动做铺垫	作业纸	引导者

备注：1. 这一阶段的主要目的是促进组员的认识、消除陌生感，鼓励组员表达，对小组产生信任感。

2. 可与医护人员共同总结制作更为详细的康复手册，把大家关注的饮食、运动话题，还有心理调适等问题写进去，发给大家回去阅读。

第二节 "喉"顾之忧

1. 时间：2019 年 10 月 15 日

2. 地点：江苏省人民医院新大楼 24 层耳鼻咽喉科二病区示教室

3. 目标：

（1）积极引导小组组员说出自己目前的困惑、忧虑或最想解决的问题以及自己的心理和情绪问题，学会应对方法。

（2）通过同伴分享增加组员解决问题的信心，获得成长。

（3）增加术后离院后的医患沟通交流，提升患者就诊满意度。

4. 参与人员：

医务社工 2~3 人、科室医护人员 1~2 人、喉癌志愿者 1 人。

5. 具体安排：

时间	主题	内容及方法	期望效果	用具	工作者角色
10 分钟	"温故知新"	1. 医务社工带领组员回忆上次小组活动的内容 2. 再次确认活动目标，强调小组规范，强化组员自我管理和对团队的责任感 3. 介绍本节内容和目标	回顾上节活动，使组员快速融入小组氛围	无	引导者
15 分钟	"自我剖析"	1. 采用匿名的形式，邀请所有组员在纸上写下全喉切除术后最困扰自己的事情或当下自己最担忧的事情或当下的心理情绪问题 2. 医务社工回收纸条并打乱顺序，按顺时针方向请每位组员从中随机抽取，将问题读出来，并说出自己是否也有这样的问题 3. 鼓励写下每一张纸条的当事组员勇敢站出来，说出自己的问题	每一位组员能够勇敢地将自己的困扰和问题表达出来	A4 纸若干、水笔	引导者 支持者
30 分钟	"解忧杂货铺"	1. 针对组员们表达出来的问题，医务社工鼓励组员分享每个人的相关经验，设身处地地谈自己遇到这样的情景可能的行为、应对、感受、观点等，对如何调适提出自己的看法（每个人控制在 3 分钟以内） 2. 遇到组员针对情景存在解决困难的，可以全体组员集思广益。针对提及次数多的典型请医护人员解答 3. 注意组员反应，引导发言；此环节邀请医护人员参与	以这种方式让组员认识到大家普遍存在的问题，集思广益从困扰中走出来	无	引导者 催化者 观察者

时间	主题	内容及方法	期望效果	用具	工作者角色
20分钟	"榜样的力量"	1.邀请全喉切除术后回归正常社会生活的喉癌志愿者向组员分享自己的亲身经历，给组员增强信心 2.鼓励组员与志愿者交流，通过榜样的力量，学会解决问题的方法，找到解决问题的勇气	增加组员康复信心和应对生活的勇气	无	观察者
10分钟	"我的改变"	请每位组员写出自己当下和近期内应该要面对和解决的问题以及解决问题的方式，并作出分享	组员勇敢面对问题、解决问题	A4纸若干、水笔	引导者
5分钟	"分享总结"	1.工作者邀请组员分享参与活动的感受，带领组员回顾目标达成的程度，总结活动成果，询问组员有没有其他问题 2.布置家庭作业（绘制我的生命线）	回顾本次活动内容，总结活动收获和目标达成度；布置家庭作业，为下节活动做铺垫	作业纸	引导者

备注：1.医务社工关注每一位组员、鼓励他们与其他组员交流、表达自己的问题。

2.充分发挥同伴支持和榜样学习的作用，使组员获得改变的动力和勇气。

第三节　爱因为在心中

1.时间：2019年10月22日

2.地点：江苏省人民医院新大楼24层耳鼻喉科二病区示教室

3.目标：

（1）暖场游戏活跃氛围，增加小组的团结程度，促进组员进一步开放。

（2）帮助组员以开放的心态看待过往和未来，分享人生重要转折点和成就，清晰个人价值观、生命价值和生命中的重要他人。

（3）帮助家庭成员深入了解无喉患者的特殊需求，协助组员和家属之间形成良好正向的沟通，对患者的接纳关怀，给予组员稳定包容的家庭支持。

4.参与人员：

医务社工2~3人、科室医护人员1~2人。

5.具体安排：

时间	主题	内容及方法	期望效果	用具	工作者角色
10分钟	"温故知新"	1.医务社工带领组员回忆上次小组活动的内容 2.确认本次小组活动目标，介绍本节内容	回顾上节活动，使组员快速融入小组氛围	无	引导者

时间	主题	内容及方法	期望效果	用具	工作者角色
5分钟	"一人一半"	1. 两人一组，每一组的两人合二为一，分别扮演身体的不同部分。一人控制左半边身体，主要为左手、左脚的操控；另一人控制右半边身体，主要为右手、右脚的操控。给组员20s时间讨论选择控制哪半边身体 2. 热身动作：抬抬左/右脚，左/右手在身后拉住，左/右手在头上比个心。指定动作： （1）跑步：右脚向前弯曲，左脚向后弯曲，左手向前弯曲，右手向后弯曲。跑步动作换个方向，频率加快 （2）瑜伽：右脚向后，左手向后抓住右脚，右手向前伸。交换方向	引导组员思考完成动作的全过程，引出生活中也需要互相帮助，只要互相信任，会越来越好	无	引导者催化者
25分钟	"我的生命线"	1. 鼓励组员分享家庭作业"我的生命线"中的重大事件和对自己影响很大的人，引导者着重对过去正向事件总结 2. 每个人在纸上写出十样自己认为生命中不可缺少的事物，任何东西都可以。然后按照顺序依次引导去掉其中五样。每引导去掉一次都要说出理由。医务社工总结：协助组员认识到生命只有一次，每个个体都有其独特性，认识到对自己真正重要的东西是什么	帮助组员清晰价值观，思考自己生命的意义和重要他人	A4纸若干、水笔、舒缓的背景音乐	引导者
15分钟	"你是我的眼"	1. 两人一组，每组搭档中一人蒙上眼罩。引导者在组员蒙眼后摆放2~3件安全的障碍物，亲属不能触碰组员，以语言指导其由起点走向终点，中途需安全穿过障碍物。每次两组同时进行，先到达终点的一组获胜 2. 活动结束返回室内后邀请大家分享活动感受，医务社工引导并加以总结：人是互相依靠的 3. 注意安全，防止组员绊倒或撞上某些障碍物	邀请亲属参与，考验亲属间的信任和默契程度，引出面对困难时需要有人伸出援手	眼罩、凳子	引导者观察者
30分钟	"我想告诉你"	1. 邀请家属和病人代表说说在患病期间的心路历程和应对困难的策略（提前定好人选），引发组员的共鸣 2. 引导者提前收集一些老患者、患者家属的小视频和寄语，给组员带来正向强化	增加病友康复信心，学习康复知识	视频	协调者观察者催化者

时间	主题	内容及方法	期望效果	用具	工作者角色
10 分钟	"分享总结"	1. 工作者总结本节小组活动，并邀请组员分享对本次活动的感受 2. 布置家庭作业	加深组员对本节小组的收获，布置家庭作业，为下节活动铺垫	作业纸	引导者

备注：1. 鼓励组员和家属勇敢表达对彼此的需要和支持，增强家庭支持。

2. 有条件的话"我想告诉你"可以录制小视频并剪辑，更有感染力。

第四节　但行前路，无问西东

1. 时间：2019 年 12 月 29 日

2. 地点：江苏省人民医院新大楼 24 层耳鼻喉科二病区示教室

3. 目标：

（1）组员之间达到一定默契，一对一帮扶交流，加强病友支持网络。

（2）帮助组员发掘优势与潜能，增权，以增强自信心，相信我们能够实现我们原本以为自己做不到的，学会自助、助人。

（3）学会应对社会歧视，回归社会生活的基本心理准备和社会技能。

（4）筹备喉癌病友互助志愿服务队，邀请小组组员参加。

4. 参与人员：

医务社工 2~3 人、科室医护人员 1~2 人。

5. 具体安排：

时间	主题	内容及方法	期望效果	用具	工作者角色
5 分钟	"温故知新"	1. 医务社工带领组员回忆上次小组活动的内容 2. 介绍本节活动的内容和目标	回顾上节活动，使组员快速进入小组氛围	无	引导者
10 分钟	"能量手环"	1. 为每位组员准备六张能量纸条，医务社工带领大家想一想自己的优点有哪些（举例说明） 2. 每位组员自己先写四个优点，剩下两个纸条交由病友填写；写好之后将纸条连接为手环并戴到自己的手上 3. 医务社工可作为补充者为寻找优点有困难的病友提供想法	发现自己和他人的隐藏优点，增强自身能量，引导病友的积极态度	手环纸条、笔、剪刀、胶水	引导者催化者

时间	主题	内容及方法	期望效果	用具	工作者角色
10分钟	"水与回形针"	1.将透明玻璃杯中装满水，水面刚好位于杯口位置 2.邀请组员轮流上前往杯中加一枚回形针，每人加之前询问他认为本次是否会溢出来，一直加到水溢出来为止 3.在此过程中，请组员关注水面是否慢慢变为凸起，解释水的表面张力，引出抗压力；社工总结应对压力的调适技巧	鼓励病友增强抗压能力，并进行自我心理调适	透明玻璃杯、回形针若干	引导者观察者
35分钟	"我想告诉你"	1.准备一个信箱，请每个组员将自己在术后遇到的社交方面的困扰、歧视、不适应等内容写下来，以不记名形式投入纸箱 2.邀请2名恢复较好、适应力强的老病友参与活动（如果有可能可以邀请会长）分享自己回归社会的故事，并为纸箱中大家写下的问题答疑解惑	增强病友应对不良社会歧视的能力，更好回归社会	纸箱、A4纸、水笔	引导者协调者观察者
10分钟	"寄语未来"	1.组员结成"一对一互助" 2.给每人发放两张白纸，一张写给未来的自己，一张为同组组员写下寄语祝福彼此，并鼓励组员进行分享 3.将写给未来自己的折成纸飞机，寓意放飞希望，前景光明	增加病友康复信心，学习康复知识	A4纸、水笔	观察者催化者
20分钟	"分享总结"	1.利用活动中组员的照片、小视频为素材，剪辑做成无喉病友互助小组视频，现场播放，回顾活动历程 2.邀请组员分享小组活动感受 3.医务社工向组员表达想要筹备喉癌病友互助志愿服务队，以及服务队的主要工作内容和工作意义，邀请组员加入 4.医务社工对整体小组进行总结并对组员表示感谢，发放满意度调查表和后测问卷	引导组员分享对本次活动的印象和收获，巩固组员之间的友谊；收集反馈表评估小组效果	背景音乐、视频、问卷	引导者评估者

备注：1.鼓励病友互留联系方式，加入微信群。

2.社工告知患者和家属后期会做跟踪回访，特殊病友可以发展为个案。

七、预算

此预算为预估价格，活动物资均由社工办统一采购。

序号	活动	单位	单价（元）	数量	合计（元）
1	资料打印	张	0.2	100	20
2	水笔	盒	20	1	20
3	纯净水	箱	25	5	125
4	便利贴	包	5	4	20
5	回形针	盒	5	1	5
6	A4 纸	包	20	2	40
7	水果	斤	10	80	800
8	礼品	个	10	80	800
9	其他				100
合计（元）		1930			

八、预期问题与应变措施

1. 小组组员的问题

组员在活动中身体不适：活动地点位于耳鼻咽喉科住院部，可以请耳鼻咽喉科医护人员就近诊治；避免剧烈运动，静坐休息。

2. 活动过程中的问题

（1）没有组员参加或组员太少：

积极动员病友群中活跃的患者，并请医生或护士帮助动员；要做到供需匹配，抓住无喉患者的需求点开展活动；活动方案要经过反复推敲，经过医护人员、督导等多方审核，每次活动结束后要进行复盘。

（2）组员不配合或跟不上进度：

活动设置要连贯，注意兼顾趣味性和获得感；时间不宜过长以保障组员的高专注度；每次活动前做好突发状况的 Plan B。

九、评估方法

1. 小组过程的检测评估

（1）工作人员及志愿者在小组活动进行时随时观察记录和评估分析（包括医务社工的小组过程工作记录报告、志愿者的观察记录）。

（2）通过与组员的访谈来了解他们对此的感受和意见，填写小组活动反馈卡。

2. 小组的效果评估

（1）团体目标达成的测量。

（2）填写前后测量表，回收进行数据分析。

（3）社工专业水平和使用技巧的评估。

参考文献

［1］陈文杰，王斌全，高伟，等. 喉癌流行病学特征及影响因素分析［J］. 中国当代医药，2015，22（12）：43-46.

［2］姚慧，万文锦. 同伴支持教育在全喉切除术后患者延续护理中的应用效果分析［J］. 山东大学耳鼻喉眼学报，2019，33（3）：138-142.

［3］Angie M，Schock-Giordano. Ethnic Families and Mental Health：Application of the ABC-X Model of Family Stress［J］. SAGE Open，2013，3（1）：1-7.

"全人健康"视角下的慢病自我管理服务行动研究

——以"糖人帮"糖尿病教育小组为例

林莲英　成海霞

深圳市龙岗区春暖社工服务中心

一、背景介绍

随着城市化建设进程的高速发展，人们的生活节奏变得越来越快，工作和生活压力使得人们养成了极为不健康的生活方式，糖尿病是典型的"现代社会生活病"，而研究表明通过慢病自我管理改善亚健康的生活模式是可以有效缓解这一社会问题的良策。

国际糖尿病联盟（IDF）发布的第八版全球糖尿病地图显示，全球有 4.25 亿名糖尿病患者，预计到 2045 年，将有近 7 亿名糖尿病患者。近年来，深圳市患有糖尿病的长期慢病患者不断增加，最新数据显示，深圳的成人糖尿病患病率为 11.5%，并且呈年轻化趋势，而并发症导致的致残率和死亡率不但使医疗成本居高不下，也极大影响着广大社区居民的健康生活指数。

2019 年 7 月，国务院出台了《健康中国行动（2019—2030 年）》，并提出了疾病预防和健康促进两大工作核心，为了积极响应政策号召，同时更好地回应和解决糖尿病服务对象当前所存在的现实问题和服务需求，春暖医务社工特别推行了"糖人帮"糖尿病自我管理教育小组活动，力求通过专业的医务社工与医生、护士、营养师、心理咨询师、病友志愿者、糖尿病患者及家属形成跨专业的协作团队，整合干预糖尿病患者在身体、心理和社会等不同层面的实际需要，以助力糖尿病患者早日实现自我健康管理。

二、案例分析（预估）

"糖人帮"糖友自我管理教育服务自 2019 年 6 月启动以来，医务社工通过住院病房访视、门诊诊室走访、入户探访等多种形式，采用《糖尿病患者自我管理现状及服务需求调查》和《糖友自我管理量表测评》对 32 例 2 型糖尿病患者进行了调查。结果显示，糖尿病患者的自我管理现状不容乐观，具体如下：

（一）疾病管理方面

糖尿病患者对于糖尿病知识的了解渠道有限，44.4%的糖友表示主要通过医护人员宣教，20%的糖友表示主要通过手机网络获取相关知识，为此，多数糖尿病患者对于糖尿病知识的了解不足，尤其在合理饮食和规律运动方面未能严格遵循医嘱及养成好的生活习惯。

（二）情绪管理方面

56.3%的糖尿病患者表示近三个月有受到因糖尿病所引发的健康问题的困扰，体现在情绪起伏变化较大，常常会因疾病而引发焦虑不安的情绪反应，而导致情绪困扰的主要来源包括对糖尿病知识的了解程度不够、经济压力、角色适应问题和自我生活规划问题等。

（三）角色管理方面

患者呈现出因患病所带来的各种压力和困扰，具体表现为对于患病后的角色变化适应情况"一般"的自我评价水平，同时，患病后对于角色定位往往缺乏价值感和意义感，不能集中精力做自己喜欢的事情，也无法通过积极的行动继续自己的生活等。

总的来说，糖尿病患者在疾病管理、情绪管理和角色管理等方面的自我管理能力还相对较弱，从而影响到了血糖的控制水平。此外，多数糖友在社会支持网络方面相对较为缺乏，获取资源信息的渠道受限，也是未能有效管理好自身疾病的重要因素。

三、服务计划

（一）小组理念

"全人健康"发展模式："全人健康"发展模式是指医务社工协助服务对象及家属一起面对和解决与疾病相关的情绪、资源获取及医疗适应等问题，使得服务对象在身体、心理、社交和灵性方面均能够达到平衡的全人关怀服务模式。对于糖尿病患者来说，医务社工不仅需要对其身体层面给予关心，还需要对其心理、社交和灵性层面给予积极的支持，如图1所示。

（二）小组目标

1.总目标

通过为期3个月共6节次的"糖人帮"糖友自我管理教育小组活动及个案管理入户随访干预服务，能够有效提升糖尿病患者的自我管理水平，使得患者的血糖控制水平获得明显改善，并尝试建立适合糖尿病患者自我管理的干预服务模式。

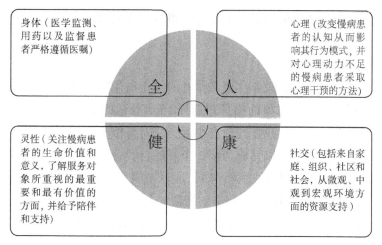

图 1 "全人健康"发展模式理论应用

2. 具体目标

（1）通过干预活动，提高服务对象的糖尿病健康常识。

（2）通过干预活动，提升服务对象的疾病自我管理能力。

（3）通过干预活动，增强服务对象应对疾病的信心。

（4）通过行动干预，建立一套适合糖尿病患者自我管理的干预服务模式。

（三）小组性质

教育小组

（四）服务对象

2 型糖尿病患者

（五）服务时间

2019 年 8—10 月

（六）小组程序

"糖人帮"——糖尿病教育小组活动的开展共分为三个阶段。2019 年 6 月至 7 月为筹备阶段，主要工作为需求调研与问题界定，服务方案的制定；8 月至 10 月为实施阶段，主要工作为服务对象招募、服务实施干预和过程评估；11 月至 12 月为总结阶段，主要工作为成效测评分析，服务总结反思。

1. 筹备阶段

医务社会工作者通过糖尿病服务对象自我管理相关文献的查阅、梳理，糖尿病患者自我管理现状及服务需求问卷调查，以及糖尿病患者自我管理测评量表的应用等发现 2 型糖尿病服务对象当前所面临的现实问题和服务需求。并根据已界定的问题，与跨专业合作团队成员一起商量制订小组活动计划书的内容，当然，其间服务对象的参与是尤为重要的。

2. 实施阶段

在医护人员的推荐下，医务社会工作者通过走访住院病房和门诊诊室以及入户探访等多种途径进行服务对象的招募并选择 15 名合适的干预对象。并于 8 月至 10 月开展为期 6 节次的糖友自我管理教育小组，并对每位参与服务对象开展至少 1 次的个案管理入户随访服务，以完成为期 3 个月的自我管理服务行动计划。其间，医务社会工作者十分注重服务的过程评估，通过《服务对象参与小组活动过程记录表》《血糖记录表》《活动反馈表》《服务对象随访记录表》等测量工具对每一位干预服务对象进行阶段测量，从而实现干预全过程的跟踪评估服务。

3. 总结阶段

医务社会工作者通过前后测和阶段测相结合的综合成效评估方法，对干预后的效果进行全面测评，并依据评估结果通过对小组活动进行整体性的成果总结与专业反思，以提炼形成"全人健康"视角下的糖尿病服务对象自我管理服务的行动干预模式。

四、服务实施

（一）服务策略

1. 跨专业团队协作开展行动研究

在"全人健康"发展模式的理论框架下，医务社工采取跨专业团队协作开展行动研究的方法，即通过组建跨专业多学科的行动研究干预小组，包括医生、护士、营养师、心理咨询师、病友志愿者和医务社工等多方团队力量，为服务对象的自我管理服务需求开展全方位的干预服务，并且与服务对象及家属一起探寻行之有效的糖尿病自我管理的实践方法。

2. 整合应用小组工作与个案管理服务

医务社工采取小组工作与个案管理相结合的整合社会工作介入服务策略开展服务。一方面，医务社工通过开展为期 6 节次的"糖人帮"糖友自我管理小组对服务对象进行自我管理行动干预计划；另一方面，医务社工通过对每一位参与小组活动的服务对象开展至少 1 次的个案管理入户随访服务，并结合每节次小组活动后的随访跟进记录对服务对象进行个性化的服务。

3. 同行志愿者培育和"同路人"互助支持

服务注重同行志愿者的招募、培育、善用、评价和激励，并力推"自助互助"的理念开展自我管理服务，从而通过"同路人"支持网络的搭建，加强服务对象之间的资源共享，互助支持，并且助力糖尿病患者逐步建立自我管理行为模式，最终探索形成一套适合糖尿病患者自我管理的干预策略。

（二）服务实施过程

2019 年 8 月 14 日至 11 月 1 日，"糖人帮"——糖友自我管理教育小组在龙岗区第三人民医院六约社区健康服务中心三楼会议室顺利开展了为期 6 节次的服务活动。

1. 小组初期阶段

小组初期，由于组员刚刚进入小组活动场域，彼此之间不熟悉，因此，医务社工起到了主导性的作用，主要依靠社会工作者与每一位参与患者建立相互信任的关系以维持小组的组内关系。首先，医务社工通过营造轻松、愉悦的氛围，使得患者能够充分表达参与小组活动的目的、意义和期望，并尽快融入团体活动当中。其次，由于参与者都是 2 型糖尿病患者，有着相似的经历和共同的话题，这无形中也成为患者之间彼此吸引，共同参与小组的动力来源。最后，作为教育性小组，医务社工特别强调了医患之间的平等沟通和交流，医护人员并非以"专家"的身份出现，而是作为一名支持者、协助者参与到小组活动当中，并且强调服务对象才是解决自身问题的"专家"。

2. 小组中期阶段

小组发展到中期，服务对象之间彼此加深了认识，建立了较好的"同路人"互助支持网络，服务对象能够彼此倾听其他组员的经历和心声，并在有同感时表达出较为强烈的共鸣和讨论。该阶段，服务对象能够就各自在饮食控制、用药管理及并发症方面的想法和见解表达出来，虽然过程中会出现意见不一致的时候，但服务对象均能够彼此真诚地交换意见、接纳对方的想法，这一过程也恰好体现了小组活动中依靠"同伴支持"的力量达到"同伴教育"的学习效果。在小组中期过程中，当服务对象表现得积极踊跃时，医务社工主动变换角色，将小组的主导权交还给服务对象，使服务对象真正作为"主人翁"引导和推动整个小组活动继续向前发展。此外，社会工作者十分注重"骨干组员"的发掘和培养，鼓励其在小组当中发挥自身潜能，带动其他服务对象一起参与到小组活动的互动和交流当中，以实现有效的小组动力。

3. 小组结束阶段

小组后期，医务社工对服务对象在小组活动当中所收获的关于糖尿病自我管理的知识和技能进行及时性的总结回顾，以协助服务对象有效掌握和巩固所学到的经验，并且能够应用到实际的日常生活当中。因此，社会工作者通过入户随访个案管理的方式对每一位参与小组活动的服务对象进行了个别化的追踪随访服务。此外，医务社工还鼓励服务对象之间能够在小组结束之后形成自助互助的支持网络，通过线上线下的交流活动彼此实现"同伴支持"，而对于小组活动结束之时，服务对象之间表现出依依不舍的情感，社会工作者一方面通过结束仪式鼓励组员彼此互送祝福，表达支持，另一方面鼓励组员学习运用身边的资源去面对和解决各种问题与需求，逐步降低服务对象对于小组的依赖，并将服务对象的目光转向自身未来的规划。

五、评估总结

（一）评估方法

1. 前后测、评估阶段测相结合的综合评估方法

首先，医务社工通过判断抽样的方法筛选合适的干预对象，并且在干预前通过问卷调查（《糖尿病患者自我管理现状及服务需求调查问卷》）和量表评估（《糖友自我管理测评量表》前测表）收集研究对象的人口学信息、糖尿病自我管理的现状及影响因素等相关信息。

其次，在为期3个月的行动干预，包括6节次（每节1.5小时，频率1次/2周）糖友自我管理教育小组活动的开展过程中，通过《组员参与小组活动过程记录表》对每位服务对象进行细致的过程跟进。

再次，医务社工对每位服务对象开展了至少1次的个案管理入户随访服务。在每节次小组开展过后，社会工作者还通过《服务对象随访记录表》《糖友血糖记录表》对每一位服务对象的自我管理过程进行阶段测量，从而实现研究全程的过程评估。

最后，在整体干预结束后，医务社工再次通过量表评估（《糖友自我管理测评量表》后测表）对服务对象的自我管理水平进行评估，以了解干预前后的变化情况，从而评估整体干预的效果，并且尝试建立适合糖尿病患者自我管理的干预模式。

2. 工作人员对干预活动的评估

本次干预活动历时3个月，通过跨专业团队的模式共同助力服务对象群体改善疾病自我管理，小组结束后，通过对参与本次研究的医生、护士及家属的访谈了解到，参与本研究的服务对象在饮食、运动、血糖监测、药物服用及情绪管理方面均有了明显的提升，服务对象的医嘱依从性明显提高，而服务对象在干预期间的血糖持续维稳，部分家属也表示在提醒、监督方面的次数减少，服务对象在控制血糖方面的知识、技能明显提高。

（二）评估总结

整个6节次小组内容分别从身心社灵方面由浅入深地开展，小组从最基本的糖尿病知识开始，小组3~5节分别从饮食、运动、药物等方面展开。小组过程中，社工不断强调组员之间的互助、分享，组员也从刚开始的陌生变为小组后期积极地分享、互助。在小组过程中社工运用了并发症体验、食物模型、饮食金字塔等形式，使得小组内容和形式更为丰富，小组前后测围绕小组的内容展开，有针对性地收集组员参与小组后的变化。

经过为期3个月的小组活动及个案管理入户随访行动干预，小组活动达成了预期的服务成效，具体体现在以下几个方面：一是参与服务对象通过系统地学习糖尿病基本病理知识、血糖控制的方法等相关知识，对于糖尿病的健康常识有了准确的认识；二是服务对象通过对疾病管理、情绪管理和角色管理等慢病自我管理技能的学习，养成了较好的饮食和运动习惯，并且自我情绪调解和压力管理的能力也有明显的提升；三是服务对象经过为期3个月的参与服务后，对于自身糖尿病的管理和健康改善更加有信心了，对于未来的生活也充满了希望；四是医务社工与医护人员、病友志愿者、糖尿病服务对象及家属一起通过跨专业的合作探索出了"全人健康"视角下的糖尿病自我管理的行为干预模式，亦为集疾病管理、情绪管理和角色管理于一体的全方位多角度的干预实践模式（如图2所示）。

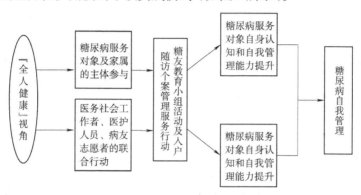

图2 "全人健康"视角下糖友自我管理行为干预模式

其间，小组通过对参与糖尿病教育小组的组员进行前后测对比，分析组员参加小组之前和参加小组之后的分值变化，可看到参与的部分服务对象通过为期3个月的服务，在糖尿病疾病自我管理的多个维度都有了较大的改变（如表1~表6所示）。

表1 参与填写前后测量表组员：邓 xx

	疾病管理平均分	情绪管理平均分	角色管理平均分	综合评价平均分	总分
前测	3.8	3.4	3.4	3.5	60
后测	4.6	4.8	4.2	4	76

表2 参与填写前后测量表组员：李 xx

	疾病管理平均分	情绪管理平均分	角色管理平均分	综合评价平均分	总分
前测	4	3.8	4.2	4.5	69
后测	4	5	5	5	80

表3 参与填写前后测量表组员：刘 xx

	疾病管理平均分	情绪管理平均分	角色管理平均分	综合评价平均分	总分
前测	2.8	2.6	3.4	3.5	51
后测	4.6	4.2	4	4	72

表 4　参与填写前后测量表组员：龙 xx

	疾病管理平均分	情绪管理平均分	角色管理平均分	综合评价平均分	总分
前测	4	3	3.2	2	55
后测	4	2.8	3.6	3.5	59

表 5　参与填写前后测量表组员：杨 xx

	疾病管理平均分	情绪管理平均分	角色管理平均分	综合评价平均分	总分
前测	4.6	5	5	5	83
后测	5	5	5	5	85

表 6　参与填写前后测量表组员：周 xx

	疾病管理平均分	情绪管理平均分	角色管理平均分	综合评价平均分	总分
前测	2.8	2.8	2.6	3	47
后测	3.8	3.6	4	4	65

六、专业反思

在以上的"糖人帮"糖尿病教育小组活动中，医务社工能够充分将小组活动的核心价值理念，即"赋权""互助"和"增能"较好地应用于实践，使服务对象能够以"专家"的角色参与到小组活动当中，形成了"同伴教育"和"互助学习"的良好氛围，使得服务对象能够把目光从过去的单纯依赖医护人员开始转向自身及身边的其他"糖友"，从而提升了自身的健康管理信心。可以说，医务社工将具有同质性的服务对象组织在一起形成互助支持网络平台，营造经验交流、资源共享的教育环境，本身就是一种具有服务创新性的行之有效的专业服务手法。此外，医务社工通过充分联动医护人员、病友志愿者等跨专业团队资源，从"全人健康"的视角去审视服务对象在疾病管理、情绪管理和角色管理等方面的实际需求，并有针对性地通过小组工作与个案管理相配套的整合式的社会工作实务方法开展相应细致的服务，不仅满足了服务对象的共性需求，还及时有效地回应了服务对象个别化的需要，充分彰显了医务社工整合动员资源开展精细化服务的专业优势。

但对于服务对象的自我管理服务来说，本案例所采取的行动研究只是短期服务的实践探索，接下来在推动病友的线上线下交流平台，真正实现糖尿病服务对象长期有效的"自助互助"支持网络的建立方面还需要付出更多的努力，才能更好地满足服务群体的需求和愿望。可见，医务社工在架起医患沟通的桥梁、不断探索本土化的慢病自我管理服务理论与实践模式中发挥着不可或缺的专业作用。

本案例在探索糖尿病自我管理方面的经验和模式效果显著，荣获 2019 年度深圳市社会工作者协会"优秀案例金奖"，同时该模式在深圳市卫生健康委的指导下，由深圳市慢性病防治中心、深圳市社会工作者协会和深圳市家庭医生协会联合开启了"社工参与糖尿病防控试点项目"，目前，该模式已在深圳市十个社区开启试点工作，该项目的启动，将不断探索和创新社工参与社区糖尿病防控的模式及机制。

参考文献

［1］熊萍. 社区糖尿病防治的重要性及其对策［J］. 上海预防医学杂志，1999（10）：442.

［2］刘小丽，王文绢. 糖尿病患者自我管理的研究进展［J］. 中国慢性病预防与控制，2008，16（2）：212–214.

［3］深圳市慢性病防治研究会. 人人都在说慢病，究竟什么是慢病［EB/OL］. http://www.szmbyjh.com/Shownews.asp?id=216，20.

［4］徐振良. 糖尿病互助小组在社区中的应用效果［J］. 糖尿病新世界，2016，19（16）：95–96.

［5］郭军荣. 自我管理小组对社区糖尿病自我管理及生活质量的效果研究［J］. 现代诊断与治疗，2015，26（1）：182–183.

［6］齐力，董文兰，毛凡，等. 自我管理小组活动对糖尿病患者自我效能影响因素分析［J］. 中国公共卫生，2016，32（5）：628–631.

［7］马洪波，俞忠魁. "互联网＋"视角下的糖尿病管理支持小组［J］. 中国社会工作，2017（36）：40–44.

［8］嵇加佳，刘林，楼青青，等. 2型糖尿病患者自我管理行为及血糖控制现状的研究［J］. 中华护理杂志，2014，49（5）：617–620.

［9］罗莎，李军文，曹璐璐，杨俊，文奕. 2型糖尿病患者自我管理效果的研究进展［J］. 现代临床医学，2018，44（6）：467–470.

［10］张凯，陈亚娟，刘晓姗，等. 2型糖尿病社区综合干预效果评价［J］. 中国民康医学，2011，23（2）：136–138+142.

［11］刘卫. 对2型糖尿病患者进行多元化健康教育对其自我管理行为的影响［J］. 当代医药论丛，2019，17（5）：280–281.

［12］朱凡凡，章亚平，王珍. 国内外糖尿病疾病管理研究进展［J］. 循证护理，2017，3（6）：592–594.

［13］赵丽华，钱莉，王丽华，等. 糖尿病并发症体验式健康教育的效果研究［J］. 中华护理杂志，2018，53（1）：36–40.

［14］李菁，李峥，Marie Nolan，等. 影响糖尿病患者自我管理的心理社会因素的研究进展［J］. 中华护理杂志，2014，49（2）：207–211.

［15］吴宗友主编. 医务社会工作实务教程［J］. 合肥：安徽大学出版社，2016（11）：68–102.

被遗忘的宝石

—— 一位地中海贫血患儿母亲的医务社工介入实践

司　杨　王　嫒　吴文湄

深圳市儿童医院

一、案例背景介绍

新冠肺炎疫情期间，患有重大疾病的患儿和家长在住院隔离或接受治疗的过程中可能存在特别的心理需要，因此社工部对重点科室潜在服务对象进行了身心健康状况的全面筛查，并根据不同的风险等级提供相应的心理支援或转介服务。对于一级高风险人员，社工部通知医疗团队定期沟通，并由资深医务社工接案，固定时间与服务对象语音/视频通话进行心理疏导；对于二级中等风险人员，社工部通知医疗团队定期沟通，并由医务社工接案，固定时间与服务对象语音/视频通话进行心理疏导；对于三级低风险人员，社工部主动致电告知评估结果、介绍社工部服务内容及联络方式；若服务对象无服务需求，则不继续跟进。

本案例的服务对象即为社工部在对血液肿瘤科患儿家长进行身心健康状况在线问卷评估后，被评估为二级中等风险人员的患儿家长，她也是一位5岁地中海贫血患儿的母亲，患儿长期在深圳市儿童医院血液肿瘤科接受治疗。

二、案例分析

（一）服务对象基本情况

服务对象，女，36岁，非深圳市本地人。服务对象的丈夫在外地工作，二人育有一子（5岁7个月）、一女（初中在读）。服务对象一家与公婆同住，两位老人也是与服务对象分担子女照护压力的人。因为需要全职照顾患地中海贫血的儿子（以下称"患儿"），服务对象自2018年以来没有继续工作。患儿于2018年下旬在深圳市儿童医院接受造血干细胞移植手术，术后一年多来，患儿先后出现血性膀胱炎、急性播散性脑脊髓炎、自身免疫性溶血性贫血等并发症，情况一度非常危急。

（二）服务对象身心健康状况问题分析

服务对象的"身心健康状况评估问卷"结果显示，她存在轻度睡眠问题，表现为①入睡晚：1~2点；②醒来早：5~6点；③入睡慢：大于1小时；④自评睡眠质量很差。与此同时，服务对象的病痛或情绪情况（程度由高到低）包括感到：害怕、低落、紧张、激动、忧虑、无力气、担心、头晕、不感兴趣、无希望、不安、胸痛等。通过第一次电话跟进以及结合服务对象的"身心健康状况评估问卷"结果，医务社工初步评估服务对象存在以下身心健康状况问题：

1. 服务对象休息严重不足

由于患儿的急性播散性脑脊髓炎尚未康复，夜间常出现脚痛现象，需要服务对象夜间不定期起床帮助按摩缓解，加上服务对象白天还要照顾患儿的衣食起居配合医院的治疗，直接导致服务对象睡眠严重不足，缺乏休息。

2. 服务对象存在抑郁症状

经心理测评问卷筛查发现，服务对象在简明症状量表（Brief Symptom Inventory，BSI）中抑郁、焦虑和身心症状三个方面均得分较高，超过了常模提示的正常范围。服务对象在交谈中表示自己真的很累，曾想过抱着患儿从楼上跳下。

3. 服务对象忧心患儿病情

患儿病情反复，并发症严重。患儿于2018年10月在深圳市儿童医院接受造血干细胞移植手术，术后一年多来，患儿先后被诊断为血性膀胱炎、急性播散性脑脊髓炎、急性心力衰竭、自身免疫性溶血性贫血等疾病，情况一度非常危急，服务对象因此十分焦虑、恐惧。此外，患儿同病房的另一位地中海贫血患儿近期离世，由于此患儿与服务对象的儿子年龄相仿、所患疾病相同，加之两个家庭长期近距离接触，因此该患儿的离世使得服务对象受到的打击更为巨大。

4. 服务对象家庭经济压力巨大

原本经济状况尚可的患儿家庭因病致贫。患儿接受造血干细胞移植手术后出现并发症，截止到2020年6月，患儿的医疗总费用已经超过100万元。患儿并不乐观的病情以及由此产生的巨大经济压力，就像悬在服务对象头上的一把利刃，使她焦虑得难以入眠。

（三）造成服务对象身心健康状况问题的原因分析

1. 长期照顾压力使服务对象无喘息时间

服务对象家中并非无其他照顾资源：患儿父亲在外地工作，爷爷、奶奶和外婆均会到院轮流送饭。然而，有两个原因使照顾压力全落在服务对象一人肩上：第一，受新冠肺炎疫情影响，院感防控要求只能有一名亲属照顾患儿，如患儿父亲从外地返深则必须进行核酸检测及居家隔离，时间成本过高；第二，患儿在高强度的痛苦治疗中，极度依赖母亲，不允许母亲离开视线半刻。

2. 抑郁低落状态难以自我调整，有自杀风险

即便医务社工强调医生反馈患儿康复状况良好，服务对象仍会反复谈及患儿病情凶险、多次收到病危通知、未来治愈希望渺茫、不确定自己是否应该坚持下去、

经济无力支撑等困难，进入"隧道视野"，即只能看到苦难与困难，无法看到生活中其他值得留恋的美好。服务对象萌生过自杀的念头，但频次不高且无任何自杀的计划或行动，虽然自杀风险不高，但其情绪状态和思维已经形成惯性，难以依靠自身调节恢复，需社工介入。

3. 信息不对等易使服务对象陷入焦虑

服务对象担忧患儿的病情，情绪随着患儿病情的发展起伏是一种非常正常的表现，但是，当患儿出现并发症、服务对象既缺乏相关的医疗信息又无法在治疗上给患儿提供更多帮助时，服务对象容易陷入无助的焦虑中。服务对象目睹同病房另一位地中海贫血患儿去世，这原本就是创伤性的经历，相仿的年龄和相同的疾病更容易让服务对象把死亡与自己的孩子联系到一起，使她无法理性地看待孩子个体之间的差异和病情差异。

4. 高额治疗费带来沉重的经济压力是焦虑失眠主因

患儿的造血干细胞移植手术已花费了家庭大量的积蓄，后各种并发症所需的治疗费用、医保报销后的自费部分又是大笔支出，使服务对象一家负债累累，同时因患儿在医院的医疗欠费短时间内无法补齐，服务对象担心这会影响患儿的后续治疗。这种直接关乎生死的经济压力时刻逼迫服务对象不能停歇、必须想办法筹措治疗费，亦是服务对象失眠、情绪受影响的重要原因。

三、服务计划

目标一：服务对象获得喘息的时间和空间，恢复心力照顾自己的情绪。

服务策略：提供患儿陪伴服务，让服务对象可以暂时抽身休息；做儿童游戏辅导，使患儿能够理解妈妈的辛苦，愿意给服务对象"放假"。

目标二：服务对象的自杀风险降低，找到支撑自己走下去的意义。

服务策略：将服务对象目前的心理状态（包括有自杀想法）告知医疗团队和服务对象的家人，请其留意关注服务对象的情绪状态；通过心理辅导，为服务对象提供心理支持和宣泄渠道，并用叙事的手法使服务对象能从不同的角度看待自己的生活，为其赋予新的意义。

目标三：服务对象获得充分医疗资讯，将当下如何照顾好患儿作为主要关注点。

服务策略：链接医疗团队协同工作，告知医护团队服务对象的情绪困扰，请其提供更具针对性的医疗资讯、护理知识给服务对象，提升服务对象的掌控感；协助服务对象澄清非理性信念，降低因信息不对等产生的焦虑感。

目标四：服务对象获得经济救助资源，本期治疗费用的经济压力得到缓解。

服务策略：帮助服务对象申请院内已有的经济救助项目、寻找其他救助基金或筹款项目，减轻家庭经济负担。

四、实施过程

（一）社工一小时与关爱空间

1.提供喘息时间

深圳市儿童医院住院病区每个楼层有一个 Vcare 关爱空间，每周开放六天、每天开放三个小时，每天至少组织一场活动。每个空间有一名专职医务社工负责本楼层的活动与服务。患儿身体条件允许的情况下都可以到空间参加活动。然而，由于院感防控的缘故，关爱空间在疫情期间暂停开放，因此服务对象无法带患儿到空间里玩游戏，使得服务对象的照顾压力无处释放，每日照顾和陪伴患儿十分辛苦。

在这种情况下，医务社工为服务对象提供"社工一小时"服务，在此期间，医务社工到床前陪伴患儿玩游戏、读绘本、做手工，服务对象坐在一旁看患儿与社工玩耍。当患儿玩得较为投入时，服务对象就可以更大幅度抽离照顾患儿的场景，去浏览手机、听音乐、跟同病房病友家长聊天、到病房外的走廊上独自待一会儿等。待患儿与医务社工更加熟络后，服务对象就更加能够顺利抽身，获得较为休闲的空间与时间。

2.做儿童辅导工作，给服务对象创造个人空间

服务对象即便可以获得一小时断断续续的休息时间，仍然不能离开患儿的视线，服务对象回忆，自己曾在患儿住院治疗的 6 个月内未曾踏出医院一步。服务对象说，哪怕可以到公园去走走，自己也会舒服很多。但这么简单的愿望此刻也变得奢侈，因为患儿在频密的化疗期间成日与冰冷的器具打交道，对母亲异常依恋，不允许母亲外出。于是，医务社工便带患儿与服务对象到空间内做单独的辅导，通过玩游戏，与患儿建立关系。空间内有许多玩具，患儿非常喜欢这个游戏时光，因此每次都很期待，玩得不想回病房。当患儿与医务社工的关系建立得较为稳固时，医务社工通过以下几个方面来引导患儿体谅服务对象：第一，引导患儿表达来空间玩耍开心的感受；第二，邀请患儿观察服务对象的神情、回忆服务对象照顾自己的辛苦；第三，请患儿抱一抱和谢谢服务对象；第四，引导患儿奖励服务对象做喜欢的事情，比如去公园玩一次。

（二）叙事治疗

叙事治疗学者认为，人们通过亲身体验来理解世界，然而有些体验会被纳入故事中进行表达，大量的体验会被删减。服务对象在当下的困难情境中，反复讲述当下的困扰和未来的灰暗，淡化患儿病情的有利进展，她讲述体验到的世界的故事是没有希望的。这种想法和观念自然会影响到服务对象的情绪。因此，医务社工选择使用叙事治疗的手法，请服务对象讲述自己的家庭与地中海贫血"战斗"的故事。

医务社工主要通过以下方法来帮助服务对象进行故事意义的重构：第一，充分倾听与同理，使服务对象获得释放渠道，并通过讲述把自己所经历这些挑战的压力

宣泄出来。在服务对象描述的故事中，患儿在患病期间经历过许多次难关，在患儿并发症最严重时，眼睛近乎失明、无法行走，医生甚至婉转告知她做好心理准备，亲戚朋友们也都安慰她说尽力了，劝她不要太执着。服务对象讲述故事的过程，不仅是种宣泄，亦呈现出她是如何认知生活的。医务社工惊讶于正在一旁玩耍的患儿视力和行动能力无碍时，服务对象才提及患儿后来做了高压氧治疗后忽然能看见和恢复行动能力了。服务对象串起的故事线里，奇迹般的病情好转像是被遗忘了而未被提及，因为焦虑使她陷入"隧道视野"，她眼中能看到的只有困难、阻碍与迷茫，而那些珍贵如宝石般的体验却被藏匿在了黑暗中。

第二，将所遭遇的问题外化。医务社工让服务对象描述问题如何影响她的情绪和生活，如何看待自己与他人的关系。医务社工强调，服务对象今天所遭遇的困难是地中海贫血这个疾病带来的，并非她没有照顾好患儿，也不是患儿任性不懂事。医务社工问服务对象，当地中海贫血忽然来到家里打破宁静时，他们的生活发生了什么改变。服务对象表示，患儿的样貌发生巨大改变，与当初帅气可爱的模样判若两人，并向医务社工展示患儿生病前全家在海边玩耍的照片。通过翻阅照片，服务对象意识到自己也曾给患儿创造过很多的快乐，而不是一个疏于照顾的母亲。医务社工邀请服务对象讲述患儿生病前的样子，服务对象描述了患儿机灵、会讲话、懂事的片段，"外化问题"给了服务对象一个跳出当前"困扰问题饱和"描述角度的机会，让她能够将时间跨度拉到更长的时间段来评价患儿。医务社工将困扰问题外化的做法，使服务对象意识到，问题之所以困扰，是因为它打破了家庭成员原有的状态，但它不是自己或患儿身上固有的品质，情况便不那么令人绝望了。

第三，通过解构，发掘故事独特的结果。医务社工在叙事中寻找例外，例如除了照顾患儿的经历，自己是如何与丈夫、女儿及他人交流相处的。服务对象讲述女儿自从弟弟生病后一下子长大了，非常懂事地做家务、不要求出去玩、不买玩具、好东西都会留给弟弟的点滴暖心细节；丈夫在外地工作，周末便到医院陪她和患儿，夫妻感情更深了；公公婆婆想办法做有营养的食物给患儿，帮了不少忙；因为患儿治病住院，自己也结识了几位聊得来的妈妈，遇到了很多关心自己的人，包括患儿的主治医生，医院的医生护士甚至曾经自掏腰包为他们筹款……当服务对象跳出原本的抑郁症状与困难，把焦点放在更为广阔的生活维度上时，其他地方的聚光灯也像是被打亮了。服务对象发现，这一路走来，她所遇到的不只有苦难，还有许多人和事值得感恩，这些被遗忘的宝石的光亮才最终被重新发现和看见。

第四，叙述创造并巩固新故事。医务社工通过询问"意识景况问题"，如鼓励服务对象明确和完善那些被遗忘的宝石的价值，引导她思考和解读那些在新视角下回想起的片段所透露的重要信息，为她的生活赋予新的意义。重新写旧的故事的存续与重新写故事一样重要，因为若找不到方式支持新故事，服务对象还是会被旧的故事所掌握。因此，医务社工请服务对象将那些回忆起的宝石一个一个记录在笔记本上；鼓励她使用书面文件（如信件），来帮助自己记忆细节、梳理思路和强化记忆；鼓励服务对象翻看自己记录的新故事，并让丈夫作为听众，将新故事讲给对方听，让听众见证自己的变化。如此通过多种途径进行强化巩固，服务对象重新构建的故事才能够存在下去。

（三）多团队协作

1. 与医务团队沟通，协作执行服务计划

医务社工要准确评估服务对象的哪些想法是非理性思维，需要掌握患儿的基本病情、治疗方案及进展，并咨询确认去世的患儿与服务对象的孩子身体状况的差别，因此医务社工与主治医生及管床护士分别沟通。

医务社工在沟通中得知，虽然患儿此前出现并发症时情况不乐观，但当前的治疗康复状况和身体指标是乐观的。因此，医务社工告知医务团队服务对象当前的困扰和关注问题，请他们从以下三方面进行配合：第一，留意服务对象的情绪状况，有问题及时与医务社工沟通；第二，传授服务对象照顾患儿的护理技巧，强调护理照顾对患儿康复的重要性，并肯定服务对象的付出与坚持；第三，促进服务对象与医护团队之间对话，邀请主治医生帮助服务对象澄清她的医疗信息误区、使服务对象家庭获得治疗进展评估的权威信息、全面分析去世儿童与患儿病情之差异、从专业角度向服务对象传递正面积极信息。

2. 激活家庭支持系统

医务社工与服务对象的丈夫交谈，从侧面了解服务对象的情绪状态，并请其通知其他家人共同关心服务对象的精神状况，在每日的送饭时间多陪患儿玩耍，给服务对象创造更多休息时间。若发现服务对象有反常行为，须即刻告知医护人员及医务社工。

3. 横向联络其他资源提供经济救助

医务社工在评估了服务对象的家庭情况后，为其申请到19.4万元的专项医疗救助款，并鼓励服务对象运用自身资源，通过筹款平台申请救助资金，最终成功筹得医疗救助款超过42.2万元。至此，服务对象家庭当前的经济压力得到缓解。

五、案例评估

（一）过程评估

服务对象向医务社工反馈，每次面谈后会觉得舒服很多，沉甸甸的压抑感觉有所缓解，表示自己感谢医务社工提供的"社工一小时"服务，让其能有时间休息。据医务社工观察，服务对象的情绪得到舒缓，在面谈时情绪低落状态的次数和流泪的次数逐渐减少。

服务对象的自杀风险已降低。在后期的面谈中，服务对象愿意看到除了痛苦与困难之外，隐藏在生活其他维度的宝石，欣赏其珍贵之处，并能够接受重新讲述的

新故事版本。服务对象的故事线亦不再只是困扰和绝望，她能够分享更多与女儿和儿子之间的趣事。

与此同时，服务对象从医疗团队处获得较为充足的医疗和护理知识，将患儿照顾得更好，患儿逐步恢复。

根据服务对象反馈，患儿只在医务社工介入当次答应允许服务对象去公园，此后还是非常依赖服务对象，不许她离开亦不允许其他家人代替服务对象来医院照顾。医务社工计划设计绘本及医疗游戏，用玩偶角色扮演的方式使患儿理解和体谅服务对象的辛苦，具体内容仍有待开发以解决长期住院患儿的依恋问题。

（二）结果评估

随着经济压力的缓解和患儿病情的逐渐好转，服务对象不再需要晚上起床帮患儿按摩，因担心治疗费失眠的频率也明显下降。虽然偶尔还会因为担忧患儿病情辗转反侧，但服务对象的睡眠问题相较介入初期是得到很大缓解的。

根据后测问卷结果，服务对象的抑郁症状与睡眠问题程度有所下降，但是否得到显著改善，需要后期收集足够样本数据做配对样本检验后进行验证。

六、专业反思

（一）长期病患照顾者的心理健康问题亟须关注

重症患儿家庭往往选择一人工作保证经济来源，另一人全职照顾患儿。在院的全职照顾者由于长时间面临并发症、治疗费用、患儿照顾、情绪等各方面问题，承受着巨大的照顾压力和心理压力。但家庭关注的重点往往集中在患儿身上，照顾者的心理压力较少获得关注，也缺乏相应的支持服务。

（二）重大疾病患儿的依恋问题值得进一步研究

当重症患儿需要接受频密的治疗且长时间无法下床走动，或只能在狭小的病房空间内无法外出活动时，他们的不安全感使得其对父母的依恋超出正常范围。医务社工在临床观察中发现，低幼年龄段的患儿很容易对父母，尤其是母亲，产生过度依恋，由此引发照顾者照顾压力过大的问题。医务社工行业可开发相应的绘本、成熟的医疗辅导游戏项目，方便医务社工在临床中使用。

（三）与医疗团队高效协作的机制问题有待开发

本案例是医务社工在临床工作中发掘的非常典型的案例，服务对象的问题是由经济问题、患儿的疾病治疗问题、家长的心理压力问题甚至同病房其他患儿病情问题共同推动形成的，并非单一的心理辅导可以解决，因此需要医务社工与医疗团队全面协作。本案例中，医务社工与医疗团队在初期介入时进行了沟通，在后期跟进时偶尔通过电话微信联系，沟通的频率及效率无法得到有效保障。如果能将医务社工的工作流程嵌入医疗团队的日常工作中，如日常查房、交接班等，可促使多团队协作更加高效。

参考文献

［1］White，M. and Epston，D. Narrative Means to Therapeutic Ends［M］. New York：W. W. Norton & Company，1990：2-3.

［2］张宇莲. 叙事治疗的技巧与方法［J］. 中国社会工作研究，2002（1）：200-210.

"没长大"的成年人

——先天性心脏病患者围手术期个案服务实践

曾繁诗　杨时河　蔡仲姬

广州市中大社工服务中心

一、案例背景介绍

（一）服务对象基本情况

服务对象刘某，女，38岁，未婚，广东人，智力稍低于正常水平。服务对象由于患有先天性心脏病，近日加重，随后来广州市某三甲医院就诊，在医生的建议下将进行心脏外科手术治疗。服务对象住院期间的陪护人是服务对象的母亲和姨妈。服务对象母亲，年龄63岁，智力稍低于正常人，可以照顾服务对象的起居，但无法处理就医、远途等复杂事务。服务对象的父亲，5年前，在做煤气罐搬运工作时，发生意外，被煤气罐炸伤，之后一直瘫痪在家，需要服务对象母亲常年照顾其日常生活。服务对象在医院住院期间，母亲来院陪护，父亲在家由亲戚暂时代为照顾。服务对象的姨妈，69岁，中学教师，目前退休在家。服务对象和母亲因为智力稍弱、父亲瘫痪在床，都未工作，日常经济来源主要为亲属们的资助，其中服务对象姨妈的支持为其家庭主要经济来源。

服务对象可以胜任一些简单的工作，也曾经短暂地工作过，但由于这些工作通常都是由姨妈为其联系的，服务对象与姨妈关系紧张时，通常都会辞工。服务对象以及服务对象父母近年来的低保、就医、工作等复杂事务都是由服务对象的姨妈代为处理的。服务对象此次就医以及手术花费，是其姨妈号召家族亲戚们无偿为服务对象凑齐的，住院、手术、医保等手续也是其姨妈一手操办的。

（二）接案过程

医务社工在联合医护人员查房时，服务对象主动跟医务社工交谈，向医务社工询问心脏外科手术治疗的相关问题。医务社工在第一次与服务对象的谈话中发现，服务对象对即将进行的手术十分恐惧，计划逃避手术，并希望医务社工能够在自己住院期间陪伴自己。医务社工在与服务对象第一次谈话时，与服务对象商议后，决定接案。接案期间医务社工对此案做了详细的分析，具体分析如下：

1. 服务对象因恐惧情绪影响到术前身体调理工作而求助

服务对象由于智力稍弱，缺乏对疾病的正确认知，加上对心脏外科手术的不了解，导致其对即将进行的外科手术表现得非常恐惧，已经出现焦虑情绪，影响到手术前身体调理，出现反抗打针吃药的情况。在服务对象向医务社工求助的时候，不停地向医务社工询问自己会不会因为手术死掉，手术后疾病会不会复发，并希望医务社工每天来陪她。

2. 服务对象因家庭问题影响康复治疗以及再社会化

医务社工在服务过程中，通过会谈以及观察，发现服务对象和母亲关系较亲密，与姨妈关系紧密而紧张。服务对象已经成年，但生活中所有事务都依赖母亲。在服务对象住院期间，服务对象与姨妈每日争吵，甚至发生服务对象姨妈动手打服务对象的情况。服务对象对于姨妈对自己的照顾是采取无理由反抗的态度。在住院期间，服务对象经常以不吃药、拔针管等行为来对抗姨妈的照顾，影响治疗。服务对象的母亲通常是支持服务对象对抗服务对象的姨妈，母女双方通常联合对抗姨妈。服务对象姨妈认为服务对象智力较弱、性格倔强，需要她来管教，所以经常强迫服务对象做一些她不愿意做的事情，虽然绝大部分是对服务对象有利的事情。在服务对象反抗姨妈管教的时候，她们之间经常产生互相辱骂，以及姨妈动手打服务对象的情况（打人情节较轻，一般为拍打身体为主）。服务对象姨妈对服务对象以及服务对象的家庭态度为：以关心照顾服务对象家庭成员为责任，但由于她们之间关系紧张，而对服务对象家庭产生憎恨甚至仇恨的心理，曾口述想要放弃帮助服务对象家庭。

二、案例分析

本案例中，服务对象由于对手术的恐惧而主动向医务社工求助，医务社工在跟进服务对象的过程中，进一步发现了服务对象的家庭问题。

（一）服务对象的问题

1. 服务对象在围手术期的情绪问题

围手术期是围绕手术的一个全过程，从患者决定接受手术治疗开始，到手术治疗直至基本康复，包含手术前、手术中及手术后的一段时间，具体是指从确定手术治疗时起，直到与这次手术有关的治疗基本结束为止，时间在术前5~7天至术后7~12天。患者在围手术期，医护人员、患者自身、患者陪护人、共同住院患者等构成一个"病房系统"。按照"人在情境中"、社会生态系统理论，患者所处的具体情境的变化会对个体产生影响。根据实地调研及围手术期医学研究，围手术期内，在不同的时间节点，患者及其家属的综合需求有具体不同。

在此案例中，服务对象在围手术期情绪具有非常大的变化。服务对象手术前行动将受限制、饮食和生活习惯因手术需要而改变，从而对于即将到来的手术，产生一些焦虑、抑郁、恐惧心理；手术中，服务对象待在隔离病房3~7天，其间禁止任何亲属探望，会有无助和孤独的感觉；手术后康复期，服务对象需要配合康复治疗，手术疤痕、后遗症、疼痛等是服务对象必须面临的问题。本案例中，服务对象的不良情绪主要在于，手术前对手术过程的无知、灾难化思考手术成功率、对术后身体恢复情况的未知而产生的恐惧。

2.服务对象的家庭问题

用米纽钦的结构式家庭治疗模式理论分析，服务对象的家庭是一种联合对抗的关系，即服务对象和母亲形成紧密的联盟关系，两人共同对抗服务对象的姨妈，服务对象的姨妈和服务对象家庭成员之间的关系既紧密又紧张，见图1。

服务对象和母亲的智力都稍弱、都未工作、长期在一起生活等这些"同类"因素，导致二人关系异常紧密，无论发生什么事情都站在同一战线。服务对象的姨妈各方面条件均优于服务对象及其母亲，服务对象家庭的很多事情也都是由她处理，长时间管理这些事情，引发了双方的不满情绪。服务对象的姨妈因为血缘以及责任，需要经常帮助服务对象的家庭，但在具体帮助的方法上会经常采取一些不尊重甚至强制性的管理方式来处理服务对象家庭的一些事务，服务对象家庭既依赖这些帮助又怨恨姨妈不尊重的姿态，所以双方既无法分开，又矛盾重重。因为与姨妈的矛盾关系，服务对象无法平静地接受姨妈的善意帮助，甚至出现对抗治疗的行为。

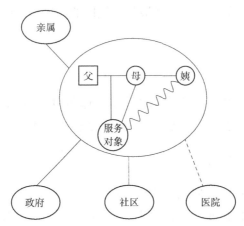

图1 服务对象的家庭结构生态

（二）解决服务对象问题的思路和方法

在此案例中，服务对象最急需解决的问题分别为，围手术期情绪问题和家庭问题。由于医务社会工作场域的限制，服务对象的两项问题需要在其住院期间同时解决。

医务社工通过围手术期医务社工服务思路，总结出服务对象在入院后手术前、手术中、手术后出院前分别可能会产生的不同心理状况，来加以分析服务对象的恐惧心理原因，最终根据分析结果，采用针对性的介入策略解决服务对象的问题。在不同的手术期，对服务对象进行不同的、有针对性的情绪安抚工作。

服务对象的姨妈虽然没有和服务对象生活在同一个家庭空间，与服务对象的关系也并非直系血亲，但是她作为服务对象实质上的重要他人（服务对象主观上不承认），在服务对象的家庭中起着非常重要的作用，在分析服务对象的家庭问题时，就必须把服务对象的姨妈纳入服务对象家庭中考虑。服务对象的家庭问题，会影响到服务对象个人的问题，所以需要从家庭问题入手，从而解决服务对象个人的问题。

服务对象的家庭成员都没有完全独立生活的条件，目前家庭中最重要的支持来源于服务对象的姨妈，所以在本案例中医务社工的一项重要工作是改善与维系服务对象家庭与姨妈的关系，来消除服务对象对抗治疗行为、帮助服务对象建立一个牢固社会支持。

三、服务计划

（一）服务目标

1. 服务对象在围手术期的情绪保持正常范围、不影响手术的进行和术后康复。
2. 服务对象的家庭成员形成良性的、有利于服务对象发展的关系。

（二）服务策略

1. 针对服务对象情绪问题

在服务对象围手术期中的不同时期，采用不同的服务策略帮助服务对象舒缓情绪，安心接受手术治疗以及积极面对术后康复工作。手术前采用疾病知识宣教和陪伴方法帮助服务对象顺利进入手术期；手术中采用构建隔离病房内外信息链条来缓解服务对象隔离期的孤独和无助感；手术后采用寻解导向技术引导服务对象积极康复以及面对未来。

2. 针对服务对象家庭问题

运用结构式家庭治疗模式，达到解决服务对象家庭矛盾、服务对象个人发展的目标。通过家庭成员单独治疗和家庭互动治疗，来解决服务对象家庭问题。

四、实施过程

（一）第一阶段

医务社工在接到服务对象求助后，通过各种途径收集服务对象的资料，与服务对象商议后，决定接案。具体介入前，在医务社工与服务对象、服务对象的母亲、服务对象的姨妈的共同参与下，制订面谈、陪伴、团体治疗的服务计划。在此阶段，根据服务效果以及服务对象的反馈，及时调整计划。

1. 第一次面谈（面谈对象为服务对象刘某）

服务对象手术前 7 天，医务社工在医护人员的指导下，对服务对象做耐心、细致的术前宣教工作。宣教的内容主要包括对疾病认识、手术过程的详细解释、术后身体可能会出现的变化等。由于服务对象的智力稍弱于正常人，医务社工在宣教过程中，使用的是简单易懂的语言，利用生动的比喻、反复多次的讲解来帮助服务对象对疾病和手术产生正确的认识。通过帮助服务对象对疾病和手术形成科学的认识，进而消除因为无知、臆想所产生的恐惧以及其他不良情绪。

2. 第二次面谈（面谈对象为服务对象刘某）

此次的面谈，服务对象明显对医务社工更加熟悉，在面谈前还主动向医务社工打招呼。此时，医务社工采取以倾听为主的技巧，尽量让服务对象倾诉自己想表达的事情和情感，达到了深入了解服务对象、释放服务对象的压力这两方面的效果。医务社工引导谈话内容，将话题引导到服务对象术后生活计划、兴趣爱好、才能特长等着眼于未来、非疾病和手术话题。医务社工亲切友好地关心服务对象，包括关心服务对象的身体情况、心情，同理服务对象开心或痛苦的感受等。通过转移注意力、同理关心服务对象、着眼于未来生活等谈话技巧，帮助服务对象在手术前降低恐惧心理、舒缓焦虑情绪。

3. 第三次面谈（面谈对象分别为服务对象刘某、刘某的母亲、刘某的姨妈）

医务社工与服务对象、服务对象的母亲、服务对象的姨妈三者分别进行面谈。在与服务对象的面谈中，医务社工帮助服务对象梳理姨妈为服务对象家庭的付出，具体操作为，医务社工让服务对象刘某讲出几件姨妈对自己做的事情，然后共同分析，这件事情的起因、过程、目的等，以帮助服务对象理解和感知姨妈的付出为目的，并在谈话结束时，布置任务，任务为服务对象需在姨妈下次来照顾自己时，跟姨妈说一声谢谢。在与服务对象母亲的面谈中，除了和服务对象一样梳理姨妈的付出外，另外布置任务给她，需要每天让女儿自己独立完成 3 件日常工作。在与服务对象姨妈的面谈中，引导她同理服务对象的感受，转变帮助服务对象家庭的方式，以尊重、商量的态度与服务对象家庭相处，布置的任务为，在帮助服务对象家庭成员之前，询问被帮助者的想法和感受。

（二）第二阶段

服务对象在手术中（服务对象在隔离病房时期）时，为其建立一个服务对象陪护、医务社工、医护人员、服务对象的信息互通网络，保证各方可以及时知道信息，并能及时传达信息。

服务对象在手术期间有 3~7 天在隔离病房，医务社工及服务对象亲属无法直接探视。在此期间，医务社工作为服务对象和陪护亲属之间的一个桥梁，通过和医护人员的配合，在服务对象和陪护亲属之间互相传达信息。由医务社工向陪护亲属也就是服务对象的母亲和姨妈传达服务对象在隔离病房的情况，向医护人员传达陪护亲属对服务对象的关心，后由医护人员传递给服务对象。陪护亲属—医务社工—医护人员—服务对象，形成一条紧密的链条，保证各方信息畅通。这样紧密的链条，一方面可以消除陪护亲属对服务对象情况未知的担心，另一方面可以使身体上被隔离的服务对象获取外界信息，缓解孤独和无助的情绪。

此外，在此阶段服务对象的陪护人并没有照顾的任务，几乎在病房无事可做，医务社工便鼓励她们做医院的导诊志愿工作。志愿工作可以使她们充实焦虑的等待时间，也可以使她们更加熟悉医院的就诊流程。

（三）第三阶段

1. 日常康复训练

服务对象手术后，从隔离病房转移至普通病房休养，在此期间，服务对象主要面对的问题是康复休养以及出院准备。运用"医务社工＋志愿者"的服务模式，医务社工提供专业服务、志愿者陪伴服务对象做康复训练，为服务对象提供更加完善的服务。其中，由于志愿者在陪伴服务对象做康复训练时，需要掌握足够的康复知识、沟通技巧，所以，医务社工需提前储备相关的志愿者人才队伍，并定期做相关培训。

2. 第四次面谈

在服务对象术后身体恢复良好时，医务社工与服务对象、服务对象母亲、服务对象姨妈三人共同在医院休息室，进行了一次团体治疗。首先，医务社工让三人分别谈谈对其他两人的看法、对完成任务后的感觉以及前后的对比。其次，三人互相跟对方讲讲自己的工作生活计划，鼓励三人拥抱。最后，医务社工和服务对象沟通后，服务对象表示可以不需要医务社工继续提供服务，加上服务对象即将出院，便做结案。

结案后，医务社工通过电话访问了服务对象的姨妈，了解服务对象近期的情况，得知服务对象身体恢复良好，家庭关系能够保持介入后的效果。

五、案例评估

（一）服务对象的改变

1. 服务对象能够以平和的心态来面对病情和手术过程

通过持续一周、每日与服务对象 1 小时的互动，服务对象与他人的聊天内容、肢体语言均有不同程度的改变。服务对象的母亲和姨妈都表示服务对象的紧张、焦虑情绪有所减少，对手术成功的信心更加明显；除此之外，服务对象还在日常交流中鼓励其他病友勇敢面对手术，用自身的经历和感悟影响身边有同样遭遇的人。

2.服务对象可独立完成一些生活事务

通过持续观察和多方访谈了解，服务对象可以自行处理一些内务，譬如叠被子、打饭、拿药等事情，无须母亲事事过问和操办，母亲也从中看到了孩子的潜在能力。服务对象通过自己处理生活事务，逐渐形成积极生活的心态，负面情绪随之减少。

3.服务对象与亲属的紧张关系有所缓解

通过持续现场观察，以及同病房病友和医护人员的反馈，服务对象和姨妈之间的争吵、打骂事件减少，紧张关系有所缓解。结案时，分别对服务对象和姨妈进行互评，与前测相比，评价中的满意度比之前有所提高。

（二）医务社工的观察

1.服务对象能够积极配合医护人员完成治疗过程

介入前，服务对象情绪低落，以消极的心态应对手术过程，不配合医护人员的手术前安排。医务社工介入后，服务对象得以充分掌控病情，逐渐建立起对手术的信心，因此，能够配合医护人员完成后期的治疗过程。

2.服务对象能够不完全依赖家属进行自我照料

服务对象一直作为弱者来被保护和被照顾，缺少对生活的期待和规划，同时也给母亲和姨妈的生活带来困扰，照顾压力加大，负面情绪随之而来。医务社工通过鼓励、示范、练习，让服务对象在可控范围内处理内务，让其获得成功体验，以此来激励服务对象持续进行。母亲和姨妈也在真实情境中看到服务对象的改变，愿意逐步放手。双方的一进一退，让服务对象摘掉了无法自理的标签，为自己的独立人格发展迈出了重要的一步。

3.服务对象与姨妈的交流方式有所调整

服务对象一直用对抗方式与姨妈交流，彼此的交流结果是无效的，服务对象的不满和姨妈的埋怨有增无减。医务社工透过积极的沟通，让服务对象看到姨妈的付出，也让姨妈理解服务对象的情境，以此消除双方之间的误解。介入后，服务对象对姨妈的态度有所改变，姨妈也调整了沟通的方式，双方在交流中的正面表达增加、负面表达减少。

六、专业反思

（一）对普通围手术期患者的反思

围手术期患者需要至少在院接受治疗一周，其间，患者不仅要听从手术前后的各种医疗安排，还要面对起居生活中的各种不便，加上疾病所带来的痛楚，情绪难免会不稳定。抑郁、烦躁、不安、紧张等情绪反应，都会在顷刻间流露在家属和医护人员面前，对治疗效果产生一定的负面影响。面对患者的情绪问题，医务社工应着眼于患者的当下情境，与家属、医护人员和社会资源进行联合介入，开展治疗过程咨询、情绪疏导服务和资源链接服务。医务社工作为多方之间的桥梁，在当中做好解释、沟通、协调等工作，为患者构建清晰、包容、安全的治疗环境，缓解患者的不适感和无助感。

（二）对智力偏低患者的反思

对于智力偏低患者而言，正常的交流是有难度的，但并不代表他们没有需要；然而，由于他们有别于常人的行为以及无法独立生活的状态，容易让照顾者和社会大众忽视这些患者对独立人格的渴望。医务社工应同理智力偏低患者的感受，善于倾听并了解他们的诉求，尽最大努力协调各方安排并给予尊重，尤其是让照顾者和医务人员看到患者通过学习也能独立完成一些事情，放下对患者的固有认知。给予智力偏低患者一定的发言权和自主权，使得他们对于自己的病情和治疗有所掌控，建立对围手术期治疗的信心，将有助于治疗和康复。

（三）对患者家庭关系的反思

服务对象在治疗过程中所呈现的问题直接或间接由家庭问题延伸出来，医务社工围绕患者个人进行短期介入未能形成长期效果，似乎是必然的结果。尽管短期介入也涉及与患者家属的交流和沟通，但是目的是寻求家属的配合和支持，而不是深入家庭结构和家庭关系的改变。因此，要从根本上应对服务对象所遭遇的困境，必须要以家庭治疗的方式为服务对象提供服务，协助其重建家庭的良性互动模式，然而，受限于医务社工的工作场景和工作职责，介入深度无法与期待相匹配。

诚然，该案例中的医务社工仍然做了一些努力，透过对治疗过程和生活照料的澄清、说明、自我披露、示范等技巧运用，让服务对象和家属之间放下芥蒂、防备，进行更多的换位思考，以缓解彼此的紧张关系，促成双方的正向沟通。医务社工清晰地认识到血缘和亲情对服务对象的重要性，充分挖掘家庭资源来巩固个人的社会支持网络，以保证支持的稳定性和持续性。

情绪不稳定的心外科患者

——优势视角下的个案服务

周红萍

武汉亚洲心脏病医院

一、案例背景介绍

在医院病房里，我们会遇到形形色色的人，有时候会出现因情绪问题而不配合治疗甚至冲动想要出院的情况。在武汉亚洲心脏病医院，我们就遇到了一名服务对象：58 岁的汪先生（化名）。他因病情加重，于 2019 年 8 月 28 日入院，8 月 31 日上午 9 点，在病区不明原因地大发脾气，私自拔掉针管，并收拾好衣物来到电梯口准备出院回家，表示坚决不做任何治疗。

现场医护人员和家属均不能控制，病区主任立即联系医务社工，医务社工到达病区协助解决，由于服务对象情绪不稳定，随时可能会为疾病造成不必要的风险，为了避免风险的发生，医务社工从服务对象的情绪、家庭矛盾问题和经济状况等方面进行介入。

二、案例分析

（一）服务对象基本情况

1. 病情分析

服务对象 2019 年 8 月 28 日入院，入院后做血常规、X 片、超声、心电图检查，结果均显示无异常；8 月 29 日做冠状动脉造影检查，结果显示双支病变，前降支 90%、回旋支 90%，冠脉血管狭窄比较严重，安返病房后，医生给予泵硝酸甘油 10μg/min 治疗来稳定服务对象病情及症状，经心外科主任讨论后，建议做心脏搭桥手术，准备择期手术。

2. 家庭结构

服务对象汪先生，今年 58 岁，在广州鞋厂打工，妻子在 1995 年因乳腺癌去世，有三个子女，其中两个女儿均已婚、一个儿子未婚；大女儿在杭州电子厂打工；二女儿在武汉某酒店做服务员；儿子在浙江模具厂打工。

3.经济状况

服务对象医保为湖北省孝感市大悟农村合作医疗，已从大悟办理转诊手续，可在本院进行农合直补。服务对象月工资3500元左右；大女儿月工资6000元左右；二女儿月工资4000元左右；儿子月工资6000元左右。

4.社会支持网络

（1）家庭关系方面，服务对象与二女儿关系十分紧张、不融洽，相处时易发生口角和矛盾；与大女儿相处不多；服务对象最不放心儿子，与儿子相处相对和谐。2019年8月28日入院后无人陪护，在8月29日做冠状动脉造影检查后，诊断需进行外科搭桥手术，由于二女儿工作单位离医院较近，由二女儿照看；大女儿因工厂工作忙再加上平时与服务对象比较疏远，给服务对象打电话诉说自己没时间照看；住院后儿子与服务对象电话沟通过2次；服务对象因常年在外地打工，与自己亲戚朋友相处不多，在病房聊天谈到家庭情况时，情绪起伏不定。

（2）外部支持方面，与工厂同事朋友交往不多，住院期间未有工友同事进行探访；在整个住院过程中，与同病房的病友沟通也不多，偶尔有交流，自从知晓冠状动脉造影检查结果以后，与外界沟通较少，情绪不稳定。

（二）理论依据

优势视角理论

"优势视角"是一种关注人的内在力量和优势资源的视角，意味着应当把人们及其环境中的优势和资源作为社会工作助人过程中所关注的焦点，而非问题和症状。优势视角认为每个人都有自己解决问题的力量与资源，并具有在困难环境中生存下来的抗逆力。即便是处在困境中倍受压迫和折磨的个体，也具有他们自己从来都不曾知道的与生俱来的潜在优势，个人的经验也是一种优势资源。本研究以该理论为指导，结合心脏病专科医院住院对象及家属的实际问题与需求，展开个案工作介入服务探讨，分析医务社工在个案介入过程中的角色定位，为医务社工个案服务提供借鉴。

（三）介入模式

1.心理社会治疗模式

主要是研究个人、家庭、所处环境以及由于两者的相互作用而形成的"情境中的人"，从而做出评估和诊断。该模式注重于生理、心理和社会这三个因素的协调和综合分析，关注的重点在于改善人际关系和生活情境，协调自身和社会环境的关系，由此实现个人的自我需求。本研究在个案实施过程中关注服务对象人际关系、家庭和社会环境，医务社工通过沟通协调、结构式家庭治疗模式，链接多方社会资源等，增强服务对象及家庭的社会心理适应力，强化社会支持网络。

2. 人本治疗模式

人本治疗模式强调人的主体性和自我实现性，尊重个人价值。有学者认为服务对象的问题真正解决要靠自身打破内心深处的防御机制，增加自我了解、强化自我表达，注重个案辅导过程中激发人的潜能，引导其自我实现。本研究在个案实施过程中，医务社工通过交谈、沟通、面谈等方式，使其积极主动阐述自身心理困境，并给予关注与心理支持，引导其自身主动寻找解决办法。

3. 认知行为治疗模式

认知行为治疗模式是将认知治疗和行为治疗原理结合起来的一种治疗模式，包含两个基本假设，一是认知对人的情绪和行为有着重要的影响；二是人的行动能够影响人的思维方式和情绪。本研究通过帮助服务对象学习相关疾病以及心理健康知识，引导探究相关知识在家庭中的价值及意义，进行认知重塑，并使其认识到自身状态和行为的不足，同时通过一系列的引导与鼓励，使其主动找到合适的渠道宣泄情绪，提高对疾病治疗的认可和配合度，增强自我效能感。

（四）问题与需求分析

1. 情绪不稳定

2019年8月31日上午9点，服务对象不明原因地在病区大发脾气，私自拔掉针管，并收拾好衣物准备出院，表示坚决不做任何治疗，情绪暴躁、激动易怒、起伏不定。

2. 手术治疗费用存在缺口

服务对象医保为湖北省孝感市大悟农村合作医疗，已从大悟办理转诊手续，可在本院进行农合直补。服务对象在广州鞋厂打工，月工资3500元左右，近年来家庭所有开销由服务对象独自支出，攒下的积蓄不多，存款约5万元，子女收入均不高，各自维持生活，面对突如其来的疾病变故，手术治疗费用仍有3万元左右的缺口，在农合能报销的情况下，服务对象还需自费8万元左右。

3. 陪护问题

2019年8月28日服务对象入院后无人陪护，在8月29日做冠状动脉造影检查后，诊断需进行外科搭桥手术，由于二女儿工作单位离医院较近，由二女儿照看，但是服务对象与二女儿关系十分紧张、不融洽，相处时易发生口角和矛盾。

三、服务计划

（一）服务目标

1. 引导并帮助服务对象缓解暴躁、激动、易怒等负面情绪，协助表达或宣泄渠道的构建，建立正确的理性认知。

2. 协助服务对象及其家属进行家庭资源重整、链接资源，应对疾病带来的家庭经济危机，获得相应的经济支持。

3. 协助服务对象缓和家庭人际关系，更换陪护人，由二女儿换成儿子陪护。

4. 帮助服务对象重新认知"服务对象在，家就在；服务对象不在，家就没"以及服务对象在家庭的意义、地位及价值。

5. 说服服务对象积极配合医生治疗，宣教不接受治疗可能带来的风险。

（二）服务策略

以当前服务对象的需求为主，医务社工扮演不同角色，运用倾听、同理心、沟通技巧、影响技巧以及家庭治疗模式进行协调与帮助。

（三）服务程序

1. 与服务对象建立信任关系，了解服务对象的家庭结构，选择相应的家庭治疗模式进行介入。

2. 根据服务对象不同的情绪表现，用不同的治疗模式、专业技巧安抚服务对象的情绪。

3. 掌握了解服务对象的病情，协助服务对象正确认识自己的病情、知晓病情的严重性。

4. 帮助服务对象分析目前境况，为服务对象整合相关的资源，获得经济支持、家庭支持以及同病房其他患者及家属的精神和心理支持。

四、实施过程

由于服务对象不同时期面临的问题有所不同，所需要的帮助也不同，因此医务社工在其介入过程中，不同的阶段以及不同的问题面前，针对不同介入重点内容，医务社工扮演不同角色发挥其作用。

（一）第一阶段

1. 时间：2019 年 8 月 29 日上午

2. 介入重点：协助入院工作，建立信任关系

3. 角色功能：医务社工扮演入院适应促进者的角色

医务社工通过主动接触服务对象，及时了解服务需求与问题，通过病房探访建立初步信任关系，促进服务对象入院环境、人员与角色转换等适应过程。

4. 主要内容

医务社工在服务对象入院的 24 小时内，到病区向服务对象做自我介绍，对服务对象入院后环境、人员等感知和适应情况进行基本资料收集；然后通过后续探访初步了解基本情况，包括家庭医保情况、外地居住情况、宗教信仰、特殊饮食习惯、检查是否完善、检查结果是否知晓等内容，和服务对象建立好信任关系，以确

保后续工作的开展。

在此阶段，医务社工通过积极探访，个案面谈与观察等技巧，初步了解服务对象的基本情况与需求情况，与服务对象建立了良好信任关系，为接下来与医患、家庭、社会关系协调与增进信任打下基础。

（二）第二阶段

1. 时间：2019 年 8 月 31 日上午

2. 介入重点：抒发情绪，倾听及表达同理心

3. 角色功能：医务社工扮演支持者的角色

医务社工充分利用优势视角在短期心理咨询中的运用能力，最大化去协助服务对象达到心理适应的良好状态。倾听是一种积极的聆听，不带事先判断，带着好奇、带着关注、带着"虚心"去聆听对方经历的事件和感受，医务社工运用倾听、关注及同理心等专业技巧积极安抚服务对象情绪，倾听其诉求与意愿，探究其不做任何治疗的真实原因，问题所在是医院、家庭还是自身，及时协助服务对象舒缓心理压力及宣泄负面情绪，并给予心理支持。

4. 主要内容

由于服务对象 2019 年 8 月 31 日上午 9 点不明原因地在病区大发脾气，私自拔掉针管，并收拾好衣物来到电梯口准备出院，表示坚决不做任何治疗，病区主任、医护人员均不能控制现场局面，立即联系医务社工，医务社工了解到情况后立即抵达病区，先将现场人员遣散，然后在电梯口单独与服务对象沟通协调，安抚其激动的情绪，引导其进行负面情绪的表达或宣泄，成功将服务对象劝回病房；当时服务对象由二女儿陪护，医务社工感觉到病房气氛十分紧张，同时观察到服务对象与二女儿之间没有任何互动和沟通，于是下意识地送二女儿到病区谈话间稍作休息，医务社工又返回病房单独与服务对象沟通。医务社工的一举一动增加了在服务对象心中的信任感，服务对象稍微平静后向医务社工诉说自身家庭的过往，医务社工在倾听过程中了解到服务对象的问题、顾虑与不满：

（1）家庭关系不佳，老大是女儿，老二又是女儿，由于在农村家庭里重男轻女的思想尤为突出，所以二女儿从小不受服务对象的关注和关爱，再加上二女儿性格耿直、说话没有分寸感，有时言语不中听，使服务对象比较反感二女儿，对二女儿有种与生俱来的排斥感。

（2）服务对象不能接受目前疾病情况，服务对象之前在家能吃能喝，工作游刃有余，突然身体倍感不适立即就医，进行冠状动脉造影检查结果显示双支病变，其病变严重，需行外科心脏搭桥手术解决，使得服务对象心中对疾病产生害怕和顾虑，对目前疾病处于否认过程。

（3）手术治疗费用存在缺口，面对突如其来的疾病变故，由于服务对象存款不多，自身工作收入不高，子女的收入也偏低，只能维持目前现有家庭基本生活开

支，若选择手术，则面临手术费用存在 3 万元左右缺口的困境；若不手术，又担心疾病给家庭带来的后果及影响。

在此阶段，医务社工通过前期与服务对象建立信任关系，运用倾听、专注及表达同理心的技巧探究其问题、顾虑与不满，在这个倾听与倾诉的过程中，对服务对象而言，一方面有抒发情绪、整理思路的作用，另一方面也觉得自己被关注、被重视，可在一定程度上提升自尊。

（三）第三阶段

1. 时间：2019 年 8 月 31 日下午
2. 介入重点：链接经济资源、提供情感支持
3. 角色功能：医务社工扮演链接者与协调者的角色

医务社工在对家庭经济和疾病情况了解后，对经济困难的服务对象家庭联系相关资源进行筹措整合，强化社会支持网络，同时协助缓解家庭矛盾，提供情感支持。

4. 主要内容

（1）积极链接社会资源，缓解就医经济压力。在疾病治疗进程中，通过医务社工的介入服务，积极链接社会资源，服务对象获得湖北省慈善总会资助；帮助服务对象办理农合转诊成功，可直补报销，缓解了当前因病致困或因病致贫的困境，服务对象对于医疗费用缺口的担心也有所缓解。

（2）医务社工协助缓解家庭矛盾。通过单独与服务对象面谈，医务社工了解到服务对象的问题、顾虑和不满与医护人员无关，主要是家庭内部矛盾后，表达同理心，说出服务对象的暴躁、对家人的爱，让其内在情绪被理解，服务对象作为家中的长辈、一家之主，医务社工协助其正确认识自己在家中的地位和意义及对家庭其他成员的影响力，以及二女儿的出生是一种父女缘分，同时强调服务对象将二女儿抚养成人更是作为一名父亲尽职尽责的体现。

待服务对象情绪平稳后，医务社工立即赶到谈话间单独与二女儿沟通，二女儿也表示此事与医护人员无关，是因为自己的过激言语导致服务对象情绪失控，并向医务社工诉说自己母亲很早就病逝，家里三姐弟由服务对象独自抚养长大，自己从小不讨服务对象的喜欢和爱护，心里也备受委屈，此时医务社工安抚二女儿协助其认识到服务对象既当爹又当妈对家庭的付出是非常不易的，服务对象一手把她拉扯大说明服务对象还是疼爱她的，以及服务对象对她的言行举动主要是受中国传统思想的禁锢，同时引导二女儿注意沟通的方式和方法。

在此阶段，医务社工积极链接社会资源解决服务对象因疾病带来的家庭经济危机，使其获得相应的经济支持，同时在心理社会治疗模式的支持下，医务社工通过沟通协调、运用结构式家庭治疗模式，缓解家庭矛盾。

（四）第四阶段

1. 时间：2019 年 9 月 1 日上午

2. 介入重点：家庭资源整合，更换陪护人

3. 角色功能：医务社工扮演协调者的角色

在家庭治疗中，问题的出现不是归结到出现问题的个人，而是归结到与个体有关系的家庭这一情景以及由此带来的沟通模式，医务社工向服务对象讲解非理性信念，从而引起服务对象的共鸣，使家庭沟通模式发生转变，从而建立双方的沟通平台，进行家庭资源整合，考虑到服务对象的病情，更换陪护人。

4. 主要内容

医务社工了解到服务对象家庭的特殊性，考虑到平稳的情绪有利于目前的病情，可让手术风险最小化，同时无论是从疾病角度，还是术前谈话签字、术后便于照顾等各方面选择出发，在陪护方面服务对象的儿子是最佳人选，服务对象十分认同医务社工的看法，欲更换陪护人，最后二女儿考虑到服务对象的病情，尊重其选择，医务社工在二女儿的引荐下与儿子取得电话联系，将目前服务对象的病情及现状和来院事宜告知儿子，儿子表示积极配合立即买票来院陪护。

在此阶段，医务社工运用家庭治疗模式，逐步改善了服务对象与二女儿的人际关系，彼此间基本能够心平气和地进行沟通；同时经过一波三折的故事，二女儿逐渐认识到服务对象多年来不容易，表示自己平时过激的言语也是为了引起父亲的关注，而服务对象只考虑自己的感受，人情世故等各方面考虑不周，常年对二女儿冷眼相待，回想起来也是对孩子的不公，在医务社工分别与服务对象及二女儿单独沟通后，彼此认识到各自的不足，未来还是要相互扶持一路前行，服务对象与二女儿相拥而泣进而笑着握手言和，表示多年的心结在今日终于得以解开，在此十分感谢医务社工帮助解决他们的困境。

（五）第五阶段

1. 时间：2019 年 9 月 1 日下午

2. 介入重点：转变治疗态度，增强自我效能

3. 角色功能：医务社工扮演使能者的角色

医务社工利用自己的知识和技巧能力，最大化去协助服务对象达到心理适应的良好状态，正确认识疾病，积极配合医生治疗。

4. 主要内容

医务社工在冲突关系缓解后，通过与服务对象的面谈交流，引导其积极阐述困境问题，巩固专业信任与服务关系。通过对关键矛盾问题进行专业技巧性引导，促使服务对象转变消极治疗态度，积极配合医生治疗。

（1）医务社工了解治疗决策及方案。与病区主任、医生沟通服务对象的病

情，了解他们对服务对象的治疗决策及方案、不做手术出院的风险，收集整合相关资料。

（2）医务社工说服服务对象接受疾病。服务对象起初不理解自己的病情，即使情绪稍微稳定，但仍不愿意接受任何治疗。医务社工采用沟通技巧，安抚服务对象"就算不愿手术，也得配合基本的输液、护理监护治疗"，向服务对象宣教病情，告知服务对象不接受任何治疗擅自出院将带来的风险，反复沟通交流后，服务对象接受基础治疗。

（3）协助服务对象正确认识自身疾病并协调沟通安排权威专家，降低风险。多次去病房与服务对象及其家属进行沟通交流，巩固与服务对象的专业信任，厘清现在所处困境和认知误区，协助服务对象正确认识自身疾病，提供陪伴和心理支持，缓解他们的焦虑情绪及压力，为让手术风险最小化，协调沟通安排最权威的手术专家为服务对象进行手术治疗。

（4）引用别人过往经历增强其信心。引导服务对象积极乐观地面对困难，让服务对象看到自己的能力和价值，增强其信心与自我效能。

在此阶段，医务社工运用专业技巧与同理心陪伴、沟通等，促使服务对象转变消极治疗态度，逐渐接受医生拟定的治疗方案，听从医生的安排，积极配合治疗。

（六）第六阶段

1. 时间：2019 年 9 月 2 日上午
2. 介入重点：健康宣教
3. 角色功能：医务社工扮演教育者的角色

院内健康教育对象广泛、形式多样化，在医护基本宣教后进行适当的补位工作，以确保服务对象对病情有正确的认知，有利于疾病的治疗和康复进程。

4. 主要内容

在协助疾病治疗阶段，医务社工在安抚服务对象基础上，通过认知干预，从病情角度来向服务对象宣教生命的意义，让他树立正确的价值观，正视病情的严重性：如果不接受治疗而出院，轻则会受到老家亲戚朋友的指责，误以为是服务对象子女不孝，怕浪费钱不接受专业治疗；重则会危及生命、死亡，甚至整个家庭破碎。从同理心层面告知服务对象"人在家在"的道理：如今爱人已病逝，儿子还未成家，若服务对象积极配合医生治疗，预后好、获益大，与此同时也可以减轻儿子甚至整个家庭的负担。

在此阶段，服务对象在医务社工的引导下，解决客观和主观疾病治疗的困境问题，为了规避风险尽快进行专业手术治疗，服务对象的问题基本得到解决，所设定的服务目标基本完成。

（七）第七阶段

1. 时间：出院时

2. 介入重点：回顾总结收获，后续跟进

3. 角色功能：医务社工扮演出院协调者的角色

出院前与服务对象回顾介入过程，通过总结与重新评估进行结案准备，在医护基础上进行出院重点事项补位告知，完善全周期全过程协调服务的后续跟进。

4. 主要内容

在与服务对象家庭刚接触过程中，家庭关系敏感、不融洽，同时服务对象就医过程认知缺乏理性、存在较多负面情绪，而在医护转介的危机事件处理过程中，通过医务社工的耐心说服与专业指导解决了面临的较大问题，服务对象接受后续治疗病情相对稳定后出院。医务社工在此阶段对家庭关系等进行重新评估，其家庭关系、自身压力负面情绪等得到缓解后，在理性认知下能够积极面对自身病情，设立目标基本实现后经过双方沟通决定结案。医务社工在出院阶段对复查、居家延续性服务注意事项等进行再次告知，协助医护完成出院协调，同时进行电话的随访关注其后续发展情况。

五、案例评估

（一）预期目标达成情况的评估

1. 通过医务社工的耐心说服、建立正确的理性认知、给予充分的信心，服务对象情绪由暴躁、激动、易怒逐渐变成情绪稳定，愿意接受相关治疗。

2. 服务对象原本家庭不和睦，与二女儿关系不融洽，医务社工考虑陪护人正好是二女儿，目前这个情况对患者疾病治疗、家庭支持、经济状况不利因素居多，立即联系并说服其在外地打工的儿子来院陪护，儿子积极配合，成功更换陪护人。

3. 服务对象积极配合医生治疗，按预期手术顺利完成。

4. 通过医务社工链接资源，服务对象获得相应社会支持和经济支持。

（二）服务对象的评估

在个案服务过程中，医务社工运用专业方法与技巧，通过倾听、同理等技巧与服务对象及家属建立了良好的专业关系，并通过专业满足其需求，增强服务对象的价值感并帮助稳定情绪，在住院期间不存在家庭矛盾的情况下，服务对象对于病情逐渐明朗起来，积极配合医生的治疗，出院时服务对象及家属对医务社工表示非常感谢，送锦旗一面以表谢意。

六、专业反思

1. 医务社工强调助人自助，激发服务对象自身潜力的发挥，主要以尊重、理解、不批判为基点，耐心倾听服务对象的心声，全面客观了解服务对象的实际需求和困难，并适时给予服务对象帮助和引导，同理促使领悟，助其自助。

2. 在优势视角理论下的介入过程中，医务社工开展个案服务时更多的是用优势视角理论确定服务对象及家庭的问题和需求，需要挖掘背后深层次的原因，同时需要将服务对象看作有能力的人，而不是问题人，需要不断激发服务对象的抗逆性，承认其独特性和价值。

3. 优势视角理论应用于简短的、一次性的心理咨询中，没有条件去做专门的、深入的探讨，需要依托于最基础的技术环节，如倾听、同感、提问等，所以个体咨询的基本功一定要扎实。而实际上，在简短的时间里，能够为求助者带来情绪疏解和感受改善的，就只能是最基础的东西，有时，越是基础的越是有效。

4. 医务社工在个案介入过程中以服务对象为中心，采用家庭联合治疗、认知行为治疗干预等，逐步改善家庭关系，在短期过程中增强服务对象的良好家庭支持功能，对其产生较大的情感支持和能量。同时挖掘来自政府、社会公益组织的正式支持过程中，协助争取社会资源，增强服务对象对正式支持系统的信任与运用。在服务过程中，医务社工充分发挥了协调者、使能者、链接者、教育者等角色的作用，通过链接相关资源，整合有助于服务对象的信息服务，给予服务对象信心鼓励、情绪支持，更好地帮服务对象面对和解决目前困境。

5. 在"人本治疗模式""认知行为治疗模式"引导下，医务社工在介入服务过程中注重人的自我实现与知识信念对于自身行为的影响，在介入服务中，服务对象和家属往往会对疾病缺乏预防、治疗、康复和护理等正确的认识，在治疗过程中，会产生莫名的疑惑和负面情绪，因而医务社工要做好疾病相关的知识宣教和资讯，病区主任、医生与服务对象做好疾病治疗沟通，协助服务对象认识疾病，并积极面对疾病，增强服务对象支持系统的持续有效性与自我效能。

6. 由于医院环境的特殊性和复杂性，现在要求医务社工需要更高的沟通技巧和处理问题及应对突发状况的能力，医务社工仍需不断成长和进步。

7. 家庭治疗专业方法欠缺。医务社工在家庭治疗专业理论价值中难以保持，理论知识不够扎实，实践基础不够丰富，在专业方法运用上手法略有生疏，甚至容易在服务过程中被服务对象影响而偏离治疗的主题。

先天性心脏病术后患儿家属情绪支持小组的实践与探索

罗　英　徐梦云　姜　赟　黎忠良

江西省儿童医院

江西农业大学

一、背景分析

在医院，患儿照顾者、陪伴者的情绪及情感需求时常被忽略，他们那颗焦虑的心，无人可以切实体会，医务社工部了解到先天性心脏病术后患儿需在监护室观察，家属不能在监护室陪伴，家属尤其紧张和不安，特安排实习社工在小儿心脏病中心实习，在医务社工的带领和指导下发掘和探索服务内容。

本小组以先天性心脏病术后患儿家属为服务对象，以小组工作为主要方法，以科学的评估为主线，整合社会资源，针对服务对象开展情绪支持小组，为儿童专科医院患儿家属情绪的缓解提供新的研究视角与思路。根据医务社工对服务对象访谈和观察发现，服务对象主要表现在不愿与人交流、失眠、恐惧、注意力不集中等方面。

二、案例分析

当医学模式进入生物—心理—社会模式之后，医疗观念发生了革命性的变化，疾病治疗只是医疗的一个方面，心理与社会康复理念逐步引入现代医疗体系之中。通过医务社工一年半的实践，对服务对象观察和访谈了解到，服务对象社会支持网络薄弱，精神压力和心理压力巨大，他们的不良情绪亟须得到缓解，服务对象不良情绪的具体表现如下：

（一）失眠

在与服务对象的访谈中了解到，作为患儿照顾者和陪伴者，他们每日目睹孩子痛苦的治疗过程，时刻担心孩子的病情变化，这使得他们在夜里难以入睡。再加上潜意识里对孩子的牵挂，他们在睡眠的过程中常常被梦境折磨。久而久之，服务对象的睡眠质量越来越低。

（二）恐惧

患儿的年龄较小，抵抗力较差，服务对象担心的不仅仅是病痛带给孩子的折磨，更加担心孩子的身体状况及心理状况。家长恐惧孩子可能挺不过术后 48 小时的危险期。

（三）注意力不集中

服务对象无法将注意力集中在某件事情上，并且精神散漫、目光呆滞，常常胡思乱想。医务社工观察到，一些患儿家属时常会因为自己的消极想法，站在医院的走廊上泪流满面。

三、服务计划

（一）小组理念

1. 社会支持网络理论：社会支持网络指的是一组个人之间的接触，通过这些接触，个人得以维持社会身份并且获得情绪支持、物质援助和服务、信息与新的社会接触。依据社会支持网络理论的观点，一个人所拥有的社会支持网络越强大，就能够越好地应对各种来自环境的挑战。以社会支持网络理论为取向的社会工作，强调通过干预个人的社会网络来改变其在个人生活中的作用。在本次小组活动中，依据社会支持网络理论和成员的需求设计可行的服务方案；通过开展小组工作，将成员之间、成员与工作人员之间进行了连接，在介入过程中工作人员可以为成员链接需要的资源从而进行必要的帮助；整个服务过程将帮助成员建立成员间的社会支持系统，能够对成员提供安慰、鼓励以及情绪上的支持、缓解患者家属不良情绪，能够保证活动的成果得以长期保持。活动设计的理论依据是社会支持网络理论，活动实施的效果反过来将说明社会支持网络理论的优势和局限性。

2. 情绪 ABC 理论：认为激发事件 A 只是引发情绪和行为后果 C 的间接原因，而引起 C 的直接原因则是个体对激发事件 A 的认知和评价而产生的信念 B，即人的消极情绪和行为障碍结果（C），不是由于某一激发事件（A）直接引发的，而是由于经受这一事件的个体对它不正确的认知和评价所产生的错误信念（B）所直接引起。错误信念也称为非理性信念。在本次小组活动中，我们根据患儿家属的需求设计活动方案。

（二）小组目标

1. 提高服务对象对情绪的识别能力
2. 帮助服务对象掌握术后护理知识
3. 提升服务对象舒缓焦虑压力情绪的技巧和方法

（三）服务对象

江西省儿童医院小儿心脏病中心：先天心脏病术后患儿家属

（四）小组特征

1. 性质：支持小组

2. 节数：5 节

3. 日期：2019 年 8 月 5 日至 2019 年 8 月 9 日

4. 时间：16：00—17：00

5. 地点：江西省儿童医院小儿心脏病中心

6. 人数：10 人左右

（五）招募方法

1. 小组活动前期发放邀请函

2. 现场招募

3. 联系科室护士帮忙宣传、协助

（六）小组活动内容

第一节小组活动

1. 活动主题：认识你真好

2. 活动目标：破冰阶段

一个目标是成员与社工、成员与成员之间相互认识并共同建立小组规范。另一个目标就是对小组成员的焦虑现状进行初次测量，通过测量，不仅成员对自身能够得到进一步的了解，社工也可以把握成员的状态。

3. 活动时间：2019 年 8 月 5 日 16：00—17：00

4. 活动地点：江西省儿童医院小儿心脏病中心

5. 活动设计

环节	目的	内容	所需物资	时间
1. 小组简介	介绍本次活动的主题和目的	首先是医务社工进行自我介绍，其次是对小组进行介绍，最后是对活动内容进行介绍		5 分钟
2. 成员自我介绍	破冰，让组员之间相互认识	请组员对自己进行自我介绍		5 分钟
3. 游戏环节	拉近组员之间的距离	所有成员伸出右手，放在右边成员的肩膀上，帮他捏一捏，捶一捶，同时要告诉对方自己的名字，并表示很高兴与对方相识。然后进行回馈服务，即左手搭在左边成员的肩膀上进行同样的动作和语言		10 分钟

环节	目的	内容	所需物资	时间
4. 原因分享	了解组员加入小组的原因以及对小组的期待	邀请组员分享加入小组的目的，并且表达对小组的期许		10分钟
5. 小组规范	建立小组规范	签署小组契约，共同建立小组规范，包括准时参加活动，活动期间要遵守诚实相对原则，等等	契约书、笔	10分钟
6. 焦虑量表测量	前测，了解患者家属的不良情绪情况	运用焦虑量表对组员进行测量，了解组员的基本情况及需求等	量表、笔	10分钟
7. 总结	总结本次活动的内容	医务社工做好总结工作，通知下次活动的时间，并且建立微信群		5分钟

第二节 小组活动

1. 活动主题：护理知识我知道

2. 活动目标：提升服务对象对于相关医疗知识的掌握，增进服务对象和医护人员的情感交流，促进服务对象与医护人员的相互理解

3. 活动时间：2019年8月6日16：00—17：00

4. 活动地点：江西省儿童医院小儿心脏病中心

5. 活动设计

环节	目的	内容	所需物资	时间
1. 主持人介绍环节	介绍本次活动的主题和目的	医务社工开场		5分钟
2. 确定组员的需求	给组员诉说的时间，了解组员真正想要知道的知识是什么	请2~3名组员发表自己的看法		5分钟
3. 医护人员讲解患儿术后护理常识	让组员学会在孩子术后的护理，减少因无知而产生的恐惧感	请1~2位医生及护士讲解患儿的术后护理知识	纸和笔（用于病患家属做笔记）	30分钟
4. 互动环节	让组员对于讲座内容不懂的进行提问，医生或者护士进行回答	医护人员和服务对象的互动环节		10分钟
5. 有奖问答	调动服务对象的积极性和现场的气氛	根据医护人员的演讲内容，设置几个简单的问题，然后和患者家属进行互动	奖品	10分钟

环节	目的	内容	所需物资	时间
6.分享环节	促进服务对象之间的情感表达和情感交流	组员分享听完本次讲座的感受和思考		10分钟
7.总结	总结本次活动的内容	医务社工做好总结工作		5分钟

第三节 小组活动

1. 活动主题：先天性心脏病不可怕
2. 活动目标：提升服务对象信心，交流照顾经验，相互学习，抱团取暖
3. 活动时间：2019年8月7日16：00—17：00
4. 活动地点：江西省儿童医院小儿心脏病中心
5. 活动设计

环节	目的	内容	所需物资	时间
1.主持人介绍环节	介绍本次活动的主题和目的	首先，医务社工再次介绍自己和成员；其次，对上节课的内容进行回顾；最后，介绍本节小组活动的基本内容		5分钟
2.观影活动	给予服务对象鼓励	组织服务对象观看先天性心脏病患者积极应对病痛的视频集锦，帮助服务对象增强自信心	视频	5分钟
3.心路分享	帮助服务对象缓解不良情绪，增强自信心	请2~3位孩子已经做完手术，并且恢复良好的患儿家属分享孩子从患病到做完手术以来的心路历程		30分钟
4.成员分享环节	帮助成员建立支持网络	邀请服务对象分享作为患儿照顾者的心路历程，通过抒发负面情绪来增加组员之间的互动，有利于支持系统的建立		10分钟
5.分享环节	促进服务对象之间的情感表达和情感交流	服务对象分享听完本次讲座的感受和思考		10分钟
6.总结	总结本次活动的内容	医务社工做好总结工作，并通知下一次活动的时间和地点		5分钟

第四节小组活动

1.活动主题：不良情绪快走开

2.活动目标：传授服务对象相关的不良情绪缓解的方法，帮助服务对象能够自我缓解不良情绪

3.活动时间：2019年8月8日16：00—17：00

4.活动地点：江西省儿童医院小儿心脏病中心

5.活动设计

环节	目的	内容	所需物资	时间
1.主持人介绍环节	介绍本次活动的主题和目的	首先，医务社工再次介绍自己和成员；其次，对上节课的内容进行回顾；最后，介绍本节小组活动的基本内容		5分钟
2.放松训练	帮助服务对象放松紧张的情绪	听音乐、冥想	音乐	15分钟
3.放松操	帮助服务对象放松身体	一组放松操训练		15分钟
4.分享一些其他的不良情绪缓解的方法	帮助患者家属学习和掌握更多的不良情绪缓解的方法	瑜伽、体育等	PPT	10分钟
5.分享环节	帮助服务对象掌握更多的焦虑缓解方法	服务对象分享参加这次活动的感受和体验		10分钟
6.总结	总结本次活动的内容	医务社工做好总结工作，并通知下一次活动的时间和地点		5分钟

第五节小组活动

1.活动主题：我们在一起

2.活动目标：结束小组活动，告别组员。帮助组员巩固在本期小组活动的成长，鼓励组员积极地面对以后的生活

3.活动时间：2019年8月9日16：00—17：00

4.活动地点：江西省儿童医院小儿心脏病中心

5.活动设计

环节	目的	内容	所需物资	时间
1.主持人介绍环节	介绍本次活动的主题和目的	首先，医务社工再次介绍自己和成员；其次，对上节课的内容进行回顾；最后，介绍本节小组活动的基本内容		5分钟
2.大合唱	鼓励服务对象	合唱歌曲《让世界充满爱》		10分钟
3.继续上一节课的放松训练	帮助服务对象掌握情绪缓解的技巧	音乐和放松操练习	音乐和放松操	25分钟
4.填写不良情绪量表	将后测和前测的量表进行对比，了解患者不良情绪的缓解程度	分发不良情绪量表问卷给服务对象填写	问卷	10分钟
5.分享环节		服务对象分享参加本期活动的感受和体验。经过5次的活动，服务对象不仅学习到了很多知识，而且也在小组互动中建立了亲密的友谊和感受到了小组的爱。除此之外，服务对象需要将小组成立初期所记录的心情和小组的目标与当前进行对比，感受参与小组的成果		10分钟
6.小组活动结束环节	总结本次活动的内容，告别小组成员	肯定服务对象的成长，鼓励服务对象在小组结束之后继续保持联系，相互支持。告别服务对象，结束小组活动		10分钟

四、案例评估

小组效果的评估工具运用的是SAS（焦虑自评量表）以及社会工作小组活动反馈表。通过对比分析前测和后测的数据，患儿家属焦虑得分都降低到了50分（SAS的标准分50分作为焦虑状况的分界值）以下。过程评估是通过每次活动结束后患儿家属填写的小组活动反馈表以及观察患儿家属参与活动后的整体改变，来对小组活动的效果进行综合评估。90%的服务对象能认知并能准确辨识3种以上就医期间常见的不良情绪；90%的服务对象学会了至少2种身体舒缓解压技能，以及学会了3种以上积极情绪的表达方式；服务对象学会患儿术后护理常识，缓解心理压力；90%以上的患儿家属反馈参与此次小组，使他们在病房里感受到了温暖，结交了好多朋友，他们可以相互诉说自己内心的害怕、压力和不安，不良情绪得到了明显的缓解。

五、专业反思

（一）小组活动前

1. 医务社工要经常在临床与其家属进行交流，运用专业技巧，了解其家属的切实需要，与之建立信任关系。

2. 应详细了解家属不良情绪的症状，在小组活动设计过程中，尽量考虑到每位家属的情况。

3. 在成员招募过程中，可以发动同辈力量，请性格活跃的家长帮助一起招募其他成员，提高成员参与的积极性。

（二）小组活动进行时

1. 医务社工指导社工实习生随时关注到每一位家属的情绪，鼓励沉默的组员多多发言，也要注意控制过于活跃的组员。

2. 在家属积极性不高时容易出现冷场，社工可以适当进行"自我披露"，活跃现场气氛。

3. 应根据现场情况随时调整小组计划，在家属兴趣较高的环节可以适当地放宽时间，但是总体上仍要按照计划进行。

（三）小组活动结束后

在每次小组活动结束后，及时收集家属的反馈，以便总结经验、酌情调整下一次的小组活动计划。

总体而言，通过五次小组活动，家属们掌握了缓解不良情绪的方法，收获了快乐、收获了友情。社工实习生参与小组活动，很好地锻炼了临场应变能力，提高了沟通能力和观察能力，很好地将理论与实践相结合，使活动效果得到最大化。

参考文献

[1] 吴宗友. 医务社会工作实用教程［M］. 合肥：安徽大学出版社，2016.

[2] 刘婷婷. 缓解老年癌症患者不良情绪的医务社工介入［D］. 长春：长春工业大学，2017.

小组工作对心血管患者的
全人关怀介入探索

——以河南省胸科医院为例

张　翼　刘雅敏

河南省胸科医院

一、背景介绍

（一）开展心血管患者小组工作符合我院以治疗心血管疾病为特色的优势

近年来，随着社会经济的发展和人们生活水平的提高，心血管疾病的发病率也逐年上升。根据世界卫生组织的报告，心血管疾病现日渐成为死亡率居首位的疾病。随着人口老龄化的加剧，我国心血管疾病的发病率较 20 世纪 50 年代上升了 4 倍，且呈年轻化趋势，因此，心血管疾病的防治尤为重要。河南省胸科医院作为以治疗心血管疾病、呼吸系统疾病为特色的三级甲等医院，在治疗心血管疾病方面有着丰富的临床经验。开展心血管患者小组工作符合河南省胸科医院为治疗心血管疾病为特色的优势，能够最大限度地为患者及家属减轻因疾病带来的困扰，舒缓紧张和焦虑的情绪。医务社工小组工作的持续开展，能够用准确的定位使医护回归医疗本质。

（二）开展心血管患者小组工作能够发挥新环境下慢病管理的重要性作用

2017 年，国务院办公厅颁布的《中国防治慢性病中长期规划（2017—2025 年）》中指出，下一阶段，我国重点防治的慢性病主要包括心脑血管疾病、癌症、慢性呼吸疾病、糖尿病和口腔疾病，以及内分泌、肾脏等方面疾病。来自世界卫生组织统计的数据表明，因心血管疾病引起的慢性病死亡人数最多。为了解决慢性病的严峻形势，中国政府制定并实施了慢性病综合防治的战略，并将其纳入了《国民经济和社会发展"十三五"规划纲要》和《"健康中国 2030"规划纲要》。党的十九大报告中提出，"实施健康中国战略，要完善国民健康政策，为人民群众提供全方位全周期健康服务"，是新时代健康卫生工作的纲领。医学模式随着医学进步而发展、演变，现在正处于生物医学模式向现代生物—心理—社会医学模式转变的过程中。开展心血管患者小组工作能够发挥新环境下慢病管理的重要性作用，当前公立医院积极探索和开展医务社工小组工作模式，能够保障医务工作呈现一种稳定和谐的状态。

（二）开展心血管患者小组工作满足了心血管患者及家属对健康知识的需求

社会工作是以科学知识为基础，运用科学的专业方法，帮助有需要的困难群体，解决其生活困境的问题，以协助个人更好地适应社会环境。医务社工是医务社会工作者的简称，他们是在医院和医疗卫生机构中为患者提供心理关怀、社会服务的专业社会工作者。医务社工作为医师的助手，护士的伙伴，患者与家属的朋友，家庭的保护人，社区的组织者，其他专业技术人员的合作者，在开展心血管患者小组工作中，能够满足患者及家属对健康知识的需求，其中包括常见的急救知识、老年人的饮食知识、心理健康知识以及心血管住院患者常见的疾病预防知识。开展医务社工小组工作，能够帮助住院患者及家属了解所罹患疾病的相关知识，增强患者及家属对医护人员的理解，提高治疗的依从性，更有利于患者的治疗和康复。

二、案例分析

（一）基本情况

医务社工以医院内某一心血管内科病区为例开展研究，通过对病区内医护人员的访谈收集资料，从职业状况、健康状况、活动状况、社会交往状况四个方面了解其生活现状，并据此分析了该病区服务对象的健康需求，为开展小组工作做好前期调研工作。

1. 服务对象的资料收集

本案例中，服务对象所在的心血管内科病区，是医院内主要治疗心血管内科疾病的病区之一。医务社工主要通过问卷法、观察法和访谈法进行资料的收集和归纳整理。

2. 服务对象的职业情况

"我已经退休3年了，上班的时候觉得时间过得可快可充实了，现在退休了，同事之间联系越来越少，内心非常孤单，我不想退休。"

——服务对象1

"我现在社交圈子太单一了，孩子结婚了，在外地每年回来一次，我和老伴儿觉得晚年生活太可怜了。我长期有冠心病，心情郁闷时更加重了病情。"

——服务对象2

目前，该心血管内科病区内大部分的服务对象处于退休状态，生活来源主要为退休工资等，仅个别患者住院期间有工作经历。退休后长期在家的状态使这些患者社会参与能力严重削弱、社会角色退化、社会交往范围狭窄，难以承担社会责任。

3. 服务对象的健康状况

"我长期患有高血压、高血脂的疾病，平时想起来就吃吃药，想不起来就算了，我有时候容易累，去超市买个菜回来就可累了，啥也不想干。"

——服务对象 3

"我比较关心自己的身体健康状况，家里也常年订《大河健康报》看关于健康方面的知识，还是受益良多的，这次住院是因为我多年的心血管疾病，我每年都固定在这个时候住院一段时间。"

——服务对象 4

通过访谈，医务社工了解了服务对象的基本健康状况。因长期服用药物、缺乏健康的生活习惯等，多数服务对象存在肥胖问题，另外血糖高、血压高、血脂高、脂肪肝、心脏病等问题多发，其整体的身体健康状况不佳。针对该病区服务对象普遍存在的健康问题，医务社工进行了充分的准备，访谈结果显示大多数的住院患者都比较了解自己的身体健康状况，也比较关注自己的健康状况。其中一位被访谈的服务对象告诉医务社工，其母亲平时在家对照视频做锻炼身体的早操或者偶尔到社区活动室锻炼身体。

4. 服务对象的活动状况

"以前我喜欢跳舞，是舞蹈队的，现在生病了之后，就不想再去参加活动了，感觉她们的笑与我无关。后来，也就对这些娱乐活动，能逃避就逃避，渐渐地与我之前跳舞的小伙伴疏远了。"

——服务对象 5

"我喜欢阅读，喜欢做手工，平时一个人在家因为没人和我一起，所以时间长了我就不坚持了，其实我挺想参加集体活动的，热热闹闹的，比一个人有意思多了。"

——服务对象 6

在访谈中，医务社工发现，接触的该病区服务对象的兴趣爱好比较广泛，因此医务社工在即将开展的医务社工小组活动中会重点关注他们的兴趣，包括：手工活动、阅读等。医务社工通过访谈还发现，生活中心血管内科患者极少阅读与健康方面相关的书籍，多数服务对象仅局限在家庭内活动，主要是看电视和睡觉，内容和形式均比较单一，极少数服务对象在家人的陪伴下观看健康类节目，但时间较短。

5. 服务对象的社会交往状况

"我现在心态不好，比较消极，朋友叫我出去我也不想出去，时间长了我就喜欢待在家里，圈子都没有了。"

——服务对象 7

"我想回到上班时的状态，朋友越来越少了，可没意思了，还是年轻好。"

——服务对象 8

由于缺乏自信心及家人较少陪伴，服务对象的社会交往范围普遍狭窄、少部分患者因为年龄而存在交流障碍；另外，由于大部分服务对象处于退休的职业状态，其社会性功能退化，服务对象普遍缺乏社会交往的渠道和交际的机会，自主发展社会交往的可能性较小。对于服务对象而言，平时活动的主要场所为家中、社区以外的公共场所，偶尔在社区集中开展锻炼活动时倾向进入社区退休人员活动室，因此，其交往的群体主要局限于家庭成员、社区退休活动室中的其他退休老人等，社交范围狭窄。

（二）心血管内科住院患者对于健康知识的需求分析

1. 对常用急救知识的需求

在我们的日常生活中，无论是婴儿还是成人，都有可能面临被异物卡住呼吸道进而窒息的危险情况。根据医务社工前期的访谈和调研，了解到服务对象在病区内向医护人员表达了想要学习被异物卡住口腔时的急救方法的愿望，因病区的服务对象大多是老年人，很多都是在家照看小朋友，担心万一遇到此类危险，学习必要的急救知识是十分重要的。因此，如果大家能够掌握一些急救方法，就为抢救多了一份保障。

"我的小孙子今年3岁了，还没上幼儿园，平时我除了担心孩子不小心摔着和烫伤外，最担心的事情就是万一吃东西卡住了，我们这些老年人该怎么及时处理，上次看到新闻上说小孩子吃零食不小心卡住，被紧急送到医院，还好有惊无险。我得学学这个急救法，我感觉很有必要。"

——服务对象9

2. 对老年人健康饮食的需求

当前我国已进入老龄化社会，随着老年人口的增加，老年人的健康问题日益凸显，如何使老年人的饮食日常健康化，这是值得我们关注和干预的问题。通过前期医务社工对服务对象的访谈，医务社工了解到调动老年人参与健康活动的积极性十分有必要，而提高自我保健能力也是老年人非常关心的问题。随着医学模式的转变及社会老龄化的发展，仅仅对老年患者疾病进行对症治疗是远远不够的，因此要根据老年人的生理特点，在老年人患病前期就为他们提供相关的健康保健知识，最大限度减少发病率，提高生活质量。

"我今年65岁了，平时患有'三高'，但是我对很多食物该不该吃，吃多少量，不是特别清楚，家里也没人是医生护士，平时我都是凭着感觉吃，有时候心情不好了，更顾不了太多了，想吃啥就吃啥，所以一到体检的时候，体检医生就说我的一些身体上的问题是由于我不注意饮食习惯造成的，我想趁着这次住院，好好学些正确饮食的方法。"

——服务对象10

3. 对心理健康知识的需求

当前，随着经济的快速发展，抑郁症患者越来越多地出现在我们身边。在门诊患者中，有相当一部分的患者躯体不适是由心理因素引起。通过医务社工与服务对象的沟通了解到，服务对象对中老年人的心理变化的影响因素，慢性患者的心理表现以及如何做好自我心理保健和不良情绪的疏解方法等方面的心理知识有着强烈的需求，医学模式现正处于生物医学模式向现代生物—心理—社会医学模式的转变过程中，帮助患者步入社会的正常轨道，拥有幸福积极的人生十分有必要。

"我今年60岁了，因为冠心病来到心血管内科三病区住院，我的性格偏急躁，老伴儿都说我是到了更年期，情绪容易波动，我的儿子和女儿也经常安慰我，不让我操太多心，可是我有时候就是管不住自己，我年轻时脾气就不太好，老伴儿这么多年很包容我，也一直让着我，我有点惭愧，我也想学学如何控制好情绪，学习下心理健康的知识。"

——服务对象11

4. 对预防心血管常见病的需求

冠心病、高血压和糖尿病是心血管内科三病区服务对象中最常见的疾病，而心脑血管疾病是全世界发病率最高的疾病，被称为"世界第一大杀手"，近年来心脑血管疾病逐步向年轻化方向发展。心脑血管的正确防治可以让高血压患者远离动脉硬化性心脑血管疾病的威胁。秋冬季气温逐渐下降，在温度低的环境下，人体的血管会收缩，容易引发脑中风、心肌梗死等严重后果，因此秋冬季是心血管疾病的高发季。有高血压、糖尿病等基础疾病的人群尤其要当心，防患于未然。

"今天是8月1日，一年一度的建军节，过了夏天就是秋天了，我看新闻上说秋冬是心脑血管疾病高发的季节，我很担心我的高血压在秋冬季节更加严重，平时我一直定时服用治疗高血压药物来稳定，但是冬天天气冷，衣服穿得厚，再加上我冬天不喜欢户外活动和锻炼，所以我老觉得心口闷，我得学习下高血压患者秋冬季节的预防注意事项。"

——服务对象12

三、服务计划

（一）小组理论

社会支持是指由社区、社会网络和亲密伙伴所提供的感知的和实际的工具性和表达性支持。诸多的社会支持构成了社会个体的社会支持网络，社会支持网络又可分为正式的社会支持网络和非正式的社会支持网络。当一个人的社会支持网络缺失的时候，会给他带来相应的心理困境和发展障碍。通过小组工作方法进行介入，探析小组如何在心血管患者普及健康知识小组工作中开展与实施，以便找到适合本医院的医务小组工作模式。

（二）小组目标

小组的具体目标包括以下几个方面：

第一，引导小组成员通过自我探索建立正确的自我认识和评价，学习正确宣泄与表达情绪。

第二，改善小组成员的休闲娱乐状况，丰富其生活并促进其回归社会。

第三，协助小组成员发展兴趣、发掘潜在能力，鼓励小组成员外出参加社会活动。

第四，促进小组成员认知家庭角色和承担责任，增进小组成员与家庭成员的关系。

第五，通过贯穿小组活动内部的互动增加其社会支持，提升社会适应能力。

（三）小组性质

根据小组成员的住院现状及其需求，小组性质为支持性小组，恢复和提升小组成员的社会功能，协助其改善心理、社会等方面的适应性，促进小组成员回归社区和社会为开展小组的长期目标。开展医务社工小组工作模式，能够极大地发挥医务社工专业人才的积极性和主观能动性。

（四）服务对象

心血管内科三病区住院患者及家属

四、实施过程

（一）小组活动目的

本次小组旨在通过活动促进小组组员能够有效关注自己的身体健康和心理健康状况，掌握必要的医疗和护理知识，使大家逐步意识到只有长期坚持健康文明的生活方式，才能达到健康一生的良好目标。通过组员之间的相互交流学习和相互监督合作，促使组员达成自己树立的短期目标和长期目标。

（二）小组筹备期

1. 招募小组组员

通过心血管内科三病区护士长和其他医护人员的积极招募，最终招募到30名该病区的住院患者及家属。

2. 小组需求评估和确定目标

开组前医务社工与组员面谈，组员填写调查问卷，医务社工根据组员的需求确定活动目标并制订小组计划书。

（三）小组实施期

1. 第一节小组活动

时间：2019 年 7 月 11 日

地点：心血管内科三病区

主要目标：增进组员与组员、组员与医务社工之间相互认识、相互交流，形成良好关系，促使组员初步了解该小组主题并共同制定小组契约。

医务社工角色：引导者

小组内容介绍：医务社工和组员依次进行自我介绍，由于 30 位组员为同病区的住院患者，因而采取匿名的方式在本上写对同伴的印象，使组员看到别人眼中的自己，增进彼此之间的了解。首先，由心血管内科三病区的主管护师丁琼洁以浅显易懂的语言，细致地为大家介绍海姆立克急救法的操作步骤，即海姆立克腹部冲击法（Heimlich Maneuver），也称为海氏手技，是由美国医生海姆利希先生发明的。他分别从成人、婴儿和自救三个不同角度详细阐述了生活中遇到被异物卡住呼吸道后的操作方法，方式简洁生动，使现场的住院患者及家属了解了急救的基本要领，形象生动的讲解使大家受益匪浅。其次，医务社工引导组员思考怎么更好地掌握海姆立克急救法的要点，并倾听了组员的分享给予正向回应，从而引出小组活动的主题和目标。医务社工对组员提出的小组规范加以补充，形成公认的小组契约。

2. 第二节小组活动

时间：2019 年 7 月 25 日

地点：心血管内科三病区

主要目标：为改善组员的饮食习惯，提升大家的生活质量，通过营养师的细致讲解，帮助组员树立健康饮食观念，养成科学的生活习惯和生活方式。

医务社工角色：协调者、支持者

小组内容介绍：首先，在进行"你演我猜"暖身游戏后组员思考一分钟可以做哪些事情，并进行计时。其次，由医院内营养科临床主管营养师马贵燕老师进行老年人膳食营养指南的健康讲座。马贵燕营养师从掌握合理膳食知识的重要性、老年人如何调整自己的饮食结构、日常生活中常见的健康误区三个层面，指导组员如何通过合理的膳食来获取均衡充足的营养以满足老年人的生理需求。最后，由医务社工带领组员回顾自己的日常饮食并分析造成不良饮食习惯的原因，布置思考如何合理改善自身的营养膳食的作业为下期活动做铺垫。

3. 第三节小组活动

时间：2019 年 8 月 1 日

地点：心血管内科三病区

主要目标：为关注组员自身的心理健康状况，促进其身心发展，提高患者的满意度，国家二级心理咨询师、主管护师李艳鑫为组员带来情绪与冠心病的关系等健康知识，帮助组员缓解心理压力，通过恰当的方式合理释放自身情绪。

医务社工角色：支持者、观察者

小组内容介绍：首先，由医务社工带领组员进行十分钟热身小游戏——萝卜蹲，既活跃了现场氛围，又加深了组员之间的亲近感；其次，国家二级心理咨询师、主管护师李艳鑫老师从认识心理健康、关注情绪与冠心病的关系以及如何管理自我情绪三个层面，用诙谐幽默的语言，从心理学的角度指导大家如何缓解压力，合理释放自己的情绪；最后，组员分享自己认为合理调节心理健康的方法，社区工作者作总结并分享情绪调节的一些小技巧，包括呼吸放松调解法、音乐调节法、暗示调解法等。组员制定了适合自己情绪的调节方式，为促进组员能够更好地管理情绪，医务社工与组员们约定每天统一在固定时间进行微信打卡。

4. 第四节小组活动

时间：2019 年 8 月 1 日

地点：心血管内科三病区

主要目标：促进组员反思并分享收获，从而使组员之间加深默契，共同进步。

医务社工角色：观察者、评估者

小组内容介绍：随着冠心病、高血压、糖尿病呈现多发及年轻化的趋势，为改善组员的健康生活理念，提高对合理膳食知识的认识，心血管内科三病区的吴寒老师用生动的案例从冠心病患者、高血压患者以及糖尿病患者三类人群的角度，为大家具体阐述了冠心病、高血压、糖尿病发病的原因，日常生活中的饮食原则以及如何科学预防这类疾病的发生。医务社工与组员一同回忆每次小组工作的目标与内容，加强了组员间的联系，消除了陌生感。组员填写满意度量表和结果评估问卷为后期评估打下基础。医务社工给组员发放小礼物并进行祝福和道别。

五、案例评估

（一）小组工作介入心血管患者健康意识提升的过程评估

1. 小组成员改善状况评估

（1）增加健康知识。通过小组活动，组员认识到健康管理的重要性、自身的健康管理能力和自身不健康生活方式的原因。组员了解到管理情绪等相关理论，学习保持自身健康的规律生活方式，形成了住院期间自身可达成的目标。

"我是 50 岁患冠心病的，开始老公和我还是安慰与扶持。但是，每天被这种负能量围绕，久而久之，他对我便没有了耐心，后来我们离婚了。这十多年，我也没有再嫁，都是自己孤零零屋前屋后的。以前，就怕逢年过节的冷清，今年在医院住院期间医务社工小组每周都有活动，大家在一起热热闹闹、开开心心的，这四期的健康知识主题特别好，有海姆立克急救法、有老年人的健康饮食习惯、有心理健康知识，还有老年人常见病注意事项。真的挺好的，感觉自己还没有被世界所抛弃。

你们安排的健康知识讲座非常精彩，让你们费了很多心思啊！而且还认识了活动里的姐妹，我们住得又近，活动之余，我们还一起聊天，彼此做伴，仿佛自己的亲姐妹一样，心里温暖多了。"

——服务对象 13

（2）建立支持系统。组员之间建立了友好和谐的互助关系，彼此之间形成了积极的沟通交流互动模式以及较强的凝聚力和向心力。对小组有着较强的认同感和归属感。

"我的儿子定居国外了，平时就我和老伴儿两个人生活。年纪大了就怕身体出一些毛病，虽然有侄儿侄女帮忙照拂，但是他们也有自己的家庭，自己的工作，总不能老是麻烦人家。有时候，我就一个人去，还是不太方便。自从参加了由医务社工开展的小组活动，认识了一些朋友，只要打电话给她们，她们都乐意过来聊聊天，可以消磨时间，感觉真好。我们互相支持和鼓励，也不觉得在医院的时光很漫长，现在感觉集体的力量很强大，集体给予了我内心的平静和力量，我们都彼此帮忙，蛮温馨的。"

——服务对象 14

（3）愿意分享感受。组员与医务社工之间形成了较高的互信关系，通过小组活动的开展和进行，组员无论是在活动中还是私下里都越来越愿意与医务社工主动分享感受。

"医务社工来我们病区之前，我们还不太清楚医务社工小组是做什么的，现在经过了一个月的相处，我越来越信任医务社工，也愿意主动和她们聊天，告诉她们我的变化，我觉得自己最大的改变是自己的心理状态更加积极了，我觉得现在的我能够客观地看待住院治疗，不再像以前住院时的自怨自艾，感谢这几个小姑娘。"

——服务对象 15

2. 小组成员参与度和投入状况评估

（1）出勤率。在开展的四期活动中，30 名组员全部出席，没有迟到、早退等现象。活动中能够完成各项任务并与同伴进行讨论和分享。

"作为每次都全程参与的医护人员，我们病区的住院患者和家属都认真并且准时地按照规定时间，提前到达病区活动区域，等待小组活动的开始。现场的每一位组员都非常认真和专注地参与到每一次的医务社工活动中。医务社工也非常敬业，每次到来前都进行了精心的准备，以保障小组工作圆满地完成。"

——医护人员 1

（2）小组参与度。小组组员能够严格依据小组契约，认真参与每期活动。活动中将手机保持静音并且不随意玩手机，尊重医务社工及其他组员。

"我是一名责任护士，每次小组活动，我都非常投入和认真，在小组活动进行中，组员认真遵守小组的各项规定，大家的参与性非常高，对于小组活动的每次主题都非常感兴趣，我相信经过四期小组活动，我们的组员收获满满。"

——医护人员 2

3. 小组凝聚力及压力状况评估

小组的凝聚力随着活动的推进不断加深。组员与组员之间增强了凝聚力，熟悉程度和信任程度也不断加深。组员们能够共同去完成多种合作性游戏，在游戏中能够互帮互助、团结协作。在分享活动感受时，组员提到通过匿名方式书写印象，看到了旁人眼中的自己，通过活动拉近了自己和其他组员之间的距离。在每期活动的小组讨论过程中，小组成员能够共同积极地参加讨论，与同伴分享自己的感受。

4. 小组发展阶段状况评估

（1）小组初期

医务社工与组员之间相互认识，初步了解。医务社工和组员共同制定小组契约。由于组员和医务社工初次见面，在分享和讨论时组员会存在紧张和不主动发言的现象，小组氛围也比较安静，更多的是医务社工的引领。

（2）小组中期

在小组活动过程的讨论环节中，医务社工察觉到组员之间偶尔会存在意见不一等小的矛盾冲突，但医务社工通过引导组员分别描述自己的想法以及组员相互沟通交流等方式缓解了冲突，使组员之间形成良好和谐的沟通模式。组员和医务社工能够为了具体目标的实现而共同努力。在互动中彼此建立了坦诚的沟通模式，主动示范，医务社工鼓励组员学习并提供反馈，重视组员自我感受的表达。

（3）小组后期

在活动结束前，医务社工事先告知组员小组活动的进度，事先帮助组员为小组活动结束做准备。医务社工与组员共同讨论在活动中的进步和感受。填写小组满意度问卷和结果评估问卷为后期的评估做铺垫。医务社工为组员分发小礼物，给予组员美好的祝愿。

（二）小组工作介入心血管患者健康意识提升的结果评估

1. 小组目标达成状况评估

通过小组结束时组员的分享和医务社工的观察，小组的总目标和各具体目标均已达成。具体表现为：在自身的健康管理意识上，对于"健康管理"的概念，100%的组员已经了解，与前期需求评估时56.2%的组员有过了解但不是特别深入形成对比。在自身健康管理行为上，87.5%的组员对于自己制订的计划能够顺利执行，在组员填写的问卷中，30名组员均写出自己学会了健康生活的小技巧，懂得应该如何去合理安排自己的健康生活。

在小组活动中，医务社工通过多项热身游戏，使组员具有合作意识，形成良好的信任关系和凝聚力，组员之间实现了互帮互助，共同进步。组员在分享自己感受时其中有25人提到小组活动使自己认识了很多朋友，也对自己的病友有了更深入的了解，自己很开心。

2.小组满意度情况

医务社工和组员之间建立了信任关系。100%的小组组员对医务社工的工作态度、沟通方式、个人素养等能力给予肯定。在满意度问卷中组员感谢医务社工的用心和体贴，多名组员表示希望能多参加几次小组活动，并在生活中能够经常与工作者进行交流。

六、专业反思

（一）对小组组员的反思

组员为30名心血管内科的住院患者，相互对彼此已经形成了初步的认识，但是由于组员住院的时间、住院房间的安排不同，组员对彼此的了解不够充分。通过匿名书写印象等方式增进组员之间的联系，加深对相互的了解和认识。由于组员中女性住院患者人数较多、性格大多内向，在活动初期，小组活动的氛围较为安静。因而，医务社工多采取随机提问发言的方式。在中期和后期的小组活动中，活动氛围变得融洽，组员能够在活动中畅所欲言并在活动后与医务社工反馈收获。

（二）对小组过程的反思

四期小组活动按照小组的目标以及组员的需求开展，因此小组整体的达成效果较好，得到了组员的一致认可。医务社工和组员能够履行小组契约的规定，组员积极参加活动，医务社工精心准备活动，并做到在每一期小组活动中仔细观察组员的表现，并对组员的表现积极回应。医务社工之间紧密合作，每位医务社工都有明确的分工以保证活动顺利进行。

但在活动进行的过程中也存在着一些不足。医务社工注意到，热身游戏类型的安排以及游戏时间的设置不够合理，导致热身效果不明显。因而在以后开展活动时，热身游戏的类别需要完善和创新，医务社工应将游戏的时间设置恰当并细化游戏规则，同时将达成活动目标与活跃小组气氛相结合。

（三）对医务社工自身的反思

1.社工技巧

"不得不说，在心血管内科病区开展医务社工小组挺不容易的，我们医务社工每次都是绞尽脑汁地设计小组活动方案，现在小组工作就要结束了，对他们有点舍不得，其实他们就跟自己父母的年纪差不多。看着他们有所改变，笑得更多了，专业认同和价值感瞬间就有了提升，坚定了我继续做医务社工的想法，但是我觉得在社工技巧的运用上还不够熟练，这是我需要注意的地方，以后我会在工作中注意积累社工技巧经验。"

——医务社工1

医务社工运用了积极倾听的技巧，在组员进行发言时，医务社工用点头、共情式的回应等方式让组员感受到医务社工在倾听；运用反映、摘要和总结的技巧，能够在组员分享后，将多名组员的分享进行归类、用简洁的语言将观点进行陈述。但是，在运用提供信息的技巧方面，医务社工应增加语言的趣味性；在组员因内向而不主动发言时，医务社工应该运用眼神交流、鼓励和支持等技巧引导组员透露内心世界；并且，医务社工还应该运用同感和自我流露，将自己真实的感受呈现给组员，组员悲伤时医务社工在情绪安抚后进行疏导。

2. 社工理念和原则

"小组工作快要结束了，说实话，虽然是松了一口气，但是还是舍不得的。看着他们在小组活动中，有了自己的同伴、朋友，我觉得他们未来的生活只会更加美好，帮助人的事情还是要多做的，看见他们快乐，自己也可以笑口常开。四期的医务社工活动让我认识到，社工的专业性是非常重要的，在开展活动中，一定要注意将自己的社工理念和原则运用进来。"

——医务社工 2

四期小组活动医务社工做到了严格遵守保密原则，医务社工对组员在活动中的情况进行保密；遵循接纳和非批判的原则，尊重组员的价值和尊严，关注组员在小组中的进步；但也有不足之处，在强调合作和互惠的过程方面，应该更多地体现民主参与原则；在遵从个别化方面，医务社工应该关注每个组员的特定需要以及组员的反应和情绪；医务社工应该平等公正地对待组员，坚持组员自决并进行赋权。

3. 资源利用

"我个人觉得小组工作介入的成效较高，小组工作的目标也基本完成。虽然刚开始小组活动的氛围有点尴尬，但是，后来是越来越好的。我也参与了小组活动的设计，觉得蛮有趣的，尽管此过程中也有泪水，看着组员一步步改变，帮助他们缓解因疾病带来的伤痛，帮助他们可以以积极的态度去面对新生活，就是最大的收获吧！以前在课堂上都是专业理论的学习，实务技巧很是不足，有了专业实习这个机会，丰富了自己专业实践的空白。"

——医务社工 3

在四期小组工作中，医务社工能够根据每期小组活动不同的主题，合理地利用小组活动海报、活动气球布置现场，营造氛围，另外医务社工在每期活动中张贴海报、小组契约，进行书写便于组员记忆；同时医务社工运用身边资源，在每期活动前与心血管病区护士长和主班护士做好对接和沟通，但是也有不足，医务社工还应该多进行前期调研，并针对小组进行中可能出现的问题探讨解决对策，帮助小组更好地推进，从而更好地发挥小组工作的功效。

心血管患者健康意识提升的小组工作介入活动服务对象满意度测评表

服务对象姓名：　　　　　　　　　　　　　　　　　　　联系方式：

现居住地址：

服务名称		时间（时段）	
活动目标			

请在最能代表您意见的位置打"√"。

活动内容评价	非常满意	合格	不合格
1. 小组活动目标达成情况			
2. 小组活动内容			
活动安排评价			
3. 场地安排			
4. 时间安排			
5. 社工表现			
6. 小组活动是否让您投入			
7. 小组活动是否对健康有益			
8. 对小组的整体服务是否满意			
9. 您是否有其他建议：			

卒中有你 "医路陪伴"

——对卒中患者照护者压力舒缓的个案服务

张一奇　陈朵多

上海市徐汇区中心医院

复旦大学附属中山医院徐汇医院

一、背景介绍

医务社工在参与医院康复科查房时与服务对象接触，服务对象小蔺，女，28岁，2016年与丈夫结婚，现有一个1岁多的儿子。服务对象一家生活在甘肃省定西市岷县农村，家庭主要经济来源是丈夫外出打工收入。

服务对象的丈夫小赵，男，26岁，因（左侧枕叶）脑出血后遗症（四肢运动功能障碍，吞咽功能障碍，完全性失语，认知功能障碍，生活自理能力障碍）、（左侧C2段）先天性颈内动脉瘤入住医院康复科。当时进行了左侧颈内动脉C2段动脉瘤介入栓塞手术，等待进一步复查。服务对象作为小赵的妻子，在丈夫发病昏迷后一直陪伴在其病床边。

2018年底，小赵因突发性脑出血、脑疝、先天性颈内动脉瘤，病情严重，昏迷不醒，近一个月后终于醒来。小赵第一次抢救的手术费用以及手术后康复费用就已高达30万元，又需要进行第二次头颅修复手术。而服务对象自丈夫病发后便辞去了小学教师的工作，其公公手有残疾无法干活，家中没有固定的经济来源。小赵第一次手术的费用都是其父母向亲戚朋友借的，第二次手术费用加康复费用又高达40多万元，服务对象已无处借钱，难以支付高额的医疗费用。

服务对象不知如何面对现状，加上巨额医疗费用的压力，服务对象表现出绝望、烦躁的负面情绪。目前丈夫的病情不稳定，随时有复发的可能，令她担心不已，难以面对和接受目前的状况。服务对象非常希望丈夫能快点儿好起来，她不想让孩子没有父亲。

二、案例分析

（一）服务对象主要问题

1. 非理性情绪

具体表现为服务对象情绪长期低落，甚至产生了绝望、烦躁的明显负面情绪。同时服务对象也呈现出难以接受丈夫的病情，感到无助、焦虑、悲伤，不知如何面对现状的心理状态。

2. 不合理认知

具体表现为服务对象对丈夫的病情认知有误区，对丈夫的身体状况存在着要完全康复的绝对化要求，这一不合理期待在面对其丈夫康复效果不明显的情况时，也影响了服务对象和其丈夫的康复信心。

（二）服务对象其他问题

服务对象有沉重的经济压力，家中没有固定的经济来源，丈夫第一次手术的30万元费用都是其父母向亲戚朋友借的，马上又需要进行第二次头颅修复手术，手术费用加康复费用高达40多万元，而服务对象已无处借钱，难以支付高额的医疗费用。

三、服务计划

（一）理论基础

1. "MMT321" 冥想正念疗法理论背景

冥想与正念是两种有效地作用于个体认知与内心的干预手段。从1979年开始，美国生物学家乔·卡巴金（Jon Kabat-Zinn）博士就将冥想疗法应用于医学领域，作为对患者进行慢性疼痛、焦躁及情绪低落等症状的辅助治疗，并在后期实践中逐渐成为一种独特的替代疗法，以期让不同的人群在不同场合适应不同的情绪状态下进行，从而达到缓解压力、消除疲劳等目的。

正念疗法作为当代的认知行为疗法，能有效帮助服务对象觉察、接纳自己，玛莎·林内翰（Marsha Linehan）也通过大量研究证明了这种方法的显著效果。通常对正念的定义或描述包括：觉察和注意，聚焦当下，对呈现的刺激保持敏感，觉察自身与外界环境的联系，没有任何不可抑制地逃离当下的"无心"体验。

但是当前冥想与正念这两种方法往往被单独使用，上海市徐汇区中心医院/复旦大学附属中山医院徐汇医院社工部就尝试将这两种方法结合，形成"MMT321"模式，以此探索新的有效的治疗方法，助力患者康复。

2. "MMT321" 冥想正念疗法实务模型

"MMT321"冥想正念疗法是将冥想与正念疗法结合并交替使用的一种自创方

法。其中，第一个"M"即 Meditation（冥想）；第二个"M"即 Mindfulness（正念疗法）；"T"即 Therapy（治疗）；"3"即 3 天治疗 1 次；"2"即 2 周 1 个疗程；"1"即 1 个医务社工负责全程跟进（如图 1 所示）。

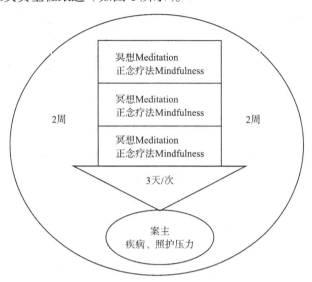

图 1　"MMT321"冥想正念疗法实务模型

在选定服务对象后，针对其压力症状，使用"MMT321"方法进行干预。每次干预以冥想为第一步，正念治疗为第二步，每次干预持续 45 分钟左右。其中，第一步的冥想一般为 12~20 分钟，让服务对象半躺在舒适的沙发上，在暖色调的柔和灯光下，使用冥想背景音乐，配合引导词完成。第二步的正念疗法按以下步骤进行：（1）感觉自己的心灵；（2）试着描述自己的感觉；（3）与自己的感觉对话；（4）描述自己的能力；（5）尝试接受自己的感觉。整个过程持续 30 分钟左右，每 3 天进行一次干预，两周为一个疗程，由一名医务社工全程负责，并运用知觉心理压力量表（CPSS）对"MMT321"方法的干预效果进行前后测对比。

3."MMT321"冥想正念疗法的特点

"MMT321"方法兼具冥想疗法的平和内心、舒缓情绪和正念疗法的察觉内心、接受自我的特点。在将冥想和正念两种治疗有机结合后，其特点具体体现在：第一步：冥想净化内心。以冥想为治疗的第一步，用以净化服务对象的内心世界，让服务对象平复情绪，腾空自己的心灵，给下一步治疗提供有利的个体环境。第二步：正念改善认知。在冥想的基础上加入正念疗法，使服务对象在安静、相对理性的状态下触碰、认识和重建自己的内心世界，通过对周遭的重新感知和对自己的重新感悟，尝试获取一定的能力。

（二）服务目标

1. 短期目标：在为服务对象开展服务的一周内，增强服务对象对其丈夫疾病信息和康复护理知识的了解，建立客观、理性的疾病康复态度，改善服务对象情绪状态，缓解压力。

2. 中期目标：在为服务对象开展服务的两周内，提升服务对象理性认识现状的能力，寻求多方的经济支持，丰富服务对象的社会资源，巩固服务对象情绪状态。

3. 长期目标：在为服务对象提供服务的全过程，培养服务对象积极乐观的生活态度，提高服务对象处理问题的能力，不断增强服务对象的社会支持网络。

（三）服务策略

1. 在与服务对象的初次接触中，医务社工与服务对象建立信任关系，收集相关资料，详细了解服务对象面临的主要问题、当前的资源系统与社会支持情况。

2. 在与服务对象开展服务的一周内，医务社工以通俗易理解的方式向服务对象介绍其丈夫的疾病情况、现有治疗方案、疾病康复预期效果，增强服务对象对丈夫疾病的认知。同时邀请志愿者向服务对象分享康复经验，增加康复护理知识，增强同辈支持力量。

3. 在与服务对象开展服务的两周内，运用"MMT321"方法的冥想正念治疗，引导服务对象以理性方式重新审视当前的问题，探讨可以减轻经济压力的解决方案，缓解服务对象内心的压力，共同探讨未来的规划，增强生活信心。

4. 在服务对象出院前，帮助服务对象获得一定的社会资源，减轻服务对象的家庭经济负担，进一步巩固服务对象的积极情绪，强化服务对象在应对当前问题中形成的能力，并促使其规划未来，形成可行方案。

四、实施过程

第一次服务时间：2019 年 3 月 20 日

服务内容：自我介绍，与服务对象建立良好的沟通关系，了解服务对象基本情况。

第二次服务时间：2019 年 3 月 21 日

服务内容：进一步收集相关资料、建立信任关系，了解服务对象面临的主要问题，舒缓服务对象的负面情绪。

第三次服务时间：2019 年 3 月 24 日

服务内容：邀请志愿者与服务对象分享康复经验，增强其社会支持，增加其康复护理知识，提升其对疾病的认知。

第四次服务时间：2019 年 3 月 28 日

服务内容：重新熟悉，对服务对象进行"MMT321"方法的冥想正念治疗，让服务对象在比较放松的状态下再次思考面临的问题，更好地处理自己的情绪，理性地看待问题。

第五次服务时间：2019 年 3 月 31 日

服务内容：继续进行"MMT321"方法的冥想正念治疗，寻求社会资源，减轻服务对象的家庭经济负担，帮助服务对象缓解内心压力，树立生活信心。

第六次服务时间：2019 年 4 月 4 日

服务内容：继续进行"MMT321"方法的冥想正念治疗，与服务对象探讨可以减轻经济压力的解决方案，做好未来规划。

第七次服务时间：2019 年 4 月 10 日

服务内容：与服务对象一起回顾走过的历程，处理离别情绪，巩固已有的成果并结案。

详细请见附件。

五、案例评估

（一）统计数据

面谈次数：7 次

（二）服务效果

为了保证评估内容的全面性、客观性，此次评估分别从客观和主观两个方面展开。前者包括介入前后服务对象心理情绪的量表对比和服务目标的实现情况评估，后者包括服务对象的认知修正、行为转变以及社会支持网络增强程度的评估。

1. 客观评估

（1）介入前后的量表对比。针对服务对象在接受服务前后心理压力状态的变化，医务社工运用知觉心理压力量表（CPSS）对服务对象进行了干预前后测对比。结果显示服务对象在接受服务后的心理压力分值明显下降，其中紧张感和失控感的后测分值相比前测明显下降，干预取得显著效果，数据分析结果见表 1。

表 1　服务对象 CPSS 前后测结果比较（分，±s）

心理压力	前测	后测	t 值	p 值
紧张感	14.55+5.33	9.44+4.25	7.51	<0.01
失控感	13.33+5.40	8.28+3.47	7.72	<0.01

（2）服务目标的实现情况

第一，服务对象的非理性情绪得到好转。

第二，服务对象解决问题的能力得到提升。

第三，服务对象科学地了解了丈夫病情、掌握了护理知识及沟通技巧。

第四，服务对象的片面认知得到了一定的改善。

第五，服务对象对未来的生活树立了信心。

第六，服务对象有了更完善的支持网络。

2. 主观评估

主观评估主要是医务社工的观察，从服务对象的认知修正、行为转变、社会支持网络增强这三个方面呈现的干预效果。

（1）认知修正。服务对象的认知偏差主要在于对丈夫病情的认识，无法接受丈夫不能在短时间里恢复到以前状态的现实，觉得康复效果不明显。经过医务社工的解释及志愿者对于疾病知识、康复经验与护理知识的分享，服务对象对目前的状况有了更清楚的认识，对将来也有了一定的计划，并能以更有效的方式支持丈夫康复，之后丈夫康复效果明显。

（2）行为转变。服务对象变得更乐于向医务社工倾诉，一开始她很难接受现状，以致出现情绪问题，后来逐渐愿意让医务社工陪伴她一起面对危机，走出困境。当医务社工邀请志愿者与他们分享康复经验、护理技巧与相处心得时，她很愿意接受志愿者提出的建议和想法，还会主动提出许多问题，表现出很大的兴趣。因此服务对象的行为转变使她与医务社工、志愿者的信任关系得以比较有效地建立，让她能在冥想正念治疗中通过分享自己内心的真实感受，更好地处理自己的情绪和行为，理性地看待问题。

同时，服务对象会根据他人的建议做出积极的尝试。当遇到经济困难时，服务对象从开始的一筹莫展，到后来听从志愿者和医务社工的建议，主动尝试缓解经济压力的方法，取得了比较好的成效。在几次介入后，服务对象感到原有的压力减轻了许多，对丈夫的治疗重新树立了信心。她还主动用学到的技巧帮助丈夫及病房中的其他患者和家属。丈夫的情况有所好转，她也受到了"助人自助"的鼓舞。

（3）社会支持网络增强。由于服务对象家庭没有固定的经济来源，难以支付高额的医疗费用，医务社工帮助服务对象寻求社会资源，通过申请救助基金来减轻服务对象的家庭经济负担，还鼓励服务对象通过其他途径获得更多的帮助，帮助其减轻了家庭经济压力。同时，医务社工促进服务对象与丈夫、志愿者及医护人员之间积极沟通，帮助其建立了良好的支持系统，建立了亲密、信任的支持网络，取得了很好的成效。

（三）其他长期目标 / 建议或跟进干预

（1）通过电话跟进了解结案后服务对象的情况。

（2）联系服务对象的丈夫转院后所在的医院社工，继续干预。

（3）服务对象如回到医院，医务社工会继续跟进个案。

（4）鼓励服务对象多参与社会活动，多接触社会，丰富自己的生活。

六、专业反思

在此次个案服务过程中，医务社工运用"MMT321"冥想正念疗法，在促进服务对象的情绪改善、处理问题能力提升、康复护理知识学习、疾病认知完善、社会支持网络增强和对未来生活的信心不断提高等方面做出了较大努力。与此同时对于医务场域下，患者、家属呈现出的诸多困扰，医务社工在为其提供服务的过程中也产生了诸多反思：

首先，危机干预注重当前情境下在服务对象身上所发生的危机事件和困难，以及服务对象当时的情绪反应和内心想法。而冥想正念疗法中的危机干预，更能加深服务对象对自己、对问题的认识，让介入工作更有针对性和方向性。

其次，社会工作强调助人自助，认为服务对象有解决问题的能力及潜能，即使在服务对象面对危机时，其解决问题的能力受到一定的限制，但服务对象自己做决定的权利仍然应当得到尊重。因此医务社工在介入的过程中要引导服务对象自己做出行动，助其自助。

最后，患者家属是一个特殊的群体，他们虽然身处医院，却不是患者，虽然是患者的支持者，但也同样承受着巨大的身心压力，因为他们的特殊性很容易被忽视。医护人员将大部分的关注点都放到了患者的康复治疗上，而对患者家属所面临的精神、心理、社会等多方面的压力及各种困境往往没有精力去了解。患者家属在医院这个环境中往往处于一种无助、孤独、焦虑的氛围中，他们往往都承受着巨大的心理压力，如果长期得不到疏导，就容易出现心理疾病。本案例中患者的妻子面临许多心理困境，是许多患者家属都可能面临的问题。在对服务对象的干预过程中，通过陪伴，鼓励让服务对象倾诉心声，一起寻找解决办法，支持服务对象面对问题，使其得以缓解内心压力，更有信心地面对未来，在这个过程中，医务社工的爱与真诚尤为重要。

参考文献

［1］任俊，黄璐，张振新. 基于心理学视域的冥想研究［J］. 心理科学进展，2010（5）：857-864.

［2］陈语，赵鑫，黄俊红，陈思佚，周仁来. 正念冥想对情绪的调节作用：理论与神经机制［J］. 心理科学进展，2011（10）：23.

［3］张一奇，陈朵多. "MMT321" 方法在医务社会工作实务中的运用［J］. 中国社会工作，2018（354）：35-42.

附件：个案服务过程

时间：2019 年 3 月 20 日—4 月 10 日

主要人物：服务对象小蔺、服务对象的丈夫小赵

医务社工朵朵、志愿者葛老师（文中人名均为化名）

一、第一次服务

日期：2019 年 3 月 20 日

地点：×× 医院康复科病区

谈话记录：

医务社工：你们好！我叫 ××，是这边的医务社工，请问您贵姓？

服务对象：你叫我小蔺就好，蔺相如的蔺。你们是医生吗？

医务社工：嗯……如果患者在医院里除了接受治疗外，还需要其他的帮助，比如住院适应指导、情绪压力辅导、疑惑咨询解答、健康知识科普等，这个时候就需要我们专业的社工为大家服务（进一步具体介绍医院医务社工部的工作与义工服务内容）。（运用技巧：教育、解释）

服务对象：哦，原来是这样呀。

医务社工：我们这里的医护人员都很关心你们，今天在康复科查房的时候，杨主任和袁医生向我说起过你们，我就想着过来陪陪你们。

服务对象：谢谢你们的关心啊！

医务社工：听杨主任说小赵现在进步速度挺快的。（运用技巧：鼓励）

服务对象：还好吧，现在脑子还是糊里糊涂，说话也不清楚。

医务社工：嗯，他很年轻，以后康复相对来说会比较好的。（运用技巧：植入希望）

服务对象：我真的是希望他能快点儿好起来，之前家里基本都靠他一个人撑着，现在他这样了我真的很难接受，我一个人不知道应该怎么办。

医务社工：听起来小赵责任挺重的，他之前是做什么的呀？

服务对象：他以前在甘肃做过协警，也做过设计，后来在上海工作，在杂志社做销售，我也跟着来上海，没想到工作没多久他就发病了。

医务社工：哦，这样啊。那你们家里人呢？

服务对象：我公公这次和我一起来上海照顾他，公公 8 年前因为出车祸手臂残疾了。我婆婆一直就在老家，平时要照顾我老公的奶奶，奶奶 70 多岁了，腿脚不便，所以我婆婆就一直照顾着脱不开身。我爸妈和我们住得比较远，结婚之后联系不那么多了。

医务社工：哦，所以这次就你和你公公来医院了。

服务对象：还有我老公的妹妹也来了，她 24 岁，她之前一直在老家照顾她刚

刚出生的宝宝，这次也一起过来帮忙，但是不会在这里待太久的。

医务社工：她挺年轻的，那你和你老公都多大呀？

服务对象：我28岁，我老公26岁。

医务社工：都好年轻，你们平时的照顾有分工吗？

服务对象：这些天主要都是我在照顾他，他爸爸和妹妹隔几天会来一次，我们现在在周浦租房。过段时间我回老家借钱，我公公再来照顾他。

医务社工：住的地方挺远的啊。

服务对象：是的，过来一次不是很方便，我和他们说不要每天来回跑了，很辛苦的。

医务社工：你很体谅你的家人，为他们分担很多，辛苦了！（运用技巧：同理）

服务对象：辛苦点儿无所谓的，我很爱我的老公，当时他昏睡了将近有一个月，我就天天坐在他床边哭，和他说话，终于把他叫醒了。现在看到他脑子不清楚，我很担心他不能像以前一样，他以前很聪明的，也很幽默，是我们的开心果。我都不知道以后的日子怎么过下去，哎……

医务社工：会慢慢好起来的，你这么用心地陪着他，他会感觉到的。（运用技巧：植入希望）

服务对象：希望吧，真想回到以前啊，我晚上看着我们以前的照片我都很伤心，有时候看着看着眼泪就流下来了，想着我们什么时候能像以前一样，然后就睡不着了。

医务社工：听起来你很难接受你老公如今的状况，病情来得那么突然，感觉以前的幸福生活一下子消失了，回不去了，你还要担心今后的生活与老公的病情发展，这么突然的打击有这样的情绪是很正常的。（运用技巧：同理、一般化）

医务社工评估：此次谈话主要是与服务对象建立信任关系，对服务对象进行基本情况资料收集以及进行初步的需求评估。通过耐心地倾听，了解服务对象目前的心理状态、情绪反应，进一步了解其家庭情况，包括家庭成员、家庭关系、面临的主要问题，从中发现服务对象有较重的负面情绪，有很强的无力感，需要在后续的介入中进行情绪疏导，缓解焦虑抑郁的情绪。

在此次谈话中没有来得及进一步了解服务对象家庭的经济状况，对家庭关系的了解也有待深入。服务对象目前正处于危机状态下，医务社工需要在接触和了解中积极地聆听、表达接纳和关心、传递帮助。医务社工要用平稳、亲切的语调，鼓励服务对象慢慢道出心声。耐心地倾听能让服务对象更有表达痛苦的勇气，这也是帮助服务对象渡过危机的首要条件。

二、第二次服务

日期：2019年3月21日

地点：××医院医务社工部工作室

谈话记录：

（医务社工从 17 楼康复科病房接服务对象及其丈夫来 1 楼工作室面谈）

医务社工：你们怎么样？还好吗？

服务对象：就那样吧。前面杨主任查房时问他问题他还是没有什么反应，你说他什么时候才能好啊？

医务社工：相信小赵会有进步的，杨主任说已经把你们纳入了课题组，这样的话你们可以在这里住一个多月，据他说你们在经济上遇到了一些困难是吗？（运用技巧：鼓励）

服务对象：哎……是的啊，当时第一次手术就花了 30 万元，接下来要做的手术好像也要 40 多万元。

医务社工：那这些钱你们是怎么筹的？

服务对象：第一次的 30 万元是我公公婆婆向亲戚朋友借的，这次也不知道怎么办了，家里已经没有钱了，我公公几年前出车祸，手到现在还是残疾的，没有办法工作。我之前是做小学老师的，后来他生病了我也只好辞职用全部时间来陪他了。现在家里几乎是没有收入，就我婆婆在家照顾奶奶的时候种一些菜。接下来这么大的一笔钱我想都不敢去想。

医务社工：接下来是一个什么手术啊？

服务对象：补脑壳的，现在左边头凹下去一块，他睡觉时候动来动去，我真怕会被碰坏了。补的时候万一又出问题，我该怎么办。我有时候就在想他死了我是不是也不要活了，但是又想到小孩还那么小。

医务社工：小朋友在老家吗？

服务对象：是的，现在我婆婆带着，他很乖很乖的，最近会叫妈妈了，我有时候和他视频，看到他那么乖，我又不能在他身边，就觉得很愧疚，我听到他叫我时我都不敢和他视频，怕他看到我哭，他真的很懂事的。也不知道我老公要到什么时候康复，这边的收费也贵，生活费用也高，我们快要支撑不下去了。每天看到我老公还是站不起来，还是说不了话，我就很着急。

医务社工：你这么用心地照顾小赵，小赵会感觉得到的，相信会好起来的。现在面对这么大的经济压力和照顾压力会感觉很无助，这是正常的，如果你想找一个人聊聊天，我们这边随时欢迎你过来。经济上的问题我们这边也在想办法，考虑是不是可以链接一些资源，尽量地减轻你们的负担。（运用技巧：一般化、整合社会资源）

服务对象：谢谢，谢谢，我在这边都没有什么能说话的朋友，每天照顾他感觉很压抑，有时候在病房里感觉喘不过气来。

医务社工：你有什么想说的或是有什么需要的都可以来找我们呀，而且我们的工作原则要求我们做到对你我之间的谈话进行保密，你可以放心地和我说出你想说的，我们可以一起想办法看看怎样解决。（运用技巧：植入希望）

服务对象：真的很谢谢你。

医务社工：你说在病房里觉得压力很大喘不过气来，我建议你有空的时候可以一个人到走廊上走走，或者去旁边的公园，呼吸呼吸新鲜的空气，做一些深呼吸，这会让你的心情好一点儿。（运用技巧：建议）

服务对象：有时候空下来我会带他去楼下的公园，晒晒太阳，挺好的。

医务社工：嗯，是的，要给自己放松放松，不然自己压力也很大的。

服务对象：就是有时候忙不过来，也不知道这样忙，到底对不对。

医务社工：你指的是什么呢？

服务对象：就是我也不知道该怎么照顾他，每天带着他做康复训练，和他说说话，可是他好像没什么反应，我真的不知道怎么办。

医务社工：我们这边有几位志愿者，他们之前也都是脑卒中患者，有两位比小赵还要年轻。现在康复得挺好的，他们每周都会来看看小赵，陪他聊聊天说说话，分享一些他们的经验，你看好吗？（运用技巧：建议）

服务对象：这样很好啊，我也想能找人和他说说话，解解闷，我也可以听听能怎么做。

医务社工：那我过几天就联系他们过来吧。

医务社工评估：在此次谈话中，服务对象与医务社工之间的信任感进一步加强。了解到了服务对象目前主要面临的问题，发现服务对象有比较重的照护压力和经济压力，同时对丈夫病情的认识度也不够。加之面对病情发展的不确定性，甚至还可能有失去丈夫的危机，更让她充满焦虑，不知所措。接下来医务社工计划与服务对象一起尝试解决这些问题，并为服务对象家庭链接可以减轻经济负担的相关资源，邀请有康复经验的志愿者一起陪伴服务对象，增强支持网络。

三、第三次服务

日期：2019年3月24日

地点：××医院康复科病区

谈话记录：

在谈话之前的三天里，医务社工联系了有康复经验的志愿者，邀请她为服务对象及服务对象丈夫分享康复经验、照护知识等。同时正在申请使用医院的复明基金为患者减轻一部分的经济负担。

医务社工：小蔺，这是我们的志愿者葛老师。葛老师，这是小蔺和小赵。

葛老师：你好！

服务对象：你好！谢谢你们能过来，能给我们讲讲。

医务社工：葛老师这次过来，主要是来看看你们。她十年前脑出血，当时也是不会动不会说话，到现在能生活自理，在我们这边做志愿者也好几年了，有很多康复经验，她也会和你分享一些照护知识以及与患者相处的建议。（运用方法：同伴教育）

葛老师：他年纪这么轻，康复很有希望的。但是不能心急，最重要的是要有信心和康复的意志。希望你能用亲情和温情鼓励他康复，激励康复……（鼓励小赵，分享康复经验）

医务社工：谢谢葛老师分享了这么多，我看小赵今天也听得很认真的，哈哈，希望能对你们的康复有一点帮助。（运用技巧：同伴教育）

葛老师：希望你们要抓紧黄金康复时期，更有信心地面对接下来的康复，坚持做适量的运动。

服务对象：好的，谢谢！我会尽力的。

葛老师：我每周都会过来的，可以的话下次再来看你们。

服务对象：好的，下次见。

葛老师：再见！

服务对象：赵××，快和大家再见。

（赵××点头示意）

医务社工：小赵有进步了！知道和我们打招呼了，真棒！好啦，那我们下次再见啦！（运用技巧：鼓励）

服务对象：拜拜。

医务社工评估：服务对象比较乐意听取"过来人"的经验，邀请康复经验丰富的志愿者葛老师进行分享，对纠正服务对象对病情的非理性认知更有效，同时也能为服务对象及其丈夫树立一个榜样，鼓励服务对象的丈夫更有信心地坚持康复，也让服务对象感受到有很多人支持陪伴着他们。

四、第四次服务

日期：2019年3月28日

地点：××医院医务社工部工作室

谈话记录：

医务社工：上周五和葛老师聊完之后有尝试照着葛老师的建议做吗？

服务对象：嗯嗯，她说的很多点效果都挺好的，以前他睡觉的时候会哼哼，感觉挺痛苦的，照着葛老师的指导姿势，感觉他好像睡得挺好的。

医务社工：有效果就好，前几天在帮你们尝试申请我们医院的复明基金，有一笔小的救助金，希望到时可以帮到你们。（运用技巧：整合社会资源）

服务对象：谢谢啊，你们一直这么关心我们。

医务社工：这个是我们应该做的，这就是我们的工作，不要觉得有负担。就是需要你们提供一些证明和材料，我已经写在纸上了，请你们准备一下。

服务对象：好的。

医务社工：希望能尽微薄之力，我们也会一起想办法看看还能怎样帮助你们缓解些经济压力，另外你觉得除了经济方面之外，现在还有什么是很担心的？

服务对象：这么一大笔钱我想想就会头皮发麻。然后我怕这么多钱花下去还是救不了他，他还是会复发，孩子会失去爸爸，真的那样了我以后该怎么办？

医务社工：嗯，这样的不确定性让你压力很大？不知怎么解决是吗？（运用技巧：澄清）

服务对象：是啊，我上周人不舒服的时候，就一个人坐在三楼，坐了半个多小时，觉得停下来缓一缓，会舒服一点。

医务社工：嗯，这确实是一个缓解压力的方法，今天我想让你在这里尝试一种冥想放松的方法，可以帮助你缓解压力，我们练习一下好吗？（运用技巧：建议）

服务对象：好的，要怎么做呀？

医务社工：你们可以以自己最舒服的方式坐在沙发上，闭上眼睛，听着音乐，跟着我的描述一起想象，小赵也可以试一试，准备好了吗？

服务对象：嗯，好了。

（音乐响起）

医务社工：我走进一片森林里，走进春天的阳光里，森林里有一片很大的草原，我慢慢地躺在草原上，伸展我的四肢，我觉得很舒服，我的全身慢慢地放松下来，感觉很放松，微风轻轻吹过我的脸庞，就像丝绸一样覆盖在我的身上，让我觉得很舒服，阳光下微风轻轻地拂过，草地上飘过阵阵青草芳香，我觉得很放松。天空中飘过一朵朵美丽的白云，像一床床温暖的被子，盖在我的身上，慢慢地我觉得我飘了起来，跟随着微风飘荡到空中，和美丽的白云融为一体，飘过大草原，飘进广阔的森林里，飘进温暖的阳光里，慢慢地我的思绪放松下来，感觉很放松。微风中我仿佛看到了我的四周有许多美丽的蝴蝶和小鸟，好像在为我唱着动人的催眠曲，把我带入了甜甜的梦乡，在梦里我看到自己游走在森林里，就像小天使一样，草原里飘来了阵阵歌声，带来了甜美的憧憬，带来了重重的希望，我继续享受着春天的气息，享受着阳光带来的温暖，享受着天使带来的歌声，我觉得我已经彻底放松下来，很放松、很舒服，躺在温暖的阳光下，躺在温暖的草地上，躺在春天的森林里，感觉很放松、很舒服，我已经进入了梦乡，梦里充满了甜甜的笑脸，很舒服。

（音乐结束）

医务社工：现在可以慢慢地睁开眼睛了，感觉怎么样啊？

服务对象：感觉好一点儿了，好像整个人放松下来了。

医务社工：嗯，感觉舒服一点了吗？

服务对象：是的，挺有效果的。

医务社工：其实平时你在病房里有空的时候也可以试一试，放音乐冥想也许能感觉好些。

服务对象：嗯嗯，好的，你能把这段音乐发给我吗？

医务社工：当然可以，我再分享你一些冥想词，如果可以的话，你也可以尝试给小赵做做。

服务对象：好的，谢谢！

医务社工：现在来仔细想想，你是怎么看待面对的困难。

服务对象：嗯……我觉得自己遇到问题会很焦虑、悲观，但我想逃避是没有用的，我只能好好面对它。

医务社工：直面它，然后想办法解决它是吗？

服务对象：是的，我不能逃避，因为问题总是要一个一个去解决的，我要好好想清楚怎么去解决。我一直担心我老公的病，但做好康复是我现在能做的，我要好好陪着他。

医务社工：小赵病情存在复发的可能一直让你担心，你害怕失去他，失去这个家。但就像你说的，与其有担心的时间，还不如想办法做一些我们能做的，我和我们的志愿者，还有医生会一直陪着你们，支持你们，接下来我们一起想办法好吗？（运用方法："MMT321"）

服务对象：好的。谢谢你们！

医务社工评估：对服务对象进行"MMT321"的冥想正念疗法治疗，正念训练之前进行冥想能帮助服务对象净化内心，在冥想的基础上加入正念疗法，将进一步让服务对象在良好的状态下认识自我，重建认知，产生更好的效果，从而疏导情绪，缓解焦虑抑郁的情绪。这次谈话中，医务社工试图让服务对象冥想后，在一个比较放松的状态下正念，再一次思考面临的问题，能够更好地处理自己的情绪，理性看待问题。

五、第五次服务

日期：2019 年 3 月 31 日

地点：×× 医院医务社工部工作室

谈话记录：

医务社工：你们好！又见面啦！

服务对象：你们对我们的帮助真的太大了，我都不知道怎么感谢你们。

医务社工：小赵康复得好就好啦！

服务对象：医生说这几天进步挺大的，前天他好像突然恢复了一些意识，问我这是在哪里，他想回家了。

医务社工：小赵想家了呀。

服务对象：他会想儿子的，上次儿子过来牵着他的手，他都哭了。

医务社工：这边再住一阵就可以回家了哦，是不是呀小赵？（运用技巧：植入希望）

（服务对象的丈夫对医务社工微笑）

服务对象：我也很想家的，下周我们就要去另一家医院做手术了。

医务社工：那之后怎么安排呀？

服务对象：手术顺利的话先带他回老家住一段时间，在当地医院康复。

医务社工：希望一切顺利。（运用技巧：鼓励）

服务对象：对了，上次你给我做了冥想之后，我现在也给我老公放音乐，给他读一些帮助放松的词，感觉他现在睡觉的时候比以前安静了，旁边床的老太太睡眠一直不是很好，我给她推荐这个，她也说睡得会好一点儿，哈哈。

医务社工：是吗？那太好啦！今天我们再试一下吧！（运用技巧：鼓励）

服务对象：好的。

（播放音乐，医务社工说冥想词）

医务社工：好啦，现在可以慢慢睁开眼睛啦。

服务对象：感觉快睡着了。

医务社工：哈哈，要不要休息一会儿？

服务对象：哈哈，有点来不及，等会儿还要陪他做康复。

医务社工：每天安排都满满的，辛苦啦！

服务对象：也没有办法。

医务社工：但是想想每天看着他有进步，是不是就会感觉好一点？

服务对象：看到他变好我就开心，有时我也在想，可能是我之前太心急了，他确实也在很努力地康复，急也是急不来的。其实如果他回不到以前那样，我还是会和宝宝一起陪着他，相信一定会越来越好的。他爸爸这几周回家去给他筹钱了，手术之后就等他回家了。

医务社工：好感动！小赵进步真的挺大的，和他自己的努力还有你的支持是分不开的。身体可能不能完全恢复得像以前那样，心里是会很难受的，不太容易接受，这都是正常的，我们可能需要一些时间慢慢适应，努力康复每天都会有进步的，来看你的葛老师也说过她当时觉得自己很可悲很绝望，到后面积极康复，在面对现状的基础上争取做得更好。（运用方法："MMT321"）

服务对象：是的，我们会加油的！

医务社工：目前手术资金方面差的多吗？

服务对象：是挺多的，上次听你们的志愿者说起她朋友通过轻松筹获得帮助，我这两天也在尝试。

医务社工：你在申请吗？

服务对象：是的，不知道效果怎么样。

医务社工：我之前认识的一位患者好像筹到了，希望能成功。（运用技巧：植入希望）

服务对象：之前他们也有试过呀？能帮我问问具体的流程吗？

医务社工：我联系他看看哦，如果有了回复告诉你。

医务社工评估：这次主要是帮助服务对象减轻经济负担、内心压力，树立信心对其进行的冥想正念疗法让服务对象放松下来并更清楚地看待目前面对的情况。服务对象丈夫在这段时间中慢慢恢复意识，在服务对象的陪伴下笑容也多了，让服务对象的心情逐渐好转。

六、第六次服务

日期：2019 年 4 月 4 日

地点：××医院医务社工部工作室

谈话记录：

服务对象：谢谢你们对我们的支持，你们真的对我们太好了！真的不知道怎么感谢你们才好。

医务社工：这是我们应该做的，你们开心、康复得好就是对我们最大的回报啦！

服务对象：嗯嗯！我们会努力的！

医务社工：那我们今天再来做一下冥想放松吧？

服务对象：好的。

（播放音乐，医务社工说冥想词）

医务社工：现在慢慢地睁开你们的眼睛。

服务对象：我们现在晚上一起听听音乐，想象着你说的词，感觉很舒服。

医务社工：要坚持哦，效果会更显著。

服务对象：最好能养成一种习惯。

医务社工：以后回家了也可以一直试试，回家以后你还工作吧？

服务对象：应该不工作了，就在家陪着他。

医务社工：有没有想过在家可以做些什么贴补家用？比如做做淘宝一类的。

服务对象：我之前在微信上做过。

医务社工：哦？是微商吗？

服务对象：是的，就卖卖卫生巾什么的，现在出来了也没有时间做了。

医务社工：那做过的话一定对这个比较了解，你上次说你们家种的一些农作物是不是有可能在网上卖？现在好像有绿色扶持政策，可以去了解一下。

服务对象：嗯，是个好办法，我去看看。上次葛老师来看我们的时候给我们带了她做的手工小摆件，我觉得很精致，也想跟她学，以后在家的时候可以解解闷，做得好点说不定还可以有点收入。

医务社工：挺好的，葛老师真的心灵手巧，她在外面还给人上课呢。

服务对象：哈哈！以后我跟她学好了说不定也可以在家开个小课堂。

医务社工：嗯嗯，发挥你做老师的才能。

服务对象：开玩笑。

医务社工：哈哈，还记得我们刚见面那会，你心情不太好，现在感觉好多了吧。

服务对象：你们这么关心我，给我们解决困难，他最近恢复的情况也挺好，我终于感觉没有那么害怕了。

医务社工：嗯，那就好。你这么照顾小赵也让我们很感动。

服务对象：我是觉得他以前对我那么好，我现在也要好好待他。

医务社工：嗯，希望你们都好好的。（运用方法："MMT321"）

医务社工评估：这一次谈话中，医务社工与服务对象一起探讨问题的解决方法，增强服务对象处理问题的能力。服务对象和丈夫的状态有了明显好转，如今服务对象也有了更多的社会支持，虽然对他们来说还有挑战，但状态明显比刚接触时要好很多，个案的目标基本达成。

七、第七次服务

日期：2019 年 4 月 10 日

地点：× × 医院康复训练室

谈话记录：

医务社工：两位好！小赵明天早上就要出院了吧？我和葛老师就想着过来看看你们。

葛老师：你们好！

小赵：（笑着）你们好！

医务社工：小赵真棒！说得真好！（运用技巧：鼓励）

服务对象：是啊，明天出院了要离开了，挺舍不得你们的。

医务社工：我们也是，这段时间看着你从比较抑郁的状态到现在变成了爱笑的姑娘，这么用心地照顾小赵，还和医生志愿者成了好朋友。希望你们能够继续保持积极乐观的心态，坚持康复，也可以继续尝试我们的冥想正念训练哦！（运用技巧：鼓励、正强化）

服务对象：嗯嗯，谢谢你们这段时间陪着我，让我学到了很多，也感觉生活没那么糟糕了。对了这几天我们的那个筹款平台筹了 6 万多元，太谢谢你们这些好心人了。

医务社工：那太好了！相信你们会更好的！（运用技巧：鼓励）

服务对象：嗯嗯！

葛老师：你看小赵在我们说话的这短短时间里，已经把这些小积木搭得很好了，精细动作进步很快。

服务对象：嗯，医生也这样说。

葛老师：这样下去康复很有希望的。

医务社工：加油哦，小赵！（运用技巧：鼓励）

服务对象：接下来我也会好好陪着他做康复的。

医务社工：祝你们一切顺利，保持联系！（运用技巧：鼓励）

服务对象：好的，你们去忙吧！

医务社工：明天如果不方便，让我们志愿者来帮忙哦！

服务对象：好的，谢谢！我们回老家后可能还会回到这边来康复的。

医务社工：好的，那回来后一定要联系我们哦！再见！

医务社工评估：此次谈话主要是结案，回顾过程，处理离别情绪。医务社工关注在介入过程中的重要改变，并使之得以巩固，让服务对象与其家人在回到原来的生活环境后能够继续保持积极的心态，充满信心地坚持康复。

癌症社会工作

宫颈癌晚期患者的个案介入探索

——以十堰市太和医院为例

李龙倜　赵　静　余可斐

十堰市太和医院

一、背景介绍

（一）转介情况

个案中的服务对象是一位宫颈癌中晚期患者。患者由其责任护士转介至医务社工，医务社工主要通过病房访视来介入案例，服务重点在于帮助患者接受患病事实，顺利度过治疗期，从身、心、社、灵全方位提高患者生活质量，引导家属正确处理负面情绪和陪伴患者。

（二）服务对象基本情况

代阿姨，女，53岁，汉族，初中学历，与丈夫一起长期在某一线城市打工。2个月前出现阴道不规则出血，确诊为宫颈低分化癌，ⅢB期，拟行同步放化疗。代阿姨父母健在，与丈夫育有一儿一女，儿女都已结婚。服务对象住院期间由丈夫陪伴，目前存在失眠、口干、疲乏、焦虑、恐惧和担忧等问题。代阿姨对治疗感到非常恐惧，常常用"黑暗"来形容当下和未来的日子。在护士与患者沟通置入PICC管道时，患者强烈拒绝，表示"PICC管道会像毒蛇一直咬着自己的胳膊"。代阿姨是一个很要强的人，突然确诊癌症，让她深受打击，无法接受患病事实，难以承受疾病和治疗的折磨，并陷入了对未来的恐惧中。

（三）服务对象家庭生态系统图

如图1所示，服务对象家庭关系比较简单，主要精神支柱是自身家庭成员，包括其丈夫、父母和儿女。目前，患者不愿与丈夫以外的人交流，与其他社会支持互动关系非常薄弱。

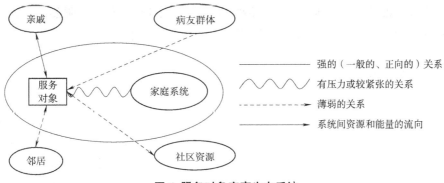

图1 服务对象家庭生态系统

二、案例分析

（一）问题评估

通过评估，服务对象目前存在以下几个问题：

1.口干：口干是放疗最常见的并发症之一，患者目前已出现明显的口干症状，让其感到不舒适，影响其食欲。

2.失眠：患者口干，需要频繁饮水和如厕，严重影响患者睡眠。突然确诊疾病，生活环境的改变和治疗让患者感到焦虑，难以入睡。

3.疲乏：癌因性疲乏是一种由肿瘤或抗肿瘤治疗引起的令人不安的、持续的身体、情感、认知方面的主观疲劳感及精力衰竭感，会干扰日常生活及功能。

4.经济困难：服务对象长期在外打工，收入微薄。住院后，没有了经济收入，治疗和生活缺乏保障。

5.焦虑：患者性格要强，身体素来健康，突如其来的疾病让患者感到无比焦虑，她担心治疗损伤身体，担心病情的发展和他人的看法。

（二）需求评估

根据服务对象出现的问题，医务社工总结其需求如下：

1.缓解口干的需求。放疗口干对患者生活质量影响较大，首先要帮助患者科学地缓解口干症状。

2.缓解失眠的需求。服务对象受到口干影响，养成了夜间喝水的习惯，夜间频繁如厕和焦虑的情绪，导致患者失眠，失眠直接影响患者机体免疫力。因此，患者存在缓解失眠的需求。

3.缓解疲乏的需求。口干、失眠和疲乏等症状之间相互影响，失眠让患者感到疲乏，疲乏使患者减少外出和社交。故而患者存在缓解疲乏症状的需求。

4.获得经济支持的需求。受到疾病和疫情的影响，患者家庭彻底没有了收入，为了保障治疗，减轻家庭负担，患者存在经济支持需求。

5.改善焦虑情绪的需求。诊断、治疗和疾病发展让患者焦虑，强烈的焦虑情绪让患者排斥治疗，陷入矛盾心理状态，影响患者治疗依从性。

三、服务计划

（一）服务目标

1. 身体层面：帮助服务对象缓解口干、失眠、疲乏等症状，采取循证护理的方法，得到循证依据，在专家论证后，结合患者需求，使用循证证据实施改善。

2. 心理层面：医务社工运用陪伴和倾听的方式，向患者传递积极情绪。倾听患者内心，帮助患者发掘内在力量，尊重他们的习惯和意愿。

3. 社会层面：帮助服务对象维护正常的社会关系，帮助他们发掘社会资源来解决具体问题。

4. 精神层面：帮助患者发掘内在力量，结合其自身爱好，发现生命的意义。

（二）服务策略

自 2020 年 4 月 21 日开始，开展每周 1 次，为期 1 个月的个案服务。每次服务开展前，与患者沟通探访时间和具体计划安排，再根据患者的实际情况调整服务计划中的具体内容，预计在 5 月底结案。

1. 理性情绪疗法。理性情绪疗法"ABCDE"的治疗整体模型，建立于美国心理学家埃利斯的"ABC"理论基础上。他认为人的情绪和行为障碍不是由于某一激发事件直接引起，而是由于经受这一事件的个体对它不正确的认知和评价所引起的信念，最后导致在特定情景下的情绪和行为后果。

2. 正念冥想。正念冥想是一组以正念技术为核心的冥想练习方法。冥想训练分 3 个步骤：调身、调息、调心。通过冥想训练，指导患者更加关注当下和自身内在感受。

（三）服务程序

本次个案服务程序主要包括以下六个步骤：①接案，由肿瘤科护士转介至医务社工，评估患者类型和寻求服务意愿，并与服务对象初步建立专业关系。②预估，通过浏览患者病历，与医护人员和患者沟通，了解服务对象现存"问题"，撰写预估报告。③计划，根据预估情况，设定服务目标，撰写服务计划，制定服务策略，并与患者签订服务协议。④介入，通过多次访视患者进行介入，制定服务目标并实施干预。⑤评估，评估介入效果，检查目标是否达成，并总结经验。⑥结案，结案意味着医务社工工作告一段落，并与服务对象继续保持联系。

四、实施过程

（一）消除陌生感，建立信任关系

医务社工接案后，多方面了解患者现状，制订个案工作计划。在首次会面前，医务社工通过电话与服务对象确定了会面时间和地点。当医务社工来到病房时，患者坐卧于床上休息，看起来有些疲惫，患者丈夫坐在病床旁看电视。医务社工在得到患者许可后，开始了第一次会面。我们先向代阿姨进行了自我介绍，初步了解彼此的基本情况后，逐个解答了她的疑问。因为代阿姨刚刚完成首次化疗，因而围绕化疗展开交流，目前患者未见明显化疗不良反应，但是患者对于化疗药物过度排斥，矛盾的心理让患者非常痛苦。

代阿姨：唉，我上周六才做的化疗，那就是毒药啊，剧毒，注射到我的身体里（一脸痛苦）。我之前都没有生过病啊。

医务社工：阿姨，看来您对化疗了解得比较多。

代阿姨：对啊，这个药进入身体里，不仅杀死癌细胞，还杀死正常细胞，我都上网查过了。这是一场恶战，黑暗不知道什么时候才会结束。

医务社工：阿姨，曾有专家说过，生病了第一件事就是相信，相信来医院接受的就是最好的治疗，所以你可以这样想，这些化疗药物都是来帮助我打赢这场战争的，它们是我的盟友，这样的话，心里会不会好一些呢？

代阿姨：（看向医务社工，若有所思，点点头）但是这个毒性太强了。

医务社工：所以我们要排毒，排毒主要通过大小便进行，要多喝水，您都做到了吗？

代阿姨：喝水我喝得多，大便也可以。我每天放疗回来都口渴，要喝很多水，喝得我夜里起来上厕所。

这时，代阿姨的丈夫为阿姨又倒了一杯白开水。代阿姨继续向我们分享治疗给她造成的不便和痛苦，她提到了放疗导致的口干，多饮导致频繁如厕，引发失眠和疲乏症状。由于医务社工对于口干症状的缓解了解甚少，因此向代阿姨许诺，帮助她查找科学的防治放疗口干的方法，供其选择使用。这是与服务对象的首次面谈，服务对象起初不愿过多表露自己的想法，在医务社工邀请其关注健康指导微信公众号时，服务对象以手机内存小为由拒绝。基于医务社工的肿瘤专科背景，医务社工就患者最关心的问题对患者进行初步评估和健康指导，经过1个小时的交流，能够感觉到服务对象的情绪在变化。会谈结束后，医务社工许诺帮助服务对象解决口干问题，并约定了下一次会面时间，服务对象表示感谢。总体而言，本次交流比较顺利。

（二）缓解患者躯体症状

医务社工联合护士开展循证护理实践，经专家论证，提出勤漱口，冷水冲洗，食用少量酸性食物，咀嚼无糖口香糖等方法均可用于缓解口干。责任护士将方案提供给患者，实施后，患者口干症状较前有所缓解，增进了患者与护士和医务社工之间的信任感。同时，指导患者尽量白天饮水，减少夜间如厕频率，缓解夜间如厕对睡眠质量的影响。

在第二次访视过程中，医务社工将访视重点列为患者心理状态、家庭社会支持和经济等情况的评估，同时进行躯体症状的动态评估。经评估，代阿姨的口干和失眠症状较前得到缓解，疲乏症状仍然存在，运动是缓解癌因性疲乏的主要方法。医务社工便询问代阿姨的兴趣爱好，于是代阿姨兴奋地进行了分享。

医务社工：阿姨，您有什么其他的爱好吗？比如说，唱歌啊，跳舞啊。

代阿姨：我最喜欢唱歌了，我以前每天都会唱唱歌。

医务社工：阿姨，您现在也还是可以唱歌啊，下次有机会了大家可以一起唱唱歌，或者听听音乐，放松一下。

代阿姨：可以，那我觉得我之后可以边听音乐边走路，这样心情也会放松一些。

医务社工：对的，阿姨，这样既可以放松心情，又可以适当地运动，缓解你的疲乏感。阿姨，还别说，你也是个美女呢。

代阿姨：我之前上班的时候，每天不化妆不出门的，现在你看看，我都很久没洗头了。

医务社工：阿姨，病房环境虽然简陋，但是洗头还是可以洗的，您要想一想，疾病可以改变您的什么，不能改变您的什么？从现在开始，建议您重新照顾好自己每日的起居生活。

第二次访视时，对患者躯体症状动态评估结果显示，患者增加了漱口频率，每日进食少量酸性水果，口干症状有所缓解；通过调整睡眠习惯，患者失眠症状也有所缓解。同时，医务社工还发现，患者患病后正在处于"角色紊乱"的阶段，尚未完全适应自己的患者角色，甚至遗忘了化妆和唱歌等爱好。医务社工帮助患者应用自己的内在力量，找回真正的自己，引发患者思考：疾病能够改变我什么，不能改变我什么。同时，医务社工帮助患者联系"爱心火炬志愿者"，在患者需要时陪伴患者，邀请患者参加志愿者组织的手工活动，患者欣然接受。

（三）缓解患者焦虑情绪

本次会谈目的为缓解服务对象焦虑情绪，我们认真倾听她的心声并及时给予回应。我们了解到，患者对自己的疾病发生发展感到焦虑和绝望，感到自己成了家人的负担，内心非常自责。医务社工尽量通过言语来开导代阿姨，帮助她说出内心的想法，帮助她了解到自身情绪的消极方面，想方设法排解负面情绪。

代阿姨：我第一次去放疗，把我吓坏了，我都不知道这是个什么东西，等我做完抬起头，看到我的老公在旁边，我才觉得安心。唉，这黑暗的日子，不知道什么时候会结束。

医务社工：阿姨，其实您的这种担心很常见，如果是我，我也会这样。您刚才说这黑暗的日子不知道什么时候会结束，其实您已经在积极地接受治疗了，在不断地向成功迈进。而之后会发生什么，医生都不知道答案，我们何必花这么多心思在这件事情上。

代阿姨：唉，之后还有内疗，我真的压力很大，我常常会想，早两年干什么去了，如果早点儿体检，就不用这么遭罪了，我也没做过什么坏事，怎么会让我得这个病。

医务社工：阿姨，其实生病带来的不仅是一些痛苦，还有一些好的方面，比如说，是在提醒你之前太辛苦了，要开始关爱自己的身体。您一定是一个很坚强的人吧。

代阿姨：对对对，我外在很坚强，但是没想到我的内心这么脆弱。

医务社工：您一看就是一个很坚强，内心却很细腻的人，现在生病了，要学会坦然接受，至于之前已经发生的和之后将要发生的事情，都是无法改变和预料的，我们只能把握住今天。其实生病了，这个角色的转换的确需要时间和过程，您可以慢慢地去适应，现在再看看放疗和化疗，比之前的恐惧感下降了很多吧。

代阿姨：嗯，比刚开始好一些，但是还是觉得压力很大。

服务对象把患病归因于自己，这是一种非理性信念，而对于治疗的过度恐惧，也是一种非理性信念。所产生的情绪结果，就是对自己生病感到悲观和绝望。所以医务社工否定了患者的非理性信念，用亲情和爱来感动她，帮助她树立明确的理性信念，即不去思考那些无人能够解释的昨天和无人能够预测的明天，珍惜当下每一天。随后医务社工指导患者取舒适卧位，教会患者进行正念呼吸和正念冥想，随着正念冥想的不断加深，患者逐渐进入睡眠状态。

（四）维护患者的社会关系

患者患病后长期处于封闭状态，与外界失去了沟通与交流。随着访谈内容的不断加深，为了满足患者爱与归属的需要，医务社工建议患者多与亲戚朋友沟通聊天，帮助患者重新燃起对生活的渴望与信心，患者表示拒绝。

医务社工：阿姨，生病之后在医院，很久没回家了吧，您还可以跟孩子、家人打打电话，他们肯定也会非常支持您。

代阿姨：唉（摇头），我现在都不跟任何人联系，我生了这个病，我不想跟别人说，也不想别人知道。

医务社工：嗯，能够理解您的心情，是否告诉他人，看您自己的需求，但是您要学会从内心去接纳这个疾病，毕竟肿瘤也是我们身体的一部分，所以我们不要排斥它，要和它讲，我知道你是来提醒我要爱护自己，我现在知道了，你也早点离开吧。

在与患者的进一步沟通中，医务社工了解到，患者对于突然确诊妇科肿瘤，感到非常难堪，担心他人会联想到自己的夫妻生活，也会担心治疗和疾病对夫妻生活和感情的影响，患者内心尚未完全接纳这个诊断，认为这是一件难于启齿的事情。医务社工联合责任护士，向患者讲解了疾病知识，告知患者肿瘤的发生原因是综合性的，没有人能完全解释清楚患病原因，也没有人能精准预测疾病之后的发展，指导患者要活在当下。向患者介绍成功案例，告诉患者在放化疗结束后，可以进行夫妻生活，而且夫妻生活有利于减轻放疗不良反应，促进康复。经过沟通，患者表示的确也希望得到大家的支持，会与家人进行沟通。患者还提到家庭经济压力大，担心治疗之后，人财两空。医务社工一方面帮助患者正确认识治疗开销；另一方面许诺患者，帮助其联系湖北省慈善总会申请经济资助。

（五）回顾服务过程并结案

本次访视的目标和任务是与服务对象一起回顾这段时间的服务内容，肯定服务对象的积极改变并结案。告知服务对象，即使服务结束，仍然可以向医务社工寻求帮助。这是最后一次访视，当我们步入病房，患者和丈夫正在等候，他们在一起看综艺节目，整个病房里充满了欢声笑语，我们看到代阿姨的头发干净、整洁，还戴了一对美丽的耳环。

医务社工：代阿姨，这段时间您对我们的服务还算满意吗？

代阿姨：非常满意，非常感谢你们的关心，谢谢你们每次这么用心地帮我查资料、想办法，真的还是挺有效的，还帮我筹钱，真的很感谢，如果不是你们提醒，我都忘了自己，忘了那个干净、整洁的我，我现在每天和我老公在走廊上放着音乐快步走，我感觉自己好多了，还有 3 次，我的治疗就要结束了，谢谢你们。

医务社工：代阿姨，谢谢您的认可和鼓励，我们虽然服务结束了，但是您有任何问题都可以给我们打电话，我们会尽力为您服务。

通过与服务对象一同回顾这段住院时光，患者的身体、心理状态发生了明显改变。我们还听取了患者对未来生活的计划，鼓励患者努力去实现自己的心愿。患者对我们的服务表示满意和感谢，我们向患者承诺，如果需要帮助，随时都可以联系我们。

五、案例评估

（一）医务社工对服务对象的评估

服务前期与服务对象交谈，服务对象会频繁使用"黑暗""毒药"等字眼去描述自己的心境和治疗，口干、失眠、疲乏等症状令患者焦虑，使患者对治疗存在矛盾心理。由于缺乏对疾病的正确了解，患者患病后未与父母、儿女等家人过多沟通，难以面对亲朋好友，缺少了应有的社会家庭支持。通过多次访视，医务社工联合责任护士从身、心、社、灵等多个方面为患者提供支持，帮助患者逐渐接受患病的事实，引导患者逐渐开始与外界交流，开始关注外界事务。患者干预前后变化及状况对比，如表1所示。

表1　患者干预前后情况对比表

干预阶段	干预前的状态	干预后的状态
躯体症状	口干、失眠、疲乏	通过自身调控，口干、失眠、疲乏症状缓解
心理状态	患者对未知的未来充满恐惧，对正在接受的治疗感到无比排斥和焦虑	患者逐渐能够关注当下，学会正念冥想，能够去感恩正在接受的治疗，恐慌和焦虑程度有所下降
思想观念	认为所患妇科肿瘤难于启齿，担心影响夫妻关系	通过为患者讲授疾病相关知识，帮助患者正视疾病
社会关系	患者认为所患疾病难于启齿，不愿意与他人分享。家里存在经济困难的情况	患者收到慈善捐赠，缓解了经济压力，患者开始接受志愿者的陪伴，愿意与家人沟通
对待医务社工服务	对医务社工不了解，刚开始接触时有些抵触	能够接受医务社工的陪伴，并且建立了信任关系

（二）医务社工自我评估

医务社工在服务过程中，严格遵守社会工作者的价值准则和服务理念，运用专业理论知识和服务技巧服务服务对象。医务社工与责任护士联系紧密，及时回应和满足患者的问题及需求，与服务对象建立了信赖关系，逐步完成服务目标。同时，由于医务社工缺乏经验，对于服务对象之后可能存在的问题，考虑不够周全。

六、专业反思

（一）医务社工专业能力不足

本案例中的医务社工具备肿瘤护理学背景，能够全面评估患者躯体症状和开展健康宣教，能够联合责任护士开展循证护理工作，科学地解决患者问题。但是缺乏医务社工实务能力，在帮助患者疏通社会关系环节，存在困难，需要帮助患者循序渐进地接受和适应疾病。

（二）患者初访时对服务的排斥

由于首次见面时，医务社工与患者并不熟悉，患者对医务社工缺乏信任感，也存在抵触心理，患者从内心拒绝承认患病的事实。当医务社工为患者推荐健康宣教公众号时，患者表示拒绝。而这名医务社工具备医学背景，能够快速找到患者目前最为关注的问题，与患者建立信任感，进而深入了解患者需求。

（三）重视服务对象服务反馈，继续完善社会支持网络

医务社工服务核心是患者，应当重视对患者及其家属服务效果的评价反馈，进行自我觉察，便于取长补短，促进医务社工工作和服务技能的不断提高。同时，帮助患者争取资金和社会支持，提高患者应对困境的能力。

（四）多学科协作，有利于提高医务社工实务水平

医务社工实务工作是一项多专业领域交叉的综合性服务，医务社工需要与志愿者、医疗、护理等多学科人员加强协作，共同为患者提供全面、优质服务。具有医学背景的医务社工虽然能够为患者提供更加全面的评估和服务，但是缺乏实务经验，需要加强医务社工理论知识学习和实务经验积累，才能为患者提供优质服务。

参考文献

［1］Marks J.E., Davis C.C., Gottsman VL，et al. The effects of radiation of parotid salivary function［J］. Int J Radiat Oncol Biol Phys，1981，7：1013-1019.

［2］Gupta D.，Lis C.G., Grutsch J.F. The relationship between cancer-related fatigue and patient satisfaction with quality of life in cancer［J］. J Pain Symptom Manage，2007，34：40-47.

［3］朱漫琴. 理性情绪疗法在老年个案社会工作中的应用探讨［D］. 重庆：重庆大学，2015：1-43.

［4］Creswell J.D. Mindfulness Interventions［J］. Annu Rev Psychol. 2017，68：491-516.

［5］全国社会工作者职业水平考试教材编写组. 社会工作实务（中级）［M］. 北京：中国社会出版社，2019：12-71.

爱心点燃希望　真情传递温暖

——鼻咽癌患者的个案服务

贺　霄　胡建华　王亚秋　徐静婕

湖北省肿瘤医院

中国社会工作联合会

一、案例背景介绍

（一）政策背景

2018 年 1 月，国家卫生计生委公布了《进一步改善医疗服务行动计划（2018—2020 年）》，旨在推动医疗服务高质量发展，提升基层医疗服务质量，提高人民群众就医满意度。在此目标指导下，要求自 2018 年起，医疗机构要建立预约诊疗制度、远程医疗制度、临床路径管理制度、检查检验结果互认制度、医务社工和志愿者制度。

湖北省肿瘤医院为落实《进一步改善医疗服务行动计划（2018—2020 年）》文件精神，成立医务社会工作部，配备专职社工，为有需要的患者提供服务，协助患者及其家属解决与疾病相关的心理、家庭、经济等问题，缓解心理压力，疏导不良情绪，以提高医疗效果。

（二）服务对象背景

服务对象王某，男，40 岁，鼻咽癌。服务对象家中 6 人，包括王某本人、养父母、妻子和两个女儿。服务对象住院前为网约车司机，妻子以打工为生，服务对象养父患有胃癌，养母 2017 年末确诊为尿毒症，大女儿患有脑瘫需要长期照料，小女儿 5 岁，现就读于幼儿园。患者和妻子是家庭主要照顾者，服务对象住院后无经济收入，也无法照料养父母和女儿。

二、服务计划

（一）案例名称

爱心点燃希望，真情传递温暖——鼻咽癌患者的个案服务

（二）服务计划

1. 第一阶段：接案和预估阶段

大致了解服务对象的基本情况，包括个体病情、心理情绪变化、家庭情况、经济情况等，在攀谈过程中拉近距离，逐渐建立起彼此的信任关系，并进行初步的需求评估。

2. 第二阶段：经济资源链接阶段

针对服务对象最为突出和紧急的经济困境，在与医生及家属协商之后，帮助链接相关的筹款平台，协助服务对象进行资金筹集，缓解经济紧张的压力。

3. 第三阶段：心理疏导阶段

服务对象因家庭情况困难，在病情查明以及治疗之初产生了一些非理性情绪，我们采取理性情绪疗法，以及搭建患者的家庭支持网络，来帮助患者减轻情绪焦虑，渡过心理危机。

4. 第四阶段：构建社会支持系统阶段

为了帮助服务对象更好地治疗和生活，重拾活下去的勇气和对未来生活的信心，链接媒体资源，进行新闻报道，以此引起社会的关注，在筹集善款的同时，爱心人士们积极的话语也为服务对象提供了战胜困难的精神助力。

5. 结案及跟进阶段

三、理论依据

（一）理性情绪疗法

理性情绪疗法是美国临床心理学家埃利斯于 1955 年创立的，又称 ABC 理论，该理论认为人的情绪困扰是由个人信念系统而非某些观念存在的事物本身所产生的。换句话说，人类的情绪问题，主要是来自对事物有意识或无意识所作出的解释和评价。理性情绪疗法具有一套相对系统、完备及独特的个案辅导技术，并已被广泛应用在临床实践中，成为当代个案工作中较常应用的模式。在理性情绪疗法看来，一个人的情绪困扰并非由刺激所决定，主要取决于个人的观念和信仰，即人们对事物的评价和认识。如果人们能剔除脑海中存在的非理性信念，情绪困扰问题将得到解决。理性情绪疗法的终极目标是治本，即在治疗过程中引导服务对象摒弃非理性信念，重建对人生的正确理解，最终获得对理性生活的认知。

（二）优势视角理论

"优势视角"是一种关注人的内在力量和优势资源的视角。意味着应当把人们及其环境中的优势和资源作为社会工作助人过程中所关注的焦点，而非关注其问题和病理。优势视角基于这样一种信念，即个人所具备的能力及其内部资源，允许他们能够有效地应对生活中的挑战。

对于医务社工而言，在服务癌症患者的过程中我们要相信他们是有通过利用他们自身所拥有的自然资源来改变自身的能力的。医务社工的着重点就在于挖掘患者自身的潜能，帮助患者认识到自己的优势，进而解决患者外在或潜在的问题。

（三）社会支持网络理论

社会支持网络是个人接触所构成的关系网，包括正式网络和非正式网络。个人通过这些关系网得以维持其认同，获得情绪支持、物质援助、服务、信息和社会接触。该理论将资源分为个人资源和社会资源，可以通过增能和赋权，帮助服务对象恢复个人资源，发展积极的、有影响力的个人资源。癌症患者治疗过程中社会支持网络的构建包括患者对疾病的自我适应以及自身以外社会资源的重构、开发和完善，在具体服务中侧重帮助服务对象扩展社会支持网络，并增强其建立和利用社会支持网络的能力，医护人员和社会工作者也是支持体系中的重要一员。

四、服务项目资源分析

（一）人力资源

服务对象所在病区有着专业的医护团队，为服务对象疾病的治疗提供强有力的保障；病区内医护人员积极关注病区内服务对象的问题和需求，及时为服务对象提供支持；该病区配备有医务社工，可以协助链接资源，及时跟进服务对象的状况。

（二）政策支持

国家卫生计生委公布了《进一步改善医疗服务行动计划（2018—2020年）》，旨在推动医疗服务高质量发展，提升基层医疗服务质量，提高人民群众看病就医的满意度。医院贯彻文件精神，关注患者及家属的心理需求和困难，发展医务社会工作，为患者及家属解决问题。

（三）媒体资源

为贯彻以人为本的理念，立足服务对象最真实的需求，医务社工协助联系了相关的媒体平台，在媒体的高传播范围和高传播速度这一特点下，为服务对象获得充足的社会资源提供了支持。

（四）经济资源

为了更好地缓解患者的经济压力，解决服务对象的经济困难，医务社工链接了慈善筹款平台，在与服务对象及家属协商之后，经医生评估，选择适合的筹款平台。

五、案例分析

（一）需求评估

1. 经济需求

服务对象家庭经济情况不佳，现主要靠其妻子独自面对较大的经济压力。服务对象本身原是家庭主要劳动力，却因患病失去工作，丧失重要经济来源；家庭成员中，服务对象的直系长辈患有癌症需要治疗；其大女儿身有残疾需要照顾，缺乏劳动能力；小女儿年幼，无劳动能力。

2. 心理需求

医务社工通过会谈，识别出服务对象在刚开始患病的时候常常产生非理性信念，如"为什么所有的灾难都降临到了我们家，为什么所有倒霉事儿都被我们摊上了"。服务对象表示，自身的治疗费用、老人孩子的治疗费用以及生活日常开销导致了巨大的经济压力，加剧了他的颓废感，进而导致情绪的反复。这需要医务社工对服务对象进行心理疏导，提高其对于消极情绪的自我应对能力，以促进治疗和康复。

3. 家庭需求

服务对象家中6人，除本人外，还包括养父母、妻子和两个女儿。服务对象住院前为网约车司机，妻子以打工为生，服务对象养父患有胃癌，养母2017年末确诊为尿毒症，大女儿患有脑瘫需要长期照料，小女儿5岁，现就读于幼儿园。服务对象和妻子是家庭主要照顾者，患者住院后无经济收入，也无法照料养父母和女儿，所以家庭成员的照料问题也是服务对象现阶段的一个需求。

（二）服务目标

1. 长期服务目标

（1）消除服务对象的非理性情绪，建立理性情绪，改善服务对象的心理状况。

（2）缓解服务对象及家属的危机情况，提高自我应对能力，进而更好地配合医生的治疗，提高在院治疗期间的生活质量。

（3）帮助服务对象建立社会支持网络，缓解服务对象及家属的实际家庭困难。

2. 短期服务目标

（1）联系医生及检查科室，协助服务对象得到及时有效的治疗。

（2）帮助服务对象筹集善款，实现经济救助。

（3）缓解服务对象情绪的反复，提高其自我应对能力。

（4）帮助其建立社会支持网络，提高生活质量。

六、实施过程

（一）第一阶段：接案和预估阶段

时间：2018 年 4 月

目标：与服务对象建立专业关系，收集服务对象基本资料，了解服务对象的问题和需求，对服务对象做初步的需求评估。

主要内容：

1. 了解服务对象的基本情况，包括服务对象的疾病信息、家庭成员的情况、家庭经济状况、服务对象的心理情绪状况等。

2. 在交谈的过程中采用倾听、同理心、共情等技巧与患者进行沟通交流，取得服务对象的理解和信任，与服务对象建立良好的专业关系。

3. 通过与服务对象进行沟通交流，深入了解服务对象的问题和需求，为服务对象的需求做一个初步评估。

（二）第二阶段：经济资源链接阶段

时间：2018 年 4 月

目标：对服务对象的问题进行介入，联系医生及相关检查科室，链接筹款平台。

主要内容：

1. 联系医生及检查科室，帮助服务对象进行检查科室预约，使服务对象得到及时有效的治疗。

2. 医护人员预估治疗费用。帮助服务对象链接筹款平台筹集资金，缓解经济压力。

3. 在征得服务对象同意后，联系媒体进行爱心筹款宣传报道。

4. 医务社工及医护人员，帮助转发扩散新闻，对资金筹集状况保持关注，最终筹得善款 256645 元。

（三）第三阶段：心理疏导阶段

时间：2018 年 5—8 月

目标：帮助服务对象消除非理性情绪，建立理性情绪，提升治疗的信心。通过沟通交流和开展活动等方式解决服务对象在生理、心理和情感方面的问题。

1. 理性情绪疗法：医务社工介入服务对象心理问题，采用理性情绪疗法，改变服务对象的非理性信念。医务社工和服务对象一起学习埃利斯的理性情绪疗法，让服务对象明白非理性情绪对其的影响，并从自己的治疗和在院生活中发现一些非理性信念，讨论如何消除非理性信念。

2. 优势视角：医务社工和服务对象探讨自己过往生活中的快乐与幸福，并让服务对象觉察到是什么让自己觉得幸福，这些幸福的事情又是和谁一起完成的。进而让服务对象认识到自己的优势资源，认识到家人的支持和自己的潜在能力，进而减轻焦虑情绪，提高自我应对能力，渡过心理危机。

3. 根据服务对象的家庭资料，与服务对象探讨对家庭的理解，分析家庭在这一路以来的支持和相互扶持，分享家庭的重要性，以及今后如何为了家庭的未来更好地治疗、努力。

4. 鼓励和赞赏服务对象。医务社工及时地给予服务对象鼓励和支持，帮助其树立战胜病魔的信心。

（四）第四阶段：构建社会支持系统阶段

时间：2018 年 8 月—2019 年 6 月

目标：跟进服务对象病情最新情况，关注服务对象的家庭情况，解决服务对象实际需求。帮助服务对象巩固家庭支持系统的作用，同时帮助服务对象建立社会支持系统。

1. 链接社会爱心人士，对服务对象的家属进行探访，并赠送儿童玩具及食品。

2. 链接志愿者，进行病房探访，并对服务对象进行陪检陪送。

3. 链接医院食堂，定制营养餐，赠送营养汤，并为服务对象进行送餐服务。

4. 挖掘服务对象家属自身潜能及身边资源，解决家属对服务对象提供照料的同时又需照顾家庭的问题。

5. 链接服务对象所在社区，为服务对象家属提供志愿服务，利用社会资源为服务对象及家属解决实际家庭困难。

（五）第五阶段：结案及跟进阶段

时间：2019 年 7 月—2020 年 1 月

目标：对个案进行结案工作，巩固个案过程中取得的成果。根据服务对象的情况，对服务对象进行后续跟进。

1. 从介入效果和服务对象的表现来看，个案目标基本达成，缓解了服务对象的经济压力，改善了家庭关系，帮助服务对象建立了新的支持系统，服务对象的情况有了较大的改观，减轻了非理性情绪的影响，树立了继续治疗和生活的信心，达到结案标准，可以结案。

2. 结案后，医务社工每月通过电话访谈进行回访跟踪服务，及时给予健康指导和心理支持。

七、案例评估

（一）过程评估

在第一阶段建立专业关系阶段，对服务对象的家庭情况、心理状态等问题有一个基本的了解，使需求评估更全面。在设计方案和实施阶段，有针对性地对经济和心理需求分别进行介入，经济上帮助链接了各类可行性资源，心理上通过一系列心理干预技巧，恢复了服务对象的自尊和自信。最后在构建社会支持网络方面，运用了媒体这一手段，使服务对象看到社会上的人文关怀，看到希望，产生力量。

（二）结果评估

服务对象评估：本个案由医生转介给医务社工，因此服务对象较为配合，建立关系较为顺利。服务对象刚开始情绪较为消极和反复，通过医务社工的一系列介入，开展的理性情绪疗法和优势分析，使服务对象认识到自己的不良情绪以及自己存在的潜能，他认同家庭是他治疗阶段最大的精神支柱，并开始期待和规划未来。服务对象现在有了自己的目标，他表示希望快点儿好，回归到家庭。

医务社工评估：在服务的过程中，医务社工坚持以服务对象的需求为出发点，运用聆听、同感、尊重、接纳等技巧，和服务对象一起面对其在治疗期间的问题，给予服务对象鼓励和支持，帮助其建立改变的自信心，用积极的态度去解决和处理问题，并最终达成服务目标。

八、专业反思

（一）医务社工应该让服务对象多思考，并主动提出解决问题的方法，提高其自我觉察力和解决问题的能力，达到助人自助的目标。

（二）医务社工在具体实践过程中要灵活运用理论，将理论和实践具体地结合起来，从而在服务对象的跟进过程中能提供更好的服务。

（三）医务社工在针对患者开展个案服务过程中，要遵循个别化，根据服务对象的具体情况、具体需求去解决问题。

（四）医务社工要合理运用个案工作技巧，包括沟通的技巧、解决问题的技巧等，灵活运用理性情绪疗法、优势视角等各种问题解决方法，帮助服务对象满足需求、解决问题。

粉红丝带，成长点赞

——乳腺癌术后患者支持小组

周小静　乐　凌

浙江省宁波市第一医院

一、案例背景

乳腺癌是女性最常见的恶性肿瘤之一，且发病率在逐年递增。乳腺癌改良根治术是乳腺癌患者最常规的治疗方式，但是手术所造成的女性生理上的不完整，常导致患者认为自己的女性特质受损，自尊心受到打击，从而引起强烈的病耻感。同时，乳腺癌也影响着女性社会角色的扮演、自我形象紊乱和性生活的失调以及自我的认同危机，这种生理、心理和情感上的改变，严重影响着她们术后康复和生活质量以及社会功能。如何帮助患者顺利渡过危机，让她们接受患病的现实，接受身体的变化，重建正确的自我认知，是目前迫切需要我们解决的课题。我们希望通过小组活动给患者提供更多的支持，让她们感受到自己的力量，感知到亲友的关爱、医护的帮助和更多的社会支持，从而接纳自我，促进人格成长，恢复社会功能。

二、案例分析（预估）

宁波市第一医院甲乳外科，近3年共收治乳腺癌患者890例，近70%的患者为30~60岁的女性，她们生存意愿强烈。根据相关文献资料显示，这类患者对术后康复、饮食指导、治疗效果、情绪管理和自我认同等方面的问题需求较为集中。随后医务社工深入临床，在病房开展了问卷调查和术后生活质量量表的测试，共收集41份问卷，其中，有效问卷36份，无效问卷5份。在病区调查过程中，医务社工发现有部分患者逃避自我形象相关的话题，也不愿意过多交流病情，带有一种明显的病耻感。

整理患者反馈和数据分析，呈现的需求结果如下：乳腺癌患者在不同阶段所表现的对疾病接纳的态度有所不同，在病情确诊初期和术后化疗初期，患者的自我认同感最低；在放化疗后期，患者更加关注自我保健和饮食健康。部分患者会在治疗中出现自我否定、自我封闭的状态，此时，需要外界的鼓励和肯定，以此增强自我效能感。

三、服务计划

(一)小组理念

1.身体与社会认同理论。当疾病来袭,患者首先要面对的是疾病带来的身体认同危机,通过自身的努力去适应患者身份。随着时间的推移,身体痛苦和不适逐渐淡化,健康人的认同也缓慢恢复,身体的呈现性提升到意识层面来,一个完美的女性身体对患者的意义逐渐凸显,社会性别态的身体认同危机开始出现。残缺的社会身份会成为患病女性终身的标志,对于残缺身体的掩饰与重塑,以及对于完整身体呈现的追求将成为其一生的规划与实践。身体认同分为两种形式:疾病健康态的身体认同与社会性别态的身体认同。身体认同具有流动性,疾病改变了女性原本健康的、完整的身体认同,她们通常会逐步接受患病的、残缺的身体认同,并发展出一系列身体实践与印象管理的手段,在病人和健康人、残缺女性和完整女性两个维度上进行抗争与妥协,形成新的身体认同。乳腺癌作为一种严重的威胁生命的疾病,不仅损害了女性患者的身体,而且带来了她们在身体认同上的危机。

2.镜中自我理论。在与他人互动的过程中,我们通过感知他人对我们的反映和评价,从而建立起我们的自我意识、自我形象和自我评价。他人犹如一面镜子,我们正是从他人这面镜子里发现了自我。我们根据镜子里的这些形象是否符合我们的愿望而产生满意或不满意的心情。小组活动提供密切的互动和真实的反馈,可以帮助陷入自我认同危机的成员在小组中感知他人对自己的反映和评价,建立更正确的自我意识、自我形象和自我评价,帮助成员获得更深入的自我觉察。

(二)小组目标

总目标:加强社会支持系统,帮助服务对象顺利渡过身体认同危机,促进自我接纳和身份认同,提升服务对象的自信心和自我效能感。

过程目标:

1.直面疾病:增进服务对象对乳腺癌疾病知识的了解,减轻服务对象对疾病的恐惧和未知的焦虑。

2.直面情绪:让服务对象了解,脆弱和消极是人生低谷期的一种正常的心理反应,要学会情绪管理。

3.直面得失:乳房切除术对于女性患者来说,可能丧失了一项重要的女性特质,接纳这种失去,同时在这个过程中发现新的收获。

4.自我成长:在小组互动中,感受支持他人和被支持的温暖,勇敢踏出自我成长的第一步,为自己点赞!

（三）小组性质：支持小组

（四）服务对象：乳腺癌术后患者

（五）服务时间：2019 年 4 月 10—30 日

（六）小组程序：

小节次	小节名称	小节目标	主要活动内容	时间配置	人力
1	赞·同	①建立关系 ②明确目标 ③建立集体认同感	①主题介绍 ②设置小组规则 ③成员自我介绍 ④治疗感受齐分享 ⑤科学饮食知多少 ⑥医务社工点评	①5 分钟 ②5 分钟 ③20 分钟 ④30 分钟 ⑤30 分钟 ⑥10 分钟	医务社工、营养师
2	赞·美	①接纳自己 ②建立自信美	①活动回顾（提问） ②观看图片引思考 ③赞美同伴 ④赞美自己（抢答环节） ⑤感悟分享 ⑥医务社工点评	①5 分钟 ②30 分钟 ③20 分钟 ④20 分钟 ⑤20 分钟 ⑥5 分钟	医务社工
3	赞·助	①感受支持力量 ②建立抗病信心	①活动回顾 ②榜样分享 ③医生解惑答疑 ④神秘赞助商 （鼓励视频） ⑤医务社工点评	①5 分钟 ②40 分钟 ③40 分钟 ④10 分钟 ⑤5 分钟	医务社工、医生
4	赞·叹	①巩固小组成果 ②实现自我成长 ③处理离别情绪	①回顾小组历程 ②成员分享收获 ③评选点赞王 ④惜别寄语 ⑤合影留念 ⑥社工总结	①10 分钟 ②30 分钟 ③20 分钟 ④20 分钟 ⑤10 分钟 ⑥10 分钟	医务社工

四、实施过程

（一）组员招募

1. 招募有意向的住院患者，记录联系方式。

2. 制作电子宣传报名链接，分享到乳腺癌患者微信群。

3. 病房放置海报，请符合条件并有参与意向的患者报名。

说明：报名成员达 15 人后截止。

（二）活动记录

小节次：第 1 小节

日期：2019 年 4 月 10 日下午

服务对象：12 人　　　　　　　地点：2 号楼 19 楼甲乳科活动室

医务社工：周小静　　　　　　协助人员：乐凌、谢晶

准备工作：

1. 场地的准备。

2. 营养师课件的准备与沟通。

3. 确认小组参与人数。

4. 物品准备：粉红丝带、笔、纸、预告单、点赞贴纸。

过程记录：

医务社工引导服务对象有序签到，并为大家贴上粉红丝带，呼应主题。医务社工首先自我介绍并说明此次小组活动的目的，强调小组的规则和集体感。破冰游戏（击鼓传花），大家相互认识、自我介绍，分享自己的治疗情况和现阶段的感受。其间发现有个别服务对象非常愿意表达，讲述了很多病情之外的信息，医务社工及时引导，在时间有限的情况下让这位服务对象下一次再做深入分享。在这个环节中，有出现情绪激动落泪的服务对象，医务社工准备了纸巾，及时抚慰服务对象的情绪。个别服务对象抱着好奇心报名前来参与，在最初的阶段还是乐于表达和分享的，小组气氛相对较好。由于一位服务对象是外地人，大家在用方言做分享时，另一位服务对象为其翻译，气氛融洽。医务社工对大家的分享做了总结，表扬了做翻译的服务对象，由于是第一节次的小组活动，医务社工对所有服务对象都不十分熟悉，其中忽略了个别性格内向、不善于表达的服务对象，下次应注意。

在营养师讲课环节，部分服务对象相当活跃，主动提问，导致营养师讲课时间超时，医务社工及时提醒控制时间。最后环节，医务社工给表现积极的服务对象贴上了点赞贴纸，对大家的积极参与表示肯定，并发放了下一节活动的预告单。

第 1 小节活动结束后，医务社工进行了电话回访，整理了服务对象的收获和感受，大家满意度较高。

小节次：第 2 小节

日期：2019 年 4 月 17 日下午

服务对象：10 人　　　　　　　地点：2 号楼 19 楼甲乳科活动室

医务社工：周小静　　　　　　协助人员：乐凌、谢晶

准备工作：

1. 医务社工电话通知服务对象，确认参加的人数。

2. 活动场地、影像设备的准备。

过程记录：

医务社工通过PPT回放照片，带领服务对象回顾上一节活动，再一次强调小组规则。通过放映主题为《我们的乳房》解剖结构图，引导大家关注女性乳房健康，同时直面自己身体的残缺，部分服务对象情绪低落流泪。待放映结束后，医务社工请大家发表观后感，一位服务对象低声说，感觉自己不是女人了。其他服务对象也对自己乳房切除后的身体进行了评价，比如"残疾""不是女人"等，这些自我形象紊乱的词汇揭示了大家的负面心态比较严重。医务社工及时引导，乳房只是人体的一个器官，术后可以通过植入假体或戴合适的胸罩等方法加以纠正，希望大家多关注自己的优点。随后进入点赞环节，由医务社工示范夸奖了一位性格开朗、勇于表达的服务对象。在此环节中，一个服务对象因为没有参与上一节活动而抱怨，了解情况后是因为病历中只留着她儿子的电话，我们通知她儿子，儿子忘了告知母亲了。这是一个积极的信号，意味着服务对象对于小组活动的期待。医务社工及时给予肯定，并表示今后我们的工作会做得更细。

最后医务社工为参与活动的大家点赞，对积极反馈意见的服务对象加贴点赞贴纸，同时感谢大家的"直言不讳"，也对下一节活动内容进行了预告。

小节次：第3小节

日期：2019年4月24日下午

服务对象：9人　　　　　　　　　地点：2号楼19楼甲乳科活动室

医务社工：周小静　　　　　　　　协助人员：乐凌、谢晶

准备工作：

1. 与甲乳外科病区的医护人员协商，拍摄鼓励短视频。

2. 准备文字稿，录制并剪辑视频。

过程记录：

医务社工回放PPT照片，回顾上一节活动，再次强调小组规则。这一节有新的服务对象加入，医务社工请她做自我介绍，大家鼓掌欢迎。同时邀请了两位服务对象对自己的治疗经历进行分享。其中一位服务对象感谢了自己的丈夫，在治疗期间给了她很多的关爱和温暖，大家纷纷点赞。新加入的服务对象在分享自己的患病经历时流下了泪水，对陪伴她来参加活动的朋友表达了感谢，以及对化疗的担心，诉说中表示了因病想与丈夫离婚的念头，大家纷纷劝说，并鼓励她。说到自己因为信仰而有了坚持活下来的信心，组内另一位相同信仰的服务对象马上上前紧紧拥抱了她，医务社工对大家的分享和相互的鼓励给予了充分肯定。

医生答疑解惑环节很受欢迎，从医学角度、通俗易懂地讲述了乳腺癌防治与康复知识，再与服务对象面对面圆桌答疑。这次规定每个组员提两个问题，医生依次进行解答，医务社工在旁掌控时间和提问秩序。这一环节气氛较好，提问热烈积极有序。

随着音乐的响起，神秘赞助商环节开始了，医务社工播放了提前录制好的医护

人员对大家鼓励的视频，大家一边看一边竖起大拇指，非常感动，服务对象的情绪也调动得很好。医务社工予以总结，为大家贴上点赞贴纸。活动结束。

在后期电话回访中，大部分服务对象对此次活动很满意，特别是医生的解惑答疑，收获很大。服务对象间康复经历的分享，给了大家积极的正能量，彼此也结为了好朋友。本节小组活动过程中，榜样服务对象的叙述分享使组员之间有了更为亲密的互动和更深入的沟通，医生的到场和鼓励的小视频，感动着大家，小组气氛热烈。

小节次：第 4 小节

日期：2019 年 4 月 30 日下午

服务对象：10 人　　　　　　　　地点：2 号楼 19 楼甲乳科活动室

医务社工：周小静　　　　　　　　协助人员：乐凌、谢晶

准备工作：

1. 打印活动照片，装帧好作为最后一节活动的纪念品。

2. 活动前一天，医务社工通知并提醒各服务对象按时参与活动。

过程记录：

服务对象有序签到，医务社工通过 PPT 回放，带领组员回顾前三节活动的一些重要时刻和重要事件，并向服务对象赠送照片留念，大家看着活动照片中的自己，露出了发自内心的笑容。

医务社工邀请每位服务对象表达自己患病以来最想感谢的人。有感谢丈夫、医护人员和朋友的，也有表示特别感谢自己的，是自己的不断坚持治疗和咬牙挺住，让自己走过一段艰难的路程。最后医务社工请大家分享参加小组后的感悟，有的说认识了知心的姐妹，有的说医生的解答给了自己莫大的治疗信心，有的从其他服务对象的康复经验中收获了战胜疾病的信心。医务社工及时肯定了大家的进步和成长，请大家鼓掌为自己加油鼓劲。同时为连续四次参加小组的服务对象贴上点赞贴纸，评选点赞王。最后所有人合影留念，互留信息，医务社工与大家握手告别，小组活动结束。

五、案例评估

督导反馈：

1. 首次小组应允许服务对象自由选择是否发言。

2. 事先与营养师充分沟通，避免讲课超时。

3. 赞美同伴和自己时，增加社会心理部分的互动。

4. 关注患者的心理需求，增加放松训练环节，可以更为轻松。

服务对象反馈：

服务对象小组满意度调查

内容	满意度结果统计	备注
1. 小组活动的主题	非常满意（12/12）	有 12 个服务对象参与，全部满意
2. 小组活动时间安排	非常满意（8/10）	1 个服务对象反映活动开始时间有点早，中午需午休。另 1 个表示报名信息不知晓，而错过了第一节次活动
3. 小组活动内容的设计	非常满意（9/9）	全部满意
4. 小组活动的开展形式	非常满意（9/10）	个别服务对象在活动中反映需加大医患互动的力度
5. 医务社工在小组活动中的表现	非常满意（10/10）	全部满意
6. 活动对服务对象的支持和帮助	非常满意（10/10）	全部满意

六、专业反思

一、从服务内容、服务安排、服务对象过程反映以及满意度等方面来看，四节小组活动，整体小组氛围很好，如服务对象的自我介绍、营养师的健康饮食的讲解、医生的答疑解惑、医护视频的支持和鼓励、同伴的点赞以及互动等。服务对象从彼此陌生到互留信息，感激拥抱，依依惜别，大家不但能从家庭、朋友、同事中获得支持，而且从各服务对象之间的经验分享中获取了战胜疾病的积极心态，达到了小组预期的目标。

二、存在的不足

1. 在开始小组活动的前期准备上，医务社工经验不足，比如对确定到场的服务对象的基本情况、家庭、社会背景和支持系统以及住院诊疗过程，需要提前了解，便于良好关系的建立和现场的应对。

2. 小组活动进行过程中容易出现小团体或单个积极分子的现象，导致部分服务对象不能融入，这时医务社工要积极关注所有成员，适当发起组员之间的互动交流，同时给予每位服务对象同等的发言机会。

3. 在活动环节的时间安排上，健康饮食知识讲解时服务对象提问较多，小组场面出现短暂混乱，讲课时间超出安排。医务社工应加强对这种场景的处理，预先说明提问时间，提醒大家遵守。

参考文献

[1] 鲍雨，黄盈盈. 经历乳腺癌：疾病与性别情境中的身体认同 [J]. 妇女研究论丛，2014（2）：85-88.

[2] 王瑞鸿. 人类行为与社会环境 [M]. 上海华东理工大学，2007：31-33.

医务社工基于焦点解决短期治疗理论

介入癌症患者的个案研究

董水谷

广州市中大社工服务中心

中山大学附属第六医院

一、案例背景

（一）基本信息

服务对象，男，71岁，小学学历，农民，会讲粤语、普通话，是一位前列腺恶性肿瘤患者，医保类型为省内异地农村合作医疗保险。服务对象患有小肠瘘、恶性肿瘤等多重疾病，2019年10月入院，因身体疾病影响不同器官，曾转到不同科室进行介入治疗。由于服务对象住院时间较长，且家庭经济压力大，一直是小儿子陪床照顾，科室转介希望医务社工能链接相关资源，给予关心和情绪支持，改善服务对象及陪护家属的情况。

（二）家庭及经济情况

家庭情况：农村户籍，已婚，有1个女儿和2个儿子，目前与2个儿子及其家庭共11人同住。配偶患有高血压，曾中风治疗，现在能做些许家务，但也需要定期吃药检查，需要家里人照顾。

经济情况：服务对象为农民，患病前偶尔打散工，无稳定收入；配偶患有中风、高血压，需要长期吃药和治疗，难以劳动；家庭成员均为农民，家庭收入较低，且3个子女都已结婚生子，小孩需要读书和照顾，花费较大；欠债较多，已花费超过20万元，因病情不稳定，仍需高额的治疗费用。因此，经济压力非常大。

二、案例分析

（一）问题和需求

1.经济压力：服务对象住院时间长，花费了几十万元，对农民家庭而言是一笔巨大的费用，也缺少获取社会资源的途径。

2. 情绪压力：目前由小儿子长期陪护，由于家和医院距离较远且需花费一定费用，其他家人都未过来看望，偶尔通过电话/微信联系，家庭支持程度一般；服务对象照顾者压力较大，在面谈过程中多次哽咽；服务对象自身对疾病和医疗费用也非常焦虑，影响其情绪状态、睡眠质量等，有一定情绪压力。

3. 支持网络薄弱：其他邻里朋辈的支持较为薄弱，偶尔通过家人问候一下服务对象情况；照顾者表示基本上能借的都借了，花费较多，也不好意思多次借钱，且亲戚朋友也大都是农民，没有太多积蓄。

因此，服务对象主要有以下需求：（1）经济救助的需求：希望能获取政府及公益相关的资源，缓解医疗费用压力；（2）情绪舒缓的需求：服务对象及家属表达对患病的感受和看法，有较强的倾诉需求；（3）社会支持的需求：希望能和其他病友多交流关于疾病的发展和注意事项，但担心语言不通较少交流。

（二）资源分析

1. 优势：服务对象的心态较为乐观，希望能顺利治疗和康复；小儿子作为主要照顾者，照顾很细心，病情和医疗费都没有过多让服务对象知晓，也鼓励服务对象积极治疗；医护团队表达关心问候，给予服务对象很大的支持，也主动反馈信息到医务社工部。

2. 资源：医务社工协助申请爱心餐券及其他政策资源，定期的关心问候和情绪支持、不定期病友会等资源。

三、服务计划

（一）理论基础

焦点解决短期治疗（Solution-Focused Brief Therapy）是心理治疗技术中的一种，因其理念与社会工作价值观一致，在社会工作实务中得到广泛应用。焦点解决短期治疗是一种以寻找解决办法为核心的心理治疗方法，强调治疗的实用性和时效性，而且操作简单，便于学习和掌握，在国际上广泛应用于抑郁症、强迫症、创伤后应激障碍等心理问题的临床治疗。SFBT 的基本原则有以下几点：

第一，以问题解决为焦点。SFBT 用解决问题代替探索原因，与其耗时费力寻找原因，不如直接寻找问题的解决方式。第二，解铃还须系铃人。相对于传统的"问题取向"的社会工作实务矫治模式，SFBT 是"资源取向"的，它强调服务对象是解决自身问题的专家，解决之道在他的过往经验之中，同时服务对象具备改变现状的正向资源，社会工作者的角色是帮助服务对象发现自身资源的协助者。第三，凡事皆有例外。社会工作者的任务是协助服务对象找出问题，从而让服务对象看到自身具备解决问题的能力，并建构出解决问题的办法，带来问题解决的可能。第四，小改变会引起大变化。SFBT 认为只要维持小改变，就会引起大变化。成功经验的积累会提升服务对象应对问题的信心，因此社会工作者要引导服务对象看到小改变的价值，从而愿意促进小改变的发生和持续。第五，社会工作者与服务对象是合作关系。SFBT 认为合作与沟通是解决问题的关键，在咨询中服务对象是愿意合作的，社会工作者与服务对象是积极互动的关系。

刘芳等人（2019）的研究认为，医务社会工作者将 SFBT 的技巧应用到每次咨询的对话当中，使服务对象看清自己的目标在哪里，以正向的引导帮助服务对象找到适合自己的方法来解决当前面临的问题。黄彩等人（2010）提出，焦点解决短期治疗不仅针对患者的心理，对患者的社会功能改善也具有积极的作用，而良好的心理状态对躯体功能的恢复有明显的促进作用。

在本个案跟进中，由于服务对象疾病不稳定，适用于临床医务社工实务。因此，在该理论的指导下，医务社工通过面谈引导其表达需求和目标，协助服务对象及家属共同解决问题，在舒缓情绪压力的同时，协助提升解决问题的能力和治疗信心。

（二）计划阶段

阶段	阶段性子目标及主要工作	备注
接案与预估	①与服务对象及家属初次面谈 ②与医生护士了解其患病、经济等情况	
计划与介入	①不定期探访，关心问候 ②深入沟通访谈，给予情绪支持 ③申请爱心餐券、爱心义剪等资源 ④收集链接相关经济救助资讯，反馈和协助其申请 ⑤关注服务对象出院情况	根据服务对象住院实际开展工作
评估与结案	①评估服务对象及家属的情绪状态 ②评估申请到的医院服务、反馈的资源及协助申请的情况 ③服务对象出院计划，回访跟进	根据服务对象住院实际开展工作

四、实施过程

（一）接案：收集信息、建立关系、初步评估

医务社工初次面谈，向服务对象介绍了医务社工的角色，并关心问候服务对象的身体、睡眠等情况。服务对象虽然身上插着很多管，但能正常与医务社工进行粤语沟通，在聊及住院期很长时，服务对象也很积极乐观地笑着表示"住院多长时间没办法估计，最重要的是希望能治疗好、康复了才出院，不然回去后也很容易创伤

感染，希望可以好转回去过年……"医务社工肯定服务对象的积极开朗，目前服务对象主要输营养液补充营养，无法正常饮食，睡眠状态表示很好。

医务社工观察到服务对象小儿子很用心照顾服务对象，记录服务对象的排尿量等情况，也不断鼓励服务对象休息好，会慢慢好转的。此外，医务社工也与服务对象沟通睡眠、家乡等话题，也许由于都能说粤语，因此能较快地建立关系。

在与小儿子的单独沟通中，医务社工倾听其表述，理解其照顾的不易，医务社工了解到小儿子"现在不怎么在食堂吃，有时候自己都是撑一下，有时候不吃，能省一点是一点……住院很长了，主要是我一个人照顾，肯定会很累，晚上也经常睡不好，白天没有陪床也睡不了。如果医院白天也提供陪床可能好一点儿，或者对于长期住院的患者能月租，不用每天租借，长期来说也是一笔费用……"医务社工在第一次面谈时，能聚焦服务对象及陪护家属所面临的问题，结合现有的资源，表示可协助申请爱心餐券等资源，并进行有效信息登记。

面谈后，医务社工前往医生办公室，向管床医生了解情况，医生向医务社工描述了服务对象的病情，也表示照顾者很不容易，目前治疗费用预计约40万元，已经花费了20万元，对于该家庭经济压力非常大，希望医务社工协助申请相关资源，多多关心问候，从心理—社会角度给予支持。医务社工也介绍了社工资源链接的角色，给予回应，并完成《医疗救助个案转介单》及《"爱心餐券—微爱助餐计划"申请表》的填写。

（二）计划与介入：需求分析、跟进介入

每次面谈前，医务社工在病房与服务对象进行沟通，询问其近期状态，建立了稳定和良好的专业关系。在单独沟通中，小儿子曾表述："经济压力真的很大，什么时候治好、需要花多少钱都是未知数；家里十几口人住在一起，家庭经济很困难，我老婆现在也出去打工了，孩子们很多时候都自己做饭吃，现在都是撑着，能撑多久是多久，也没想过寻求社会帮助，到撑不下去的时候再看情况……"医务社工主要是倾听他的表述，在其表述过程中，及时给予回应："的确住院期间很多治疗和费用都要根据患者的身体情况而定，所以您也会很担心治疗效果和费用；一直以来都是您照顾，肯定会有很大压力，但现阶段大家都不容易，家庭成员都相互理解。当您非常累和感到无助的时候，有没有一些让您感到温暖的有动力的事情和瞬间……"医务社工在面谈中，通过奇迹问句、例外问句引导其积极表达希望，更有信心面对。

医务社工在每天查房时，表达对服务对象及家属的关心，了解其近况，及时地进一步了解在不同阶段的问题和需求。第一，对于服务对象的经济困难和饮食，医务社工提交了申请，由于服务对象未能进行普通饮食，因此为其小儿子申请了每周的爱心餐券，由于身体原因未能在春节前出院，共累计申请约1个月，在春节住院，虽然爱心餐券未能给予很多支持，但能基本确保其在院期间的正常饮食。第

二，长期照顾患者不仅身体、睡眠受到影响，也会因患者的病情、花费、情绪等影响着心理状态，产生一定的照顾压力。医务社工主要倾听小儿子的表述，理解他长期照顾的不容易，也肯定他的用心照顾，给予情绪支持。第三，通过开展的病友会活动、春节前探访活动，增强服务对象及家属的支持网络，鼓励其积极与其他病友进行交流分享。第四，与经济救助的社工进行对接，在相关系统查询，并联系了当地医保局、民政局咨询大病救助的流程，打印相关资料，协助服务对象的小儿子进行申请。

（三）评估与结案

服务对象在春节后身体状况逐渐好转，在3月初出院，医务社工在其出院前为其链接了爱心义剪，并进行出院计划的面谈。与服务对象及其小儿子进行沟通，梳理回顾了住院期间的重要经历和医务社工的服务，了解其出院的担忧和准备。经过面谈和跟进评估，医务社工的个案跟进在很大程度上缓解了其经济和情绪压力，最后，医务社工表达对其出院的关心和告知结案情况，并沟通出院随访事宜，本案跟进结案。

五、案例评估

（一）爱心服务

协助服务对象申请了一个月的餐券、爱心义剪、疫情期间爱心口罩，能在很大程度上给予服务对象及家属支持，能在短期内给予实在的帮助，也能让其在住院期间感受到科室、医务社工的人文关怀。

（二）资源链接

医务社工收集和告知具体的大病救助资源及当地医保局的联系方式，遵从小儿子意愿等出院后联系和办理，虽然跟进期间也链接其他资源，但由于春节和疫情影响未能成功完成申请。通过资源链接，一定程度上给予服务对象及家属支持，也能促进其小儿子提升获取相关资源的能力。

（三）情绪支持

服务对象及家属表达对患病的感受和看法，合理表达情绪，医务社工倾听并给予回应支持。医务社工每次探访时都表达关心问候，也通过微信及时给予线上的支持，在出院后进行了线上回访和相关申请问题的解答。

在本案跟进中，医务社工聚焦服务对象及家属的住院需求，及时解决日常生活问题；医务社工的探访、关心问候、资源链接和跟进，能给予服务对象心理支持；倾听陪伴和引导面谈，推动其与医护人员、病友的积极交流，增强其住院期间的支持程度、减轻心理压力。虽然未能在住院期间协助其申请到相关经济救助资源，但总体而言个案服务目标基本完成，服务对象在出院时表达了对医护人员和医务社工的感激之情。

六、专业反思

（一）焦点解决短期治疗

医务社工基于焦点解决短期治疗理论，能很快与服务对象建立良好关系。由于服务对象因病情不同，住院时长也不同，对住院期间有较多的不确定感而产生焦虑等情绪压力，且需进行检查和治疗，能多次面谈和参与病友会的服务对象较少。因此，医务社工在该理论指导下，需聚焦服务对象的问题，通过奇迹问句、刻度问句、例外问句等面谈技巧，在医院场域下，也许面谈次数不多，但需尽可能每次都相对深入地进行面谈，有效地与服务对象探讨解决问题的方法，给予情绪支持、协助解决问题和提升自身能力。

（二）尊重隐私

医务社工与服务对象的面谈需注意服务对象的隐私，也需注意邻床病友 / 家属对面谈效果产生的影响，可根据情况适当中断邻床病友 / 家属与医务社工及服务对象的过多话语表述，可引导他们对服务对象积极鼓励，引导相互交流、互助。同时，应提前意识到，当谈及相对隐私的问题时，应咨询面谈对象的意愿，选择相对安静的空间面谈；在探访和跟进个案时，医务社工可随身携带纸巾，当面谈对象哭泣时能及时提供使用。

（三）社会资源

建立医务社工服务资源库，包括经济救助资源、社会公益资源等，能有效促进医务社工的服务开展。由于本案例的服务对象春节期间也在住院，且受疫情影响，服务对象及家属未曾回家，冬天的衣服、口罩都较少，3月出院时需坐地铁、公交、大巴等辗转几个小时才能到家，这也是很多出院患者遇到的问题，一方面担心路途遥远影响身体，另一方面对高额的跨市拼车或打车费用望而却步。因此，医务社工反思需有效联动慈善会、公益企业、相关单位等资源，包括为有困难的患者提供短期的、及时的微心愿支持，如为服务对象捐赠 / 购买寒冬衣服、防疫物资；可尝试联动出租车等交通公司，爱心优惠护送患者回家，不仅能减轻患者的经济压力，也能减轻患者出院的不适感；联动有意愿的病友回院参与志愿者服务，为在院患者提供交流和支持平台等。医务社工可在不断的实践中反思，发挥联动社会资源的作用，不断探索，共同改善患者就医体验。

参考文献：

［1］许维素.焦点解决短期心理治疗的应用［M］.北京：世界图书出版公司，2009：3-6.

［2］刘芳，翟月.焦点解决短期治疗视角下的癌症患者个案工作［J］.中国社会工作，2019（30）.

［3］黄彩，吴素梅.以焦点解决短期疗法：个案研究［J］.中国健康心理学杂志，2010（2）.

危机干预社会工作

被遗弃女孩的生命齿轮该如何向前

——医务社工介入自杀未遂个案的实践与思考

王双琼

深圳市龙岗区春暖社工服务中心

一、案例背景

（一）基本资料

服务对象姓名：乐小天（化名）

性别：女

年龄：27 岁

（二）个案背景资料

1. 接案原因 / 途径：神经内科护士长电联医务社工部，告知该科室有一位自杀未遂的患者，目前情绪激动、不愿意配合治疗，希望医务社工介入。本案由神经内科护士长转介，后与服务对象沟通，服务对象愿意接受医务社工的服务。

2. 行为表现：服务对象在就医过程中表现出经常拔掉氧气管、吊针，对护工吼叫、不配合医生治疗等行为。

3. 人际关系：从服务对象自述得知无论是线上还是线下，服务对象几乎没有朋友，近期唯一可以联系的只有前男友，但是目前前男友在异地，没有办法为服务对象提供支持。

4. 情绪状况：服务对象在短时间内面临叠加性的压力刺激，包括前男友提出分手，以及由于疫情等原因而较长时间处于失业状态，令服务对象体验到无力感，对未来缺乏信心，逐渐产生想要了结生命的想法，并付诸了行动。在此次自杀未遂后，仍表示不希望医生救治自己，求生动机与动力不足。

5. 精神状况：据医生反馈得知，服务对象无精神疾病史，其养父有精神疾病史。

6. 健康状况：服务对象由于吞食大量安眠药，虽然已醒，但目前身体虚弱，呈半昏迷半清醒状态。

7. 经济状况：服务对象近半年没有工作，没有收入来源。

8. 暴力倾向 / 犯罪记录：无暴力倾向以及犯罪记录。

二、案例分析

（一）理论基础

1. 理性情绪治疗模式的问题分析

理性情绪治疗模式认为人的情绪和行为障碍不是由于某一激发事件所直接引起，而是由于经受这一事件的个体对它不正确的认知和评价所引起的信念，最后导致在特定情景下的情绪和行为后果，理性情绪治疗模式对心理失调的原因和机制进行了深入细致的研究，并将研究的结果概括为 ABC 理论。A 代表引发事件（Activating Event），B 代表服务对象的信念系统（Belief），C 代表引发事件之后出现的各种认知，情绪和行为（Consequence）。在大多数情况下，A 和 C 之间由信念系统因素 B 在起作用，只有通过改变服务对象的信念系统，才能影响服务对象的行为或情绪。由于服务对象通常根据自己大量的非理性信念看待引发事件，这就导致服务对象容易产生不良情绪和行为。

结合本案例，医务社工应该从服务对象的认知、情绪和行为等方面着手治疗，对服务对象的非理性信念系统进行质疑，即对非理性信念进行识别和辩论，这个过程可以用 D（Disputing）来表示。这样就可以协助服务对象改变各种非理性信念，最终消除服务对象的消极情绪和行为困扰，促成有效的理性生活方式，最终达到目标 E（Emotional and Behavioral Effect）。

2. 社会支持理论的问题与分析

社会支持理论认为人是无法自绝于社会而存在的，人类生存需要与他人共同合作，以及依赖他人协助；人类生命发展历程都会遭遇一些可预期和不可预期的生活事件；遭遇生活事件时，需要资源以回应问题，资源分为内在与外在两种，社会支持网络为外在资源的一种，可分为有形和无形两类，即物质和精神上的支持。

在本案例中，由于服务对象情绪低落，没办法控制自己而采取自杀的方式应对人生中的重大打击，对服务对象的家庭来说，这次事件是一个沉重的负担，但是服务对象从小被遗弃，心里比较介意和不顺，没有朋友等同辈群体，社会支持网络较差。运用社会支持理论，从以下几个方面协助服务对象：（1）提供无形支持，如：心理安慰、情绪支持等。（2）有形支持，如：转介救助站、联系亲人等。

（二）服务对象的问题和需求

1. 情绪问题：服务对象自杀未遂，目前情绪激动，表现出焦虑、恐惧、忧郁、暴躁等情绪。

2. 家庭关系及沟通问题：据了解得知，服务对象曾经有被遗弃的经历，后被收养；其养父患有精神疾病，现被送至当地养老院；另外收养服务对象的爷爷奶奶都已去世；服务对象收养家庭以及原生家庭均没有任何可联系的人，无法提供支持。

3. 身心问题：服务对象由于疫情、失业和与前男友分手等因素，导致其回忆起曾经被遗弃的童年经历，这些被遗弃、被抛弃的事实刺激，服务对象目前身心健康状况不佳，经常幻想自己有一对有钱但宁愿把自己丢弃也不愿意给自己花钱的父母。

4.安置问题：服务对象目前没有可联系的亲人和朋友，也没有可生活的住所。

三、服务计划

（一）服务目标

1.总目标
协助服务对象厘清当前的主要信念，学习识别并改变其中的非理性信念，并分析讨论当前主要困难与需求，构建支持网络，推动服务对象放弃终结生命的信念。

2.具体目标
（1）取得服务对象信任，建立初步关系，进而与其一起制定服务目标。
（2）舒缓服务对象情绪，并协助服务对象发现自己的非理性信念。
（3）协助服务对象链接社会救助资源，获得社会层面支持和帮助。
（4）为其增能，协助服务对象发掘并增强其自身优势，重塑信心。

（二）服务策略

1.建立关系
首先与服务对象建立关系，了解基本信息与求助意愿，帮助其澄清问题，进而协助建立目标。

2.预估及计划
通过与服务对象面谈了解具体信息，根据服务对象自决原则，按照目标制订计划。

3.实施以及评估、结案
根据计划，医务社工协助服务对象舒缓情绪，并协助服务对象链接社会救助资源，暂时解决其居无定所的问题，再通过倾听和陪伴增强服务对象内心力量，有勇气面对失恋、失业、被遗弃等问题，最后获得心理支持及力量，经过评估之后，进行结案。

四、介入过程

（一）第一阶段：建立关系

1.主要内容
初步建立专业关系，收集服务对象基本信息，协助服务对象澄清求助意愿，并了解服务对象不合理的思维与信念，寻找服务目标，确立辅导要点。

2. 介入过程

（1）向相关人员了解信息

医务社工走访病房，向警察、护士、护工等了解情况，得知：2020 年 5 月 6 日 21：45 左右，民警接到服务对象前男友报警电话，称该女子刚刚在与其视频电话中吞食了大量的安眠药，希望警察救援。派出所接警后，在某社区公园篮球场找到该自杀女子，经及时抢救，目前服务对象已苏醒，但神志不清，不能准确表达自己，也没能联系上相关亲属。

（2）走访病房，确定求助意愿，澄清问题

医务社工走访病房，服务对象因服用大量药物，目前神志不清，沟通不畅，没办法确定具体需求，在与警察和医护人员沟通后，决定先尝试联系服务对象家属。

（二）第二阶段：挖掘服务对象家庭支持网络

1. 主要内容

根据现有的资源，挖掘服务对象身边的资源，尝试联系服务对象家属，获得支持。

2. 介入过程

（1）确立目标，寻找服务对象家属

因服务对象意识不够清醒，呈半昏迷状态，没办法记起手机密码，也没办法联系家属，医务社工通过 114 号码查询台等途径，联系到服务对象所在乡镇支书的电话，了解到服务对象是被收养到当地的；收养家庭的爷爷奶奶均已去世；服务对象养父因自身疾病问题终身未娶，也无哥哥姐姐等直系亲属，只有服务对象与养父相依为命，后因养父精神状况不佳，现被送至当地养老院；另外，该家庭为当地的五保户家庭，家庭经济支持薄弱。

（2）尝试联系服务对象朋辈群体

据前期面谈发现，服务对象前男友身在外地，医务社工在警察的协助下，联系到服务对象前男友，通过沟通协商，其前男友答应来院照顾服务对象。

（三）第三阶段：舒缓情绪

1. 主要内容

协助服务对象找出其不合理信念，分析与寻找不合理信念产生的原因。

2. 介入过程

（1）面谈，寻找诱发服务对象自杀的原因

在与服务对象面谈中了解到：

①服务对象在疫情期间失去工作，没有收入来源；另外，在前段时间又与男朋友分手，导致服务对象情绪崩溃，感觉生活失去了动力和目标，又联想起自己童年被遗弃的经历，内心十分痛苦，认为所有人都抛弃了自己，不想苟活于世。

②服务对象曾经有被遗弃的经历，另外，其养父患有精神疾病，疼爱自己的爷爷奶奶都已去世，目前无依无靠；服务对象曾在幼年时期尝试联系过原生家庭但未果，后辗转联系到自己的亲生姐姐，因为发生争吵后失去联系；此外，还得知服务对象有个表弟（具体关系待确定），因童年时期经常偷看其洗澡，现又在别的城市工作，也失去联系；服务对象孤身一人在深圳工作，平日和同事关系一般，失去工作后更是没了联系。

（2）舒缓情绪

医务社工运用倾听、同理等技巧安抚服务对象，并引导服务对象分析自己的情绪，对于那些不合理的，医务社工运用理性情绪治疗模式的相关技巧，提醒服务对象从其他的角度出发，思考这件事情是否含有其他意义。在医务社工的引导下，服务对象认识到，分手虽然很痛苦，但也只是一件小事，没有了男朋友，生活也要继续；虽然从小被自己的亲生父母遗弃，但遇到了善良的爷爷奶奶，他们把大部分的爱都给了自己，也是一件开心的事情。

在服务对象情绪舒缓后，医务社工协助其寻找新的情绪发泄方式：比如哭泣、打游戏、吃、逛街等。在确定服务对象不会再有自杀想法后，邀请服务对象一起调整下一步服务计划。

（四）第四阶段：链接相关资源，构建社会支持网络

1. 主要内容

根据已经确定的问题，遵循服务对象自决原则，制定服务目标，链接救助站、心理咨询师等资源。

2. 介入过程

（1）链接救助资源

①医务社工向服务对象介绍救助站的资源，询问服务对象是否需要向救助站求助，服务对象表示自己不知道怎样求助，希望医务社工提供帮助，医务社工向相关救助站说明情况并提出申请，等待救助站进一步回复。

②医务社工协助服务对象多次联系所在乡镇支书，在支书的帮助下，所属街道事务办表示，如果服务对象回家，相关部门会提供支持。

（2）链接心理咨询师资源

服务对象向医务社工坦言自己需要心理辅导，医务社工为其链接相关资源，但是由于部分原因，服务对象没有选择做心理咨询，医务社工通过倾听、同理等技巧与服务对象沟通。在医务社工的陪伴下，服务对象积极配合医生治疗，并表示自己之前比较傻，轻视生命，现在才发现这个世界上还有很多人爱着自己，并希望在医务社工的帮助下成为一名义工，去帮助其他人。

（五）第五阶段：增能

1. 主要内容

增能，肯定服务对象已有的变化以及作出的努力，强化正面影响，提升其自我认同感。

2. 介入过程

挖掘自身潜能，服务对象已经有了很大改变，社工及时给予肯定，并协助服务对象梳理近期生活，得知服务对象想要找一份工作来获得经济独立，但是服务对象一直在否定自己，觉得自己不够好，什么也不会，所以疫情来临的时候，才会失业，才想要自杀。医务社工运用职业生涯工具帮助服务对象分析自己的兴趣、价值和能力，协助服务对象挖掘自己的优势，给自己一个清晰的定位，最后服务对象发现，自己之前做过店员、接待、美容、客服、前台等工作，也有值得借鉴的经验，可以继续找相关的工作。医务社工对服务对象的改变给予肯定，并表示如果自己有相关资源，一定链接给她，并邀请她分享找工作的经验。

（六）第六阶段：梳理服务成果

1. 主要内容

医务社工引导服务对象回顾整个过程，检视目标，总结她的改变以及家庭发生的改变，并使其强化，给予鼓励，使经验一直延续到以后的生活中，进而结案。

2. 介入过程

（1）了解最近生活状况及家庭变化

通过面谈发现，服务对象已经自信一些，但是当谈到一些关于童年的事情时，情绪还是会低落，医务社工给予安慰，正面肯定服务对象作出的努力，并且告诉她不完整的童年只是一生中比较短暂的一程，人生还很长，我们可以有很多办法治愈自己，出生的家庭不可改变，但是我们可以选择以后的家庭，当然家庭的改变也不是一时的，并且不是单单靠一个人的力量就可以改善的，我们可以尝试着充实自己，改变自己；另外，服务对象表示自己一直知道原生家庭在哪里，曾经也和姐姐有过联系，但是后来由于怨恨便不联系了，最近平静后，想尝试着和家里沟通，不管结果怎样，自己也想努力一下，医务社工给予支持。

（2）强化已有改变，给予鼓励

服务对象坦言自己之前很害怕被抛弃，也很害怕孤独，才会在失业和失恋的双重打击下想不开，现在感觉有勇气面对生活了，也不会再想自杀的事情了，并且已经和前男友达成和解，自己不再缠着他，但是很感谢他报警救了自己，希望大家都有新的生活。医务社工对她作出的改变给予肯定，并鼓励她多结交朋友，发掘自己的爱好，充实生活。最后，双方达成一致，结束个案辅导。

五、评估、结案

（一）目标达成情况的评估

个案服务目标基本达成。通过医务社工的介入服务，服务对象认知与行为层面都有了正向蜕变，从一个抗拒医治、后悔被拯救、害怕被抛弃的病友，逐渐成为一个心态平和、积极配合治疗、心怀感恩的人；服务对象对于童年的创伤也有了不同角度的思考和面对方式；另外，服务对象自我认同感提高，并逐渐萌发做义工等自助助人的信念，以此提升价值感。

（二）医务社工自评

医务社工以真诚为名片，整个过程中医务社工给予服务对象足够的真诚与接纳，通过倾听、同理等技巧陪伴服务对象，肯定其所作出的努力与改变，面对服务对象被遗弃的创伤，医务社工敢于披露，用自身的故事激励服务对象作出改变；同时，以服务对象需求为导向，提供能够回应其需求的专业医务社工服务，包括对服务对象心理上的安慰和情绪上的支持；积极关注服务对象的优势与潜力，持续地给予肯定和鼓励，促使服务对象重塑信心，积极面对生活。

（三）服务对象评估

当初服务对象以抗拒医治、暴力反抗、偏激手段等来应对困难，医务社工介入以来，真诚、真心、耐心地陪伴协助服务对象，整个服务过程以来，服务对象正在慢慢地通过自己的努力正向地生活，面对失业、失恋、被遗弃等困难，不再选择逃避及其他偏激手段，同时也学会了接纳自己，对自己有了清晰的定位，肯定自己的价值，自我认同感也得到提升。

（四）结案

1. 结案原因
因服务目标基本达成，医务社工与服务对象商量一致后，同意结案。
结案处理方式：医务社工与服务对象针对目标进行检视，经过评估，双方达成一致可以结案。此外，医务社工告知服务对象以后可以经常联系医务社工，参与社区活动、同路人小组等，遇到问题还可以找社区工作站相关人员寻求帮助。

2. 建议
结束个案之后，定期电话回访或者在线回访，关心服务对象的生活状况，如果有技能培训、心理健康辅导类活动，邀请服务对象前来参加。

六、专业反思

医务社工在本案例中承担了多种角色：服务提供者、支持者、资源整合者等。

医务社工借助专业知识，敏锐地评估到服务对象放弃生命背后的问题。通过真诚、接纳、倾听、同理心、自我披露等技巧，取得了服务对象的信任，并建立了良好的服务关系，更是让服务对象重塑信心，对生活充满希望。在本案例中，医务社工有几点体会：

（ ）立足需求，真诚服务

接触之初需要对服务对象有更多的耐心和信心，在服务对象表达自己观点时，表示充分的尊重与接纳，并给予适当鼓励与肯定，尤其针对情绪不稳定的服务对象，在与其沟通的过程中，一定要真诚地微笑。服务中，对于表述不清楚的服务对象，社工可担任倾听者以及引导者角色，立足需求，促使服务对象自身作出改变。

（二）遵守医务社工伦理，适当处理自己情绪

该社工从事医务社工以来第一次接触关于遗弃的个案，因为医务社工自己也遇到过相关的问题，在接触个案时，难免有共情现象，但是一定要遵守医务社工伦理，学会处理"反移情"情绪，站在中立者角度看待整个服务过程，把握服务进程，避免将个人情绪及价值观强加到服务对象身上。

（三）共进步，促成长

在整个服务过程中，医务社工有一些不足之处也需要成长。由于接案初期服务对象精神状况欠佳，服务对象自身的支持网络都是医务社工主导挖掘和整理，在今后的服务中，医务社工在服务中期或后期可以鼓励服务对象自己先挖掘身边的支持网络，医务社工更多的是协助服务对象发现自身的能力和价值。

医务社工介入丧亲家庭哀伤咨询
工作模式的探讨

徐菊华　曾　萍
华润武钢总医院

一、项目简介

丧失亲人对于一个家庭来说是巨大的悲伤，许多人骤然永失所爱。如果不能恰当地应对和处理这种特殊的哀伤反应过程，这种痛苦和哀伤反应将会难以平复和减轻，持续较长时间甚至终身，严重影响其日后的生活、学习和工作能力。

哀伤咨询是针对近期丧失亲人的个体或家庭成员，协助他们完成哀悼的任务。正如精神医生恩格认为：人因失去所爱形成的心理创伤，其严重程度相当于一个受伤或烧伤的人在生理上所承受的创痛。同时这种悲伤是一种极富杀伤力的恶性情绪，悲伤本身虽然不是一种疾病，但其给人所带来的伤害却可以超过一般疾病。因此，对服务对象开展哀伤咨询具有极其重要的意义。

哀伤咨询可以避免丧亲者过度悲伤可能引发的个体和社会风险，医务社工借助专业心理知识与技能，对服务对象开展分阶段、针对性的心理疏导，通过关注他们的心理状态，在日常生活上给予照顾、心理上给予安慰、情感上给予支持等，尽可能地减轻他们因本次丧亲事件所带来的伤痛及其对社会功能的影响，帮助他们逐步面对和接受失去亲人的现实，让他们的生活重新回到正轨，促进服务对象的心理健康水平的提高，最终实现自我疗愈与家庭的重建。

二、案例背景介绍

华润武钢总医院润心患者服务中心（社工部）的兼职医务社工对青山区及硚口区等丧亲家庭的 10 名成员（服务对象）开展哀伤咨询工作，其中有 7 名服务对象有抑郁障碍、1 名服务对象有焦虑障碍、2 名服务对象出现急性创伤后应激障碍（PTSD），经过 60 天的哀伤咨询，服务对象的躯体症状及不良情绪明显缓解，下面重点介绍 2 名急性 PTSD 的服务对象。

案例一

胡女士，现 51 岁，2000 年下岗后和丈夫经营一家米店，有两个儿子。两个儿子大学毕业后均已参加工作，大儿子 2020 年 29 岁，在一家公司工作，平素身体健康。在 2020 年 1 月 19 日大儿子出现咳嗽、发热，到武汉市第九医院就诊，因当时医院床位紧缺无法办理住院，即在门诊进行治疗，在 1 月 26 日早上到武汉市第九医院治疗完后回到家中，吃过中餐，午休起床时突然出现休克、呼吸困难，拨打 120 紧急送往医院后经抢救无效死亡。当妈妈听到大儿子突然去世，悲恸欲绝，整日待在家中，天天以泪洗面，认为儿子是被她害死的，是因为自己没有照顾好儿子，非常内疚和自责。孩子离世不到一个月，原本身体健康、开朗乐观的胡女士，变得精神恍惚、身体消瘦、情绪低落、沉默寡言、不愿与人交流、不能听到任何声音，易激惹，脑海中因经常闪现和儿子在一起的画面而不能入睡。

案例二

邓女士，现 50 岁，父亲年龄 80 岁、身体健康，父亲在 1 月 31 日病情急转直下，第二天去世。在父亲去世后第二天，自己、儿子和妈妈 3 人均患病，因母亲患有糖尿病、肾病，平素身体较差，治疗效果不佳，于 2 月 18 日去世。在短短 19 天里其父母亲相继离世，邓女士无法接受双亲去世的事实，内心悲恸欲绝，情绪激动易激惹，回避与人交流，曾有厌世的想法，常常梦到父母亲埋怨责怪自己或在噩梦中重现父母亲离世的场景而无法入睡。

三、案例分析及评估

1. 死者均为家庭的父母或子女，均为家庭成员之一，由于大家对某些疾病认识不足、防护意识薄弱，其中少数人员患病后出现呼吸困难、心脑肾重要器官衰竭而突然死亡，从而引起大家对疾病的焦虑及恐慌。

2. 死者均是突发患病、短期死亡，属于突发性的。其家人难以接受残酷的现实，丧亲家庭中男性服务对象会压抑自己内心的悲痛情绪，丧亲家庭中女性服务对象会整天痛哭流涕、以泪洗面，一蹶不振，无法接受亲人逝去的现实。

3. 疫情下突发性的丧亲事件中，其最常见的后果就是容易引发丧亲者的创伤后应激障碍，并在此过程中伴随出现个体生活、工作和社会功能受损的病理性哀伤。

4. 死者的亲属对亲人的离世不能接受和面对，这将加重他们的内疚和自责感。幸存者感觉生不如死，严重的可能会出现抑郁、自闭、自伤或自杀等消极行为。

四、服务计划

（一）服务目标

医务社工围绕帮助服务对象接受逝者已逝的现实，分阶段性、持续性、针对性地介入开展哀伤咨询服务。

1. 接受亲人已经离开的事实

协助丧亲家庭处理现实生活的困境，理解服务对象常采取否认形式，对死亡事实的否定、对失去亲人的否定或会选择性遗忘等。同时，理解丧亲的人员采取否认、隔离等不成熟的防御方式，等待他们接受亲人已经离开的事实需要一段时间，此阶段工作重点是理解、陪伴、倾听和共情服务对象，让他们内心感受到温暖和安全，逐步接受丧亲的事实。

2. 经历悲伤的痛苦

在丧亲家庭中，部分男性服务对象难以承受丧亲的巨大悲痛，他们不愿面对亲人离世的事实，他们采取麻痹自己，不去体会、不去感觉，每天浑浑噩噩地生活，如喝酒麻痹自己、停止思想、将去世的人理想化。医务社工逐步引导服务对象适度进行情绪宣泄，表达对逝者的哀思，陪伴服务对象经历丧亲后的悲伤和痛苦的过程。

3. 重新适应一个逝者不存在的新环境

首先，医务社工协助服务对象在情感上为逝者找到一个适宜的地方，使他们能在世上继续有效地生活，尊重逝者以这种方式离开我们。其次，医务社工对服务对象开展哀思咨询，缓解他们心理上的焦虑抑郁情绪，重新适应没有逝者的生活。

4. 将情绪的活力重新投注在其他关系上

医务社工协助服务对象尽快完成与逝者心理上的分离或重置，平稳度过哀伤的过程，引导服务对象调整认知，学会心理调适的基本方法，恢复对未来生活的信心，重新与外界人员建立联系，将内心情感寄托在新的人际关系中。

（二）服务策略

医务社工需要帮助服务对象接受家庭成员丧失的现实，逐步从哀伤的悲痛中走出，进入整合性哀伤重建生活。对于尚未进行哀伤咨询阶段的服务对象及时开展专业心理咨询，对已经完成哀伤咨询阶段的服务对象做好记录及跟踪服务。

（三）服务程序

1. 结合疫情确定心理援助项目计划。
2. 结合实际工作明确心理援助对象。
3. 成立分工明确心理援助专业团队。
4. 按项目的计划实施心理干预措施。
5. 定期评估干预实施的效果并调整。
6. 总结反思项目实施并规范化管理。

五、实施过程

（一）一般资料

服务对象是某年2—4月青山区及硚口区等康复驿站收治服务对象中的康复患者。医务社工对他们开展心理评估筛查工作，选用四种心理测评量表为：抑郁症筛查量表（PHQ-9）、广泛性焦虑障碍量表（GAD-7）、症状自评量表（SCL-90）和创伤后应激障碍自评量表（PCL-C），对10名服务对象进行心理测评。

（二）服务对象纳入标准

1. 年龄20~72岁。
2. 意识清楚、病情平稳且愿意接受各类问卷、量表调查。
3. 初中以上文化程度。

（三）排除标准

1. 并存严重躯体疾病者。
2. 既往有精神疾病史和精神疾病家族史者。
3. 有长期饮酒或药物依赖史者。
4. 不合作者。

（四）调查方法

1. 将符合研究标准的10名服务对象在哀伤咨询前后分别进行心理测评。由具有心理治疗师资质的专业医务社工采用心理测评工具，通过问卷调查、心理评估及心理晤谈等形式对丧亲家庭中的服务对象进行心理状况调查。

2. 在康复驿站常规治疗护理措施的基础上，对服务对象实施心理测评、面对面个体心理咨询及后期电话咨询。在首次进行哀伤咨询后60天再次对服务对象采用上述评估工具进行心理测量和评估。

（五）哀伤咨询前测试结果

医务社工对10名服务对象进行心理测评，其中PHQ-9、GAD-7、PCL-C及SCL-90量表的总分及项目因子（躯体化、焦虑、抑郁、强迫、恐怖及精神性疾病等）均超过了正常值，其中有7名服务对象有抑郁障碍、1名服务对象有焦虑障碍、2名服务对象有急性创伤后应激障碍。

（六）实施方法

1. 评估与建立咨询关系阶段
医务社工本阶段主要与服务对象建立良好的咨询关系，通过摄入性谈话、观察及心理测评等方法，明确服务对象的心理状态，并确立咨询目标和制定实施方案。

2. 哀思咨询帮扶阶段
（1）合理宣泄情绪。医务社工耐心倾听，鼓励服务对象表达和释放哀伤情绪，合理宣泄和表达悲伤、内疚、难过及愤怒等情绪，帮助理解哀伤的正常过程。
（2）给予心理支持。运用倾听、解释、鼓励、指导、积极的暗示和改善环境等方式帮助服务对象减轻焦虑情绪、消除症状，提高适应能力。

（3）了解服务对象的家庭结构。探讨分析其家庭成员之间的关系及逝者对家庭的影响程度。

（4）接受丧亲的现实。避免服务对象采取回避或否认的防御方式，帮助服务对象正确面对发生的事件，客观地分析和判断危机事件的性质和后果，纠正错误、不合理的认知。

（5）减轻内疚和愤怒感。与服务对象沟通家人的离开和他无关，从而减轻其内心的愧疚和愤怒感，回忆与逝者在一起的美好时光，寄托对逝者的哀思与怀念，促使服务对象早日走出心理危机。

（6）结束与巩固阶段。指导服务对象树立信心，调整心态，建立积极的应对策略及有效的应对技巧，如放松的技巧等。当服务对象的症状有明显改善后，鼓励其恢复正常的生活，逐步提高服务对象的心理健康水平。

（七）心理咨询后测评结果

对心理测评的数据资料进行整理、编辑，比较前后数据的变化。

1. 干预前后 GAD-7 心理测评分值比较：干预前平均评分 13 分、干预后平均评分 7 分。

2. 干预前后 PHQ-9 心理测评分值比较：干预前平均评分 18 分、干预后平均评分 10 分。

3. 干预前后 SCL-90 心理测评分值比较：干预前平均评分 180 分、干预后平均评分 149 分。

4. 干预前后 PCL-C 心理测评分值比较：干预前平均评分 58 分、干预后平均评分 36 分。

（八）分析讨论

对丧亲家庭开展哀伤咨询介入模式，对服务对象开展个体咨询和家庭咨询两种方式，相互整合，灵活运用。

1. 服务对象为个体的哀伤咨询及心理干预

医务社工对服务对象个体的哀伤咨询。主要采用个体咨询的服务模式，在传统个案工作个体面询方式的基础上，借助于医务社工为服务对象争取一切资源，首先让服务对象倾诉悲伤情绪，舒缓心情，表达哀思及内疚等情绪，抚慰内心的伤痛；其次帮助服务对象接受现实，把对亲人的思念之情转移投射到家庭其他成员、宠物或兴趣爱好上，以满足服务对象情感的需求，最终陪伴服务对象逐渐清除心里的阴霾，适应社会重新开始新的生活和工作。

2. 服务对象为家庭的哀伤咨询及心理干预

由于丧亲事件会导致家庭结构和关系重大变更，丧亲家庭中成员大都存在巨大的精神压力、与逝者的情感纠缠等问题，阻碍了服务对象后期心理健康成长，医务社工以调整服务对象相互沟通、彼此支持及互动模式的方式开展社会工作服务。

（1）重构家庭成员之间的情感联系，重新调整原有的家庭失衡状态。比如，在处理服务对象过度纠缠逝者的家庭中，医务社工可以运用如下技巧：引导家庭成员之间互相交谈，要求他们谈自己的问题和感受，彼此之间相互支持、共渡难关。

（2）对丧亲的家庭服务对象开展社会工作服务项目，了解丧亲家庭的实际困难，联系社区工作人员，针对经济条件差的丧亲家庭，帮助申请困难补助和提供合适的就业信息；并为其推荐免费的就业培训机会，以促进丧亲家庭成员的就业，从而改善家庭经济条件。

由此可见，医务社工介入服务对象哀伤咨询的模式的探讨，遵循了社会工作的基本理念和原则，从服务对象个体和家庭两个层面进行工作，建立了对丧亲家庭开展哀伤咨询的干预方法，取得了阶段性的效果。

六、案例评估

在医务社工服务开展哀伤咨询后，服务对象的改善总体比较明显，服务对象自我感觉心理、情绪、食欲及睡眠等方面的状态明显好转，对逝者的离开有了新的认识，能够正确面对和释怀，从这件事中认识到生命来之不易，生命的可贵，并珍惜与亲人在一起度过的美好时光。

七、专业反思

医务社工在对丧亲家庭中的成员进行哀伤咨询过程中，我们有诸多的反思，面对服务对象开始阶段的戒备心理，不愿参与和不配合等情况，医务社工需要不断地去调整与服务对象谈话的内容、方式和技巧，以支持、陪伴、倾听和共情为主，为服务对象提供情感支持和情绪的疏导，通过与服务对象进行有效沟通取得信任后，方可建立良好的心理咨询关系。

通过医务社工对服务对象进行哀伤咨询，并对服务对象进行心理测量和评估，结果表明创伤后应激障碍自评量表及症状自评量表总分及项目因子（躯体化、焦虑、抑郁、强迫、恐怖及精神性疾病等）显著低于哀伤咨询前状态，医务社工对服务对象实施哀伤咨询效果较显著。

由于研究的样本较小、干预时间较短，尚待进一步完善，以寻求更加科学、合理的心理调试方法，帮助服务对象顺利度过哀伤期，走向新的生活。

参考文献

［1］常雪凝. 外伤住院患者创伤后应激障碍症状的相关因素［J］. 中国心理卫生杂志，2016（30）：805.

［2］陈雪军. 丧亲创伤后应激障碍案例报告［J］. 社会心理科学，2010（6）：88–92.

走出来 做自己

——医务社工介入自杀患者的个案服务

朱婉仪

东莞市展能社会工作服务中心

一、案例背景介绍

（一）个案基本信息

服务对象化名：阿静

性别：女

年龄：35 岁

（二）接案缘由

ICU 医护人员将服务对象的情况转介给医务社工，反映服务对象凌晨服用"王中王"自杀被送入院，情绪比较低落，希望医务社工前来安抚跟进。

（三）个案现状描述

服务对象因服用老鼠药"王中王"后出现头晕乏力，伴恶心、呕吐多次，被紧急送院；入院处理后清醒，一夜没睡，全身无力，躺卧在床，还不能进食；因药物作用暂时无法言语。

（四）个案的情绪及心理状况描述

情绪开始比较激动、烦躁，说到自己的事情就不禁落泪，很是伤心。

（五）个案背景介绍

1. 家庭情况：服务对象有两个儿子，都在上小学，日常主要由服务对象接送上下学；服务对象父母在老家生活，时常也会关心服务对象的情况；丈夫的父母也在东莞市生活，服务对象与丈夫日常发生争吵，其丈夫的父母都会以责备的心态对待服务对象或者劝其忍着不要计较。

2. 经历：经前期的跟进了解到服务对象与丈夫在一起多年，并在东莞市一起做一些小生意，最近因为得知丈夫在外面有了第三者，与丈夫争吵起来，而后致使其出现这样的行为。

3.经济状况：服务对象家庭经济情况一般，丈夫长期嗜赌，欠有一定的外债。

二、案例分析

（一）个案困境分析

服务对象目前服用了药物，生命安全受到威胁，同时沉浸在出现的危机事件不良情绪当中。

（二）个案优势及资源分析

服务对象父母对其情况很关心；服务对象与丈夫一起在东莞市生活及做生意多年，有相对固定的朋友圈；服务对象的小孩也很心疼服务对象，希望其赶紧好起来。

（三）个案需求分析

服务对象是因为服药自杀进院，情况比较危急，医务社工可在以下几个方面做一些关注和介入，如身体上安全与积极康复，情绪疏导，以及再次自杀的预防与评估，应对问题的能力提升等方面。

（四）理论支持与运用

危机介入模式是社会工作常用的几大服务模式之一，是一种具体的工作方法，它的研究和应用最早始于 1943 年林德曼（E.Linderman）对美国波士顿火灾难民及死亡者家属的适应研究。1946 年，林德曼与卡普兰（Caplan）合作，提出"危机调适"的概念，认为压力、紧张和情绪的调适与危机有紧密的关系。1974 年美国将危机介入模式正式列入社会服务的重要项目，并且在社会工作领域逐渐推广开来。

危机是指一个人的正常生活受到意外危险事件的破坏而产生的身心混乱的状态。危机介入模式就是针对服务对象的危机状态而开展的调适和治疗的工作方法。在紧急介入时，及时处理危机。当危机发生之后，服务对象处于迷茫、无助、失去希望的状态中，帮助服务对象找寻有效方法，输入希望，调动服务对象改变愿望。危机介入的基本原则：（1）及时处理；（2）限定目标；（3）输入希望；（4）提供支持；（5）恢复自尊；（6）培养自主能力。医务社工根据危机介入理论，遵循介入的六个基本原则，在接到转介服务时，通过多方了解服务对象的基本情况，及时介入并向服务对象传达协助其一起应对难关的意愿和能力；通过接纳、关心、耐心倾听等积极态度与其建立专业信任关系；在注意快速做好再次自杀的评估判断及预防的同时，给予服务对象及时的情绪宣泄和疏导支持；服务过程中，医务社工通过引导服务对象认识到目前自身还年轻，生活还有很多的可能性以及利用服务对象对于孩子的不舍和爱的正向认识为支持点，鼓励其在身体恢复上积极配合治疗，争取早日转至普通病房，在心态上学会自我调整，打消其再次自杀的念头。

危机的发生导致服务对象身心的混乱，使服务对象自尊感下降。危机通常可以分为两类：一是成长危机，即每个人在成长过程中需要面对不同的任务而产生的危机；二是情景危机，即因生活情境的突然改变而引发的危机。危机的发展一般可以分为四个阶段：一是危机发生；二是应对；三是解决危机；四是恢复期。服务对象现在面临的是情景危机，生活中突发事件，陷入了家庭关系调适的困境当中，处于危机发生，现急需医务社工的介入协助服务对象应对。

医务社工着手协助解决服务对象的危机时，着重引导服务对象关注了解其对自己以及对事件发生的看法，协助其分析并找到问题发生的缘由，促进其与丈夫积极沟通共同解决和应对发生的问题；另外，对接并协助其掌握社区支持资源，提升应对危机的能力，帮助服务对象恢复自信，逐步走出困境。

三、服务计划

（一）服务目的

服务对象的人身安全得到保障，预防服务对象再次自杀，同时增强其应对问题的能力。

（二）服务目标

1.服务对象打消再次自杀的念头。
2.服务对象掌握一个或者以上应对情景危机的技巧。

（三）服务策略

在情绪疏导方面，社工运用支持性的技巧，及时关心同理服务对象的情况，陪伴、协助其疏导不良情绪，打消其再次自杀的念头并鼓励其积极康复；在自我成长方面，社工引导服务对象找到与丈夫沟通相处的理性模式；通过链接社区相关资源，促进服务对象学习有关自我保护的途径和维权方式，以增强服务对象应对危机的能力。

（四）服务程序

1.报备上级督导及机构，并与用人单位讨论处理方案，快速向科室医护人员以及通过查阅病历等方式了解服务对象的基本情况。
2.走访ICU病房，进一步关心了解服务对象的情况和需要，逐步与其建立关系。
3.与服务对象进行倾谈，对其是否有再次自杀倾向进行快速评估判断，陪伴并引导其尽情宣泄，以及时疏导其不良情绪。

4. 逐步有效稳定服务对象的情绪，鼓励服务对象积极配合治疗，情况好转，早日转出 ICU 病房。

5. 引导服务对象一起面对自己的问题：为何自杀，找到真正的缘由及她的一些想法。

6. 肯定并鼓励服务对象，促进其有一些积极的变化，如积极了解自我保护的一些途径，懂得维权的一些方式等，打消再次自杀的念头。

四、实施过程

医务社工从危机介入模式内容及原则出发，通过以下步骤来协助服务对象走出困境，解除危机，最终增强服务对象的自主能力。

（一）第一阶段：初期评估与介入

了解服务对象的情况并与其建立初步的专业信任关系。医务社工走访 ICU 向医护人员了解服务对象的情况，并从家属口中得知因为一些事情服务对象与丈夫发生了争吵而致使其出现这样的行为。医务社工随即探访服务对象，因服用了"王中王"出现头晕、多次呕吐等情况，一直没休息好；尽管清醒过来，但全身乏力，医务社工对其进行了关心问候，介绍了自身的角色等，基于其情况，给予了适当的情绪疏导，并取得服务对象的信任。

（二）第二阶段：与服务对象倾谈，陪伴并引导其尽情宣泄，打消自杀念头

医务社工通过前期的几次走访，给予服务对象关心和陪伴，同时协助服务对象尽情地宣泄自己的情绪，并鼓励其配合治疗，尽快转到普通病房。过程中，医务社工通过引导服务对象认识到目前自身还年轻以及利用服务对象对于孩子的不舍和爱的正向认识为支持点，鼓励服务对象学会自我调整。服务对象表示答应，并对医务社工的走访关心表示感谢。

（三）第三阶段：关心服务对象的恢复情况，并尝试了解其自杀缘由及想法

服务对象身体好转，转至呼吸科普通病房，医务社工在征得服务对象的同意后，慢慢聊起了她自杀的缘由。服务对象反映近期发现丈夫在外面有了第三者，还把拍到的照片放到"QQ 空间"上，就因为这个事情，也发生了一些争吵，一气之下，自己就喝了药。说着服务对象不自觉地哭泣起来。医务社工耐心倾听服务对象的诉说，及时同理其因自己近期发现的一些状况以及家庭支持系统较为薄弱而难受委屈的心情，并让其尽情地宣泄出来。随后，医务社工鼓励其目前以恢复为主，也

鼓励其找机会好好跟丈夫聊一聊，看看他的想法。

（四）第四阶段：厘清服务对象与丈夫的沟通模式

服务对象反映近几年与丈夫的关系越来越疏远，丈夫嗜赌，经常外出赌博，该行为持续有五六年之久，先后欠外债上百万元，其间自己也向娘家借了几十万元帮其还债，得不到丈夫的认可还时不时遭到家暴；住院期间，时不时过来照顾探望，翻到他的手机发现跟第三者还有联系。

通过深入的面谈，医务社工了解到在原生家庭的互动沟通中，服务对象从小看到父母辛苦，会很心痛，便从小习惯要为家人付出，事事为家人考虑，默默付出。医务社工引导服务对象透过其在原生家庭中与家人的相处模式对现在婚姻关系模式中的角色影响，引导其认识到在夫妻关系中一直处于"付出型"的角色和状态；同时，服务对象在婆家的支持系统也比较薄弱，每次发生状况，要不就是自己默默忍受，要不就是被婆家责怪，等等。服务对象很认同医务社工的分析，也认识到自己在这个关系中不正确的想法（只要付出或者习惯性忍受就好）和不良的沟通模式给其带来的不良影响。最后，服务对象表示自己以后不会再做这样的傻事了。

（五）第五阶段：链接资源，提供支持，鼓励服务对象行动起来，做自己

厘清了自身的想法和情况，服务对象一方面有想帮丈夫戒除赌瘾的想法，另一方面也有离婚的想法，并表示想了解清楚相关流程和准备。关于丈夫赌瘾的戒除问题，医务社工回应，解决这一问题是需要双方的意愿和努力才有可能达成的，假如是服务对象的单方面要求，而丈夫却仍意识不到其问题的严重性或认为这不是一个问题，这是很难进行下去的。服务对象也认同这个观点。

另外，医务社工帮忙为服务对象向司法社工寻求社区法律援助方面的律师进行咨询，了解到服务对象现在情况中的各类"赌债"是否为共同债务等法律问题需要具体界定；此外，医务社工向服务对象介绍其所在地妇联以及白玉兰服务站会对妇女及其家庭提供相关支持服务，同时医务社工为其提供这些社区资源的地址和具体联系方式。通过一番引导鼓励，服务对象认识到下次再遇到家暴情况，要懂得保护自己，而不是被动挨打。

（六）第六阶段：后期跟进与回访

服务对象出院一段时间后，医务社工回访问候其近况，表示目前身体情况恢复良好，与丈夫的关系目前还没到离婚的地步，会再看看，医务社工表示理解和尊重；服务对象根据医务社工的提示了解了其周边的社会工作资源，医务社工提供了服务对象附近的一个白玉兰服务站的地址和联系电话，鼓励其在需要时主动求助。服务对象表示，若再次出现之前的情况，自己会站出来，积极面对。最后，基于目

标达成，也协助其联系到有用资源，在与服务对象的协商下结束该案。

五、案例评估

1. 本案医务社工有效运用危机介入模式，与服务对象迅速地建立了良好的信任关系；医务社工通过走访陪伴，耐心倾听、无条件接纳服务对象的情况；服务对象接受医务社工的服务并会向医务社工倾诉自己的问题和情况，其不良情绪得以及时宣泄并逐步平复。

2. 服务对象在医务社工介入过程中认清了自己在家庭关系中的角色以及与丈夫问题产生的缘由，打消了再次自杀的念头并决定尝试做一些改变，如表示会尝试改变自己在与丈夫相处中一味地"付出和忍让"的沟通模式；同时掌握了自我保护和维权的具体方式和资源。

六、专业反思

1. 快速地评估和协助疏导服务对象的情绪非常关键和必要。针对自杀危机个案，医务社工在报备好各方的前提下，第一时间与医护合作，快速了解服务对象的基本情况和自杀缘由等，并及时做好其再次自杀倾向评估，同时协助服务对象做好情绪的宣泄和疏导工作；让服务对象感受到及时的关心和支持，有利于关系的建立和接下来服务的顺利开展。

2. 介入过程发挥服务对象的主观能动性。服务对象在医务社工服务过程当中，从刚开始的情绪为被动、绝望、无力到打消自杀念头，再到后面的学习认清自己的家庭沟通模式的不足，并行动起来了解维护自身权益的方法和资源等。医务社工扮演着支持者、陪伴者、资源链接者的角色，发掘服务对象的潜能，协助其达到增能的目的。

3. 不足之处是该案持续跟进的时间为半个月左右，时间非常有限，这也是医务个案工作的一个普遍情况。整个过程当中，当时情况紧急，以医务社工与服务对象接触为主，与其丈夫接触机会有限；若时间充裕，可尝试与服务对象及其丈夫多做沟通，促进其关系的缓解。

4. 行动倡导和支持：对于面对情景危机中女性在自我保护意识提升以及能保持正面理性的思维方式进行应对处理，需要医务社工或者社区工作者在日常的妇女工作以及支持方面，多加倡导和宣传。

精神卫生健康社会工作

"心"若安好，便是晴天

——医务社工介入身心疾病患者的个案服务

杨丽娟　李秀娟　金　笛

苏州众合社会工作事务所

一、背景介绍

（一）基本资料

1. 服务对象姓名：汪 YY
2. 性别：女
3. 年龄：60 岁
4. 医务社工：杨丽娟、李秀娟
5. 督导：金笛（苏州市社会工作见习督导）

（二）背景资料

1. 接案原因

2018 年 10 月 23 日上午，医务社工在日常走访病房时，服务对象主动寻求医务社工帮助。

2. 首次会谈情况

10 月 23 日当天，医务社工与服务对象进行首次会谈。经会谈，医务社工了解到服务对象因慢性胆囊炎入院接受手术治疗，且其患有三级（重度）抑郁症，需要长期服用药物；服务对象家庭照护系统弱，其丈夫患有脑梗死，无收入；其女儿属于二级精神残疾，且在 10 月 1 日离家出走，目前还没有任何消息；其儿子的工资是家里最主要的收入来源，家庭收入有限。现因服务对象生病入院治疗，需花费一定的治疗费用，家庭经济负担骤然加大。服务对象本身又因家庭照护系统弱，术后无人陪护，再加上担心离家出走的女儿，服务对象情绪焦虑、紧张，具有一定的风险性，遂成为医务社工的服务对象。

3. 家庭情况

服务对象家庭为主干家庭，病前与服务对象丈夫、服务对象女儿共同居住；服务对象儿子、服务对象儿媳和服务对象孙子另住。

4. 经济情况

服务对象为苏州本地户籍，家庭主妇，无经济来源；服务对象丈夫患有脑梗死多年，腿脚行动不便，需要有人照看，服务对象在患慢性胆囊炎前，一直照顾丈夫；服务对象女儿因二级精神残疾离婚后一直是由服务对象照顾，无经济来源；服务对象儿子是一名软件工程师，服务对象儿媳是会计，平均月收入在万元以上，服务对象孙子上幼儿园，服务对象儿媳在家照顾。因服务对象入院，需要花费一定的治疗费用，加重了服务对象家庭的经济压力与生活负担。

5. 健康状况（医疗诊断）

经医生诊断，服务对象患有慢性胆囊炎，急需手术治疗。

6. 精神与情绪状况

服务对象因病情（三级抑郁症）情绪易激动，时常不稳定，又因为家庭成员无法提供陪护支持，以及女儿走失等事情，服务对象情绪异常焦虑，易暴躁，具有一定的风险性，服务对象家人也因为服务对象遭遇与家庭问题而情绪焦虑。

7. 行为表现

服务对象情绪不稳，易暴躁，如说话声音大、易激动，行为动作声音大，甚至影响到病房的其他患者。据病友反映，服务对象常常哭泣找人倾诉，尤其担心女儿的情况，让病房内的其他患者也很受影响。

8. 支持网络

服务对象因慢性胆囊炎入院治疗以来，医疗费用花销大，全由服务对象儿子承担；据了解，其儿子因工作原因及需要照顾父亲，不能经常来医院看望服务对象，但是会通过定期送营养品给予服务对象家庭支持；服务对象家庭与所在社区的联系较弱，缺乏咨询与链接社会资源的能力与自信。

二、分析预估

（一）服务对象因家庭导致的情绪问题

服务对象因经济压力及女儿离家出走导致情绪焦虑、激动，一心想出院寻找女儿；此外，因为患有三级抑郁症，服务对象情绪时常不稳定，这对服务对象的治疗非常不利，并且已经影响到同病房的其他患者。

（二）服务对象因病导致的家庭照顾问题

服务对象家庭成员中，3名家庭成员身体抱恙，其中2名成员需要长期照顾，1名成员需要手术治疗，均需要服务对象儿子一人照料，家庭照顾系统薄弱。服务对象目前缺乏照顾支持，并且即使服务对象经过治疗顺利出院后，依旧面临严峻的照顾支持问题。

（三）服务对象因病导致的经济问题

服务对象家庭收入全靠服务对象儿子支撑，另外，服务对象因手术治疗，在常规报销后，住院花销依旧很大，更加加重服务对象家庭经济的困难。

三、服务计划

（一）服务目标

目标一：进行陪伴支持和心理疏导，减少服务对象的孤单、焦虑、暴躁情绪问题，促进服务对象配合医护人员进行下一步治疗。

目标二：开展预防工作，降低服务对象在住院期间因抑郁症与情绪失控而可能产生的对自己或病友的突发意外事件的可能性。

目标三：链接社区、街道、残疾人联合会等社会资源，增强服务对象家庭社会支持网络，缓解服务对象的经济压力与生活困境。

（二）服务理论

运用资源倡导与链接的方法，联系服务对象所在辖区街道、社区，申请专项救助资金；另外，尝试联系残疾人联合会，给予服务对象女儿照顾支持。

运用 ABC 理论，该理论又称理性情绪疗法，该理论认为，触发事件 A（Activating Event）是引起情绪或行为后果 C（Consequence）的间接原因。而直接原因是当事人对 A 的认知和评价产生的信念 B（Beliefs）。该理论认为，负面的情绪或行为后果 C 大多是由不合理的信念 B 造成的。所以意识到不合理的信念并且改变其不合理性将有助于当事人情绪的控制。服务对象得知自己需要手术，而女儿却在自己住院期间离家走丢后，认为女儿走丢是由于自己住院没时间照看导致的，因此产生焦虑、悲伤的情绪，甚至想出院寻找；另外，服务对象也因为担心患脑梗死在家休养的丈夫而产生担忧的情绪。因此，医务社工在介入的过程中，帮助服务对象认识到其情绪产生的缘由，协助其意识到其信念的不合理性，从而缓解服务对象复杂而又负面的情绪。

（三）服务程序

第一，以尊重同理的方式与服务对象进行对接，取得服务对象的接纳与信任，建立良好的专业关系。

第二，医务社工发挥支持者角色，搜集服务对象的背景资料，给予服务对象情绪疏导与心理支持。

第三，因服务对象是患有慢性胆囊炎的抑郁症患者，在服务期间，医务社工应及时向医院反馈服务对象抑郁症的情况，推动调整服务对象的病房环境等预防工作。

第四，医务社工发挥资源链接者角色，链接社区、残疾人联合会及社会资源，帮助服务对象家庭缓解经济压力，以及帮助解决服务对象女儿的寻找及照顾问题。

第五，医务社工发挥治疗者角色，帮助服务对象分析其目前面临的困难及问题，例如，与服务对象一起探讨出院后对于其女儿的照顾问题，并为服务对象提供方法与指导，激发其潜能，增强服务对象自身的能力。

四、服务计划实施过程

（一）服务目标

第一，进行陪伴支持和心理疏导，减轻服务对象的孤单情绪和焦虑暴躁的情绪问题，促进服务对象配合医护人员进行下一步治疗。

行动一：建立良好的专业关系，并搜集服务对象的背景资料。（预计 2 次介入）

以尊重同理的方式与服务对象进行访谈，取得服务对象的接纳与信任，从而了解服务对象病情现状及病史、工作状况、家庭状况，整合服务对象的资源网络；医务社工时常陪伴服务对象，每周陪伴时长达 7~8h，使服务对象减少孤独感，排解焦虑情绪，同时多鼓励服务对象与病友交谈，使其互相陪伴，以及给予服务对象住院期间安全教育宣教。

第二，开展预防工作，降低服务对象住院期间因抑郁症与情绪失控而可能产生的对自己或病友的突发意外事件的可能性。

行动二：针对服务对象目前的精神状态与就医情况及时向医生护士进行反馈，医务社工与医护人员共同制定有针对性的下一步治疗方案。医护人员与医务社工共同对其进行心理辅导和安全教育，调整优化服务对象病房环境，疏解服务对象因治疗产生的暴躁情绪，缓解其压力，同时降低服务对象因抑郁症可能给自己和病友带来的危害。（预计 2 次介入）

第三，链接社区、街道、残疾人联合会等社会资源，增强服务对象家庭社会支持网络，缓解其因经济负担而产生的压力。

行动三：医务社工协助服务对象向社区、残疾人联合会等咨询相关政策，帮助服务对象链接社会支持。（预计 2 次介入）

协助服务对象向社区咨询低保政策，因为服务对象的儿子有工作能力，并且有房、有车，所以服务对象不可以享受低保政策；之后协助服务对象咨询残疾人联合会，经沟通，残疾人联合会表示待服务对象女儿回家后，会链接资源帮助照护其女儿，减轻服务对象家庭的照护压力，以间接缓解服务对象家庭的经济压力。

行动四：结案，为服务对象出院做好准备，协助服务对象出院。（预计 1 次介入）

(二) 各次介入服务具体内容（表1）

表 1　各次介入服务具体内容

介入次数	服务目标	服务对象	服务地点	服务内容
第 1 次（介入第 1 天）	建立良好的专业关系，搜集服务对象的背景资料	服务对象	肿瘤外科病房内	对服务对象进行临床社会—心理评估，了解到服务对象目前面临的困难及资源支持网络；并在医护人员的带领下与服务对象建立起专业关系
第 2 次（介入第 2 天）	针对服务对象的特殊情况，及时向医护人员反馈服务对象家庭情况、精神情况以影响其他患者的情况，商讨确定应对策略与医务社工服务内容	护士长、服务对象	肿瘤外科病房内	将服务对象的家庭情况及患有抑郁症的情况反馈给护士长。护士长及时与服务对象交流，搜集更多的家庭资料。护士长与医务社工会谈，感谢医务社工及时反馈服务对象患有抑郁症的信息，为了避免住院期间服务对象发生意外，经过与医务社工的讨论，最终决定采取的措施是换病房，由原来的三人间换到距离护士站最近的两人间，以便医务人员时刻观察服务对象的状况。会谈最后，医务社工与护士长决定双方建立双方合作，多给予服务对象心理辅导及安全教育宣教
第 3 次（介入第 4 天）	进行陪伴支持和心理疏导，减少服务对象因无人陪伴而产生的孤单、焦虑、暴躁的情绪问题	服务对象	肿瘤外科病房内	服务对象已经在护士长的安排下，调整到新病房。医务社工时常陪伴服务对象，每周陪伴时常达到 7~8h，使服务对象减少孤独感，排解焦虑情绪，同时，多鼓励服务对象与病友交谈，促使其互相陪伴
第 4 次（介入第 7 天）	链接社区、街道、残联等社会资源，增强服务对象家庭社会支持网络，缓解服务对象因经济负担而产生的压力	服务对象、社区、街道、残联	服务对象所属社区	联络服务对象所在社区居委会及残联，对服务对象情况及需求进行详细介绍，并咨询相关社区医疗政策补助事宜；但因为服务对象的儿子有工作能力，并且有房、有车，所以社区居委会反馈服务对象不可以享受低保政策。残联表示在服务对象的女儿找回来后，愿意帮助服务对象链接资源照顾其女儿，解决一定的经济困难问题及减轻照顾负担。同时，医务社工持续陪伴，减少服务对象孤独感，排解其焦虑情绪

介入次数	服务目标	服务对象	服务地点	服务内容
第5次 （介入第 8天）	对服务对象进行心理疏导，给予情绪支持	服务对象	肿瘤外科病房内	结合已申请到的残联救助，医务社工缓解服务对象因病情、照顾女儿的压力、经济负担重等而产生的情绪焦虑与不安，医务社工使用同理、鼓励、聚焦的谈话技巧使其情绪放松，使其更好地配合医生进行治疗救治。 服务对象的焦虑情绪得到很大缓解，精神状况得到很大改善
第6次 （介入第 12天）	成功协助服务对象链接残联资源，以及服务对象康复出院	服务对象、服务对象儿子	肿瘤外科病房内	为服务对象出院做好准备，协助服务对象出院。 最后，服务对象顺利出院

五、总结评估

（一）评估方法

医务社工观察及访谈，经济层面：联系社区、残疾人联合会对服务对象与其女儿给予照顾以此减轻服务对象的经济压力；心理层面：主要是对服务对象进行心理疏导及安全教育，减轻因经济压力及女儿离家出走带来的情绪影响。

（二）介入成效

1.服务对象评估

通过医务社工的支持、疏导，服务对象的焦虑情绪得到很好的缓解，并愿意配合医生的治疗直到出院。

2.目标达成情况

通过医务社工的服务，服务对象改善了住院期间的焦虑状态，服务对象能用理性思维思考问题，提高了应对经济、病情与家庭压力的能力；医务社工在对服务对象进行情绪支持的同时，也对服务对象进行了病房的安全教育，提升了服务对象对自身安全的重视。

通过医务社工与服务对象的共同努力，服务对象获得积极的鼓励，服务对象耐心而顺利地接受了治疗，顺利出院。

通过医务社工的帮助，服务对象成功链接到残联资源，进而顺利出院回家休养。

3. 医院医护人员反馈

医务人员表示，平时工作量大，没有足够的时间与服务对象交流治疗以外的事，达不到对服务对象的深入了解，因此并未及时发现服务对象有三级抑郁症。医务社工的介入，不仅促使服务对象耐心接受治疗，减少了服务对象及其他患者发生意外事故的可能性，而且减轻了医护人员的工作负担，医护人员非常认可医务社工的服务。

六、专业反思

（一）社会工作专业关系的确立

此个案介入较为成功，服务目标基本达成。服务对象作为一个三级抑郁患者进入三甲综合医院治疗，医务社工通过支持和同理的方法，使服务对象的心理情绪方面在治疗过程中得到很大的改观，服务对象也表示很喜欢与医务社工交流沟通。

（二）个案管理方法的运用

此案中，医务社工介入的不仅是服务对象自身，而是其整个情景。医务社工在服务的整个过程，运用个案管理的工作方法，动员了服务对象、医生、护士、社区、残联等，充分整合服务对象内部资源和外部资源，协调各方的沟通与对接。

（三）预防特殊患者在普通综合医院就诊可能对自身和其他患者产生危害的重要性

抑郁症患者自杀或发生其他意外的可能性较高，防范服务对象自杀或发生其他异常行为是其住院期间医护服务与医务社工服务的重点工作之一。

本案中的服务对象患有三级抑郁症，因慢性胆囊炎进入普通综合医院治疗，个案服务期间，医务社工及时发现服务对象的病史并向医务人员反映，第一时间采取相应措施，优化住院与医疗环境，密切观察服务对象的情绪变化和行为举止，提前做好预防工作，随后服务对象情绪保持稳定积极，住院期间并未发生任何意外。

针对像服务对象这类患有精神疾病的进入普通综合医院治疗的患者，医务人员在工作量较大且精力有限的情况下，无法及时掌握并深入了解患者的特殊信息，并且难以做好全面完善的工作以预防精神疾病患者可能产生的意外和危险，医务社工在这一方面提供了有效的力量补充与专业支持。

此外，医务社工在服务中遇到精神疾病患者该如何评估患者生理和心理状态，以及判断这是否会影响患者病情的稳定性，患者是否需要转介到相关单位或专家，如何与医护人员及相关专家合作等也是需要医务社工支援和共同探索的难题。

乐植心田　写意人生

——园艺疗法在精神患者康复服务中的运用

赖嘉慧　赖忆林

深圳市龙岗区春暖社工服务中心

一、案例背景

精神障碍是指大脑机能活动发生紊乱，导致认知、情感、行为和意志等精神活动出现不同程度的障碍的总称。我国常见精神障碍和心理行为问题的人数逐年增多，截至 2018 年底，全国已登记在册的严重精神障碍患者有 599.4 万人，抑郁症患病率达 2.1%，焦虑障碍患病率达 4.98%。

深圳市作为全国示范精神卫生服务管理工作试点城市，发布《关于引入社会工作者加强基层严重精神障碍患者服务管理工作的意见》等政策，引入精神卫生专职社工参与精神卫生服务，提升基层精神卫生服务管理水平和工作效率，积极探索社区精神康复服务模式。目前，深圳市龙岗区登记在册的患者约有 6648 人，其中，龙岗某一社区约有 130 名精神障碍康复者，以精神分裂症及精神发育迟滞伴发精神障碍的康复者为主。

二、案例预估

医务社工在该社区已经提供了两年多的社工服务，这里的精神障碍康复者超过 60% 都是青年人。受身体康复及社会接纳度不高的影响，大部分的康复者心理压力比较大，时常不敢出门，没有工作或没有稳定的工作，社交范围狭窄，日常生活比较枯燥乏味。

基于此，医务社工积极向他们了解服务需求。大部分康复者表示希望参加一些减压活动，渴望与更多人认识与交往，恢复正常生活。针对精神康复者的需求，结合其兴趣与能力，医务社工计划开展 5 节次的精神康复者园艺疗法小组活动，旨在通过多种形式的园艺活动体验，缓解精神康复者心理压力，推动精神康复者同更多的人认识与互动，提升价值感及增添生活乐趣。

三、服务计划

（一）小组理念

1. 园艺疗法

园艺疗法广泛运用于精神康复机构、疗养机构、老人及儿童福利中心等地方，园艺疗法是指利用植物素材或园艺操作、接近大自然等方法，促进服务对象在生理、心理及社会等层面的功能改善。园艺疗法对人体的身心复原有特殊效果，生理上可获得肢体功能与体力的锻炼；心理上则可以获得愉悦感、自信心，培养耐心与注意力，安稳情绪及缓解压力等。

本案例中，医务社工以植物及园艺材料为媒介，引导服务对象参与室内小型盆栽种植、植物手工艺术活动及户外踏青等多种形式的园艺活动，带领他们感受大自然的气息，让服务对象身心放松。

2. 互动小组模式

互动模式是基于人与环境和人与人之间的关系而建立的一种小组模式，旨在通过服务对象之间、服务对象与小组及社会环境之间、小组与社会环境之间的互动关系，促使服务对象在小组这个共同体的相互依存中得到成长，增强服务对象的社会功能，提升其发展能力。互动模式下的小组工作，焦点在于互动关系及其效果。在案例中，服务对象通过互动交流，分享彼此的心路历程及康复经验，互相鼓励，服务对象的情绪得到了宣泄与同理，学习了有用的康复方法，增强了服务对象对日后康复的信心。

（二）小组目标

1. 掌握 4 个植物养护的技能，体验园艺乐趣。
2. 80% 的服务对象的心理压力得到缓解。
3. 促进服务对象的认识与交流，拓展其社交范围。
4. 增强服务对象的自我价值感。

（三）小组性质

治疗小组。

（四）服务对象

深圳市龙岗某社区的 11 名精神障碍康复者。

（五）服务时间

2019 年 8 月 17 日—9 月 22 日，共 5 节次，每周六开展 1 节次。

（六）小组程序（表2）

表2　小组活动主题、目标及内容／活动

主题	目标	内容／活动
第一节 初聚相识	小组介绍与成员互相认识；引入园艺治疗的主题，掌握简单的种植方法；体验园艺种植带来的放松感受	1. 签到并引导入座：关注早到的服务对象 2. 开场：介绍小组目的与计划，了解服务对象参加小组的期待，介绍参与小组活动的医务社工 3. 订立小组契约 4. 完成服务对象的活动前测问卷 5. 观看园艺主题视频，引导服务对象分享观看感受 6. 介绍园艺活动如何与精神健康结合应用 7. 介绍日常生活种植常识与园艺景观 8. 派发园艺景观物料并展示成品，服务对象进行园艺景观的设计种植 9. 每名服务对象分享作品名称及其象征意义，并分享参加第一节活动的感受 10. 引导服务对象对本次小组进行评分 11. 下节小组预告
第二节 感受生命力量	促进服务对象互相认识及提升信任感；学习他人积极的康复心态；通过体验放松冥想的过程及现场种植植物，舒缓心理压力	1. 签到并引导入座 2. 回顾上节内容，引出本节目标 3. 互动游戏"植物代表你我他"：选择喜爱的植物并介绍选择的原因，以及自己患病和康复情况 4. 放松冥想："一粒葡萄干"冥想 5. 盆栽种植：挑选喜爱的多肉植物及种植物料、工具，进行组合盆栽的种植 6. 医务社工讲解多肉的养护技巧 7. 布置作业：在群里分享多肉生长情况 8. 引导服务对象对本次小组进行评分 9. 下节小组预告
第三节 花草飘香有感	促进服务对象互相认识及信任感；通过分享，学习同路人的调节情绪方法及有用的经验；现场体验自然香味带来的缓解压力的感受	1. 签到并引导入座 2. 回顾上节内容，引出本节目标 3. 互动游戏"抛球总动员"：服务对象站起来互相抛球、接球，在抛球前需要说出"×××（姓名），接球啦" 4. 热身游戏"颜色代表我的心情"：介绍颜色与情绪之间的关系，识别情绪的类型 5. 畅谈生活情绪：邀请服务对象分享近期的烦心事及应对方式，医务社工总结 6. 品尝热茶：为每名服务对象倒上一杯热茶，品味茶香 7. 介绍常见香草：用五官（视觉、听觉、嗅觉、味觉、触觉）去感受香草 8. 香包制作：介绍香包的制作步骤与代表的意义，制作香草香包 9. 分享香包祝福 10. 预告下节活动内容，告知注意事项 11. 作业布置：服务对象领取食用菇的种植包并在家种植，定期分享蘑菇的生长情况 12. 引导服务对象对本次小组进行评分 13. 下节小组预告

主题	目标	内容/活动
第四节 "心"享自然风光	促进服务对象的相互认识以及增强凝聚力；通过走进大自然及小任务的完成，提升团队协作能力与价值感，同时在大自然的环境下放松身心	1. 签到 2. 邀请服务对象回顾上节内容 3. 强调小组契约规则及外出注意事项 4. 热身游戏"你比我猜"：服务对象借助肢体动作向猜词者传达特定词语的意思 5. 活动环节介绍：介绍踏青路线，通过游戏"桃花朵朵开"，让每两个服务对象的家庭组成一队，并派发"踏青任务"，如收集落叶、特定景点拍照打卡等 6. 开始踏青：分组的医务社工随行照料 7. 分享组队踏青的感受 8. 引导服务对象对本次小组进行评分 9. 合影，预告下节活动内容
第五节 品味硕果丰收	通过制作相册，回顾过去小组活动中收获的快乐与成就，巩固减压放松的方法与技巧，推动服务对象的自我认同，提升价值感	1. 签到 2. 作业分享：现场分享蘑菇收成的情况及种植的感想、经验 3. 植物压花：上一节活动中服务对象收集了许多树叶、花瓣等材料，医务社工给每位服务对象派发一张相册内页及制作道具，介绍制作方法，服务对象进行制作 4. "留住美好一刻"小组回顾：回顾前四节的活动内容及大家的互动情况，派发前四节的活动照片，引导服务对象把喜爱的照片放入相册中 5. 分享：相册作品完成后，每位服务对象给作品命名并分享作品内容 6. 优点轰炸及制作感谢卡片：服务对象互相说出彼此的优点与长处，并制作与赠送感谢卡片 7. 离别处理：邀请服务对象分享活动感受，医务社工及时对其中的感谢、疑问及离别情绪进行处理 8. 完成后填写后测问卷及小组满意度问卷 9. 合影

四、实施过程

（一）小组筹备期：保证活动的安全性和延续性

小组筹备工作主要包括成员邀请、活动沟通及活动场地的准备等。由于服务对象的疾病特殊性，在确定了小组方案后，医务社工对社区精神障碍康复者的病情进行回顾，主要邀请病情稳定且定期服药的康复者作为活动参与对象，同时需要与康复者及其家属进行充分沟通，确定他们清楚了解活动内容及相关注意事项，尤其对于部分认知能力不足的康复者，需要家属陪伴参加活动。

在招募成员的同时，医务社工在社区内选择合适的活动场地及提前做好场地的布置。由于小组是以缓解压力为目标，所以优先选择了一间宽阔且偏向暖色调的活动室作为场地，场地内只有活动需要使用的桌椅及设备，桌椅可以根据需要的变化而摆放，活动场地的布置应注意营造放松、舒适和安全的活动氛围。

（二）小组初期：建立小组关系与规则，了解与体验园艺

此阶段主要是小组第一节活动，初聚相识。活动开始时，医务社工热情欢迎服务对象的到来，邀请工作人员及服务对象进行自我介绍，并介绍小组的活动安排，让服务对象对小组拥有全面的了解，给他们营造安全而开放的活动氛围。

在活动中，医务社工引导服务对象讨论并形成小组契约，同时完成活动前测问卷。接下来的活动包括大自然风景放松视频的观看、园艺治疗介绍及微景观生态瓶的盆栽种植。通过这些环节的体验，让服务对象了解到植物及园艺活动就在自己身边。在感受分享环节，不少的服务对象都表示以前没有认真去欣赏身边的风景，这次活动体验让他们有了新的认识，也有了一种放松坦然的感觉。

（三）小组中期：推动小组体验与互动，小组目标达成

1. 小组第二节活动，感受生命力量。医务社工介绍植物代表的含义，让服务对象选择跟自己性格特征相近的植物，并引导他们分享选择该植物的原因。此环节让服务对象能够走动起来，放松身体，同时作为服务对象经验分享的引子。例如，有服务对象分享自己患有精神分裂症已经 10 年了，一直在对抗疾病，自己的性格像松树一样坚强，其他服务对象也会对此很有感触与共鸣。

接着是正念冥想和多肉植物种植的体验环节。在冥想环节，大部分服务对象能静心地按照音频的指导语进行冥想过程，个别人员不太能够全程投入。而在种植环节，医务社工先对种植步骤及工具进行介绍，然后由服务对象自由进行盆栽种植。每个服务对象都能顺利完成盆栽作品，并对作品进行命名和寓意分享。服务对象对植物的命名一般以祝福较多，如"事业爱情""美丽可爱"等。

2. 小组第三节活动，花草飘香有感。医务社工通过"抛球总动员"互动游戏带起活动的气氛，在"颜色代表我的心情"和"畅谈生活情绪"环节，让服务对象了解颜色可能是情绪的体现，并邀请服务对象分享生活中的困扰及调整情绪的方法。而在体验环节中，主要通过用五官（视觉、听觉、嗅觉、味觉、触觉）去感受香草，以及在香包制作的环节，让服务对象感受到不同植物的清香及其带来的心情愉悦的感受。这次活动让服务对象之间的熟悉感与凝聚力更强，使其对情绪识别及调整的方法有了更深的了解。

3. 小组第四节活动，"心"享自然风光。由于是外出活动，为了保障服务对象的安全，所有的服务对象都需要在家人的陪伴下参加本节活动。活动开始前，医务社工先通过"桃花朵朵开""你比我猜"的互动环节让服务对象增进认识和完成分组。3 个小组分组完成后，医务社工派发踏青的团队"任务"，如到某个景点拍照打卡、收集场地落叶落花等。整个活动过程既有趣味性，又能够增进服务对象之间的信任和服务对象的协作能力。所有的小团队都能完成活动任务，并认为此次活动很有意义，让他们感受到大自然的美，特别是家人和朋友的陪伴让他们感觉轻松和温暖。

（四）小组后期：小组目标检视，离别处理

此阶段主要是小组第五节活动，品味硕果丰收。在最后一节活动中，先完成上节活动作业，即种植食用菇的经验分享，然后通过播放活动小视频及制作压花纪念相册，让服务对象再次接触园艺材料，以及回忆起过往活动的美好时光。另外，还借助优点轰炸、感谢卡片制作与赠送环节，让服务对象了解别人眼中的自己，以提升自我价值感。最后，医务社工引导服务对象进行活动感受分享并完成活动后测问卷，通过分享和回应，更好地了解活动目标达成的情况，以及处理服务对象的离别情绪，强化他们对未来生活的正向期待。

五、案例评估

（一）活动参与度

小组共有 11 名服务对象，其中 1 人只参加了 1 节小组活动，其余人员皆参加了 3 节以上的小组活动，缺席较多的是第四节外出活动，主要原因是病情特殊性及有家属陪伴的要求，活动总出席率为 72%，接近预期目标。每节小组活动都会有服务对象协助医务社工布置场地、摆放物资，服务对象能在分享环节积极分享感受。每节小组之间，服务对象都会在微信群里分享植物种植的最新成长状况，交流种植心得。从数据看出，服务对象对园艺活动的喜爱度高，参与积极性强。

（二）活动满意度

为了及时优化小组内容，在前四节小组中，医务社工采用了简单易懂的评价方式，即用表情贴纸去评价该节小组活动的关键内容，每节活动的综合满意率都在 94% 以上。而小组活动的整体满意度调查中，结果显示，服务对象对活动主题和内容设计、场地安排、对活动的投入程度的满意度高，整体满意率为 96%。在意见反馈中，有部分服务对象表示，活动让他们释放了压力，活动内容很吸引他们，希望日后多举办类似的活动。

（三）目标达成情况

这部分采取了工作人员自评、服务对象口头评价及活动前后变化测量问卷 3 种方式对目标达成情况进行评估。

1. 工作人员自评。每节小组活动设置观察员，观察员主要在小组进程中观察服务对象的投入状态、分享内容、互动频率及情绪状态变化等情况，并记录在小组成员成长记录表中，在每次活动结束后与所有医务社工进行分享与小结，评估小组目标的达成情况。根据每次的小结及记录，服务对象在每次活动中都能有所分享有所感悟，能达成该节活动的目标。

2. 服务对象评价。在最后一节活动中，医务社工邀请服务对象进行活动感受分享。服务对象表示，学到了减压的方法，压力得到了缓解；学到了种蘑菇、多肉种植等园艺知识；认识了新的朋友，在活动以外的时间也有保持联系；通过小组活动，服务对象发现不一样的生活乐趣，而且经验分享和交流也能帮助到他人。整体而言，小组计划的 4 个活动目标均能达成。

3. 测量问卷活动前后变化。为更直接了解服务对象参与活动前后的变化，体现具体的活动成效，医务社工在活动前后分别进行了问卷调查。在"与他人建立良好关系""找到释放压力的方法""目前感受到的压力"三项评分中均有 1~2 分的正向分值变化，说明活动能给服务对象带来正向的指引和改变。

六、专业反思

（一）园艺疗法的运用

案例以园艺疗法为主要理论基础，实施过程也是验证此疗法对精神康复者起作用的过程。在小组实施中，每节活动都有包含不同的园艺活动形式，如园艺景观、多肉种植、食用菇培养、香包制作、自然郊游、植物拓印等。服务对象体验不同形式的园艺活动，增强了他们对园艺的了解与兴趣，通过评估发现，服务对象确实能够在活动中获得情绪调节及身心放松。

（二）精神康复者特殊性带来的挑战与应对

服务对象的认知能力、表达能力及学习能力因病情发展而存在较大的差异，有些服务对象能快速地理解医务社工的介绍及指令；有些服务对象则需要有人专门指引，而服务对象的情况对活动进行起着关键的作用，因此在活动前的准备及活动过程总结发现，做好以下 4 点安排能够很好地推动小组进程：①活动前先做好服务对象的情况摸底；②活动内容及指令需要简单明确，多运用图片、视频和示范的方式来传达指令与要求；③活动中不催促，尊重每位服务对象的步调，对于确实较难跟上进度的服务对象，接纳与尊重，让他们享受当下；④增加工作人员的数量，及时让工作人员进行关注、引导和鼓励。

（三）精神康复者服务的必要性

参与两年多的精神康复服务过程中，医务社工发现社会对他们的接纳度极低，这是康复者在患病后常有病耻感，且难以重新融入社会的重要原因。本案例主要是采用了小组形式来满足服务需求，但对于庞大的服务群体来说，社会还需要更多元化的服务形式，以营造平等、尊重的社会氛围。期待通过本案例，让更多人看到精神康复者真实而正向的一面，了解到他们渴望被关注与接纳，并且正在为回归正常生活而努力着。

阳光之家　温暖我心

——降低精神障碍患者孤独感小组社会工作

刘　俊

山西省社会福利精神康宁医院

一、背景介绍

现代社会不少人都有过孤独的感受。一般而言，短暂或偶尔的孤独不会造成心理困扰，但长期或严重的孤独感却可以降低个体的心理健康水平。精神障碍患者因个性因素、病耻感、社会支持不足、大众对精神疾病的偏见和误解等各种主客观因素导致其孤独感要高于常人，而孤独感带来的负面效应也是影响其康复和导致疾病复发的重要因素之一。因此在药物治疗之外，需通过各种方式降低患者的孤独感。

我院临床心理科系开放病房，住院患者均有家属陪伴，前期医务社工在临床心理科开展了相应的个案和小组服务，医护人员和患者对社工服务有较高的认同度。整合患者需求，结合科室实际情况，医务社工决定针对临床心理科患者开展降低孤独感的系列小组服务。

二、案例分析

首先，医务社工通过《状态与特质性孤独量表》对该科情绪稳定的患者进行了测量，了解到患者孤独感的水平整体偏高；其次，以访谈的形式对临床心理科患者需求进行了解。分析归类后发现患者的需求主要集中在以下两方面：一是患者普遍有长期的孤独体验，并有不愿与人接触、破罐破摔等负面情绪，甚至将负面情绪发泄在陪伴自己的家人身上；二是社交技能的缺乏，有的患者想与周围病友交流，但又不知从何开口。基于此，在正常诊疗的基础上，医务社工拟开展以"阳光之家，温暖我心"为主题的系列小组社会工作以降低患者的孤独感。

三、服务计划

（一）小组理念

小组动力学理论：小组动力学认为，团体不是个体的简单相加，而是有着互相联系的个体间的关系，团体具有改变个体行为的力量，这就为调动同伴群体资源，开展小组社会工作奠定了基础。在本次小组中，组员间的支持和陪伴就是很好的疗愈力量，且彼此较强的同质性也利于降低其病耻感和孤独感。除此之外，组员可以借助团队的力量解决自己遇到的问题，也可以在团体中学习借鉴他人的经验。

（二）小组目标

长期目标：鼓励组员将在小组中学习的方法运用到日常生活中，减少因自我隔离带来的孤独感。

短期目标：（1）增进组员与家属、组员与组员之间的沟通交流（认识并熟悉至少3名小组组员）。（2）学习至少两种主动与他人交往的方法（可运用学到的方法主动与至少2名同科室病友交流）。（3）降低小组组员的孤独感水平（后测量表评分相应降低）。

（三）小组性质

封闭式、支持性小组。

（四）小组对象

入住临床心理科且符合以下标准的8名患者。

入组标准：（1）经系统抗精神病药物治疗后病情相对稳定的患者；（2）病程不超过10年；（3）医务社工面谈筛选，患者及家属同意，并签署知情同意书；（4）可按时参加。

排除标准：（1）有严重躯体疾病者；（2）不同意签署知情同意书者。

（五）小组时间

初定为每周二、周五15：00—16：00，共四周7次（其中第4次为临时增加）。

（六）内容安排

第一节　相逢是首歌
目标：相互认识，形成小组
时间：50分钟

活动名称	目的	内容	备注
医务社工介绍（5分钟）	使组员认识医务社工	对参加者表示欢迎 介绍医务社工的详细情况	医务社工注意介绍方式
小组介绍（10分钟）	使组员了解小组目的、形式、规范及组员需遵循的原则	讲解小组活动原则、具体流程及其他注意事项，集体讨论并确定小组目标	

活动名称	目的	内容	备注
组员自我介绍 （10分钟）	使组员之间进一步熟识	顺时针转时介绍自己左边的同伴，逆时针转时介绍自己右边的同伴	部分组员因药物不良反应影响，短期记忆可能受损，可适当提示
做反动作 （10分钟）	活跃气氛，观察并锻炼组员的注意力和反应能力	组员围圈而站，当组长喊"大"的时候组员要用手比画出"小"的样子，当组长喊"小"的时候，组员要比画"大"的样子，"向前走""向后走""向左走""向右走"依此类推	边喊边观察，提醒组员距离不要太靠近，以免磕碰
分享 （15分钟）	增加同病房组员间交流的机会，增加归属感；预告下次活动主题；强调保密原则		
作业	小组组员选举出一名小组长；与小组中至少3名组员进行交流		

第二节 一路上有你

目标：通过活动让组员体验困境中个体独行和有他人帮助两种不同的感觉，使其在体验孤独的同时，感受到陪伴和支持的重要性。进一步延伸，遇到困难时，可寻求他人（亲人、朋友、机构、政府部门等）的帮助。

时间：50分钟

活动名称	目的	内容	备注
暖场介绍		回顾上节活动，介绍本节活动主题和流程	
"盲行一" （15分钟）	体验无人搀扶过障碍物的感受	将组员两两分组，一人蒙眼扮盲人，另一人负责口述引导其穿过障碍物，"盲人"不能碰到障碍物，碰到需要退回去重新开始	障碍物由报纸团、沙包组成。医务社工全程协助，避免组员摔倒
"盲行二" （10分钟）	体验有人搀扶过障碍物的感受	将组员两两分组，一人蒙眼扮演盲人，另一人负责搀扶引导其穿过障碍物，"盲人"不能碰到障碍物，碰到需退回去重新开始	
分享 （20分钟）	1.通过无人陪伴和有人陪伴穿过障碍物两种不同方式，让组员感受陪伴和支持的力量；引导组员感谢活动搭档的同时，感恩家人、朋友的陪伴 2.引导组员意识到遇到困难时，及时向他人求助		
播放《一路上有你》 （5分钟）	凝聚力量，在音乐中愉悦身心；预告下次活动主题，强调保密原则		提前用大字体为组员打印好歌词
作业	用语言向帮助过自己的1~2名亲朋好友表达谢意		

第三节　当你孤单你会想起谁

目标：通过"马兰花开"让组员体验孤独感受；通过"头脑风暴"，组员筛选出自己可以用到的1~2种应对孤独的方法。

时间：55分钟

活动名称	目的	内容	备注
你来比画我来猜（5分钟）	活跃气氛	组员两两分组，从备选的纸条里面抽出一张，一人表演，另一人猜	锻炼培养组员的默契配合能力、肢体动作表演及快速行动能力
"马兰花开"（10分种）	使组员体验并分享孤独的感受	医务社工喊"马兰花，开两朵"时，两个人拉手围成圈，"马兰花，开三朵"时，三个人拉手围成圈，落单的组员单独站一旁，以此类推	
分享（15分钟）		分别邀请组员分享感受	
"头脑风暴"（20分钟）	了解组员产生孤独感的原因，并商讨出行之有效的缓解孤独感的办法	集体讨论：一是什么时候会感受到孤独感？曾经采取过哪些措施，有什么成效？二是筛选应对孤独感可采用的方法	
小结（5分钟）		总结本次活动主要内容，预告下次活动主题，强调保密原则	
作业		由组长收集整理大家在疾病诊疗和康复过程中的各类疑问	

第四节　你问我答

目标：邀请临床心理科段主任与组员面对面回答大家有关疾病治疗、服药期间注意事项、康复、婚育建议等各种疑问，解决组员各类困扰。

时间：60分钟

活动名称	目的	内容	备注
你问我答（60分钟）	通过邀请段主任与组员交流，解决组员疑惑的同时，减轻其心理负担	组长收集整理小组组员的疑问，分类汇总并做匿名化处理，医务社工鼓励组员去邀请段主任，由段主任逐一解答他们的疑问	上节活动中不少组员因罹患疾病或药物产生的锥体外系、发胖、流口水等不良反应而自卑，不愿与外人接触，还有对住院治疗有各种顾虑，因此在征得组员同意后，新增一节"你问我答"活动
作业		鼓励组员在查房时，可就自己关心的问题主动询问医生或护士	

第五节　人际交往的那些事儿

目标：组员能意识到双向沟通的重要性，学会至少两种人际互动的方法，并将学到的方法运用到日常交流中。

时间：55分钟

活动名称	目的	内容	备注
折纸 （5分钟）	体验单向沟通和双向沟通的不同	请组员拿出一张纸，医务社工口头告知大家如何折："先对折，在3/4处再对折，四个角折起来……"第一轮折纸时，组员不能询问，按照自己理解的意思折纸即可；第二轮折纸时，组员可以询问医务社工具体折法，比较两轮所折纸张的样式是否相同，哪一轮和医务社工所示折纸形状一样	体验单向沟通和双向沟通的差异，鼓励组员在日常生活中多学习运用双向沟通
有效沟通 （40分钟）	讨论并示范人际交往中的常用方法	医务社工引导组员讨论并示范如何邀请别人谈话、如何表达积极感受和不愉快感受、如何协商、如何拒绝别人的不合理要求等	边示范，边引导，尽可能采用组员提出的方法和技巧
分享 （10分钟）	启发组员思考并分享更多的有关人际交往的各项技能		
作业	运用学到的方法与至少3名病友或医护人员进行交流		

第六节　向梦"奔跑"

目标：处理组员的离别情绪；提前预演出院后可能遇到的问题，并由组员尝试给出可行的解决方法。

时间：50分钟

活动名称	目的	内容	备注
青蛙跳水 （5分钟）	借青蛙跳水引出小组即将结束，处理组员的离别情绪	组员依序而坐："一只青蛙一张嘴，两只眼睛四条腿，扑通一声跳下水。"第一人说4个字，第二个人接后面4个字。然后"两只青蛙两张嘴，四只眼睛八条腿，扑通扑通跳下水……"依此类推，有组员出错时，可表演个小节目	组员出错时，不批判，不指责，速度可适当放慢
角色扮演——问题早解决 （40分钟）	邀请组员表演出院后可能遇到的好奇人士的询问、心情不佳时不同的处置方法等问题	鼓励组员思考：如果没有医务社工，以后遇上问题如何处理；如果出院后感到孤独或有其他负面情绪时，会运用哪些方法应对。引导组员对提出的所有方法进行讨论分析，筛选出比较适合的方法	和而不同，求同存异，尊重每一名组员的选择
播放《奔跑》 （5分钟）	愉悦身心，鼓励大家在生活的道路上勇敢奔跑，追求属于自己的崭新生活		提前打印歌词、下载音乐
作业	为每一名组员制作小礼物		

第七节　心的祝福

目标：回顾前六节活动内容，结束本节活动；鼓励组员将学到的方法运用到日常生活中。

时间：65分钟

活动名称	目的	内容	备注
回顾历次活动 （15分钟）	让组员在充满友爱和祝福的氛围中结束小组活动	引导组员回顾前六节活动，和组员一起对小组社会工作做总结	医务社工的话要温馨又鼓舞人心。提醒组员，出院后如有合理需求，仍可通过办公电话联系
爱的祝福 （30分钟）		每位组员为其他组员写祝福的话或者绘制图画，表达自己的美好祝愿，并送出自己亲手制作的小礼物	
结束小组 （10分钟）	告知组员小组活动结束，鼓励大家将所学知识和技能应用于日常生活中	鼓励组员正确认识疾病，积极参与治疗，主动与人交往，适时调整心情	
后测 （10分钟）	填写后测问卷和小组活动反馈表		

四、小组实施过程

第一节是小组的开始阶段，医务社工主要扮演组织者的角色。在第一次活动中，因部分组员受药物不良反应影响，短暂记忆受影响，在介绍环节中略有困难，医务社工临时改变规则，其他组员可以友情提示，减少了组员的尴尬，这也提示医务社工在方案设计时，一定要考虑药物不良反应给组员带来的影响。在做相反动作的时候，医务社工先给组员示范，再慢慢喊口号，组员适应后节奏逐渐加快，有出错的组员大家也是哈哈大笑，气氛比较热烈，基本达到了组员之间熟识的目的。在活动结束后，组员自行选举了小组长，并约定在空余时间大家可以在一起讨论相关话题。

第二节和第三节是小组的中期转折阶段，医务社工主要扮演引导者和鼓励者的角色。第二节活动让组员通过不同版本的"盲行"，既能体验孤独无助的感受，又能感受到家人或朋友的支持和陪伴给予自己的力量，同时体谅家人的不易，尽可能减少向家人发脾气的行为。第三节活动通过医务社工讲解和大家集体讨论，使组员可以正确认识孤独，知道如何与孤独相处，很多与孤独相关的负面情绪在小组中得到了宣泄。有了前两次活动的基础，大部分组员可以敞开心扉，积极参与谈论，有部分组员情绪激动，医务社工和其他组员及时给予回应，"头脑风暴"也为大家提供了很多行之有效的应对孤独感的策略。

第四节和第五节是小组的后期成熟阶段，医务社工主要扮演协助者和鼓励者的角色。在第三次活动中，医务社工发现很多组员深感孤独的原因是对疾病存在不正确的认知或因药物产生的各类不良反应而自卑，不愿与外人接触，再加上对住院治疗产生的种种顾虑，每一位组员谈起病情心情都比较沉重。因此在征得组员同意后，医务社工鼓励组员在查房结束后邀请临床心理科段主任在下节活动时为大家答疑解惑，并由组长提前收集整理好组员的各类困惑。在段主任耐心答疑后，组员的顾虑消除不少，在后续的活动中卸下包袱"轻装上阵"。第五节活动通过折纸游戏，大家意识到单向沟通和双向沟通的差异，医务社工在接下来的环节中示范并引导组员在日常与人交往中尽可能双向沟通，边介绍，边示范，在引导过程中不断融进组员的提议，有个别组员"跑题"，医务社工或组长都会将他"拉回"讨论的话题，大家在活动结束后，运用自己总结的"套语"和方法，愉快地与其他病友进行沟通。

第六节和第七节是小组的结束阶段，医务社工主要是引导者的角色。在第六节活动中，医务社工除了处理组员的离别情绪外，最主要是通过组员的模拟示范，情境化展示他们在出院后可能遇到的部分难题，并由组员亲自演绎。因为组长提前召集大家收集了问题，并邀请不同的组员进行预演，所以在小组正式开始后，基本没有扭扭捏捏的情形，每一名组员都很投入，在大家商议问题如何解决的阶段，迸发出很多接地气的点子。最后一节活动在回顾历次活动的同时，借助组员的祝福结束小组活动，鼓励大家将在小组中学到的方法运用到日常生活中，气氛温馨热烈又充满希望。

五、案例评估

（一）小组前后测对比分析（量表评估）

在活动开始前和结束后，医务社工分别请组员填写《状态与特质性孤独量表》，前后测对比如图1所示。在自编的小组社会工作意见反馈表中，组员普遍感受小组氛围友好、关系融洽，感觉到了组员间相互支持的力量，在小组中不但学到了疾病相关知识，对于人际交往等也有一定程度的了解，基本达到了预期目标。

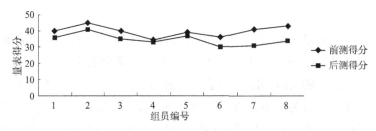

图1 组员孤独感得分前后测对比

（二）医护人员和家属反馈

医护人员反馈小组活动期间，部分患者参与病房活动的主动性增强，与周围病友，尤其是小组中其他组员的交流增多。在查房时，医务人员除了关注症状之外，开始关注情绪和心理的变化。家属反馈，参加活动转移了组员的病态注意力，康复之余，患者开始主动和小组中的其他组员或者同科室病友交流。

（三）医务社工自评

医务社工在活动期间，较好地调动了组员和家属的积极性，为组员营造了比较友好和谐的氛围，组员之间、组员和家属之间的沟通增强。医务社工在小组活动过程中对组员的接纳、支持和陪伴，也带给组员积极向上的力量。

六、专业反思

（一）经验总结

1. 小组各个环节均应重视患者的安全问题。小组开始前，医务社工必须提前向每一位组员的主管医生或护士询问，确保其身体和精神状况适合参加小组活动；活动过程中，涉及活动用品如笔、剪刀等危险物品，一定要由专人看管，即用即收，确保活动前后用品数目一致，避免组员用其伤害自己或他人。

2. 服务过程中，小组和个案的方法可同时进行。医务社工在解决组员共性问题的同时，也要关注组员的个性问题。如果发现有需要持续跟进的组员，可以用个案的形式介入，这样的介入及时自然，组员也不会敏感，还能感受到来自医务社工的关注。

3. 因"病"而异，注重对不同症状患者的引导。对于躁狂症患者，在发言时要适度"限制"，可采取规定发言时间或者适时制止的技巧，如"你表述得非常清楚了，让我们再来听一听其他组员的意见怎么样？"对于精神分裂症衰退期患者和抑郁症患者，则要多鼓励、多引导，尽量将问题具体化，且多开放式提问。

4. 注重与医护人员的合作，切忌医务社工"单打独斗"。医务社工对组员在小组中的表现，在不违背保密原则的前提下，要及时与组员的主管医生、护士或者心理咨询师沟通，不同专业技术人员"多管齐下"全方位促进患者康复。

（二）不足之处

1. 医务社工自身需要提高的方面：一是前几次热身活动和主题活动之间的内在逻辑性较弱，转换不自然，没有体现出小组社会工作"由浅入深，再深入浅出"的特点。后续在设计小组方案前，要仔细考虑热身活动和主体活动之间的递进关系，不能为了活动而活动。二是前两次医务社工"主持人"的角色居多，对组员的回应比较生硬，后期医务社工与组员一起投入活动中，并常借用组员的话来概括或总结，各环节之间转换也较前期自然流畅很多。

2. 在团体辅导设计上不足的方面：一是难以排除其他不可控因素的影响。本次小组活动有 8 名组员参加，且由同一名医务社工实施小组活动，但在实际研究中，仍然难以排除个体自身性格、成长环境，尤其是家庭成长环境及其他不可控因素带来的影响。二是在社会支持方面调动的资源不够。此次小组活动基本属于微观领域内的互动与支持，对于更宏大的社区系统、社会系统等完全没有扰动。三是小组社会工作效果的持续性和时效性未做进一步研究，小组社会工作降低组员孤独感的效果的时效性究竟有多长，有待后续研究不断完善。

3. 伦理学思考：在服务精神障碍患者的过程中，很多专业关系是在日常情境中或医务社工对组员的点滴关心中逐步建立的，是先有"私人关系"，后有"专业关系"，如何使这种掺杂着"私人关系"的"专业关系"既符合伦理标准，又贴合本土实际情况，需要医务社工不断实践和探讨。

重现笑容的阿发

——医务社工介入多重困境患者的个案服务

刘 娟

成都市新都区金东社会工作服务中心

一、背景介绍

（一）基本资料

1. 服务对象姓名：李某某

2. 性别：男

3. 年龄：50 岁

4. 住院科室：骨伤二科

5. 接案时间：2017 年 12 月 8 日

6. 跟进社工：刘娟

7. 督导：刘艳春

（二）服务对象背景资料

1. 接案原因

2017 年 10 月 10 日，服务对象在自家地里摘柿子时，从 5 米高的树上摔下，致右胫骨远端开放性粉粹性骨折、右腓骨下段粉碎性骨折，由于受伤地点特殊，系粪坑改建，长期堆放粪桶及淤泥，导致伤口反复感染，入院后共做了 8 次手术，反复清创（清创手术产生的费用大部分不能报销，只能自理）。医疗费用已产生 8 万多元，服务对象侄儿缴了 8000 元，欠费 7 万多元，预计后续治疗费为 5~8 万元，面对如此高昂的医疗费用，服务对象及其家庭无力承担。科室护士长在了解服务对象家庭情况后，将其转介给医务社工，希望医务社工可以帮助这个可怜的家庭。

2. 家庭情况

服务对象是 X 区 M 镇 T 村 4 社人，在服务对象 19 岁那年因与父亲产生冲突而情绪失控，得了精神分裂症，长期服用精神药物。至此与父亲关系破裂，随后分家，父亲跟随弟弟居住，服务对象与母亲相依为命。

3. 健康状况

服务对象是二级精神残疾，每天需服用精神药物来控制病情。摔伤后诊断为右胫骨远端开放性粉粹性骨折、右腓骨下段粉碎性骨折、伤口感染严重，生活不能自理，由 71 岁的母亲在院照顾。由于服务对象母亲年龄偏大，身体健康状况不佳，长期一人照护服务对象导致身体透支严重。

4. 情绪状况

服务对象埋怨自己不好好服药导致精神病复发摔伤入院，由于治疗需要高昂的费用，自己又不能承担，担心自己从此生活不能自理，还认为自己连累了家人，特别是连累年迈的母亲每天坐两三个小时的公交车往返于家和医院之间来照顾自己，以致整天躺在病床上自怨自艾，情绪低落。服务对象母亲一方面，担心儿子病情；另一方面，她对高昂的医疗费用表示无可奈何，压力很大又不知所措，出现焦虑情绪。

5. 行为表现

服务对象虽患精神分裂症，但由于每日服药，病情比较稳定，但有时会根据自身情况擅自调整药量，这也是他病发后爬树摔伤的主因。受伤住院后，服务对象只能天天躺在病床上，生活不能自理，但能与人正常沟通。

6. 人际关系

服务对象母亲口述，服务对象平时在家很听话，生活能够自理，且会帮着母亲种菜，也会主动与人交流，无暴力倾向。一旦病情复发，就会激发其心中对父亲的怨恨，回到弟弟家中对父亲和弟弟无故谩骂，造成与父亲和弟弟的关系恶化。服务对象与母亲相依为命，母亲对其照料有加，认真负责。服务对象母亲对社工说，"如果我不管他，就没有人管他了"。由于服务对象是低保户和二级精神残疾，所以所在辖区的残疾人联合会和所在社区的工作人员对他也比较关注。

7. 经济状况

服务对象无劳动能力，平时生活来源为低保补助和残疾人困难生活补助，共计 736 元，母亲靠务农贴补家用，家庭经济状况非常窘迫。

8. 支持网络

服务对象的支持系统内主要支持者是其母亲，此外，尽管服务对象与其父亲和弟弟关系紧张，但自从他摔伤入院后，父亲和弟弟一家也在积极帮助他。由于服务对象是低保户和残疾人，其所在区的残疾人联合会、街道、社区也比较关注服务对象的情况。科室医护人员在了解服务对象的特殊情况后，也会给予一定的支持（见图 1）。

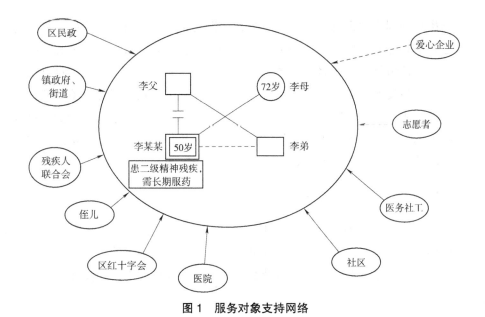

图1 服务对象支持网络

二、分析预估

（一）经济问题

服务对象不仅需要面对意外和多次手术带来的痛楚，还需要支付高昂的医疗费用，但由于家庭情况特殊，无力承担，因此服务对象需要经济方面的帮助，以维持住院治疗。

（二）用药问题

由于服务对象母亲年龄偏大，对服务对象服用精神药物的监管不严，造成服务对象出现随意增减药量的情况，需对服务对象服药情况进行观测。

（三）情绪问题

服务对象由于受伤和担心治疗费用，情绪比较低落，需要情感关怀和情绪疏导。

（四）照顾问题

由于服务对象母亲年龄偏大，长期一人照料服务对象使其力不从心，需要医务社工为其链接资源，寻求志愿者的帮助。另外，服务对象母亲长期在家务农，文化水平低，缺乏护理知识，需要医护人员对其进行护理知识的讲解和培训。

（五）关系问题

服务对象与父亲和弟弟的关系紧张，主要原因有以下几个方面：一是服务对象认为自己患病是因为父亲对自己管教不当，怨恨父亲；二是自己患病后，母亲为了照顾自己跟父亲分家，自此父亲和弟弟就很少与自己往来，对自己不关心。医务社工需要运用理性情绪理论，修正服务对象的不理性信念，使其正确认识自己患病的原因，缓解其与父亲和弟弟的关系。另外，医务社工了解到，服务对象父亲和弟弟并不是不想管他，而是因为他经常对父亲和弟弟无故谩骂，造成他们不愿与其碰面，避免刺激他的情绪。医务社工需要帮助服务对象与其父亲和弟弟建立正确的沟通交流方式，使其形成良好的互动，发挥家庭系统的功能。

（六）物资问题

服务对象的手术计划分成两个阶段，第一阶段完成后，需要在家静养 4~6 个月，观察伤口愈合情况，等待评估，方可进行第二阶段的手术治疗。在第一阶段治疗完成后，服务对象脚上会有支架帮助其恢复，导致其行动不便，需要帮助他链接资源，获得轮椅。

三、服务计划

（一）服务目标

1. 协助服务对象申请医疗救助和募集爱心善款，解决医疗费用，缓解其经济压力以保证后续治疗，帮助服务对象链接资源，获得轮椅。

2. 与医生护士沟通协调，在服务对象住院期间，对其服用精神药物的情况进行观测，以免其精神病复发。

3. 联系病友志愿者、护工、社区志愿者对服务对象及其母亲进行病房探访，帮助他们缓解压力、疏导焦虑情绪，给予他们情感支持。

4. 与医生护士协调，对其母亲进行必要的护理知识培训，以便更好地照顾服务对象。

5. 协助服务对象改变非理性信念，建立正确的认知，协助其与父亲和弟弟建立正确的互动模式，缓解矛盾和紧张关系，恢复和发挥家庭系统的正常功能。

（二）服务策略

1. 运用资源倡导和链接的办法，联系区民政、区残联、区红十字会、街道、社区、爱心企业、爱心人士等，为服务对象申请医疗救助和募集善款及爱心物资。

2. 组织病友志愿者、护工、社区志愿者对服务对象及其母亲进行病房探访。

3. 联系医生护士观测其精神情况，并对其母亲进行护理知识培训。

4. 针对服务对象与其父亲和弟弟的紧张关系，医务社工一方面运用认知理论改变服务对象的非理性认知；另一方面，帮助他们建立正确的互动模式，改善家庭沟通方式。

（三）服务程序

1. 运用个别化和接纳的原则、同理心技巧取得服务对象的信任，与服务对象建立良好的专业关系。

2. 向服务对象的主治医生及护士长了解服务对象的病情、治疗情况、治疗费用等情况，号召科室的医护人员、护工等给予其适当的帮助，为其母亲培训相关护理知识，并提供情绪支持与疏导。

3. 向服务对象亲属、所在社区和镇政府搜集服务对象的背景资料，向区民政、区红十字会、区残联了解相关医疗救助政策，并结合服务对象实际情况进行筛选。

4. 与爱心个人和爱心企业对接，为服务对象链接更多资源。

5. 联系病友志愿者、社区志愿者到服务对象病房进行探访，为服务对象和其母亲提供情感支持。

6. 在服务对象与其父亲和弟弟之间建立沟通桥梁，引导彼此之间进行良好的互动，缓解紧张关系，恢复家庭功能。

7. 医务社工发挥教育者的作用，引导服务对象改变非理性信念，建立正确的认知，使其认识到自己患病的真正原因，而不是一味地责怪自己的父亲。

四、服务计划实施

（一）第一阶段

1. 目标：建立良好的专业关系，搜集服务对象的背景资料。

2. 主要内容：医务社工运用个别化和接纳的原则，使用同理心技巧，主动关心服务对象，取得服务对象的信任，与服务对象建立良好的专业关系。通过病房探访、链接病友志愿者、主动介绍自己的方式，让服务对象及其母亲慢慢地接受医务社工，并敞开心扉。另外，通过与服务对象亲属、主治医生、主管护士、社区工作人员的交流，尽可能多地了解服务对象的家庭情况、日常生活等。

（二）第二阶段

1. 目标：争取社会支持，整合服务对象、医务社工自身及社会可用资源，尽可能帮助服务对象解决医疗费难题。

2. 主要内容：通过对 X 区医疗救助政策的筛选，为服务对象链接区红十字会、区残联、区民政的医疗救助；通过与社区、镇政府的协商沟通，将服务对象由低保户转为五保户，为其解决后续治疗费用，并保障其日后的基本生活；通过链接爱心企业，为其捐赠轮椅，为其回家休养提供硬件保障。

（三）第三阶段

1. 目标：对服务对象及其母亲进行心理疏导，缓解其焦虑、悲伤的情绪，通过改变服务对象的非理性信念，建立正确的认知，促成服务对象与其父亲和弟弟的沟通，改善家庭关系。

2. 主要内容：充分运用医院的志愿者资源，组织医护志愿者和病友志愿者走进病房进行陪伴，与服务对象及其母亲沟通交流，提供情感支持，使其意识到自己并非孤身一人，在他们的身边还有很多人在支持他们、鼓励他们。通过向服务对象介绍理性情绪疗法，使其认识到自己的非理性信念，改变错误的认知，建立正确的认知，然后医务社工鼓励其父亲和弟弟到医院对服务对象进行探望，促成服务对象与其父亲和弟弟的沟通，让服务对象意识到自己的亲人并非对自己不管不顾，而是在积极地想办法为自己救治。

（四）第四阶段

1. 目标：为其出院安置做好准备。

2. 主要内容：与医生护士协调，对其母亲进行必要的护理知识培训，以便更好地照顾服务对象。与其父亲和弟弟一起对服务对象的居家环境进行评估和改造，将服务对象的房间由二楼搬至一楼，以方便服务对象活动。医务社工走进病房教服务对象和其母亲正确使用轮椅的方法，并督促服务对象勤加练习。

（五）第五阶段

1. 目标：服务对象问题解决，结案。

2. 主要内容：协助服务对象的父亲与医院做好出院手续办理事宜，并联系爱心司机送其回家。在主治医生和护士长的指导下，为其做好出院计划，包括日常照顾和护理注意事项，提醒其注意及时复诊。协助其侄儿与M镇政府沟通，帮助服务对象处理医疗报销事宜。告知服务对象结束专业关系，处理离别情绪。提醒服务对象及其母亲按期到医院复诊，并保持联系。

五、总结评估

（一）评估方法

1. 反馈评估：医务社工通过与服务对象及其母亲的访谈，评估服务对象心理负担缓解情况、经济压力解决情况、服务对象与其父亲和弟弟的关系调和情况。另外，通过与医生、护士等的访谈，确认服务对象的改变。

2. 行为表现：服务对象及其母亲的改变主要表现为，在心理方面，从开始的紧张焦虑和悲观情绪，到结案时的情绪稳定，积极面对；在技能提升方面，其母亲从最初的茫然无措，到后来学习了护理知识后对服务对象照顾有加，服务对象也学习了轮椅和拐杖的正确使用方法，并能自如运用。

（二）介入成效

1. 服务对象改变：通过医务社工的支持、关心和尊重，使其减轻了心理负担，解决了经济压力，也缓解了与父亲和弟弟的紧张关系。

2. 目标达成情况：服务对象的医疗费用难题得以解决，由低保户转为五保户，也保障了服务对象今后的生活、医疗、养老等诸多方面。服务对象与父亲和弟弟的关系有所好转，能够慢慢地进行沟通和彼此理解。母亲学习了必要的护理知识，也能更好地照料服务对象。

六、专业反思

（一）充分发挥医务社工的专业角色的作用

医务社工在协助服务对象解决医疗费用难题时，充分发挥了资源整合者功能，通过与区民政、区残联、区红十字会、镇政府、社区、爱心企业的链接，调动协调多方资源为服务对象筹措医疗费用，特别是与镇政府协商将服务对象由低保户转为五保户这一事项，为服务对象及其家庭解决后顾之忧。

（二）注重社会工作专业技巧的应用

在协调服务对象与其父亲和弟弟的关系时，医务社工运用专业手法，成功为服务对象及其家人进行情绪疏导，在服务对象家人之间架起沟通的桥梁，形成良好的互动模式。

（三）关注服务对象支持网络的构建

医务社工也注意重建服务对象的社会支持系统，为服务对象链接了医护志愿者、病友志愿者及社区志愿者，在服务对象回家康复阶段，医务社工考虑到服务对象不方便到医院复诊，还联系科室相关医护人员亲自到其家中为其做检查，并叮嘱其认真进行康复训练，早日实现腿部功能的正常发挥。

（四）适当调整服务目标系统

在整个个案服务中，由于服务对象和其母亲的特殊情况，医务社工在调动他们的主观能动性时比较吃力，于是转为调动其父亲和侄儿的主观能动性，从而帮助服务对象进行医疗费用报销、五保户申请等事宜。

七、社工感悟

从服务对象的人生经历来讲，他是不幸的；但是，从服务对象出院后经历的事情来看，他无疑是幸运的；服务对象的医从性是好的，还有一位特别关心他的母亲，父亲、弟弟、侄儿也是很关心他的，平时因为担心刺激到他的情绪，所以避免与他接触；服务对象户籍所在地的社区、镇政府、区民政、区残联、区红十字会在服务对象需要医疗救助的时候都竭尽全力去帮助他；医务社工每每看到有适合服务对象申请的资源都第一时间告知他；医务社工真的很希望遇到的每一个个案都可以有这样圆满的结局，希望全天下所有像服务对象那样身处不幸的人都可以在家人、政府、社会组织的关注和帮助下改变自己的命运。

2018年至今，每逢中秋、春节，服务对象总是在节日的第一天清晨给医务社工打电话，述说最近他有好好吃药，有好好听母亲的话，他可以借助拐杖从走几步到走几百步。最近一次通话是服务对象的生日那天，他说，他已经可以不用拐杖了，他坐着公交车到镇上买菜，侄儿给他买了生日蛋糕回来，他那天特别高兴，话语里藏不住的欢喜。

从事医务社工以来，自己跟进了很多的个案，也常常会有人夸赞我是好心人，帮了别人很多，但是他们不知道的是，这份职业给了我满足感和成就感，服务对象带给我的感动和启发远远超过我带给他们的，有人愿意跟你分享自己的生活和生命是一件特别幸福的事。

八、督导评语

此个案相对来讲具有复杂性，一方面，体现在服务对象的需求多样；另一方面，体现在服务对象的家庭关系复杂。该个案能够取得成功有赖于各种社会资源的支持，包括区民政、区残联、区红十字会、镇政府、社区、爱心企业等，医务社工在其中充分扮演了资源链接者的角色。

个案服务过程中，医务社工运用系统服务的视角，将焦点放大，运用了个案管理的方法，从服务对象本身到其照护者，家庭关系乃至社会支持网络，才达到了由表及里的服务成效。医务社工在微观服务技巧和中观服务技巧中互相切换，满足个体及家庭的需求，对于医务社工来讲也是一个很大的挑战。

值得注意的是，学习是一个转化的过程，更是一个需要保持的过程，个案的后期跟踪服务可重点跟进服务对象母亲目前的护理知识的运用情况，以保证服务对象接受护理服务的质量，同时跟进服务对象支持系统的运行情况，并根据实际反馈来进行调试。

特殊人群医务社会工作

社会支持网络视角下的青少年个案管理服务

林银花　陈川珍　柯萍萍

晋江市致和社工事务所

晋江市医院

一、案例背景

（一）基本资料

服务对象今年 12 岁，读小学三年级，在她很小的时候，服务对象母亲就与服务对象父亲分开，服务对象父亲原籍重庆，带着服务对象租住在福建省晋江市一处居民自建房内，无稳定工作，经济困难，常年拖欠房租。不幸的是，2020 年 2 月 6 日，服务对象父亲突发性脑溢血入院治疗。同年 2 月 19 日，服务对象父亲抢救无效，病故。正值新冠肺炎疫情防控关键时期，服务对象在晋江又没有其他亲属，生活照顾成了一个大问题。

（二）个案来源

2020 年 2 月 7 日上午，经晋江市医院九病区（神经外科）转介，医务社工找到服务对象并建立联系。

二、案例分析

（一）家庭资料

服务对象双亲在 2008 年同居，同年服务对象出生。2009 年，服务对象母亲带着服务对象哥哥和服务对象姐姐到外地打工，2011 年服务对象母亲再婚。其间，服务对象曾打电话给服务对象父亲，服务对象父亲怕服务对象母亲带走孩子，多次更换电话号码，服务对象母亲不得以便通过房东，了解服务对象的生活、学习情况。服务对象读小学一年级下学期时，服务对象母亲曾带着现组成家庭的丈夫和服务对象姐姐回来看望服务对象。服务对象爷爷奶奶已过世，两个姑姑联系甚少。服务对象表哥偶尔会借钱给服务对象父亲。

与服务对象关系较为紧密的有表哥、母亲、姐姐、叔叔。

（二）经济状况

服务对象父亲无稳定工作，无固定收入，经济较为困难，常年拖欠房租。服务对象母亲偶尔会通过房东寄 100~200 元给服务对象买学习用品。

（三）学习情况

因没有户口，服务对象推迟读小学，但她成绩优异，老师（校长）的评价是"刻苦、在学校乖、好学"。现因新冠肺炎疫情推迟上学，采用网上教学，服务对象没有智能手机，跟不上网上教学进度。

（四）支持系统

服务对象成绩优异，2019 年下半年曾受过晋江市爱心格子铺资助。2020 年春节，服务对象所在社区曾送上慰问物资。服务对象父亲不在家时，语文老师和校长帮助过服务对象，让其先住老师家。

从生态系统图（见图 1）上看，服务对象的非正式资源较为薄弱，正式资源给予支持较多。

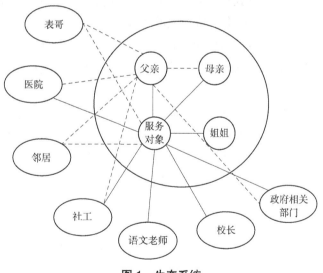

图 1　生态系统

（五）情绪方面

服务对象年龄较小，对父亲得病和即将面临的经济问题，尚不理解。对于父亲得病，她感到担心，不知道父亲会不会好起来。

（六）安全方面

服务对象住在居民自建石头大院房，一个月房租为 200 元，有公用的厨房和浴室。大院内现有 1 个租户，与服务对象一家人居住 10 多年。该租户育有 1 儿 1 女，儿子 17 岁，体形较胖，智力方面存在问题，对于男女之间界限不明确。服务对象独自居住在租房内，存在安全方面的隐患。服务对象所在社区能提供饮食，但无法提供住宿。

（七）朋辈

服务对象因户口问题延迟读书，比班级同学平均年龄大，同学关系一般。

三、服务计划

（一）理论依据

1.社会支持网络理论。社会支持网络指的是一种个人之间的接触，通过这些接触，个人得以维持社会身份，并且获得情绪支持、物质援助和服务、信息与新的社会接触。依据社会支持网络理论的观点，一个人拥有的社会支持网络越强大，就能够越好地应对各种来自环境的挑战。个人拥有的资源又可以分为个人资源和社会资源。个人资源包括个人的自我功能和应对能力；社会资源是指个人社会网络中的广度和网络中的人所能提供的社会支持功能的程度。

以服务对象的社会支持网络状况为出发点，运用个案管理方法，从服务对象个人自身、家庭、社会资源设计介入策略和步骤，链接正式的支持网络和非正式的支持网络。

2.马斯洛需求层次理论。马斯洛的需求层次理论，将人类需求分为五种，像阶梯一样从低到高，按层次逐级递升，分别为生理上的需求、安全上的需求、情感和归属的需求、尊重的需求、自我实现的需求。在新冠肺炎疫情防控阶段，服务对象在晋江市没有其他亲戚，居住安全无法得到保障。

（二）服务目标

1.总目标：改善服务对象生活、学习状况，促进服务对象的健康成长；构建服务对象的社会支持网络，促进服务对象更好地学习和生活。

2.分目标。

居住方面：帮助服务对象链接一个安全的临时住所，保障其生活起居。

心理方面：缓解服务对象到陌生地方独处而产生的害怕、恐惧、焦虑的情绪和思念、担忧父亲的情绪；协助服务对象做好面对突发事故和应对风险的心理准备。

社会支持方面：帮助服务对象链接民警、社区、医院等资源，妥善处理好户口问题；稳定服务对象的学习状况，顺利渡过现阶段因新冠肺炎疫情推迟上学的空白点。

家庭方面：协助服务对象融入新的家庭，促进亲子之间的沟通。

（三）服务策略

通过采用个案管理方式，前期面谈：与服务对象建立合作、信任关系，评估服务对象需求，解决临时住所；中期服务：寻找服务对象母亲，链接临时住所、学校、医院、民警资源，缓解服务对象学业和心理压力，协助处理户口、父亲身后事等问题；后期跟进：协助服务对象做好面对突发事故和应对风险的心理准备，促进亲子之间的沟通，让服务对象融入新的家庭生活中，继续完成学业，健康成长。

四、实施过程

（一）第一阶段

1. 服务目标：建立信任工作关系，为服务对象寻找到合适的居住地方。

2. 服务内容：医务社工通过与病区护士长、医生面谈了解父亲的基本病情、住院情况。在护士长的介绍下，服务对象比较快接受医务社工。医务社工主动向服务对象介绍社工服务，并说明了医务社工角色和所能提供的服务。在服务对象理解的情况下，通过聚焦、倾听的方式，对其学习、社交、生活、家庭和社会支持网络系统情况有了初步的了解。

接下来，医务社工通过电话访谈学校校长，走访服务对象出租屋和所在社区，评估服务对象居住环境。经过综合评估，服务对象独自居住在出租房内存在安全隐患，潜在风险较大。

服务对象在晋江市没有亲人，由于新冠肺炎疫情的影响，外地的表哥也无法前来照顾。医务社工又与晋江市公安局110应急指挥中心和晋江市民政局联系，了解相关政策，初步确定由民政局协调育婴院解决服务对象的生活照料问题。

医务社工通过开展个案管理会议，将面谈、电访和走访的情况反馈给护士长、医生、民警，在充分尊重服务对象意愿的情况下，协助办理相关手续，将服务对象安置在晋江市育婴院居住。在这个临时小"家"中，服务对象得到了育婴院工作人员的妥善照顾。

（二）第二阶段

1. 服务目标：线上心理支持，缓解服务对象因到陌生地方独处而产生的害怕、恐惧、焦虑的情绪和思念、担忧父亲的情绪。

2. 服务内容：医务社工陪伴服务对象到育婴院，办理交接材料，向服务对象讲解防疫相关知识，运用社会支持网络理论分析服务对象自身资源，引导服务对象认识到自身资源的优势。例如，自己 12 岁身体状况非常好，乐观、开朗，学习勤劳、刻苦等，鼓励服务对象通过自身的努力，照顾好自己和保持良好的学习习惯。

这一阶段，医务社工每天通过线上心理支持服务，打电话关怀服务对象，在衣、食、住、学等方面关心服务对象，缓解服务对象在陌生环境产生的恐惧和害怕情绪。医务社工联合育婴院阿姨，通过线上视频让服务对象看到服务对象父亲，缓解思父之情。通过线上个案管理会议，医务社工、医生不定期将服务对象父亲的治疗状况告知服务对象。

（三）第三阶段

1. 服务目标：协助服务对象做好面对突发事故和应对风险的心理准备；联系服务对象母亲。

2. 服务内容：在线上个案管理会议上，医生阐述过服务对象父亲的治疗情况，如果脑内一旦出现感染情况，将会是无底洞，服务对象父亲还无能力缴纳医药费，要做好最坏的打算。民警反馈会积极配合查找服务对象的其他亲人。社会工作者将父亲的治疗方案，以通俗易懂的语言向服务对象解释，跟服务对象探讨可能发生的最糟糕的情况，以及未来服务对象应该怎么办。

在民警的协助下，找到服务对象的母亲，医务社工联系上服务对象母亲。服务对象母亲，51 岁，身体不好，居住在广州，在家照顾姐姐和哥哥的 4 个孩子，经济困难。在说明社会工作者的角色和职能后，医务社工将服务对象父亲的病情和服务对象现在的处境跟服务对象母亲详细说明，一同探讨可能发生的事情。医务社工多次从法律上、情感上与母亲和姐姐讨论。经过母亲与现家庭成员讨论，如果服务对象的父亲发生不幸，愿意抚养服务对象，将服务对象和姐姐的两个孩子带回四川老家，由姐姐和叔叔提供生活费，继续读书。医务社工将服务对象现在的联系方式给母亲，促进母女之间亲子沟通，为未来服务对象可能回到母亲身边做心理准备。

（四）第四阶段

1. 服务目标：稳定服务对象的学习状况，顺利渡过现阶段因新冠肺炎疫情推迟上学的空白点。

2. 服务内容：受新冠肺炎疫情影响，学校暂时未开学，但是开通了网络授课。可是家境贫寒的服务对象没有智能手机或计算机等设备进行线上学习，这让勤奋好学、成绩优异的服务对象十分苦恼。医务社工得知这一情况后，联系母亲先寄一部智能手机给服务对象用于线上学习。医务社工结合学校网上授课进度，协助服务对象制订学习计划，邀请育婴院阿姨进行督促。随着与学校校长的联系增多，医务社工化身为服务对象的"临时家长"，进入班级家长微信群，一方面，协助服务对象上传作业，拓展服务对象交流圈子；另一方面，与老师沟通，随时跟进服务对象的学习和情绪状况。为了拓展服务对象正式资源圈子，帮助服务对象学习，做好面对突发事故和应对风险的心理准备，医务社工链接晋江市医院线上支持平台志愿者资源，在线上为服务对象答疑解惑，解决课业中遇到的难题，并从行为认知、安全知识、应急知识、青春期教育、风险评估等方面为其提供支持。

（五）第五阶段

1. 服务目标：哀伤辅导，协助服务对象做好面对突发事故和应对风险的心理准备。

2. 服务内容：2月19日，服务对象居住在育婴院的第13天，其父亲医治无效不幸过世。受新冠肺炎疫情影响，医务社工与育婴院和当地派出所联系，得到同意后，再次与服务对象见面。

服务对象见到医务社工很开心，与之分享近况。医务社工倾听后，肯定和总结服务对象这13天来独自生活的表现，让服务对象看到自身优势。在评估服务对象身体安全、情绪、行为、认知等状态后，医务社工将服务对象父亲已故的消息告知服务对象。

服务对象崩溃大哭，不能自已。医务社工搂过服务对象，让她靠在自己身上，还给她递纸巾、擦眼泪，"用鼻子深深吸气，嘴巴张开，缓缓吐气，很好，再来一次……"跟着医务社工的节奏和动作，服务对象的身体逐渐放松下来，心情也慢慢平复。医务社工及时输入希望，告知服务对象自身具备的优势资源和社会支持等，让服务对象恢复自尊和自信。

获悉母亲即将接她去广州生活后，服务对象一方面，对未来的生活充满好奇；另一方面，仍对父亲的离世不能释怀。医务社工引导服务对象与父亲做一个仪式上的道别，和她一起分析未来生活将面临的挑战和应对措施，包括如何与母亲现在的家庭相处、融入新的学校、新的环境存在哪些风险等，增强服务对象的自我效能感。

（六）第六阶段

1. 服务目标：协助服务对象母亲办理来晋江市的手续；促进母女之间沟通。

2. 服务内容：服务对象没有户口和出生证，从政策上来说，无法证明服务对象母亲和服务对象的关系，只能通过亲子鉴定才能证明母女关系。受新冠肺炎疫情影响，服务对象母亲无法马上过来接服务对象，姐姐、哥哥和叔叔不能出去工作，并且各自有家庭，仅筹集到3000元（母亲口述）路费和亲子鉴定费用。服务对象母亲担忧马上过来，还需要被隔离2周，没有地方住，没有多余的生活费。

医务社工将服务对象母亲的情况通过线上个案管理会议，与医生、民警、育婴院协商，考虑到新冠肺炎疫情因素，建议等新冠肺炎疫情得到有效控制后，服务对象母亲再过来接服务对象。医务社工建议服务对象母亲，先联系四川老家派出所，咨询办户口需要准备的材料，联系学校，为孩子读书做好准备。

这一阶段服务对象母亲在线上持续跟服务对象保持联系，即将把服务对象的户口办在母亲这边。母亲现在组成家庭，没有孩子，叔叔希望服务对象能够跟着他的姓氏。母亲将此事告知服务对象，服务对象一直没办法接受，哭泣着给医务社工打电话，医务社工在其母亲现组家庭的不易、服务对象母亲年龄、文化、相关政策规定方面与服务对象进行深入沟通，采用聆听、澄清、共情的方式，让服务对象理解其母亲。同时医务社工也在线上跟服务对象母亲联系，从服务对象刚失去亲人的情绪状况、青春期生理、情感特征方面，以及多年缺失母爱的情况，跟服务对象母亲探讨如何与服务对象沟通，促进母女之间的亲子关系。

（七）第七阶段

1. 服务目标：协助母亲办理相关手续；协助服务对象融入新的家庭，促进亲子之间的沟通。

2. 服务内容：3月，新冠肺炎疫情得到有效控制，服务对象母亲决定来晋江市接服务对象。3月10日，医务社工联系服务对象租住所在社区，协助服务对象母亲办理在广州的相关证明并提交给社区。当日下午服务对象母亲从广州抵达晋江。11日上午，医务社工在服务对象认知、情绪、行为、学习、生理等方面，与服务对象母亲面谈，探讨服务对象融入新的家庭可能出现的问题，让其做好心理方面的准备。

11日下午，医务社工、派出所警察和服务对象母亲一同前往育婴院。服务对象看到其母亲和叔叔时不知所措，服务对象低着头，靠着医务社工身边，不敢走到服务对象母亲身边。医务社工牵着服务对象的手，跟服务对象说其母亲是怎么过来的，简单交流后，服务对象慢慢抬起头看着眼前的母亲和叔叔，医务社工慢慢地把服务对象带到母亲身边。母亲和服务对象开始慢慢交流，母女之间关系变得缓和很多，接着派出所警察安排母女去做亲子鉴定，母亲牵着服务对象的手一同坐车前去。

（八）第八阶段

1. 服务目标：服务对象回到母亲身边；跟进服务对象学校和户口问题处理的情况。

2. 服务内容：16日上午根据亲子鉴定结果，服务对象回到了其母亲身边。虽然服务对象失去父亲，但在医务社工、警察、医生、育婴院的帮助下，服务对象跟母亲生活在一起，踏上新的旅途，开启新的人生阶段。

17日上午服务对象与医务社工视频，从视频中可以看出，服务对象跟母亲相处不错，开始启程回广州。24日回到四川，25日顺利完成落户和转学。

五、案例评估

居住方面：服务对象临时居住在育婴院，服务对象父亲病故后，经过多方努力回到服务对象母亲身边，保障生活起居。

心理方面：通过每天线上电话关怀和微信视频，缓解服务对象因到陌生地方独处而产生的害怕、恐惧、焦虑的情绪，也让服务对象能够看到其父亲。同时医务社工与服务对象充分讨论，让服务对象做好面对突发事故和应对风险的心理准备。

社会支持方面：链接晋江市医院、民警、社区、育婴院等正式资源，稳定服务对象学习状况，顺利完成转学，处理好落户问题。

家庭方面：通过与服务对象母亲线上沟通和线下面谈，让服务对象母亲以服务对象能接受的方式与服务对象交流，协助服务对象融入新的家庭，促进亲子之间的沟通。

六、专业反思

（一）挖掘服务对象可用资源，运用支持系统增强服务对象的能力

社会工作者要充分分析服务对象身边资源和支持系统，将理论知识内化，结合服务对象实际情况为服务对象提供精准个案管理服务。医务社工在开展个案管理服务时，注重服务对象自身发展需求，协调所有助人活动。

（二）多方资源联动，多部门合作，跨专业助力

医务社工在院内开展个案管理服务，不同于院内工作人员开展的服务，更加强调跨专业、部门联动，协调多资源助人。在个案管理过程中，提升资源的利用率及服务成效，同时个案管理对医务社工的整合及管理能力提出更高的要求。

"心向阳光等花开"

——自卑性厌学青少年的个案介入

刘 琦 谢 静

河南省胸科医院

青少年厌学，又称青少年厌学症，是指青少年对学习有负面情绪。从心理学层面讲，厌学症是指青少年学生消极对待学习活动的行为反应模式。

在青少年时期，个人生理、心理逐渐发育成熟，极易受到外界环境变化与干扰的影响产生错误的认知，导致偏差行为，厌学行为就是其中之一。厌学情绪及行为不仅会对青少年当前的学业产生极其负面的影响，还会限制其未来发展，重度厌学者会出现抑郁、焦虑、强迫等精神疾病。医务社工介入通过整合家庭、学校、社区及其他部门资源，为服务对象及家庭提供心理调整和社会生态环境改变等方面的支持和服务。

一、背景介绍

（一）基本信息

S，女，13岁，初一，现居河南信阳。

（二）服务对象背景资料

1. 服务对象来源

2019年12月，服务对象的妈妈从医务社工的母亲处得知，专业的医务社工技术与方法能帮助青少年树立正确的价值观，服务对象的妈妈与医务社工进行了一次电话联系，讲述孩子厌学给自己带来了极大的焦虑及家庭不和谐，表达出想获得医务社工帮助的意愿，并主动与医务社工建立了专业服务关系，对S进行个案介入。

2. 服务对象个人社会史

（1）家庭情况。服务对象的父母为体制内双职工，家中育有2个女儿，即服务对象与4岁的妹妹。父亲平时工作较忙，疏于对孩子的陪伴与教育；母亲性格较强势伴轻微焦虑，性格要强，事事喜欢替S做决定，认为S要像她一样，敢于表现自我，勇于争先。服务对象幼年时期，因母亲照顾不周，面部有两处烫伤，留下轻微疤痕，成为父母心中对孩子的愧疚，父母在生活中给予了服务对象物质层面较大的满足。

（2）厌学诱因。S小升初以后，进入当地一所重点中学就读。小学期间成绩处于中上游水平，进入中学后，学业压力增大，学习较为吃力，成绩一落千丈；加之女孩子进入青春期，对外貌产生更多关注，脸上的两处伤疤让S内心产生了自卑情绪。一次考试过后，因成绩仍旧在下游徘徊，S与母亲产生了激烈争吵，母亲认为自己付出的金钱都打水漂了，报的辅导班也都白费了；S则表示不去上学了，用跳楼威胁父母。医务社工还了解到，S升中学以后，因脸上疤痕问题经常质问父母，为什么倒霉的都是自己？为什么父母没有照顾好她？情绪时好时坏，母亲害怕S心理上出现问题，为其买遮瑕化妆品等，并满足S一些不合理的要求。

（3）在校及家庭中的表现。在校期间，上课精力不集中，喜欢说话、开小差、睡觉，对于自己的弱势学科，S认为是老师授课方式与内容有问题，觉得老师故意刁难自己，被老师惩罚在走廊罚站补作业；理化成绩倒数。

在家期间，沉迷于观看美妆直播、偷偷化妆，一提起学习，就头疼犯困；作业拖沓，偶发因熬夜写作业头疼不去上学的情况。服务对象父母与服务对象不能进行有效沟通，尤其是学习层面的交流，服务对象对父母的态度表现为敷衍、欺骗。

二、分析预估

（一）服务对象问题确定

1.会谈获取的资料

（1）学习障碍。S升初中以来，一直无法适应中学的学习节奏，不能专注于学习、专注于听课，一方面，觉得时间紧，学习任务繁重；另一方面，控制不住自己，沉迷娱乐，一天之中用于学习的时间极其有限。陷入恶性循环，上课听不懂，下课不温习，考试不会做。

（2）自卑心理。S因面部的两处轻微疤痕，觉得自己长得丑，不想与同学近距离接触，害怕被别人发现；又因成绩落后，受到父母屡次指责，S表示老师也对自己区别对待，别的同学犯错不会受到惩罚，自己犯错就要在全班同学面前承认错误，自尊心受到伤害。

（3）轻度抑郁情绪。S在家经常唉声叹气、苦恼忧伤，凡事提不起兴趣，喜欢胡思乱想；稍遇挫折与困境，就觉得困苦难熬，想要通过死亡解脱自己。学习中，S遇见不会的问题易于发怒狂躁，无法静心解决困难，容易产生焦虑；情绪起伏较大，喜怒无常。

2.观察获取的资料

（1）易亢奋。S在访谈的过程中，会因为聊到美女帅哥展现出极度喜爱与亢奋。语调较高，滔滔不绝，不喜欢被医务社工打断。

（2）易逃避。初期谈话中，涉及学习的话题时，S表现出敷衍的状态，抗拒深度交流。

（3）消极厌世。在会谈中，S流露出学习无用、生命无意义的话语，把自己遇见的困境归结为命运不公。据医务社工了解，S多次通过各种方式向父母表达过轻生的念头。

（二）服务对象需求预估

1. 形成理性自我认知的需求。能够认识学习的重要性，正确认识自我，看到自己的优势与潜能，消除自卑，树立正确的人生观、价值观。

2. 治疗抑郁情绪的需求。能够缓解抑郁与躁狂情绪，正视主观因素、客观因素对自身情绪的影响，调试内心承受力、适应性与应对能力，培养健康、乐观、积极的心态。

3. 改善家庭氛围的需求。得到父母在心理层面的关爱，建立起与父母间良好的沟通渠道，改善亲子关系，缓和紧张的家庭氛围。

4. 建立师长、朋辈支持环境的需求。获得父母、老师、同学的帮助与鼓励，增强学习自信心，养成规律的学习习惯；明确学习目标，激发学习动力。

三、服务计划

（一）服务目标

通过对S服务需求的分析，运用社会生态系统理论将本次个案介入的目标定为：

1. 改善S对自己的认知。帮助服务对象S转变负面的、消极的、错误的认知，重塑健康、积极、向上的精神状态，深化自我认知，增强服务对象的自信心，进而使厌学行为能够得到有效的改善。

2. 改善S对学习的认知。帮助服务对象S树立正确的学习观、价值观，制订合理的学习计划，提高学习兴趣，培养服务对象自主学习的能力，增强自我适应能力及形成克服学习困难的意识，帮助她取得学习进步。

3. 改善S与老师的关系。加强服务对象S与老师的交流，消除服务对象对老师的不信任感。帮助服务对象搭建与老师之间良好的沟通桥梁。

4. 改善S与家人的紧张关系。改变父母对服务对象S的非理性认识，S需要的是父母的陪伴、关爱、平等对待，而不是单纯的物质给予。

（二）服务策略

1. 主要理论依据

（1）认知行为理论。S表现的异常与其非理性认知密切相关，要解决S的问题，必须辅以认知层面的纠正和改变，当 S 能对自己、对父母、对老师及外界环境有较为正确、客观的认识时，才能改变行为方面的异常。

（2）社会生态系统理论。S 厌学的原因表现在她的社会生态系统出现了问题。首先是与自我的关系：无法接受外貌的不完美，不能接纳自我，不能理性看待外貌与人生内涵价值之间的关系；其次是与家庭的关系：面对父母陪伴与关爱的缺失及父母认知行为理论的偏差，亲子关系冷漠；最后是与周围相关人群的关系：负能量效应，认为不好的事情都发生在自己的身上，老师区别对待自己与其他同学，与老师产生隔阂。根源是父母的认知和行为模式影响了 S，S 在缺少正确引导、陪伴与理解的环境下形成了错误认知。医务社工需要从 S 的社会生态系统入手，为其重塑健康、和谐的内外部环境。

2. 个案管理方案

因 S 遇到的困境并不是单一的，除了厌学还伴有自卑、抑郁等心理层面的问题，医务社工与 S 接触沟通之后认为专业心理治疗师、学校、朋辈力量的加入，个案管理模式的运用能够更好地帮助 S 避免因心理问题走上辍学的道路。

（1）建立关系。医务社工与服务对象 S 单独沟通，营造出放松、私密、安全的谈话环境，引导服务对象吐露真实的想法，便于获取信息的真实性与正确性；并向服务对象申明会遵守保密性原则，建立专业合作关系。

（2）评估需求资源具体内容见表 1。

表 1　评估需求资源具体内容

服务对象的需求	需求资源类型	需求内容
自我理性认知	医务社工	医务社会工作者提供专业服务
治疗抑郁情绪	医疗、医务社工	心理咨询师的专业治疗；医务社工发挥资源链接功能
改善家庭紧张氛围	家庭、医务社工	父母的尊重、陪伴与爱；医务社会工作者提供专业服务
和谐师生关系	学校、医务社工	老师与同学的支持与认可；医务社会工作者提供专业服务

（3）制订计划。医务社工深入地分析和完善已搜集的资料，评定了服务对象的需求与所需资源，在充分尊重 S 自尊与双方协商的基础上，划分出解决问题的优先顺序，确定目标如下：①改善 S 对学习的认知；②改善 S 对自我的认知；③改善 S 与家人的紧张关系；④改善 S 与老师的关系。①和②目标的实现为③和④目标的实现奠定可行的基础，也能让 S 在服务过程中因获得感、价值感的实现进而主动改变其与周围外部环境的关系；并鼓励服务对象与医务社工一起想办法实现这些目标，

制订服务计划，签订服务协议。

（4）链接资源。因服务对象S面临问题的多样性，医务社工帮助其链接医疗、学校、朋辈等支持资源。链接医院内的国家二级心理咨询师为S提供专业的心理咨询与治疗服务，通过情感支持、情绪疏导等专业方法激发S的潜在意识，帮助其走出负面情绪；与S所在中学的老师、同学沟通联系，帮助S营造尊重、支持、融洽的学习环境。

（5）整合资源。医务社工负责统筹协调、支持和监督各资源提供者与服务对象之间的服务过程。因心理咨询师、学校师生的参与会将服务对象的个人隐私透露出去，医务社工经过多次与服务对象的详细沟通，最终获得了服务对象的同意，医务社工同时表示会监督双方契约任务的有效落实并坚守保密原则；对每一次服务的开展做好图文记录与效果评估，在服务双方出现冲突与停滞状况时，给予协调和支持，并对服务对象提出有益的建议，适时修正服务计划。

（6）结束关系。当服务对象开始主动寻求解决问题的办法或调动身边的资源时，个案服务管理工作接近尾声了。

3. 主要服务模式

（1）任务中心模式。帮助服务对象S解决当前提出的一个个具体问题，如数学成绩怎样提高？怎样去让老师知道有其他犯错误的孩子没有得到惩罚，自己觉得不公平等。如果这些是S当前在意并需要迫切解决的问题，如果得到了妥善的解决，就会增加S改变以往认知模式的动力。

（2）理性情绪治疗模式。帮助S意识到自己的不良情绪及诸多压力源于非理性的思维模式，对于S认知模式的改变就是区别事件与本人之间的关系。

（3）优势视角模式。通过帮助S挖掘其自身的优势与潜能，如擅长写作、画画，鼓励其投稿及参加绘画比赛，展现自我、接纳自我。

（4）叙事治疗模式。让S重新诉说她厌学的诱因事件，即与母亲的冲突事件。通过这种治疗模式，让S找到对这一件事不同的认知和不同的处理方法。同时使用这种模式审视自己与母亲的相处片段，从不同的角度重新认识其母亲行为背后的原因，最终在心里与母亲和解。

4. 服务程序

（1）对S的微系统进行介入。主要采取任务中心模式与优势视角模式，帮助S提升改变认知行为的动力，解决其当前迫切需要解决的问题；同时挖掘自身潜能，树立自信心，认可自我。

（2）对S的中系统，即家庭关系进行介入。主要采取叙事治疗模式，通过回顾家庭生活，寻找解决缓解其家庭关系的空间和契机；另外，与S的父母沟通，尝试改变S家庭的认知模式与沟通方式。

（3）对S的外系统，即学校人际关系进行介入。主要采取理性情绪治疗模式，帮助S学会用理性的思维看待问题，把人与事件本身区别来看，理解老师的行为。

全班的学生老师不可能个个盯住，她惩罚的只是错误本身，而不是针对某个人。消除 S 对老师的隔阂。链接学校，与服务对象所在班级中的老师、同学联系沟通，帮助支持 S 建立起尊重、认可的学习环境。

四、服务实施过程（见表 2）

表 2　服务实施过程

阶段名称	目的	工作内容	目标
第一阶段资料收集与问题诊断	接案并建立专业关系	搜集服务对象的资料，分析其厌学的原因，梳理介入的理论和实践技巧，制订详细的介入计划	初步了解服务对象、家庭成员、学校老师。与服务对象建立专业关系，初步评估服务对象主要问题，制定服务方案
第二阶段制订计划与提供服务	1.缓解服务对象行为和情绪上的厌学问题 2.转变服务对象的不合理认知，发现潜能，提高自我接纳能力 3.改善服务对象的家庭氛围，建立良好的亲子关系 4.提升外部人际关系认知能力，消除师生隔阂	1. 采取任务中心模式，帮助服务对象 S 解决当前提出的一个个具体问题，增加 S 改变以往认知模式的动力。链接具有医学背景的心理咨询师，对 S 由于面部疤痕、家庭关系紧张等因素造成的厌学与抑郁情绪给予专业疏导，帮助 S 缓解负面情绪，积极面对生活，提高对问题分析解决的能力 2. 采取优势视角模式，通过帮助 S 挖掘其自身的优势与潜能，如擅长写作、画画，鼓励其投稿及参加绘画比赛，展现自我、接纳自我 3. 叙事治疗模式，让 S 重新诉说她厌学的诱因事件，即与母亲的冲突事件。通过这种治疗模式，让 S 找到对这一件事不同的认知和不同的处理方法。同时使用这种模式审视自己与母亲的相处片段，从不同的角度重新认识其母亲为背后的原因，最终在心里与母亲和解，改善家庭氛围 4. 采取理性情绪治疗模式，帮助 S 意识到自己的不良情绪及诸多压力源于非理性的思维模式，对于 S 认知模式的改变就是区别事件与本人之间的关系。从而改善对老师的认知。链接学校，帮助 S 营造尊重、认可的学习环境 5. 采取家庭治疗模式，通过共同观影的形式，促进家庭成员间的互动与交流，增进理解	运用社会工作方法和理论，链接其他专业资源解决服务对象在行为和心理层面的厌学问题

阶段名称	目的	工作内容	目标
第三阶段 巩固与结案阶段	发掘服务对象潜能，提升服务对象学习能力	1. 对服务对象取得的成绩给予鼓励和强化，运用访谈与量表后测对服务对象再次评估，根据目标是否达成，考虑是否结案 2. 帮助服务对象梳理个案介入中渗透的理念、方法及思维方式，鼓励服务对象将其运用到生活与学习中	巩固个案成果，结束个案并在后续跟进个案
第四阶段 评估与反思	对个案介入效果进行结果评估并对介入过程进行反思	对个案工作介入厌学问题的效果及专业角色、治疗模式、方法进行评估与反思	对个案介入进行结果评估和反思，充实社会工作介入青少年厌学问题的实务经验

五、总结评估

（一）服务过程评估

1. 个案完成情况

在本次个案开展前期，医务社工通过搜集服务对象相关信息资料，系统分析了服务对象面临的问题、服务需求，并与服务对象一起制订了相应的服务目标和计划。在个案开展过程中，主要采取任务中心模式、优势视角模式、叙述治疗模式及理性情绪治疗模式对服务对象的认知行为、家庭关系、外部人际关系进行了改善。同时运用了个案管理的方法，医务社工及其链接的其他专业资源共同帮助服务对象认识到学习的重要性，养成良好的学习习惯；积极发挥自身优势与潜能，消除自卑情绪，树立正确的人生观、价值观；紧张的家庭氛围得到缓和，建立起亲子间良好的沟通渠道；得到老师、同学的帮助与鼓励，增强学习自信心；案例取得较为成功的效果。

2. 服务对象满意程度

服务对象及家庭表示，在接受了医务社工的服务之后，自己的情况有了明显的改变。在服务过程中，服务对象对医务社工的工作由起初的抵触到后期转变成了积极配合。医务社工也时刻关心服务对象的生活，及时了解服务对象的问题和需求。根据服务中出现的问题适时调整服务内容，双方相互配合，顺利地完成了服务计划。在个案结束时，服务对象及家庭表示，医务社工提供的服务很好地协助其解决了困难，对医务社工的表现及医务社工提供的服务都非常满意。

3. 医务社工自我评价

本次个案服务中，医务社工在为服务对象提供服务的过程中，以社会工作专业理论为指导，注重个案服务技巧和方法。在尊重服务对象自尊的前提下，与服务对象一起制订服务目标和计划，并且严格遵守保密原则，在涉及服务对象隐私时都会提前征求服务对象的同意。在服务过程中，采用适合服务对象的治疗模式，在一定程度上解决了服务对象的合理性需求。

（二）服务效果评估

在此次个案开展之前，医务社工在了解服务对象的个人情况后，以此为依据制作了服务对象需求达成效果评估量表（见表3），对服务对象进行了前测和后测。

表3　服务对象需求达成效果评估量表

评估项目	评估指标（认知/行为）	个案服务前					个案服务后				
		很好	好	一般	差	很差	很好	好	一般	差	很差
微系统	对自我的认知				✓			✓			
	对问题分析解决的能力			✓				✓			
中系统	对父母的认知			✓			✓				
	与父母之间的交流沟通				✓		✓				
外系统	对周围人际关系的认知			✓			✓				
	处理师生关系的能力				✓		✓				

六、专业反思

对本次个案介入工作进行自我审视，意识到个案工作在中后期容易进入停滞不前的状态，预设的目标没有完成。此时，医务社工也容易有焦躁情绪，或者强制要求服务对象去实现目标，这样会适得其反。因此，在工作遇阻时，首先，医务社工应摆正心态，不能急于求成，保持良好的专业素养，懂得心情的宣泄与疏导；其次，医务社工不能过分关注目标的达成，更多地站在服务对象的角度思考问题，用医务社工的尊重、陪伴、接纳的态度对待服务对象。同时个案管理工作方法对医务社工综合能力的要求较高，作为服务过程中的咨询者、整合者、监督者、倡导者，需要有"大局观"兼"细节控"。除了需要具有专业的社会工作水平，还要有良好的沟通力、协调力、洞察力及资源整合力，保障各资源提供方与服务对象良好有序地开展服务。

医务社工助力服毒少女走出心理阴霾

黄正会 张 馨

广西壮族自治区人民医院

一、案例背景

（一）基本资料

服务对象小蓝（化名），女，12岁，初一学生（尖子班），因好胜心强，上初中后无法接受自己努力但成绩排名仍然落后的事实，于2020年5月7日（五一假期临近结束时）凌晨2点左右趁家人熟睡后自行服用农药"百草枯"自杀，直至次日晚恶心、呕吐症状加重后，被家人送至当地医院就诊。在诊治过程中，接诊医生发现服务对象手腕处有多处刀痕，遂请该院心理医生会诊提示服务对象存在"情绪低落、意志减退、睡眠障碍，认知功能受损，自杀行为，结论为不伴有精神病性症状的重度抑郁发作"。因当地医院条件有限，经初步医疗行为处理后转至广西壮族自治区人民医院急诊科紧急救治并入住儿科重症监护病房。入院后患儿神志清醒，精神差，寡言少语，鉴于服务对象为服药自杀并有自残经历，病情稳定后由儿科重症监护病房医务人员转介给社工部，希望医务社工为服务对象提供心理疏导，减轻治疗过程的焦虑、抑郁情绪，使其积极配合治疗，康复出院。

（二）背景资料

1. 情绪状况

服务对象是一名尖子班学生，在班里成绩排名中上，自诉进入中学后感到学习压力增大，情绪低落，自卑自责，闷闷不乐，兴趣减退。

2. 家庭资料

服务对象为农村户口，家庭经济状况尚可。家庭成员除服务对象外，还有爷爷、奶奶、父亲、母亲、姐姐、叔叔、婶婶。服务对象爷爷、奶奶身体健康，父亲常外出打工，母亲在家务农，姐姐在读高二。服务对象父母性格温和，内向，家庭关系和睦，在学习方面未曾对服务对象施加压力。

3. 人际关系

服务对象性格内向，沉默寡言。与班级同学关系一般，交流少，相对要好的同学有3个，但不交心，只与一位正在外校读初中的小学同学关系密切。班主任较严厉，对学生学习的要求较高，经常训斥学生，因此服务对象对班主任有惧怕心理。服务对象从小由妈妈照顾，念初中以前性格开朗，与家人关系亲近，与父母、姐姐常有沟通。与姐姐年龄差距较大，因此平常较少与姐姐做知心交流，念初中住校后很少与家人交流。

4.行为表现

读初中后服务对象出现寡言、睡眠障碍、不想上学，有多次割腕自残行为。

5.支持网络

奶奶、父亲、母亲、姐姐平时都有关心服务对象，住院期间主要由妈妈照顾。

二、问题分析

（一）理论基础

1.艾利斯理性情绪理论。艾利斯的理性情绪理论治疗法认为人的情绪和行为障碍不是由于某一激发事件直接所引起，而是由于经受这一事件的个体对它不正确的认知和评价所引起的非理性信念，最后导致在特定情景下的情绪和行为后果。案例中服务对象由于对成绩排名的错误认知导致过激行为服毒自杀的发生，医务社工运用理性情绪治疗的相关理论及方法，帮助服务对象识别自身存在的非理性信念，理性对待成绩及排名，正确认识自己的服毒行为及后果。

2.绘画艺术疗法。绘画艺术治疗是通过画者、绘画作品和治疗师三者之间的互动，以绘画创作活动为媒介的一种非言语性的心理疗法。它让服务对象通过绘画创作过程，利用非语言工具，将潜意识内压抑的感情与冲突呈现在纸上，让画者内心的冲突在绘画过程中得以疏解，促使画者人格的整合和完善。案例中服务对象患有"不伴有精神病性症状的重度抑郁症"，同时处于青春叛逆期，医务社工巧妙运用房—树—人画作为建立关系和评估工具，顺利介入本案并达成目标。

（二）问题分析

1.非理性认知。服务对象在尖子班读书，入学后自感学习压力很大，总担心自己成绩落后会被老师责骂、被同学瞧不起，导致心理压力无法排解，因此多次出现自残行为，最终私下服用农药"百草枯"欲了结自己的生命。医务社工跟进服务对象时，需要消除服务对象的非理性信念，树立理性信念，正确看待成绩。

2.自信心不足。服务对象本人对自己期望过高，尽管成绩在班级排名前20，但仍然自卑、自责，在缺少支持的情况下，服务对象对学习和生活越来越没信心，态度消极。医务社工帮助服务对象发掘其潜在优势，寻找周围支持系统，给予服务对象更多的关心和鼓励，增强其自信心，积极地面对学习和生活。

3.社会支持网络薄弱。服务对象念初中后和家人交流减少，当出现心理压力或者不良情绪时未能获得家人的及时支持和帮助；在同辈支持方面，由于服务对象对同班同学缺乏信任，好朋友在外校读书，缺乏倾诉对象；在学校方面，由于服务对象惧怕老师，当学习遇到困难时，服务对象未能获得及时指导。医务社工在介入过程中需要链接服务对象父母、朋友、老师，为服务对象争取更多的关爱和支持。

三、服务目标及服务计划

（一）长期服务目标

协助服务对象正确认识自我，树立理性信念，增加自信心，以积极的态度面对生活和学习，促进健康成长。

（二）短期服务目标

1. 通过陪伴和心理疏导，减轻服务对象消极、悲观情绪。
2. 纠正服务对象的非理性认知，树立理性信念，重拾生活信心，积极配合治疗，勇敢面对以后的生活和学习。
3. 鼓励服务对象与父母、姐姐多沟通，从家庭获取更多支持。
4. 增强服务对象沟通交流能力，鼓励其多与班主任、好朋友交流，及时释放内心的压抑情绪。
5. 协助服务对象正确认识现状，发挥自身潜能，为自己订立合理的目标和计划。

（三）服务计划

1. 收集服务对象资料（包括服务对象的基本信息、病情、治疗进展），为介入做准备。
2. 与服务对象父母面谈，了解服务对象的家庭情况、家庭支持网络、亲子关系等。
3. 与服务对象面谈，建立信任关系；运用绘画工具，鼓励服务对象绘制房—树—人图及学校动态图，评估服务对象的性格特点、目前的心理状态及主要压力源。
4. 从服务对象的兴趣爱好出发，运用绘画艺术疗法贯穿于个案的跟进全过程，帮助服务对象舒缓不良情绪，发现自我，找到生活正能量，制定未来目标。
5. 联结医务人员、家属、校方、朋辈的力量，鼓励服务对象积极配合治疗，争取早日康复出院。

四、介入策略

（一）第一阶段

目标：收集资料，评估问题，建立关系；了解服务对象服药自杀的主要压力源。

介入过程：

1. 收集资料，为接案做准备。接案后，医务社工与病区医护人员进行沟通并查看电子病历，收集服务对象基本资料，包括基本信息、入院时间、病情记录、医保情况等。

2. 与家属建立关系并了解服务对象成长过程及家庭情况。医务社工收集基本资料后与服务对象父母进行了初次会谈，从中了解到服务对象的成长经历无特殊，家庭经济状况尚可，住院费用可以通过新农合医疗报销；在家里，服务对象和妈妈、姐姐关系亲近，亲子关系正常，父母对其学习无过高要求，未曾有过打骂行为。初一年级上学期服务对象自觉学习压力大开始出现失眠，父母告知老师并口服安神补脑液，未见好转。

3. 与服务对象面谈，建立信任关系。初次探访，医务社工发现服务对象精神欠佳，情绪低落，寡言。为获得服务对象的信任和接纳，医务社工首先向服务对象表明身份。在医务社工的引导下，服务对象逐渐说出了此次服药自杀的主要原因。接着，医务社工以绘画为工具，鼓励服务对象通过绘制房—树—人图及学校动态图表达自己内心情绪，以评估服务对象的性格特征及社会关系网络。绘画过程中，服务对象一直在抽泣，医务社工一边安抚服务对象，一边观察服务对象绘画时的状态。服务对象用8分钟完成了第一幅房—树—人图。从图中可以看到无门的房子、未打开的窗户、没有四肢及无嘴巴、无耳朵、无鼻子的人，由此可以看出服务对象还没有走出自杀阴影，非常无助，内心缺乏安全感，有很强的防御心，不愿意向他人表达内心的悲伤和难过。在绘制第二幅班级状态图时，服务对象用9分钟完成绘画。服务对象在解说画画过程中向医务社工透露班主任平时对学生要求很高，经常批评学生。自己曾因成绩落后被班主任拍头一次，虽然力度不重，但是心里很难受，自感学习压力过重，导致严重失眠，学习成绩提升很慢，开心不起来，自卑和自责感一直伴随自己。她希望班主任对学生的指责减少一些，让同学们有个轻松的学习环境，渴望和谐的师生关系。

效果评估：在第一阶段的介入中，医务社工采用绘画艺术疗法与人本主义相结合的方式，以同理、尊重、倾听和不批判的介入技巧与服务对象建立了良好的信任关系，并借助房—树—人图对服务对象的性格特点、当下的心理状态作出评估；同时通过学校动态图的分析及服务对象面谈回应，医务社工对服务对象服药自杀的主要压力源有了进一步了解。通过初次面谈，服务对象表示很乐意接受医务社工的帮助，并与医务社工一起探讨制定服务目标。

（二）第二阶段

目标：与校方联系，了解服务对象在校情况；通过绘画了解服务对象的心理压力程度及社会支持情况；帮助服务对象消除非理性信念，树立理性信念，正确对待学习压力和积极配合治疗。

介入过程：

1. 联系班主任，了解服务对象在校信息。医务社工通过服务对象父母与班主任进行电话联系。医务社工首先向班主任反馈服务对象目前的病情和治疗情况，同时委婉地告知班主任服务对象服药自杀的主要原因。班主任回应，服务对象平时学习成绩中上，性格乖巧文静，记忆中未曾对其有过打骂行为，入学后了解到服务对象失眠严重曾自己花钱为其买药，并鼓励服务对象多参加跳舞等兴趣班。但作为尖子班的班主任，其透露自己也感压力很大。为了给学生减压，偶尔会组织班级参加减压活动。通话后医务社工和班主任互加微信，在微信里班主任发来服务对象平时参加班级活动的图片，让医务社工转给服务对象并鼓励其配合治疗，争取早日康复返校。

2. 以绘画为工具，评估服务对象心理压力程度及社会支持情况。在这一阶段的介入中，医务社工发现服务对象的情绪较前一日有所好转。医务社工继续引导服务对象用绘画表达当下心情及社会支持情况。首先，医务社工引导服务对象分别画一幅"雨中人"和"爬山图"，以评估服务对象的心理压力程度，服务对象用12分钟分别完成了医务社工指定的两幅画。在"雨中人"画中，服务对象画出了大雨中与好朋友撑伞在路上的情景。画中的雨点密而直，说明服务对象当下的心理压力很大。在第二幅"爬山图"中，服务对象画出的是连绵不断的山脉和夕阳，服务对象解说是下午放学以后好想和好朋友边走边看夕阳，表示非常怀念小学时光。为进一步评估这段期间服务对象的消极情绪是否减轻，医务社工鼓励服务对象在一张白色的A4纸上画一个"笑脸"并自己评分。画中可见"笑脸"居中，微笑幅度小，服务对象自评分为7分。根据服务对象的自我评价，医务社工鼓励服务对象说出"笑脸图"存在的不足并重新画一幅最能表达自己此刻心情的"笑脸"。在第二个"笑脸"中，服务对象把代表微笑的弧线作出了调整，并评分9分。结合前后两个"笑脸"，可以看出服务对象以自我为中心的个性特征，且内心存在焦虑。此外，通过医务社工的接纳及陪伴，服务对象的焦虑、抑郁情绪已经得到了有效疏解。为进一步了解服务对象的社会支持网络，医务社工引导服务对象绘画家庭动态图，在家庭动态图中，呈现出晚餐后服务对象与家人在一起休息聊天的其乐融融场景，整幅画位置偏左，根据格鲁尔德空间示意图，说明服务对象渴望母爱，表达对过去生活的留恋。从画中单数的物体数量和栅栏可看出服务对象内心是孤独的，且存在一定防御心理，但所画的房子较前有所不同，均有门和窗且是打开状态。询问服务对象给该幅画的评分是多少，服务对象回答说5分，问其给画面的增减部分是哪些？服务对象回答说，再增加人物的数量，并表示喜欢人多热闹的场景。在第二幅画中，打开的门窗及擦掉的栅栏，说明服务对象对外界的防御程度有所减轻，愿意与人诉说自己内心的想法，抑郁情绪有所好转。

3. 帮助服务对象舒缓自杀后的消极情绪，纠正非理性信念，建立起正确的认知。跟进中，医务社工积极与医务人员进行沟通，了解服务对象的病情动态及治疗效果并及时反馈服务对象，让服务对象安心接受治疗。同时以举例的方式引导服务对象正确看待分数和排名，积极调节自身状态，学会将学习压力转换为学习动力，提高面对学习压力的自我调节能力。

效果评估：这个阶段，医务社工通过进一步收集信息和评估，对服务对象的支持网络有了较为全面的了解。同时通过医务社工的帮助，服务对象的消极情绪得到疏导，重新树立信心，表示会勇敢地应对当下的困难和压力。

（三）第三阶段

目标：了解服务对象的治疗情况，继续跟进服务对象的情绪状态。

介入过程：第四次探访，服务对象病情好转已转至普通病房。面谈中服务对象向医务社工表示转到普通病房很开心，可以和家人在一起，还可以玩手机游戏。接着医务社工让服务对象通过自由绘画描述当时的心情和日后的计划。服务对象分别用6分钟的时间画了两幅画，主题分别为"向日葵花""以后打算"，并为画画评分7分。服务对象表示希望自己像画中的向日葵一样绽放，开心地学习和生活。在回应医务社工关于增加或者减少画面部分内容，服务对象立即在原画面上增加了两朵向日葵花，分数也增加为9分，表示很满意。在"以后打算"画中，服务对象分别呈现了"好好上课、跑步、跳舞、交朋友"等画面，从画中可以看出服务对象呈现的是积极向上的状态，在人物的表达方面，画里的人物均为独自一人或者单数，说明服务对象内心还是孤独的。在回应给画面增加或者减少部分内容，服务对象在跑步的状态图里增加了一个人，说明内心渴望有朋友的陪伴。

效果评估：通过医务社工的引导、鼓励和陪伴，服务对象已逐渐走出自杀阴影，积极配合治疗，为早日返校学习制订了计划和目标。

（四）第四阶段

目标：再次评估需求，和服务对象共同制订出院计划。

介入过程：第五次探访，服务对象正在进食午餐，情绪较前一日有些低落。通过绘画，服务对象流露出想出院回家的迫切意愿，表示住院像坐牢，没有自由。医务社工和主管医生沟通得知服务对象目前病情好转并稳定，如化验指标正常可安排近期出院。医务社工即把医生的意见反馈给服务对象及家属，其表示会继续配合医生的治疗安排。

效果评估：通过跟进，医务社工及时发现和排解了服务对象的负面情绪。

（五）第五阶段

目标：结案，给予出院指导。

介入过程：第六次探访，服务对象因化验结果正常已提前结账出院。3天后通过电话回访服务对象母亲，其母亲回应服务对象出院后情绪较之前稳定，偶有情绪低落现象，但能主动与家里人交流。按医嘱将于1周后回院复查。询问服务对象本人，其回应感觉挺好，好朋友有到家看望她。医务社工嘱咐服务对象如有不开心，可以电话或者以画画的形式告诉医务社工。

五、结案与评估

（一）结案原因

服务对象出院。

（二）评估

1. 观察：服务对象现状：对自己的自杀行为有了正确的认知，情绪稳定，和医务社工制订了出院的学习和生活计划，尽自己最大努力朝着目标前进。

2. 量表测评：医务社工运用抑郁自评量表测试（SDS）、焦虑自评量表测试（SAS）、长处与困难量表SDQ（儿童版）、长处与困难量表SDQ（家长版）对服务对象于介入前、介入后分别进行测量，发现服务对象抑郁症状评分、焦虑症状评分及情绪问题、行为等方面均有显著差异，说明医务社工在本个案的介入是有效的（见表1~表2）。

表1　患者干预前后抑郁、焦虑得分比较

时间	抑郁得分	焦虑得分
干预前	77.00	68.75
干预后	72.50	58.00

表2　SDQ问卷分类分析

	患儿（干预前/干预后）	患儿家长（干预前/干预后）
情绪问题	9分（异常）/1分（正常）	8分（异常）/3分（正常）
品行问题	2分（正常）/2分（正常）	4分（边缘水平）/4分（边缘水平）
多动注意缺陷	8分（异常）/3分（正常）	0分（正常）/0分（正常）
同伴交往问题	4分（边缘水平）/3分（正常）	6分（异常）/4分（边缘水平）
社会行为问题	6分（正常）/6分（正常）	10分（正常）/6分（正常）
总困难	29分（异常）/15分（正常）	28分（异常）/17分（边缘水平）

六、专业总结及反思

回顾本案例，服务对象为一名初中女生，正值青春叛逆期，同时患有重度的抑郁症，医务社工以房—树—人画为切入口，很快与服务对象建立了信任关系，并借助绘画及其创造性的自由表现灵活运用到案例的评估、诊断、分析、疏导、未来计划等跟进过程，使服务对象在介入过程中将潜意识中压抑的感情与冲突通过画画呈现出来，并且在绘画过程中获得疏解与满足，进而一步步实现介入目标。绘画艺术治疗在本次青少年自杀个案中的运用与探索，为儿童医务社工实务提供了一种新的介入思路和研究方向。

参考文献

［1］严虎.绘画艺术治疗在心理疾病治疗中的实践应用［C］.中国中小学美术，2018.

［2］张莉.绘画心理学在儿童个案工作中的应用［J］.中国教育论坛，2016：232-233.

［3］燕博."房树人测验"打开被遗弃儿童的内心世界［J］.中国社会工作，2018（336）：20-21.

［4］郭侨蓉.携手疗创伤——社工对企业自杀实事件的介入［J］.中国社会工作，2018（330）：28-29.

三无流浪长者的医务社工介入实践

——以广东省中医院为例

石万寻　司徒慧宜

广州市启创社会工作服务中心

一、案例背景

（一）基本资料

服务对象，A省B市人，64岁。

（二）个案背景

1. 接案原因：2020年初服务对象因为重病在街头昏倒，被一同流浪的街友拨打120送至广东省中医院救治。服务对象被确诊为癌症晚期。为了治疗，腹部保留了两条管道，需要定期护理。如果服务对象再次回归流浪的生活，很可能会因为感染而危及生命。服务对象是流浪的三无人员，在广州无亲无友。

2. 家庭情况：服务对象未婚，无子女。幼年因为父母工作繁忙，服务对象被爷爷带大，性情比较叛逆。由于与父母缺少沟通，对他们的管教产生了误会，与家人关系不睦。后离家出走，在广东省内流浪20余年。

3. 社会支持：服务对象独自在广州流浪多年，缺乏有效的社会支持系统。

4. 经济状况：服务对象长期靠拾荒为生，偶尔打零工维持生计，随身携带几百元现金，无住所，无多余的积蓄。

5. 心理情况：服务对象因为疫情与疾病心情忧郁，对生活失去信心。他担心病情稳定后要重回街头过漂泊的生活，因此在苏醒后面对医护的询问非常警惕，一言不发。医务社工介绍了自己的身份和工作内容，并坦诚地告诉他，医务社工和科室愿意一起尽力帮助他，希望得到他的信任。服务对象认真听完介绍，并再次确认了医务社工的身份后，放下疑虑，开始讲述自己生病前的经历。

二、服务计划

（一）服务目标

1. 总目标

帮助服务对象重建社会支持网络，募集住院康复的物资以及寻亲资源。为服务对象增能，协助其提升自信。

2. 具体目标

目标1：医务社工与服务对象建立信任关系，梳理其现有的社会支持系统，共同制订介入计划。

目标2：医务社工发掘可以为服务对象提供帮助的社会支持资源，通过吸收医护、社会公益组织、救助站等力量，帮助服务对象丰富其社会支持网络的成员，重建稳定有效的社会支持网络。

目标3：帮助服务对象增能，改善服务对象对生活的绝望感与无力感，让其积极配合康复治疗与寻亲工作。

（二）服务策略

1. 预估阶段：建立信任关系

医务社工全面评估服务对象的状况，为服务对象提供情绪支持和关怀，倾听他的人生经历，了解他的需求，并赠送了住院安心包（包含护理垫、纸巾、毛巾、水杯等住院必需品）。

2. 介入阶段

（1）共同制订介入计划：在服务对象愿意对医务社工敞开心扉后，医务社工与其分析目前的困境，梳理他的社会支持资源，并共同制订应对计划。

（2）链接资源、重建社会支持网络：疫情之下，医务社工以线上协作的方式整合多方力量，与医护人员、救助站、社会公益组织、志愿者等力量密切合作，充分发挥社会支持网络的功能，通过"云救助"的方式为服务对象链接寻亲、康复物资援助等方面的资源。

（3）发掘优势，提升自信：医务社工帮助服务对象克服绝望感与无助感；协助医护，帮服务对象了解病情与康复的注意事项，配合治疗；在寻亲的过程中不断地鼓励他，与他及时沟通寻亲的进度，并帮助服务对象重新认识自己的优势，增强其回归社会的信心。

三、实施过程

（一）打开心防，建立信任，制订计划

医务社工在接到急诊留观的转介后，第一时间来到病房，评估服务对象的情

况，了解他的需求。服务对象手术后非常虚弱，疫情和疾病把他困在医院，虽然有医护的照顾，但是孤身一人的服务对象一想到出院后无家可归，内心就惶恐不安。疫情期间，大部分人选择宅在家里。而流浪多年、身患重病的服务对象，更是渴望一个可以遮风蔽雨的家。他非常想找到家乡的亲人。

医务社工在了解到服务对象的需求后，告诉他：医务社工和科室医护人员愿意一起尽力帮助他，尝试着圆他与家人团聚的梦想，让他得到妥善的安置。服务对象听完，枯黄的脸上有了神采："你们真的愿意帮助我找家人吗？太好了！"

（二）链接资源、重建社会支持网络

1. 医务社工整合各方资源，链接康复物资：住院不愁，安心包伴你康复

服务对象短时间内无法出院，为了鼓励他安心养病，医务社工提供了住院安心包服务，发动多方力量，链接必备的住院物资，确保他在住院期间基本的生活无虞。

在广州，有许多关心街友（流浪人员）生活的公益团体，虽然在疫情期间，线下的服务暂停了，但医务社工通过线上为服务对象组建救助群的方式，与爱心人士协力合作，从多方渠道募集到了奶粉、蛋白粉、纸尿裤、秋冬衣物等物品，帮助服务对象补充营养，努力康复，等待回乡与亲人团聚的那天。

2. 医务社工联动多方公益力量，疫情期间搭建"云寻亲"网络

医务社工配合科室采集服务对象的身份信息给救助站，推动寻亲的工作；也在征得服务对象同意的前提下，与公益寻亲组织"让爱回家"合作，成立微信线上工作小组；医务社工与广州市寻亲志愿者收集服务对象的身份信息，A省B市的寻亲志愿者发动当地的公益力量寻找线索，两地联动，共同帮助服务对象寻找家人。

（三）发掘优势，提升自信

然而寻亲工作并不是一帆风顺。服务对象离乡多年，对家人的记忆已经模糊。凭借他提供的零碎信息，A省寻亲志愿者找到了服务对象的父母家，然而那里已经拆迁。寻亲的线索中断了。服务对象眼中刚刚燃起的希望之光又一点点暗淡了下来："我都已经60多岁了，我的父母兄姐，又有几人还在人世呢？找不到的。"

医务社工陪伴着沮丧的服务对象，同理他此刻失落的心情，也把医护、医务社工、公益组织的志愿者们为他寻亲的努力详细讲给他听，告诉他大家虽然感到遗憾，但是没有人放弃希望。

服务对象孤身在异乡，病重之际能收获到这样的温暖和关爱，非常感动。他也重燃自助自救的信心，努力康复，并配合医务社工的寻亲工作。在之后的每一次见面，都会仔细询问进展，并且主动为医务社工出谋划策，提供家乡的线索，寻找更有可能成功寻亲的路径。

功夫不负有心人。不久好消息传来，协助寻亲的志愿者们终于找到了服务对象的姐姐。

（四）医务社工牵线搭桥，姐弟云端相认

在医务社工的协助下，服务对象和家人通过微信视频相见了。多年未见，服务对象和姐姐已经认不出彼此，姐姐讲了几个只有他俩才知道的童年时经历，问他是否还记得？服务对象笑了，这么多年，很多人和事都淡忘了，唯独对家人的记忆一直都在。服务对象把姐弟俩当年的经历细细道来，讲着讲着，两人都红了眼眶。说到有趣的地方，又不约而同地一起大笑……看服务对象此时幸福的样子，医务社工与科室的医护都非常感动，多年流浪生活的辛酸和病痛仿佛已经离他而去。

服务对象的姐姐很想立刻赶来看望弟弟，但是家里有年老的父母需要照料，而在疫情期间，也不方便跨省流动。在服务对象和医务社工的劝说下，姐姐暂时不来广州，而选择为服务对象寄送手机等物品，方便他与家人联系，以慰藉思乡之情。在医务社工的协调下，各方积极推进服务对象回乡后的安置工作。

（五）旅程遗憾，归途温暖：让爱陪你回家

在服务对象满怀希望地等待疫情结束，重返家乡时，他的病情却突然急转直下，撒手人寰。服务对象的姐姐接到噩耗，便立刻放下手头的事务匆匆来广州，帮服务对象处理身后事。与弟弟再次相见已是阴阳两隔，服务对象的姐姐悲痛不已。

医务社工安抚服务对象的姐姐，为她做了哀伤辅导。医务社工耐心聆听服务对象的姐姐诉说自己的懊悔和遗憾：明明已经找回了自己的弟弟，却阴差阳错地再次失去了他，这一切都是自己的错……

医务社工帮助她转变认知：寻亲不易，在疫情期间的寻亲更是困难重重，虽然在寻亲的过程，有很多彷徨的时刻，但是在各方爱心人士的努力下，服务对象的命运得以改变——从一名孤独绝望的三无流浪人员，变成一个有人爱、有家可回、未来可期待的人，最终还得以魂归故乡。能在这段时间重获亲情，是一件多么温暖、幸运的事情。

服务对象的姐姐满怀感激，她对急诊留观的医护、医务社工以及社会上的好心人士再次表达了感谢，并表示将要把这份在疫情下收获的温情，在今后的人生中继续传递下去。

四、案例评估

（一）综合评估

从结果来看，本案虽有遗憾，但也基本达成预期目标：服务对象在医务社工、医护人员以及社会爱心组织的帮助下，找到了失散多年的亲人；服务对象过世后，

在姐姐的帮助下魂归故里，了却了一桩心事。

（二）社会支持系统方面

1. 微观社会支持系统：服务对象常年流浪，缺失家庭支持，在面对重病时孤立无援。通过医务社工的协调，在多方公益力量的努力下，帮助服务对象找到家人，得到家庭成员的支持与关怀，重获安全感与归属感。

2. 中观社会支持系统：服务对象在确诊癌症晚期后，非常想在治疗与寻亲的问题上获得社会各方力量的帮助。但苦于极度缺乏相关的救助信息与渠道，陷入了求助无门的困境。医务社工介入后，激活服务对象的中观社会支持系统，调动医院、救助站、派出所、社会公益组织、志愿者等力量，在疫情期间以"云救助"的形式组成跨地域工作组，为服务对象募集到住院康复物资，并通过寻亲帮助服务对象做好出院安置的工作。

（三）心理方面

在个案开展的过程中，服务对象的心理也发生了明显的变化：由起初觉得自己回乡希望渺茫、被动地接受救助到积极为寻亲出谋划策、乐观地规划自己返乡后的生活，服务对象的自信心得到提升。

五、专业反思

（一）在专业关系建立中，医务社工要秉承个别化原则，尊重服务对象的个体差异并结合其特殊的经历有策略地开展服务

服务对象年少时有很多偏差行为，又因多年流浪，防备心非常强。医务社工没有从道德层面批判他，而是无条件地接纳了他特殊的人生经历，在介入的过程中充分表达了尊重，获得了他的信任。

（二）在救助三无流浪人员的过程中，医务社工要组建救助团队，充分发挥协调者、资源链接者的功能

1. 协调者

救助三无流浪人员不是医务社工的独角戏，需要医务社工链接多方资源，与医院、社会公益组织等以团队合作的形式开展工作，汇聚多方资源，形成爱的合力，帮助服务对象重构稳定的社会支持网络。在疫情期间，团队合作的形式也要做出灵活的调整，发挥互联网的力量，利用线上工作组开展"云救助"。

2. 资源链接者

在疫情期间，社会公益组织的线下活动全部暂停，但是对流浪人员等弱势群体的救助不能停止。通过医务社工整合并链接可以为服务对象提供支持的资源，帮助

救助资源提供方与接受方"看到"彼此，为社会爱心资源打造通畅的救助渠道，做到在疫情期间"隔离病毒，不隔离爱"。

（三）医务社工要做服务对象、服务对象家人以及医院、社会公益组织、救助站之间沟通的桥梁：通过及时传递信息，缓解焦虑，消除误会

服务对象的家人远在异地，对服务对象的医疗流程、广州本地的救助流程不甚了解，疫情期间，救助返乡工作一再推迟，服务对象与其家人焦虑不安，在等待过程中很容易对医疗服务产生误解：以为服务对象没有得到及时的治疗，救助行动也没有及时开展。这为医患关系埋下了隐患。

医务社工在救助的过程中，密切关注服务对象及其亲人的情绪，在他们出现焦虑、沮丧等不良情绪时用同理、倾听、澄清的专业工作手法为他们提供心理情绪疏导；同时，及时反馈救助的进度，并和服务对象及其家人共同优化救助方案，制订下一步行动计划，保持各方的信息畅通。这帮助服务对象及其家人看到了医务社工、医院以及社会各方为救助服务对象做出的努力，消除了误会，也极大地缓解了他们紧张不安的心情。

而前期与服务对象家人的密切沟通和关怀，也让医务社工与他们建立了相互信任的关系。所以当服务对象突然逝世，与家人团聚的愿望落空后，他的家人虽然悲痛，但也能理性地接受现实，并对医院、医务社工以及社会爱心人士对弟弟的救助心怀感恩。

（四）医务社工在救助三无流浪人员时，要为服务对象增能，发现自身内在的能力，以达到帮助他们恢复社会功能，重新融入社会的目的

因此，在个案服务的过程中，医务社工要做到以下两点：

1. 始终以服务对象的需求为导向，设计服务计划。如在本案中，服务对象因病重而情绪低落、思乡心切，医务社工围绕他的需求，制订了服务计划。为了改善服务对象对生活的绝望感与无力感，增强他对寻亲的信心，医务社工在个案工作中引导服务对象回忆与家乡、亲人温暖快乐的时光，并为服务对象介绍自己查找到的救助政策与资源，帮助他重燃回乡的希望。

2. 以服务对象利益为中心，帮助服务对象提升个人解决问题的能力，达到自救自助的目的。在个案服务的过程中，医务社工引导服务对象思考，在过去流浪生活中如何运用不同的社会资源帮助自己渡过难关？在服务对象兴致勃勃地总结自己的经验后，医务社工对他的生存智慧加以肯定，并鼓励他把这样灵活的方法用在寻亲上，坚持下去，或许会找到寻亲的关键线索。在自己的价值与优点得到肯定后，服务对象自患病以来的绝望感与无力感重新被自信代替，之后以更积极主动的姿态参与到康复和寻亲中。

儿童医务社会工作

点亮希望之光

——个案管理模式在大病儿童家庭中的应用

彭娟娟

郑州心灵家园青少年社会工作服务中心

一、背景介绍

（一）基本资料

大宝，男，7岁，慢性肾脏病五期。因长期住院，使用激素药物，体态容貌改变巨大，已出现社会交往功能退化、自我封闭行为。父亲曾表示压力大，想跳楼，母亲痛苦不堪，非常焦虑，整个家庭失去对生活的希望。

（二）背景资料

1. 家庭资料。服务对象家住山西省某县城小区，家庭收入来源为父母工资，经济条件一般。父亲是一名货车司机，需往全国各地送货，工作周期不定，陪伴服务对象时间较少，服务对象生病入院后更是缺少父亲陪伴，因此父亲对服务对象比较愧疚。母亲因服务对象生病辞掉工作，目前在医院全职照顾服务对象。

2. 身体情况。2018年5月，服务对象首次因重度感染（败血症、腹膜炎、急性肾衰竭）来河南省儿童医院接受治疗，确诊为紫癜性肾炎，治疗好转出院。病情再度恶化后于2019年4月二次入院，诊断为慢性肾脏病五期（已进展为尿毒症且情况特殊需肝、肾移植），先后进行血液透析、腹膜透析等治疗。病理体征体现为：全身水肿，全身脱皮，血液透析时颈动脉处需外置导管，6个小时侧卧不能移动；腹膜透析时需24小时卧床不能移动，体态容貌变化巨大。

3. 情绪与行为表现。据其母亲所述，服务对象生病前与一般的学龄期儿童一样，活泼开朗，在学校很受欢迎，生病后因体态容貌变化巨大，比较自卑，回校后被同学嘲笑"小胖子"会回家哭闹，乱发脾气，认为大家都不喜欢自己了，抗拒去学校，后期因病情加重，逐步进入麻木状态，面对一系列的打针、透析等治疗都无表情、没反应，失去童趣，社交功能退化，不和父母以外的人说话，只用简单点头摇头动作表示。母亲因一个人在医院照顾孩子，自己压力也非常大，常在服务对象治疗期间偷偷独自落泪。父亲前期见面比较少，后期因服务对象病情恶化辞掉工作，与母亲一起照顾服务对象，比较沉默。

4.支持网络。由于服务对象家在山西，在河南没有什么亲戚朋友，长期住院治疗，已经办理休学，脱离熟悉环境，服务对象的父亲、母亲和医护人员是主要支持网络。在家庭中，服务对象与母亲交流一般，比较崇拜父亲。在生活中，服务对象因休学，缺失同伴支持。长期住院，对医院比较抗拒，缺乏医护人员支持。再加上服务对象内心的自卑，几乎不与父母以外的人说话，人际关系约等于无。

二、分析预估

通过对服务对象及其亲属、医护人员的访谈，与医务社工的观察、收集资料的分析，医务社工发现服务对象及其家庭存在以下服务需求。

（一）心理援助和支持关爱的需求

服务对象生病后因长期住院，由母亲陪伴，和父亲接触、交流较少，对医院及医护人员比较抗拒，缺少情感上的陪伴和关爱。体态容貌改变巨大，认为大家都不喜欢自己，缺少内心的肯定。父亲曾表示压力大，想跳楼，母亲痛苦不堪，非常焦虑，整个家庭失去对生活的希望。

（二）对疾病认知的需求

服务对象因为是突发性疾病，家庭成员对疾病的认知和护理知识有限，这也是造成服务对象病情再次恶化的重要因素。

（三）人际交往及融入社会的需求

服务对象由于家在山西，在河南省儿童医院接受治疗，脱离熟悉环境、熟悉群体，特殊的治疗方式使得活动接触范围有限（因免疫力较低，且输液时长多在12小时以上，为避免交叉感染，活动范围仅在病房内），缺少与他人和社会的沟通，呈自我封闭状态。

（四）经济援助需求

前期治疗费用报销后自费达20万元以上，后续移植仍需巨款，父母先后辞职，没有收入来源，经济压力巨大。因此需要医务社工协助链接社会资源对其进行经济援助。

三、服务计划

（一）服务目标

本案例的服务目标主要有以下三点：一是通过链接专业心理咨询师引导和帮助服务对象及其家庭接受疾病，提升对疾病的护理知识学习，与疾病和平共处；二是邀请服务对象参与医务社工开展的一系列活动，通过建立服务对象的社会支持网络，链接基金会、轻松筹等救助平台，同时依托医务社工所在郑州心灵家园青少年社会工作服务中心平台宣传，获得非正式资源，扩大其人际交往圈，丰富其入院生活，提升服务对象及所在家庭抗逆力，重新恢复对生活的希望；三是向服务对象家属普及国家相关医保政策、慢性病救治卡的申请、向同行了解和网络搜索联系河南省慈善总会等建立正式资源。同时在相关新媒体公众平台宣传，呼吁更多社会群体对此类型困境儿童的关注，为其营造友好的社会环境，感受社会的关爱。

（二）服务策略

依据社会支持理论的观点，一个人所拥有的社会支持网络越强大，就能够越好地应对各种来自环境的挑战。根据服务对象实际情况，医务社工决定采用社会支持理论，对服务对象及其家庭进行介入。在社会支持理论的指导下，具体的服务策略主要有以下几个方面。

1. 直接服务策略

（1）针对服务对象缺失的情感陪伴和关爱问题：医务社工在跟进过程中要引导父亲增加对服务对象的陪伴与关爱，增强家庭支持。同时医务社工在日常查房工作中可以通过床前陪伴、读绘本、做手工、健康宣教、心理疏导等面对面会谈增加与服务对象的沟通和互动。

（2）针对服务对象家庭对疾病认知不足的问题：与服务对象管床医生和责任护士沟通，对服务对象增加关注。引导和帮助服务对象及其家庭正确认识和接受疾病，提升对疾病的知识学习，学会至少3种日常护理知识。

2. 间接服务策略

（1）针对服务对象家庭认知问题：链接专业心理咨询师引导服务对象恢复家庭支持功能，与疾病和平共处，增加正向的语言表达次数，提升服务对象及所在家庭抗逆力。

（2）针对服务对象没有同辈支持及社会功能退化问题：医务社工在跟进过程中要通过链接高校大学生志愿者资源开展系列相关活动，积极邀请服务对象参与，引导服务对象和志愿者及同病区病友互相认识和熟悉，帮助服务对象构建至少5条社会支持脉络，获得同伴支持及志愿者支持，达到恢复社会交往功能、加强社会支持网络、丰富入院生活的目的。

（3）针对服务对象家庭经济困难问题：医务社工向服务对象家庭普及国家相关医保政策，协助申请相关救助；同时依托医务社工所在郑州心灵家园青少年社会工作服务中心平台，向同行了解和网络搜索联系河南省慈善总会、轻松筹等救助平台，为其提供经济支持。

3. 联合服务策略

通过医务社工开展个案服务并组织系列相关活动，在郑州心灵家园青少年社会工作服务中心相关公众平台宣传，呼吁更多社会群体对此类型困境儿童的关注以及对其同辈群体的包容。为服务对象等同类群体营造友好的社会环境。

（三）服务程序

1. 第一阶段

在医护人员的转介下，与服务对象及其母亲建立良好的专业关系；向对方收集服务对象日常的行为表现，以及家庭方面的资料。与服务对象及其母亲共同确立服务目标与初步服务计划。

2. 第二阶段

在跟进过程中通过倾听、鼓励、心理疏导等技巧协助父母了解陪伴和有效的家庭互动支持对孩子身心健康成长的重要性，引导父亲增加对服务对象的陪伴与关爱，增强家庭支持。与服务对象管床医生和责任护士沟通，对服务对象增加关注，提升服务对象家庭对疾病的知识学习。医务社工在日常查房工作中增加与服务对象的沟通和互动，通过床前陪伴、读绘本、做手工、健康宣教、心理疏导等面对面会谈引导和帮助服务对象及其家庭正确认识和接受疾病，增加正向的语言表达次数。

3. 第三阶段

（1）链接专业心理咨询师引导服务对象及照顾者接受疾病，与疾病和平共处，获得自我肯定，提升家庭成员的沟通技能，实现家庭成员间的良性沟通支持，重新恢复对生活的希望，进而引导服务对象正向面对生活，提升服务对象及所在家庭抗逆力。

（2）链接高校大学生志愿者资源，通过开展系列活动，引导服务对象和志愿者及同病区病友互相认识和熟悉，帮助服务对象构建同伴支持及志愿者支持，达到恢复社会交往功能，加强社会支持网络，在之后的住院生活中丰富服务对象的住院经历。

（3）了解国家现有相关政策支持，并及时向服务对象家庭进行信息传递（如慢性病救治卡的办理）。

（4）同时通过医务社工所在郑州心灵家园青少年社会工作服务中心平台的介入，通过同行了解和网络搜索，联系河南省慈善总会、轻松筹等救助平台，并通过收集、提供服务对象材料，与基金会、轻松筹等救助平台工作人员面谈，链接其作为服务对象后盾提供经济支持。

4. 第四阶段

通过医务社工开展个案服务并组织系列相关活动，在郑州心灵家园青少年社会工作服务中心相关公众平台宣传，呼吁更多社会群体对此类型困境儿童的关注以及对其同辈群体的包容。为服务对象等同类群体营造友好的社会环境，使服务对象感受到社会的关爱。

5. 第五阶段

稳固服务对象已拥有的社会支持网络；促进服务对象家庭成员间的理解与支

持；做好结案的准备，处理离别情绪。

四、服务实施过程

服务实施过程如表1所示。

表1 服务实施过程

阶段	目标	主要内容
第一阶段	1.建立良好的专业关系 2.收集服务对象日常的行为表现，以及家庭方面的资料	1.通过桌面游戏的方式，将问题渗透在游戏中，与服务对象建立初步关系。通过与服务对象母亲的访谈，并运用倾听、同感、尊重和接纳等技巧获得了服务对象的信任 2.谈话中进一步了解服务对象的情况，如目前治疗情况、入院生活适应、家庭情况等几个方面。联系服务对象管床大夫和责任护士，了解服务对象在治疗过程中的往期表现及目前状态等方面的情况 3.服务对象母亲和医务社工一起探讨制定了服务目标，并很高兴地答应医务社工约定的下次见面的时间 通过第一阶段的会谈，医务社工和服务对象及母亲建立了良好的专业关系，并向服务对象母亲说明根据他们的情况，除了大宝以外的家庭成员都将成为间接服务对象，服务对象的母亲很乐意接受医务社工的帮助，但受服务对象母亲的委托，因为怕服务对象知道后产生抵触心理，不配合，所以医务社工只简单向服务对象表明自己的身份，说是来陪他玩的姐姐，并没有具体说明医务社工的服务内容。服务对象表现一般，服务结束时把头扭向一边不看医务社工
第二阶段	1.引导父母增加对服务对象的陪伴与关爱，增加正向的语言表达次数，增强家庭支持 2.加强专业关系的建立 3.提升服务对象家庭对疾病的知识学习。引导和帮助服务对象及其家庭正确认识和接受疾病	1.协助父母了解陪伴和有效的家庭互动支持对孩子身心健康成长的重要性，引导父亲增加对服务对象的陪伴与关爱，增强家庭支持，增加正向的语言表达次数。鼓励服务对象的母亲尝试和丈夫共同探讨如何增进亲子互动的方法 2.医务社工在日常查房工作中增加与服务对象的沟通与互动。通过床前陪伴、读绘本、做手工、健康宣教等面对面会谈引导和帮助服务对象及其家庭正确认识疾病。同时利用医务社工所在机构平台优势（有专业的心理咨询师志愿者200余名），通过每月一次的家庭面对面会谈以及不定期网络沟通，引导和帮助服务对象及其家庭接受疾病 3.与服务对象管床医生和责任护士沟通，对服务对象增加关注，不定期开展疾病护理知识宣教，督促其学习疾病的日常护理知识。 通过第二阶段的会谈，服务对象母亲意识到家庭互动支持对孩子身心健康成长的重要性，并尝试让丈夫发挥自己的角色作用，通过每天的微信视频通话，尽自己的责任，实现亲情陪伴。家庭支持结构朝正常方向发展，服务对象与母亲的沟通次数增多，医护人员也反映，服务对象开始不那么抗拒她们了，这让服务对象的父母很高兴，并开始对医务社工产生信任，这为医务社工之后的工作做了很好的铺垫

阶段	目标	主要内容
第三阶段	1. 链接专业心理咨询师引导服务对象恢复家庭支持功能，提升服务对象及所在家庭抗逆力 2. 链接高校大学生志愿者资源引导服务对象和志愿者及同病区病友互相认识和熟悉，帮助服务对象构建至少5条社会支持网络 3. 协助服务对象家庭申请相关救助；同时链接相关大病救助、基金会等平台作为后盾，为其提供经济支持	1. 利用医务社工所在机构平台优势（有专业的心理咨询师志愿者200余名）链接专业心理咨询师带领家庭成员进行针对性引导。从每月一次增加为每周一次的家庭面对面会谈以及网络沟通，引导和帮助服务对象及其家庭接受疾病，获得自我肯定 2. 帮助服务对象的父母认识到陪伴和有效的亲情互动的重要性，使其认识到孩子的社会功能退化与自己的一些消极行为和言语有关（父亲的沉默，母亲哭红的双眼都让孩子有所察觉）。通过这一阶段的工作，家庭成员认识到了家庭成员间的相互支持的重要性。服务对象逐渐恢复与家庭成员之外人员的简单沟通 3. 链接高校大学生志愿者，在科室图书阅览室开展系列活动，积极邀请科室同病区患儿一起参加，使其获得同伴支持，在之后的住院生活中丰富服务对象的住院经历。医务社工随后邀请服务对象母亲加入科室病友群，帮助服务对象扩大社会网络资源，提高支持网络的利用能力 4. 服务对象属于跨省治疗异地医保，由于突发性疾病，对相关国家大病救助政策都不太了解，医务社工通过及时的信息传递，向服务对象家庭推荐办理慢性病救治卡。同时依托医务社工所在郑州心灵家园青少年社会工作服务中心平台，向同行了解和网络搜索联系河南省慈善总会、轻松筹等救助平台，经服务对象母亲委托，通过收集、提供服务对象材料，联系基金会、轻松筹等救助平台作为服务对象后盾，为其提供经济支持 通过第三阶段的工作开展，服务对象母亲表示已经向当地咨询过慢性病卡的办理流程，因为错过了申报时间，明年再申报；并向科室其他病友咨询需准备材料，支持资源得到有效利用 服务对象不与父母以外的人说话，只用简单动作表达的状态有了极大改变。服务对象第一次参加系列活动时只是在附近看了看，并未进入。第二次在服务对象母亲的带动下才参与其中，据其母亲反馈，服务对象参与活动时特别开心，与几个同龄病友相互结识，并共同约定下次活动一起参与，活动结束后笑容次数明显增多，与家庭成员之外人员的沟通次数增加。服务对象逐步适应在医院的就诊生活。第三次活动时服务对象因做治疗未能及时参与，特意拜托母亲邀请医务社工床前陪伴，后期持续参与系列活动
第四阶段	呼吁更多社会群体对此类型困境儿童的关注以及对其同辈群体的包容	通过第四阶段的会谈，医务社工征求服务对象家属同意，对相关信息做保密处理，将医务社工开展个案服务并组织系列相关活动记录，在郑州心灵家园青少年社会工作服务中心相关公众平台宣传，呼吁更多社会群体对此类型困境儿童的关注以及对其同辈群体的包容。使服务对象感受到了社会的关爱。同时服务对象和医务社工学习制作小手工，送给科室医护人员，学会感恩。稳固医护支持网络

阶段	目标	主要内容
第五阶段	稳固服务对象已拥有社会支持网络，促进服务对象家庭成员间的沟通与认知；做好结案的准备，处理离别情绪	1.医务社工与服务对象的母亲共同回顾了服务的整个过程，并对服务对象母亲在整个过程中的积极配合和坚强努力表示肯定和感谢，并鼓励其利用网络平台走向外界社会，使自己更加充实 2.同时医务社工和其探讨结案事宜，因为服务对象状况已经改善并且稳定，医务社工告知服务对象的母亲将会结束服务过程，但是以后有困难的时候还可以继续联系 通过第五阶段的会谈，医务社工发现服务对象家庭之前的那种无助和无望已经没有，取而代之的是温馨和希望，服务对象的社会支持网络扩大，定期参与社工活动，入院生活丰富，医务社工服务目标达成

五、案例评估

（一）服务对象方面的评估

因为是服务对象的母亲主动寻求医务社工帮助，而且有迫切改变现状的需求，所以医务社工同服务对象的关系建立得比较顺利。在服务的开始阶段，服务对象的家庭处于一种病态结构，父亲不在身边，母亲脆弱无助，家庭成员间的沟通不畅，又因长期跨省就医治疗，脱离熟悉环境，社会支持网络约等于零，在这种家庭结构和特殊环境中的服务对象已经由刚开始生病时的哭闹、发脾气进入自我封闭状态。后来通过医务社工的介入，从服务对象的家庭支持入手，逐步为服务对象创设一种正向的家庭支持关系，服务对象的家庭沟通支持得到优化，社会支持网络也健康发展。在跟进的过程中，服务对象的父母感谢医务社工一路的陪伴和鼓励，提升了服务对象及所在家庭的抗逆力，让他们家庭在苦难里也看到了希望。

（二）医务社工方面的评估

在开展个案服务工作的两个月中，医务社工主要以个案和系列活动两种形式开展服务：共开展个案面谈 20 余次（包含专业心理辅导 5 次），系列活动每周一次，共计 8 次，服务对象参与 6 次（第 1 次未进入，第 3 次因治疗未参与，委托母亲邀请医务社工床前陪伴）。邀请服务对象加入科室病友群，获得社会支持网络 25 人，其中，同伴支持 15 人，医护人员支持 4 人，高校大学生志愿者支持 6 人。通过健康宣教和病友群沟通交流，服务对象的日常护理知识和办理慢性病救治卡知识得到大幅度提升。

在个案的整个服务过程中，医务社工以服务对象的需求为出发点，运用积极聆听、同感、尊重和接纳、心理疏导等技巧，和服务对象的家庭一起共同面对遇到的问题，实现家庭成员间的良性沟通支持。同时医务社工运用游戏疗法和链接资源的方式，使服务对象与家庭成员认识到了家庭支持的重要性，帮助服务对象恢复良性的家庭支持功能，同时扩大其社会支持网络并提高服务对象对支持网络的利用，丰富入院生活。最终和服务对象的家庭一起达成服务目标。

（三）结案原因

服务目标已经达成，服务对象家庭成员间的良性沟通支持得到基本恢复，已经逐渐适应就医环境，有相对丰富的入院生活，社会支持网络得到扩大和有效利用。

（四）服务对象现状

服务对象现在治疗方案改变，无须长期卧床，可适当下床走动，体态容貌有所恢复。据母亲和科室临床医护人员反映，服务对象现在偶尔还会哭闹，但是也会和别人开玩笑，恢复了往日的阳光活泼，懂得感恩。服务对象已经逐渐适应了目前的入院生活，并与同病房病友结伴读书、练字。服务对象的母亲现在利用空余时间在电商平台兼职，并且加入科室病友群，将学到的护理知识与他人分享，社会支持网络得到有效互动，并表示很有归属感，每天都很充实。2020年5月出院那天与医务社工告别，表示疫情期间他们都有做好防护，也对医务社工表示关心，服务对象还赠送医务社工自己画的一幅画表示对医务社工的想念，服务对象的父亲很认可医务社工对他们全家的支持服务，也很感动，并对医务社工的帮助表示感谢。服务对象的母亲对医务社工说他们在很多医院都接受过治疗，仅在河南省儿童医院接受到了医务社工的帮助，她能坚持下来都是因为有家庭的强大支持和感受到了社会的关爱，并对医务社工一直以来鼓励和陪伴表示感谢。

六、专业反思

（一）面对服务对象复杂而严峻的现状，医务社工容易陷入移情的困扰中，使自己也感觉特别累。因此，在今后的工作中医务社工要灵活运用社会工作的理论，澄清角色功能。

（二）根据所处岗位不同，积极学习临床知识，这对在工作中建立关系至关重要。

（三）针对困难家庭链接救助途径较为单一，后期需要在工作中不断探索。同时医务社工发现，申请到的救助一般只负责住院治疗部分，对于一些自费药，治疗之外的（来院就诊食宿、交通等）费用也是需要关注的，仍需继续探索。

（四）一个人的力量是有限的，一群人的力量是无限的，医务社工要学会发掘身边可利用资源，将正式资源与非正式资源在服务的过程中通过资源整合合理利用。

（五）由于工作经验和专业理论的局限性，在社工专业理论使用方面还是有所欠缺的，借助的理论依据略显单一，在后期的服务中医务社工要提升自身能力，灵活运用个案工作技巧，将各种理论巧妙地结合使用，并能将理论和实践结合，从而在个案的跟进中能为服务对象提供更好的服务。

如家般温暖

——马斯洛需求层次理论视角下遗弃儿童的个案服务

苏飞飞　李　静　沈　华　黄建军　梁　娅　吴蓓蓓

上海市普陀区中心医院

北京师范大学中国公益研究院 2010 年完成的《中国儿童福利政策报告》提到，相关统计部门保守估计，中国每年大约有 10 万名儿童被遗弃。儿童被遗弃的原因非常复杂，受到儿童健康状况、家庭抚养能力、重男轻女思想等多种因素影响。遗弃行为不仅是对儿童生命权的侵犯，还会对他们的成长带来不利影响，被遗弃的儿童通常要面临生理、心理、社交、自我成长等方面的巨大考验。

上海市普陀区中心医院是普陀区遗弃儿童定点收治单位。自 2000 年以来，医院共收治 206 名中国籍遗弃儿童，2 名菲律宾籍遗弃儿童，最小的是刚出生 3 天的新生儿，最大的是 11 周岁的学龄期儿童，住院天数从半天到 63 天不等，其中 71% 的儿童存在健康问题，29% 为健康儿童。为促进遗弃儿童的身心健康发展，医院社工部积极链接社会资源，联动医护人员、社会志愿者、护工为遗弃儿童提供生活照顾、心理疏导、情感支持、环境适应等人文关怀服务，让这些无家可归的孩子在病房内也能感受到家的温暖。

一、案例背景

服务对象化名小宝，男孩，2017 年 12 月出生。2019 年 12 月 11 日，小宝父母因涉嫌违法均被刑事拘留，小宝被其姑姑遗弃在公安局门口。民警将小宝送至我院儿科病房进行全面身体检查，后被确诊为支原体肺炎。小宝是医院收治的第 208 名遗弃儿童。

医护人员及时为小宝提供医疗上的救治。考虑到小宝无人照顾，病房为其配备一名女性护工以照顾小宝的饮食起居。住院期间，小宝时常哭闹想要妈妈，情绪激动不配合治疗，几乎不与人交流，专注于观看动画视频。社工部了解到相关情况后及时介入，对小宝进行观察和评估。

二、理论基础

马斯洛需求层次理论是美国心理学家亚伯拉罕·马斯洛在 1943 年出版的《人类

动机理论》中所提出。他把人类的需求分成生理需求、安全需求、爱和归属感需求、尊重需求和自我实现需求五类，依次由较低层次到较高层次排列。生理需求级别最低，是最具优势的需求，如食物、水、空气等。安全需求同样属于低级别的需求，包括对人身安全、生活稳定以及免遭痛苦、威胁或疾病等。爱和归属感即社交需求，有对友谊、爱情以及隶属关系的需求。尊重需求属于较高层次的需求，既包括对成就或自我价值的个人感觉，又包括他人对自己的认可与尊重。自我实现需求是最高层次的需求，包括真善美至高人生境界获得的需求。一般来说，某一层次的需求相对满足了就会向高一层次需求发展，追求最高层次的需求就成为驱使行为的动力。

三、需求分析

服务对象 2 周岁，尚处在语言发展的准备期，表达能力十分有限，社工结合服务对象现状及该年龄段的发育特点进行评估，存在生理、安全、社交、尊重、自我实现等方面的需求。

（一）生理需求

病房有为服务对象准备的餐具、尿布、玩具等生活物品，但是缺少季节性的换洗衣裤；服务对象饮食不规律，只用饼干、糖果等零食充饥，不会主动表达排泄等需求。

（二）安全需求

服务对象由于突然离开父母和家庭，存在分离性焦虑。面对陌生的环境和陌生的照顾者，还要面对输液、雾化、抽血检验等陌生的诊疗过程，服务对象表现出极度敏感、焦虑、哭闹、逃避、恐惧等抵触情绪。

（三）爱和归属感需求

母性缺失对儿童的社会能力、认知、语言的发展产生破坏性的影响，服务对象多数时间坐在床上观看动画视频，不和旁人交流，不愿意开口表达自身需求。护工与孩子之间的交流很少，孩子缺乏有效的语言刺激，对语言发育有一定影响。在病房里，服务对象的社交活动非常有限。

（四）尊重需求

护工的照顾经验以护理老年人为主，缺乏照顾和教育儿童的经验，对服务对象的肢体语言捕捉能力不足。护工文化程度较低，育儿观念传统，当服务对象不配合指令时，会有语言、态度上的"软暴力"，对服务对象在精神和心理层面上造成一定影响。

（五）自我实现需求

根据马斯洛需求层次理论的特点，当低级需求得到满足后，高级需求方能产生。医务社工不断挖掘服务对象的自身潜能，激发自我实现的满足。

四、服务计划

（一）服务目标

总体目标：满足服务对象多层次需求，促进服务对象身心健康发展，从而实现自我成长。

具体目标：第一，建立关系，满足服务对象基本生理需求；第二，消除服务对象对环境的陌生感，融入新环境，适应照顾者，配合诊疗过程；第三，游戏治疗，引导服务对象正常社交，促进语言发育；第四，改善护工的喂养、育儿理念，促进服务对象健康成长。

（二）服务计划

第一次：建立关系，满足服务对象基本生理需求。
第二次：获得信任，通过游戏引导服务对象社交。
第三次：喘息服务，提升护工照顾积极性。
第四次：拒绝"软暴力"，提高护工照顾质量。

五、实施过程

（一）建立关系，满足服务对象基本生理需求

医务社工在保护服务对象隐私的前提下，发动全院职工进行爱心捐赠，将收到的衣物、尿布、玩具等物品赠送给服务对象，并尝试与服务对象建立关系。医务社工和护工一起为服务对象擦身、更换衣裤。在这过程中，医务社工主动与服务对象进行语言和眼神交流，希望能获取服务对象的信任。其间，服务对象一直处于观察医务社工的状态，并且不和医务社工交流。

医务社工尝试用玩偶的角色与服务对象交流，并配合拥抱、鼓掌、点头、摇头等肢体动作进行表达训练。在游戏中，服务对象情绪有所改善，愿意与医务社工进行眼神和表情交流，偶尔展露笑颜。服务对象语言表达能力有限，虽然能明白医务社工说的话，但是并不开口回应。通过玩偶游戏，医务社工与服务对象建立了较好的关系，逐渐打开了服务对象心扉。

服务对象喜欢欣赏窗外的景色，医务社工主动抱起他一同欣赏，这样的类似于母亲的举动，让他感到放松和安心。午餐时间，医务社工尝试给服务对象喂食，服务对象配合进食，这是服务对象自住院以来吃得最多的一次正餐。

（二）获得信任，通过游戏引导服务对象社交

由于儿童语言发展水平有限，将情感和事件用语言描述清楚对他们来说有一定的困难。游戏对于孩子而言，恰如语言对于成人是表达情感、探索关系、描述经历以及表达愿望的媒介。医务社工通过游戏疏导服务对象情绪，对其认知能力和社交能力进行培养，创造学习说话的机会。

有了第一次面谈的铺垫，服务对象见到医务社工并不排斥。医务社工与服务对象进行短暂沟通之后，开始陪伴服务对象进行拼图游戏训练。为提高服务对象自主学习的积极性，医务社工在操作过程中告知服务对象拼图的形状、颜色、大小等，引导服务对象主动动手，服务对象反应积极，按照自己的想法与思路主动拼图。

游戏过程中医务社工训练了服务对象的认识能力、社交能力、理解能力，教会患儿如何去表达，服务对象高兴时会发出单音节"啊""呀"等。在看到餐车送饭的时候，服务对象高兴地发出"饭饭"双音节。游戏治疗取得一定成效。

（三）喘息服务，提升护工照顾积极性

喘息服务是指为照顾者提供一种短暂的、临时的、减轻照顾者负担的服务，旨在为非正式照顾者提供支持和援助，临时减轻照顾负担以增加或恢复其负载的能力。

在个案过程中，医务社工发现护工有喘息服务需求。护工一天24小时照顾服务对象，晚上休息不好，几乎没有喘息时间，生活满意度大大降低，怨言颇多。在医务社工提出可以照顾服务对象，让护工进行吃饭、洗澡、洗衣服等喘息时，护工十分感动。通过喘息服务，护工不再有怨言，照顾服务对象饮食起居的积极性有所提高。

学龄前儿童的情绪、社交和认知能力在很大程度上是由他们与照料者间的关系决定的。护工照顾积极性的提高，为后续有效提高护工照顾质量打下基础。

（四）拒绝软暴力，提高护工照顾质量

软暴力即心理暴力，是指用言语、表情、态度等对他人的内心造成伤害的行为。对孩子的一种精神上的摧残和情感上的虐待，长时间实施容易导致孩子自卑、自闭、退缩等负面情绪和行为的产生。

在服务对象不听从护工指令时，护工有"你妈妈不要你了""不吃饭就不带你去找妈妈"等语言暴力，给服务对象的精神健康造成较大困扰。医务社工及时给护工科普"软暴力"的危害，分享以鼓励、肯定为主的科学育儿理念，并对其进行手工DIY、绘本伴读等技能培训，有效促进关系改善，提高护工照顾质量。

六、成效评估

（一）对服务对象的评估

在马斯洛需求层次理论的指导下，服务对象衣食住行得到保障，情绪稳定愿意交流，适应医院的诊疗环境，疾病得到有效治疗，与其他患儿相处友好，游戏、阅读积极性高，主动表达自己的需求，出院时能主动与医务人员告别。服务对象生理、安全、社交、尊重和自我实现需求均得到满足。

（二）对护工的评估

据研究显示，照顾者自身的育儿理念、心理状态和情绪对儿童的影响是紧密的，不仅表现为直接影响儿童的心理和精神状况，还表现为间接影响儿童的治疗效果。通过对护工的喘息服务和育儿理念指导，护工的喂养、育儿知识和育儿理念得到改善，"软暴力"现象减少，并主动陪伴服务对象进行游戏、绘本阅读，照顾质量明显提高。

七、专业反思

（一）政策倡导

儿童遗弃问题一直是我国乃至世界都未完全解决的社会问题。服务对象先是被姑姑遗弃在公安局门口，住院一周后肺炎就已被治愈，迟迟没有出院的原因是暂未找到愿意寄养的亲属家庭。在民警长达月余的寻找和沟通下，江苏的远方亲戚同意照顾服务对象。我们倡导相关部门应加强对遗弃儿童犯罪行为的惩处力度，并对寄养家庭进行经济补贴，对困境儿童及家庭应当保障其基础的生活、医疗、住房、教育及康复护理资金。

（二）链接资源

医院没有专业的育儿护工，大多数护工缺乏照顾儿童的经验和知识。医院可以通过链接资源引入社会力量，招募较专业的育儿志愿者作为临时护工，提高遗弃儿童的照顾质量。同时，医院可通过幼师志愿者、大学生志愿者的介入，提高服务对象的社交技能，促进智力发育。

（三）专业介入

在现今医疗水平下，遗弃儿童生理上的疾病基本上能得到有效治疗，然而除疾病外的生理、心理、社会层面的问题，亟须医务社会工作者的介入。马斯洛需求层次理论应用于遗弃儿童个案服务效果显著，医务社工可以有效评估服务对象需求并找出针对性干预措施，促进遗弃儿童身心健康成长。

参考文献

［1］陈衍，陈庆良. 福利院儿童与普通儿童孤独感和人格特征的比较研究［J］. 贵州师范大学学报（社会科学版），2002（1）：105-108，118.

［2］卡迈克尔. 游戏治疗入门［M］. 王谨，译. 北京：高等教育出版社，2007.

［3］［美］加利·兰德雷斯. 游戏治疗［M］. 雷秀雅，葛高飞，译. 重庆：重庆大学出版社，2011.

［4］涂骁玲，唐世明. 家庭照顾者喘息服务研究进展［J］. 护理学报，2014，21（19）：36-39.

［5］Angela Weiyi Wang. 防止情绪失调的产生——照料关系作为保护性因素对有前语言期创伤经历的学龄前儿童的影响研究［J］. 吉林省教育学院学报，2017，33（11）：5-7.

［6］沈抒，谢欲晓，孙启良，等. 智能低下儿童照顾者心身障碍及其影响因素的研究［C］// 中华医学会第七次全国物理医学与康复学学术会议. 中日友好医院，2005：202-209.

［7］万国威，裴婷昊. 迈向儿童投资型国家：中国儿童福利制度的时代转向——兼论民政部儿童福利司的建设方略［J］. 社会工作与管理，2019，19（4）：7-13.

戏剧、绘画、游戏整合治疗下的患儿医疗恐惧减缓小组实践

——以长春市儿童医院为例

谭 璐 丁思惠 杜柯凝
长春市儿童医院

一、案例背景介绍

医务社工通过查询资料、询问专家、病房探访等一系列调研发现，服务对象不配合治疗是全国医护人员需要面对的普遍性问题，儿科医护人员深受其扰，十分影响服务对象的康复治疗。

在成人的咨询或者治疗中，语言是沟通的主要媒介，但是由于儿童的语言能力尚未充分发展，还不能用语言来表达自己的感觉和经验，儿童经常会因为环境的不熟悉对日常医疗操作出现抵触情绪；例如，在进行雾化治疗时，患儿多次扯掉雾化器，紧闭口鼻不配合吸入雾化药物；在注射时，大声哭闹不配合输液治疗等；患儿医疗恐惧的高低影响医疗护理的依从性，更影响患儿自身的康复效果。

2019年4月27日，医务社工接到了神经内科护士长的电话，护士长表示疗区最近新入院一批年龄在5~12岁的儿童住院患者，对于平时的基础治疗非常地不适应并且十分恐惧，医务人员在进行治疗时，儿童住院患者非常抵触；在进行医疗处置时，儿童住院患者经常恐惧地大喊大叫，非常容易造成患儿的心理阴影，导致情绪崩溃；护士长希望寻求医务社工的帮助，来缓解儿童住院患者的紧张情绪，使其更好地接受疗区的治疗。

二、案例分析（预估）

医护人员对服务对象入院指导的需求评估

1. 前期调研

医务社工在接受护士长的请求之后，去神经内科疗区对儿童住院患者及其家属进行需求评估，家属普遍反映孩子在接受治疗时哭闹不止，来到医院门口就开始抵触，不想进医院，见到穿白衣的医生护士情绪就开始崩溃，如果能够有相关的服务

小组来介入孩子的治疗，改善患儿的抵触情绪，家属们都十分乐于接受帮助。

（1）研究方法

本研究通过使用《儿童医疗恐惧量表》（CMFS）对服务对象进行医疗恐惧测量，量表主要由医疗环境恐惧、人际关系恐惧、医疗操作恐惧、自我恐惧4个分量表组成，共17项。

（2）资料收集

在确定服务对象之后，将调查的目的、内容、相关注意事项告知服务对象的监护人，在征得服务对象监护人的同意之后，请服务对象的监护人填写服务对象的基本资料，然后医务社工采取访问的方法去收集资料。

（3）结果分析

由表1观察得出，服务对象对于医疗恐惧排名由高到低分别为医疗环境恐惧、医疗操作恐惧、人际关系恐惧和自我恐惧。其中死亡、打针和耽误学习均明显高于总平均分。

表 1　儿童医疗恐惧量表得分情况

医疗恐惧内容	分值（x ± s）
医疗环境恐惧	2.47 ± 0.48
离开家人	2.39 ± 0.32
死亡	2.68 ± 0.36
时间长	1.91 ± 0.21
住院	1.56 ± 0.61
人际关系恐惧	2.07 ± 0.78
耽误学习	2.54 ± 0.21
疾病传染给家人或朋友	1.78 ± 0.44
被告知有不正常	1.67 ± 0.32
对医疗措施不知情	1.74 ± 0.62
医疗操作恐惧	2.39 ± 0.65
打针	2.41 ± 0.73
扎手指取血	2.21 ± 0.18
压舌板放进嘴里	1.59 ± 0.32
吃药	1.89 ± 0.45
医生或护士检查喉咙	1.23 ± 0.67
自我恐惧	1.98 ± 0.76
受伤	1.65 ± 0.35
出血	1.80 ± 0.77
呕吐	1.50 ± 0.70
受到伤害时哭鼻子	1.21 ± 0.34

2. 调查结果评估

（1）医院陌生环境加剧服务对象紧张、焦虑感

服务对象在进入医院病房时，陌生的环境会使其产生紧张情绪，服务对象对新的环境会不适应，造成情绪的不稳定，但服务对象生病住院是客观事实，医院这个陌生环境给服务对象带来的不安与恐惧等一系列负面情绪是正常的，因此运用游戏治疗来减轻服务对象对陌生环境的紧张与压力感。

（2）服务对象对穿白衣的医护人员抵触、恐惧

由于住院要接受一系列采血、注射、雾化等医疗操作，所以患儿会对穿白衣的医务工作者产生恐惧感，每次见到穿白衣的医生都会非常抵触、对现状产生无力感、不配合治疗等，医护人员因为要承担更多的事务性工作，所以没有过多的时间与服务对象进行语言上的沟通和交流，因此游戏治疗介入服务对象进行压力缓解是非常有必要的。

三、服务计划

（一）小组理念

此次小组为组合式小组，运用了游戏治疗、戏剧治疗与绘画治疗相结合的方式去缓解服务对象的紧张情绪，小组以游戏治疗为主，让服务对象在活动中，与其他住院患儿以及医护人员进行互动和沟通，拉近彼此的关系，在充满支持与鼓励的小组中，减轻服务对象的入院压力，让其接纳医院的环境，从而配合医护人员的治疗。

（二）小组目标

使服务对象配合医护人员的日常治疗，并形成可持续开展的小组工作模板，让游戏治疗介入服务对象的实践研究成为可持续项目。

以游戏治疗、绘画治疗、戏剧治疗的方式，通过开展"我是小医生"角色扮演小组活动、"心中的医院"绘画治疗小组活动、"手相连，心相牵"游戏绘画治疗小组活动让入院治疗的服务对象减少对新环境的陌生感与抵触感，对医院的环境进行熟悉；加强服务对象与医护人员的沟通和交流，运用专业的医务社工理论，减少服务对象进入医院陌生环境的压力，也减少服务对象对医护人员的恐惧感，使其更好地配合治疗。

（三）小组性质

支持型小组　开放自愿型小组

（四）服务对象

服务对象主要来自神经内科的儿童住院患者，与神经内科的护士长达成共识，

同意在其科室找寻合适的服务对象，服务对象为 5~12 岁的儿童住院患者。

服务对象基本情况介绍：此次服务对象来自神经内科疗区的 6 名儿童住院患者，年龄在 5~12 岁；其中 4 名服务对象入院诊断为轻症脑炎，住院时长为 1~2 周，另外 2 名服务对象入院诊断为发热；在接受几天治疗之后病情皆有所缓解可以参加小组活动；服务对象入院之后表现为不配合医生治疗，对医院环境非常恐惧，在进行采血、注射等医疗处置时，十分抵触，甚至见到医护人员就开始躲避哭闹，给治疗带来了许多不便之处。

（五）小组程序

在整个减压小组中，医务社工一共开展三次小组活动。在开展活动期间，充分运用长春市儿童医院的各项基础设施，在小组活动的开展环境上尽量做到让服务对象放松。招募服务对象的主要方法是社工部前期在诊疗区的海报宣传和诊疗区护士们的推荐，医务社工根据报名人数确定服务对象的数量并且筛选出合适的服务对象，同时与科室内的医护人员进行沟通交流，确定小组活动范围与时间，在不打扰正常医疗操作的时间内组织开展小组活动，同时与服务对象家长沟通好关于服务对象的安全和职责问题，医务社工制定相应的小组规则。

四、实施过程

（一）"我是小医生"角色扮演小组活动

时间：2019 年 5 月 10 日
地点：长春市儿童医院神经内科疗区
人数：儿童医院神经内科疗区 6 人
目标：
1. 说明小组内容、明确小组目标、解答组员问题
2. 制定小组契约，组员相互熟悉
3. 进行角色扮演小游戏，减少服务对象对医护人员的恐惧，活动后进行分享
服务过程：

此次小组活动一共有 6 名服务对象参与其中，由于小组成员年龄普遍较小，所以事先与其监护人进行安全与活动规则上的约定，在服务过程中虽然有不配合的服务对象，但经过医务社工和监护人的引导，服务对象在游戏环节都慢慢地进入了状态，本次小组活动基本上完成了预定的目标。在进行破冰小游戏"雨点变奏曲"时，医务社工给大家念一段文字，文字中会出现"大雨""中雨"和"小雨"的字样，当听到小雨——拍肩；听到中雨——拍腿；听到大雨——拍手；谁先做错，谁就先进行自我介绍。服务对象刚开始都十分腼腆、拘谨，通过医务社工的引导大家慢慢地熟悉了起来，都投入游戏中（见表 2）。

表 2 "我是小医生"角色扮演小组活动

地点	服务重点	内容纲要	物资	所用时间
神经内科疗区	服务对象进行签到	摆放好签到表,服务对象进行签到	签到表、签字笔	5 分钟
	介绍本次小组活动内容	1. 医务社工进行开场,自我介绍 2. 明确本系列小组的活动目的、内容,初步进行介绍 3. 对有疑问的服务对象进行解惑		10 分钟
	初步活跃组内气氛,集中服务对象注意力,进行破冰小游戏	进行破冰小游戏——"雨点变奏曲"		10 分钟
	明确成员需遵守的规则	孩子太小,告知家长	白纸、签字笔	5 分钟
	通过角色扮演,让服务对象扮演医护人员,玩偶扮演服务对象,换个角度去认识医护人员	1. 准备玩偶让服务对象挑选自己喜欢的玩偶当自己的患者 2. 让医护人员在旁辅助服务对象给玩偶进行"治疗"	玩偶	15 分钟
	分享与总结	1. 引导组员们进行分享 2. 合影留念,并且告知下一次小组活动时间		5 分钟

在进行角色扮演小游戏时,服务对象都积极参与,对于挑选医疗器械和玩偶产生了浓厚的兴趣,在护士姐姐的陪伴下每个人都争当小医生,医务社工引导服务对象说出当玩偶不配合治疗时应该怎么去和玩偶沟通交流,在游戏结束时医务社工让大家进行分享,"小医生们"纷纷表示当医生很有趣也很不容易,给"患者"进行治疗是为了他们好,大家都应该积极配合治疗;通过假设治疗的情景,减少了服务对象对治疗的恐惧,结束游戏时大家都依依不舍,和医务社工说希望下次活动可以尽早开展。

（二）"心中的医院"绘画治疗小组活动

时间：2019 年 5 月 15 日
地点：长春市儿童医院神经内科疗区
人数：儿童医院神经内科疗区 6 人
目标：
1. 对上次小组活动内容进行回顾
2. 进行绘画游戏治疗,拉近医患关系

3. 分享总结（见表3）

表3 "心中的医院"绘画治疗小组活动

地点	服务重点	内容纲要	物资	所用时间
神经内科疗区	人员签到，确认	填写签到表	签到表，中性笔	5分钟
	进行简单破冰小游戏，同时对上节小组活动进行回顾	热场游戏：手脚并用		15分钟
	通过绘画游戏治疗将服务对象潜意识压抑的情感与冲突体现出来	引导服务对象用黑色水彩笔画出心目中的医院	水彩笔，A4纸	15分钟
	逐层深入减少服务对象对陌生环境的恐惧	1. 医务社工邀请服务对象对心目中的医院进行讲解 2. 医务社工邀请医护人员和服务对象在上次黑白的画上一起用水彩笔添上色彩		10分钟
	分享与总结	1. 医务社工引导组员分享绘画后的感受，谈谈心目中对医院是否有改变 2. 拍照留念，告知下一次活动时间		10分钟

服务过程：

此次小组活动主要是通过绘画游戏的方式，将服务对象潜意识内压抑的感情与冲突体现出来，释放、解压、宣泄出对医院的恐惧，此次参加小组的服务对象一共有6名。

医务社工首先对上次的小组活动内容进行了回顾，医务社工邀请了两名服务对象进行分享，分享结束后给予这两名服务对象小礼品；随后邀请大家一起进行简单的破冰小游戏——"手脚并用"。将四肢编号，由医务社工把序号画在小黑板上。服务对象及时反应并摆出相应手脚的位置，没有成功者会被淘汰，最后留在台上的为优胜者。在破冰小游戏进行时，服务对象的家长也参与进来，大家一起进行游戏，气氛十分欢快；游戏进行期间，诊疗区内也有在一旁观看的家属及儿童住院患者，由于此小组是一个开放型小组，医务社工也将他们邀请进来一起进行游戏，破冰小游戏增加服务对象之间的互动，帮助建立起朋辈群体之间的关系网络，小游戏结束之后，医务社工给服务对象发放水彩笔和纸，医务社工组织引导大家用黑色的水彩笔画出自己住院期间医院的样子，在服务对象的绘画中普遍线条比较杂乱，画面也大多是和医疗器械相关，看得出来，对服务对象来说，对医院还是比较恐惧的，在服务对象画完之后，请他们讲解自己对画的理解，相互交流讨论医院应该是什么样子的；最后邀请疗区的医护人员参与到绘画中来，用彩色的画笔一起画出彩色的医院。由于上次小组活动中医护人员与服务对象的沟通，此次作画期间服务对象对于医护人员明显不像之前那样抵触了，大家一起交流画画，场面十分融洽；此次小组活动主要是通过绘画的方式释放出服务对象的负面情绪，加强服务对象之间相互交流，达到情绪疏导的效果。

（三）"手相连，心相牵"游戏绘画治疗小组活动

时间：2019 年 5 月 21 日

地点：长春市儿童医院神经内科疗区

人数：儿童医院神经内科疗区 6 人

目标：

1. 通过游戏，拉近医患关系，减少服务对象住院恐惧

2. 回顾整个小组活动过程，进行分享总结

3. 结束小组（见表 4）

表 4 "手相连，心相牵"游戏绘画治疗小组活动

地点	服务重点	内容纲要	物资	所用时间
神经内科疗区	人员签到，确认	填写签到表	签到表、中性笔	5 分钟
	对上次小组活动内容进行回顾与分享	医务社工引导组员对上次小组的内容进行回顾		10 分钟
	热身小游戏	1. 医务社工将准备好的玩偶摆放在诊疗区地面上，准备好套圈 2. 给服务对象，每个人 10 个圈，套上玩偶为止	玩偶、套圈	15 分钟
	通过绘画游戏来拉近医护人员与服务对象之间的关系，结束小组	准备一张大白纸，让服务对象和医护人员共同在白纸上画上手印，在每个手指印上写出每天要进行的医疗操作，然后医务社工引导服务对象和医护人员将手指上相同的医疗操作用线联系起来	大白纸、马克笔	20 分钟
	最后总结	1. 引导成员们进行分享 2. 医务社工对于本次小组活动和整个小组活动进行总结 3. 问卷填写 4. 合影留念		10 分钟

服务过程：

作为最后一次小组活动，此次小组活动共有 6 名服务对象参加，在小组开展之初，医务社工组织大家一起进行套圈小游戏，这项小游戏十分受欢迎，服务对象每个人都套到了喜欢的玩偶，热身小游戏结束时大家纷纷对医务社工带来的小礼物表示感谢；休整了 3 分钟后，医务社工拿出事先准备好的马克笔和一大张白纸，让服务对象与医护人员围坐在桌前，每个人在各自桌前画上手印，然后在手印上写上这些天印象最深的医护人员，医护人员在手印上写出对服务对象的祝福话语，最后将医护人员的手印和服务对象的手印在白纸上用画笔连接起来。在活动过程中，服务对象对医护人员的称呼都特别亲切，并且在手印的周围还画上了许多的小装饰。然后，大家一起对此次小组活动和之前的小组活动进行分享总结，服务对象在聊到对医院的印象时，普遍反映经过几次活动之后，觉得医院不是一个冷冰冰治疗的地方，在这里可以认识很多好朋友，并且知道了平时治疗虽然很痛苦、很恐惧，但这是在帮助自己早日康复，早日出院，应该好好地配合治疗。最后医务社工对于本次小组活动和整个小组活动进行总结，邀请大家填写满意度调查问卷之后，大家一起合影，告别小组。

五、案例评估

小组评估方法采用量表评估、第三方评估与自我评估相结合的方式。

（一）观察测量

医务社工在活动当中对服务对象的表现进行观察分析。在医护人员与医务社工的努力宣传下小组活动的参与度与投入度一直很高。

（二）深度访谈和追踪测量

通过与服务对象交谈时了解到其自身也有了积极的改变，同时对医护人员与服务对象家属进行访谈了解到服务对象在参与小组活动后明显会更加积极地配合治疗，对医护人员也不那么抵触，并且平时也会与其他小朋友进行交流，心情也有了明显的改善。

（三）收集服务对象的意见和反馈

在每期活动结束时，会让服务对象谈一谈自己的感受和想法，以及对下一次小组活动的期待。让医务社工即时调整小组计划与工作内容，确切做到"以服务对象为中心"。

（四）儿童医疗恐惧量表后测得分情况（见表 5）

表 5　儿童医疗恐惧量表后测得分情况

医疗恐惧内容	分值（x±s）
医疗环境恐惧	2.01 ± 0.38
离开家人	1.93 ± 0.42
死亡	2.12 ± 0.25
时间长	1.02 ± 0.42
住院	1.08 ± 0.51
人际关系恐惧	1.86 ± 0.98
耽误学习	1.99 ± 0.32
疾病传染给家人或朋友	1.65 ± 0.34
被告知有不正常	1.59 ± 0.36
对医疗措施不知情	1.12 ± 0.71
医疗操作恐惧	1.99 ± 0.47
打针	1.87 ± 0.43
扎手指取血	1.54 ± 0.19
压舌板放进嘴里	1.09 ± 0.45
吃药	1.76 ± 0.32
医生或护士检查喉咙	1.23 ± 0.67
自我恐惧	1.78 ± 0.73
受伤	1.65 ± 0.35
出血	1.87 ± 0.67
呕吐	1.51 ± 0.69
受到伤害时哭鼻子	1.21 ± 0.34

由表 1 与表 5 数据对比得出，服务对象医疗恐惧情况有明显改善。

六、专业反思

（一）服务对象参与度

此次小组活动的游戏设计有一部分服务对象前期时没办法融入进去，其一，这一小部分服务对象年龄太小，没有过多的参与感；其二，游戏不够吸引服务对象的注意力，所以在今后的小组活动中更应该注意这两点。

（二）人员变更问题

首先，在小组进行当中会有一部分家属及儿童住院患者围观，在前期就应该考虑到这一问题，此小组为开放型小组，可以邀请围观的家属及儿童住院患者参与其中。

其次，最开始参与小组活动的服务对象，由于治疗周期短或者其他问题可能提前离开小组，在进行服务时最好找到住院时间长、参与度高的组员，避免这一问题的发生。

（三）组员关系问题

在小组内如果有一个服务对象进行哭闹就会引起连锁反应，让小组活动进行不下去，因此当发生此类问题时，应该迅速将其带到相对熟悉的环境下去安慰，然后其他组员继续进行小组活动。

（四）创新性相关问题

1.此次小组活动整合游戏治疗、绘画治疗、角色扮演治疗三种艺术治疗模式，通过多种方式去激发服务对象的参与兴趣，配合小组活动的开展；在今后的服务中应积极开拓新的小组治疗模式，增强小组适应性。

2.小组成员以组合式的方法去进行小组活动，此次小组活动主要目的之一是缓解服务对象对医护人员的恐惧，所以小组成员由"服务对象＋医护人员"组成。

参考文献

［1］刘威. 游戏疗法介入服务对象的医疗恐惧研究——基于儿童血液科住院部实习的经验分析［D］. 武汉：华中科技大学，2017：1-72.

［2］海德·卡杜森，查理斯·雪芙丽. 101 More Favorite Play Therapy Techniques［M］. 台北：张老师文化事业股份有限公司，2015：1-436.

［3］朱东武. 社会工作系统理论及其运用［J］. 华东理工大学学报：社会科学版，2001（1）：1-98.

［4］兰德雷斯. 游戏治疗［M］. 重庆：重庆大学出版社，2011：291-294.

［5］周花，苏小茵. 住院学龄期儿童医疗恐惧影响因素的研究［J］. 中华护理杂志，2006，41（6）：485-487.

［6］严谨. 住院学龄期儿童的医疗恐惧及其影响因素［J］. 中华护理杂志，2000，35（10）：584-586.

［7］李晓辉，张大钧. 戏剧治疗的回顾与展望［J］. 医学心理学杂志，2012，33（6A）：49-76.

［8］张瑞敏，王玉辉，高玉霞. 绘画疗法应用于儿童情绪障碍的研究进展［J］. 中国妇幼保健，2103，28（3）：565-567.

［9］Jones P. Drama as therapy：theatre as living［M］. New York：Routledge，1996：17.

［10］Broome ME，Hellier A.，Wilson T.，et al. Measuring children's fears of medical experiences. In CF Waltz，OL Strickland（eds），measurement of nursing outcomes：Vol1. measuring client outcomes［J］. New York，1989：201- 214.

医务社工介入儿童淋巴瘤的个案服务

陈 哲 彭玉华

中南大学湘雅医院

湖南省雅医医务社会工作中心

一、案例背景介绍

服务对象郭某某，住院后因屡次欠缴住院费用由护士长转介给医务社会工作部。

（一）基本资料：郭某某，男，10岁，小学生。身患儿童淋巴瘤，因病情恶化从河南转至中南大学湘雅医院。

（二）家庭情况：服务对象一家来自河南，父亲是长途车司机，目前在一家私营企业工作。郭某某为家中长子，还有一个7岁的弟弟。一年前患病后，其母亲辞职专职照顾服务对象，服务对象的奶奶也专门到长沙照顾他。

（三）健康状况：服务对象一年前确诊淋巴瘤，已在当地医院完成6个疗程的药物化疗。因病情恶化转至我院，住院期间仍有淋巴结肿大、发热、盗汗、乏力等症状。

（四）情绪状况：服务对象因为患病后，变得情绪低落，易怒、焦躁且不愿与人交流。

（五）行为表现：服务对象来到陌生的环境后，除了接受各种检查和治疗外，主要时间都是玩手机游戏，拒绝跟陌生人交流。

（六）人际关系：服务对象因为患病已经一年没有上学了，来到长沙后基本中断了跟以前的老师和同学的联系，但跟弟弟关系比较好，每天会跟弟弟用微视频、电话联系，跟主要照顾者奶奶和母亲也相处融洽。

（七）经济状况：服务对象患病后，母亲辞职，所有收入来自父亲的工资。再加上前期已花费30余万元，面对新的治疗周期，经济压力比较大。

（八）支持网络：服务对象患病后，亲属和服务对象就读的学校老师和同学都发动了捐款并提供了一些力所能及的援助，父母及亲人都无微不至地给予服务对象关心和帮助。

二、案例分析评估

（一）运用家庭系统—疾病模式分析服务对象的需求

针对疾病评估，按疾病的发展阶段，服务对象已经渡过了前期的危机阶段，进入慢性阶段，并有可能进入终末状态。由于服务对象病情恶化，可以界定为慢性阶段的发作期。疾病慢性阶段的发作期最突出的特点让家庭已经建立的应对策略失效，让患者与其家庭有"陷入绝境"的无助感。所以服务对象及家庭首要需求是及时准确获取治疗方案、治疗费用等信息，尽快制定新的应对策略。同时再加上服务对象为转院治疗，疾病危机阶段碰到的如与医务人员建立良好关系、熟悉医院及治疗疗程等压力也接踵而至。所以服务对象及家庭的需求应该还有熟悉环境，与医院及医务人员建立良好关系。

针对个人及家庭评估：服务对象的患病既影响了个人生命周期的发展，也打破了家庭的平衡。因患病致使服务对象不能正常生活与学习，会有需长期在医院治疗的无助感，因此其最迫切的需求是尽快摆脱目前状况；服务对象给母亲的影响是使母亲放弃了工作的机会，并承担儿子患病的自责感；给父亲的影响是家庭负担更重了，会感到持续的经济压力，父亲迫切的需求是尽快筹集治疗费用，保障家庭开支，使家庭回归正轨。

（二）运用优势视角理论、理性情绪治疗理论分析介入策略

服务对象生病后，家庭及所在的社区都提供了力所能及的帮助，服务对象家庭成员和睦，有共同应对疾病的信心。在鼓励发挥其优势的同时，可以通过链接社会救助资源的方式帮助服务对象及家庭树立战胜疾病的信心。服务对象目前的负面情绪不利于疾病的治疗，可以在建立专业关系的基础上，通过个谈的方式改变他们的不合理认知，树立应对疾病的良性情绪。针对治疗方案的选择，可以通过组织召开家庭会议的形式，遵循服务对象自决的方式做出选择。

三、服务计划

服务目标及策略

（一）针对服务对象及家庭需求，重新建立疾病应对策略，医务社工与服务对象主治医生沟通协调，通过组织家庭会议的形式，帮助服务对象了解下阶段的治疗计划和治疗所需费用，做出治疗方案选择。

（二）针对服务对象及家庭希望获得社会资源的需求，运用资源倡导与链接的方法，联络北京轻松筹网络科技有限公司和社会爱心人士筹集爱心善款，解决住院医疗费用，缓解巨大经济压力以及由此造成的焦虑。

（三）针对服务对象及家庭需要在新的环境中尽快熟悉和适应以及想要迫切回

归正常生活的需求，通过与医院院内志愿者建立联系，提供力所能及的帮助，协助服务对象尽快熟悉医院环境，鼓励服务对象参加志愿者在院内举办的病房学校等公益活动。

（四）针对服务对象及主要照顾者目前碰到的情绪问题，通过探访和访谈的形式帮助服务对象及主要照顾者缓解心理压力。

四、服务计划实施

（一）第一阶段

1. 目标：建立良好的专业关系，收集服务对象病情资料和家庭基本情况，给予心理疏导。

2. 内容：医务社工根据儿童的心理特点，充分尊重服务对象的意愿，运用积极倾听、无条件关注、共情等技巧获取服务对象和主要照顾者信任。通过赠送玩具和经常去探访的方式，消除他们的心理隔阂，使服务对象及主要照顾者敞开心扉。运用"叙事疗法"引导服务对象和主要照顾者说出他们的故事和压抑在心里的担忧，让他们的情绪得以宣泄。

（二）第二阶段

1. 目标：争取社会支持网络，整合服务对象及支持系统、医务社工及社会可用资源，帮助服务对象尽快适应新的就医环境并协助服务对象解决部分医疗费用问题。

2. 内容：医务社工联系医院志愿服务工作站负责人，安排志愿者协助提供力所能及的照顾，为主要照顾者提供"喘息服务"，并协助服务对象及照顾者尽快熟悉医院环境。帮助服务对象申请医院"爱心营养汤""病房学校"等公益项目。在征求服务对象母亲同意后，联系了医院的公益合作机构"轻松筹"为服务对象发起网络筹款和配捐，通过募款和配捐累计筹款10万余元。

（三）第三阶段

1. 目标：利用存在主义理论让服务对象及其家属意识到疾病、生死的无常性，重新审视疾病慢性阶段的发作期给服务对象及家庭带来的影响，帮助服务对象及照顾者了解病情重新建立应对策略，根据服务对象自决的原则做出治疗方案选择。

2. 内容：医务社工组织了一场家庭会议，因为服务对象年龄较小，邀请了服务对象母亲和父亲、服务对象主治医生和主管护士参加。让医生和护士介绍了服务对象的治疗情况和未来面临的选择，并与服务对象照顾者详细讨论服务对象疾病目前的发展情况、让服务对象照顾者充分了解疾病目前的严重性及有可能随时进入疾病终末期的实际情况。让服务对象照顾者与服务对象商量做出选择（一个是尝试有可能带来更多不良反应的新药治疗，另一个是采用姑息治疗），并做好将来生活的计划。

（四）第四阶段

1. 目标：完成结案工作，协助服务对象出院。

2. 内容：服务对象做出治疗方案选择后，经过一段时间的治疗，患者进入了终末期，医务社工和志愿者加大了探访的频率，给予他们更多的陪伴，并多次提供咨询服务，肯定了服务对象及照顾者的付出，探讨了死亡的必然性及后续如何做好护理服务。因为服务对象 8 岁生日在即，服务对象照顾者希望能在家里为孩子过生日，申请出院。医务社工协助其办理了"轻松筹"募集款项的提取手续和出院手续，并联系了爱心司机。

五、案例评估

服务对象身患重病，引发了自己和家庭成员情绪上的困扰和心理压力，再加上因为治疗给家庭经济收入带来的影响。让服务对象及照顾者都有很强烈的"负罪感"，整个家庭陷入困境。医务社工通过积极倾听、无条件关注、共情等技巧，与服务对象及主要照顾者建立了信任和友好的关系。通过资源链接帮助服务对象和主要照顾者很快地适应了医院的就医环境，帮助其缓解了经济压力，通过组织召开家庭会议，根据服务对象自决的原则帮助服务对象及家庭重新建立了应对策略。通过认知行为疗法帮助服务对象及主要照顾者分析了疾病和死亡的意义。缓解了服务对象照顾者的"负罪感"，帮助服务对象及家庭直面疾病，共同树立了战胜困难的信心。至此，社工设定的目标基本达成。

六、专业反思

（一）专业关系的建立是一个复杂渐进的过程，本案例开始时服务对象对社工有抗拒心理，社工通过先与服务对象主要照顾者充分沟通，然后通过赠送小礼物和定期探访等小技巧逐渐得到了服务对象的信任和认可，让他们主动向社工诉说了自己的感受和需求。

（二）社会工作理论是评估服务对象需求和设定介入目标的重要工具，社工应建立自己的一套科学合理的评估体系，结合个案特点，制订介入计划。

（三）服务对象自决是社工需要坚持的伦理要求，面对治疗方案选择和家庭分歧，社工可以通过组织召开家庭会议的形式，为服务对象及其家庭提供准确信息，帮助服务对象决策。

（四）帮助服务对象解决医疗费用的时候，应充分利用优势视角动员服务对象积极参与。

志愿者参与住院特殊儿童
平衡小组服务的实践

——以佛山市南海区妇幼保健院为例

卢杏仪　王　静　吴淑婷

佛山市南海区启创社会工作服务中心

一、服务背景

（一）项目背景

佛山市南海区妇幼保健院特殊儿童家庭助力支持计划项目（以下简称项目）自2016年12月启动，是由佛山市南海区卫生健康局、佛山市南海区妇幼保健院以及佛山市南海区启创社会工作服务中心三方共同合作，在佛山市南海区妇幼保健院儿童康复科开展的区内首个关注特殊儿童的医务社工服务项目。

项目选取儿童康复科（以下简称儿康科）患者及其家庭为主要服务对象，重点跟进脑瘫、自闭症和精神发育迟缓的患儿及其家属，以分病种分阶段的政策及资源发展服务、家属个案心理支援服务、家长互助团体培育、多元化发展支持服务、辅具资源租借服务、志愿队支援服务等形式为服务对象提供覆盖院内外的支持性服务。

（二）服务群体需求背景

1. 儿康科患儿家长服务需求情况

留在儿康科陪同患儿治疗的主要为患儿的女性长辈，出于经济考虑，除刚来科室会有多人陪同之外，后续康复主要为1人在院陪同照护。儿康科患儿由于疾病的特殊性，在起居饮食方面均需要较为精细的照护，患儿家长们全天24小时贴身照顾，几乎没有个人时间，紧张的康复安排和烦琐的家务，让很多家长"有苦自己吞"，根本没有关注自己的需求及好好休息的机会。除了这些照顾、康复上的压力外，长期康复的经济压力、家庭关系压力也会随之而来，让很多家长身心疲惫。

学者马万华在《民族地区特殊儿童家长心理压力及社会支持的个案研究》一文中，通过研究两个特殊儿童家庭的心理压力，得出家长长期存在着较严重的心理压力的结论，像在生理上表现为疲劳乏力、失眠等，心理上会有焦虑、痛苦、抑郁等表现。学者张颖在《舒缓心智障碍者家长心理压力的小组工作介入研究》中，通过文献综述认为，如果没有情绪的发泄途径和及时舒缓心理上的压力，他们很容易感到绝望、无奈、压抑甚至对生活失去信心，而且家长维持这样的状态也会影响到孩子的生存和发展，帮助家长舒缓心理上的压力能够为孩子提供一个良好的家庭环境，让孩子更好地成长。因此，在设计平衡小组服务中，针对家长的服务以"减压放松"为主题，并注重将患儿与家长分开参与活动，让家长得以暂时休憩。

2. 儿康科患儿服务需求情况

儿康科患儿主要为0~6岁的学龄前儿童，大多数时间在医院里治疗，治疗周期长并且环境枯燥无趣，其生活模式基本是医院和家两点一线，缺乏其他环境的体验，接触最多的是家人和医护人员，很少有与其他人士接触和社交的机会，加大了其对照顾者的依赖程度和照顾压力，也导致患儿难以适应与其他人的接触交流和难以融入的情况发生。因此，在设计平衡小组服务中，针对患儿的服务以"陪伴、互动"为主题，并注重将患儿集中在一起参与，让患儿可以体验更多集体活动。

（三）项目志愿者资源优势能满足服务开展

2018年底，项目已开展2年的多元化支持服务，积累了稳定的志愿者资源（见图1），而探索了近半年的将家长与患儿分开参与活动的平衡小组服务形式，证实了能有效让家长得以放松休憩，患儿得以有人际互动的体验。

因此项目从2019年起打造"平衡小组"服务品牌，整合志愿者资源，继续优化服务内容与形式，以志愿者团队+志愿者导师相结合的形式，在整个年度为儿康科患儿家庭提供定期的平衡小组服务。

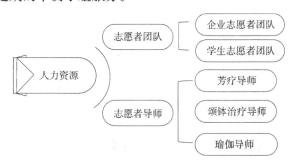

图1 志愿者资源网络

二、开展平衡小组的理论依据

（一）马斯洛需求层次理论

马斯洛需求层次理论是亚伯拉罕·马斯洛于1943年提出的，其基本内容是将人的需求从低到高依次分为生理需求、安全需求、爱和归属感需求、尊重需求和自我实现需求。在平衡小组中，医务社工链接志愿者资源，提供适合的活动内容能满足到家长和患儿的爱和归属感需求、尊重需求和自我实现需求。

马斯洛认为爱和归属感的需求是指人人都希望得到相互的关心和照顾。家长和患儿在参与各自的小组活动中，能认识到其他家长和小朋友与志愿者，对家长来说，能增强自己的朋辈网络，有相互交流、抒发情感的途径。对患儿来说，能认识到同阶段的小朋友以及志愿者，增强了与社会人士的接触，也得到了志愿者的照顾。

马斯洛认为，尊重需求得到满足，能使人对自己充满信心，对社会满腔热情，体验到自己活着的价值。志愿者导师与企业/学生志愿者在活动中的参与能让家长和患儿感受到来自社会上的关心，志愿者们乐意参与平衡小组服务也说明他们能接纳特殊儿童家庭，从而回馈尊重给患儿和家长。

马斯洛提出，为满足自我实现需求所采取的途径是因人而异的。自我实现需求是努力发掘自己的潜力，使自己成为自己所期望的人物。家长和患儿在平衡小组中不是单纯地体验，也让他们在活动中学习到放松的技能，志愿者提供的服务能够让家长和患儿找到自己的潜能和优势，从而满足自我实现需求。

（二）优势视角理论

Saleebey（2004）认为几乎所有的事情在某种特定条件下都可以视为一种优势，包括体验、个人品德、天赋、感悟、故事、灵性、意义和社区资源。当人们在虐待、创伤、疾病、困惑、压迫之中挣扎和抗争之时，人们能够从自己、他人和周围世界获得东西；人们不但获益于成功经验，而且获益于困难和失望经验；人们从他们生活的周围世界中了解到了更多东西，经由教育和智识而获得通过自己亲身生活经历去分辨和感悟。

在平衡小组中，家长和患儿的体验和学习都会成为他们的能力与优势，不再是大众认为的"患者及其家属因疾病的掣肘而无法有新的生活"，即使疾病依然存在，人也不会因此而失去优势和能力。平衡小组就像是一个舞台，有志愿者的陪伴，让家长和患儿一起发掘自己的潜能和优势，让生活充满信心。

三、志愿者参与平衡小组的服务计划

（一）志愿者参与平衡小组的服务理念

通过不同专业志愿者的参与，为特殊儿童及其照顾者分别提供个性化的服务。

（二）志愿者参与平衡小组的服务目标

1. 特殊儿童：通过志愿者陪同参与团体游戏的形式，促进特殊儿童社交能力与社会融合。

2.特殊儿童家长：通过由志愿者照顾特殊儿童，家长可全身心投入放松主题的活动中，减轻其照顾压力。

3.志愿者：通过志愿者与特殊儿童的直接接触与陪伴，提升其对特殊儿童的了解，减少社会歧视。

（三）志愿者参与平衡小组的小组性质

因平衡小组活动对象为在儿康科进行治疗的特殊儿童及其照顾者，其在院康复情况会因治疗安排而变动，因此平衡小组设置为开放性小组，每次邀请有空参与的服务对象加入。

（四）志愿者参与平衡小组的服务对象

在儿康科进行康复的特殊儿童及其照顾者。

（五）志愿者参与平衡小组的服务时间

儿康科患儿每周一至周六上午都需要进行治疗，周六下午至周日休息，因此平衡小组服务恒常在每周六 15 点半至 17 点半开展。

（六）志愿者参与平衡小组的流程计划（见表 1）

表 1　志愿者参与平衡小组的流程计划

时间	主题及内容	负责人
2019 年 1 月	与志愿者导师团队沟通并铺排整年度的服务计划和主题	社工、志愿者导师团队
2019 年 2 月	撰写相关的策划书	社工
2019 年 3 月	联系企业/学生志愿者团队，铺排整年度志愿者招募计划	社工、企业/学生志愿者团队
活动前 2 天	准备活动物资	社工
活动前 1 天	通知报名活动的家长关于活动的地点与时间	社工
活动当天		
30 分钟	企业/学生志愿者培训与分工	社工
30 分钟	企业/学生志愿者布置活动场地	企业/学生志愿者
60~90 分钟	1.志愿者导师开展家长减压活动 2.企业/学生志愿者陪伴患儿参与团体活动	志愿者导师、企业/学生志愿者
30 分钟	收拾物资，结束活动	企业/学生志愿者

四、志愿者参与平衡小组的服务过程

志愿者参与平衡小组的服务过程主要分为两大部分：

第一部分：活动前，医务社工为志愿者提供特殊儿童的疾病科普、与服务对象相处互动的方式和注意事项的培训内容，令志愿者了解平衡小组的目的和愿景，做好相关的准备，并肯定志愿者的价值，为提升志愿者自我效能感提供基础。

第二部分：志愿者实地协助服务的开展。

志愿者实地协助服务流程见表2。

表2　志愿者实地协助服务流程

时间	主题及内容	所需物资	负责人
14：30—15：20	志愿者培训、场地布置（特殊儿童的科普、互动沟通、活动内容与其他注意事项）	培训PPT、桌布、志愿者服、相机、手提电脑、投影仪	医务社工
15：20—15：30	家长签到，一对一配对志愿者和患儿，新参与活动的患儿填写患儿信息卡	签到表、患儿信息卡	医务社工、志愿者
15：30—15：35	医务社工介绍活动的目的、流程与志愿者导师		医务社工
15：35—15：40	家长与患儿分开，患儿与志愿者准备参与患儿平衡小组		医务社工
15：40—17：00	平衡小组： 1.家长：由志愿者导师带领，参与颂钵减压活动 2.患儿： （1）志愿者一对一陪伴患儿 （2）集体做手指操、唱儿歌等 （3）自由活动：画画、玩黏土、与志愿者共读绘本	画画本、蜡笔、黏土、手提电脑、蓝牙音箱、绘本	志愿者导师、志愿者、医务社工
17：00—17：10	医务社工与志愿者导师一起总结活动，了解家长对活动的反馈，并预告下次活动的时间	家长反馈表二维码	医务社工、志愿者导师
17：10—17：30	志愿者分享总结与收拾场地、物资	志愿者反馈表二维码	医务社工

五、志愿者参与平衡小组服务的成效

2019年3月至11月，项目开展了12场平衡小组活动，累计服务382人次，志愿者参与服务144人次，志愿者、家长及患儿三个群体均发生了积极的变化，志愿者在参与住院特殊儿童平衡小组服务的实践应用中有积极的作用和意义。

（一）志愿者层面

1. 企业 / 学生志愿者团队

企业 / 学生志愿者在整场活动过程中需要全程与患儿待在一起，能够真实接触和陪伴特殊儿童，既获得服务成就感，也能更好地正确认识和了解特殊儿童群体。

儿康科的患儿年龄、功能障碍差异较大，在志愿者培训时，社工着重让志愿者了解特殊儿童的情况以及一些沟通和应对困难的方式，并在签到时，家长填写患儿信息卡，包括患儿姓名、年龄、爱好和注意事项，让志愿者能尽快熟悉自己陪伴的患儿情况，更好建立关系。

通过问卷方式收集志愿者对参与服务的意见，共计收集问卷 109 份，在"我更了解特殊儿童，减少了以前对他们的刻板印象"的反馈中，有超过 60% 的志愿者表示"非常同意"，其余的志愿者则表示"比较同意"或"同意"，而且有 100% 的志愿者也表示如果有机会愿意继续为特殊儿童提供志愿服务。医务社工观察到多次参与平衡小组服务的志愿者从一开始的无从着手陪伴，慢慢地摸索到陪伴不同类型的特殊儿童的方法，对志愿者的自我价值有积极正面影响。

在活动后的总结中，志愿者会提到自己对特殊儿童的刻板印象减少，不认为他们是特别的，学会了与他们相处的技巧。志愿者表示一些家长和患儿还会记得他们的名字，让他们觉得很感动，这也让其更加愿意继续参与志愿服务。

2. 志愿者导师

志愿者导师们在活动过程中主要用自己的专业带领家长进行放松减压体验，在这过程中也让志愿者导师对于特殊儿童家长群体有了更多的了解和认识。

志愿者导师接触特殊儿童家长前对他们有一些想象：因孩子患病而比较低落和脆弱敏感，会介意别人对自己的看法。参与平衡小组服务后，志愿者导师转变了以往的想象："原来特殊儿童的家长没有他们想象中的那么焦虑脆弱，反而发现他们热爱生活，有积极乐观的一面。"志愿者导师与家长熟悉后，家长会愿意跟其探讨一些有关身体减压的问题，促进了家长积极学习适合自己的减压方式，令志愿者导师更有动力去为家长们提供相应的减压服务。

（二）家长层面

企业 / 学生志愿者协助照顾患儿，让家长能够完全从照护状态中解放出来，全心投入活动，在志愿者导师的带领下进行减压体验，让家长学习到不同的缓解压力的技巧。

通过问卷方式收集家长意见，共计收集问卷 78 份，其中 100% 的家长在"我能感觉到自己对比活动前的心情与身体，得到了良好的放松体验"和"我学习到了头部舒疗 / 肩颈按摩等的手法，并有计划在家帮助自己减压"表示"非常同意"，而在

"孩子由志愿者陪伴的过程中，自己有了个人轻松的时间，减轻了照顾压力"的反馈中超过 95% 的家长也表示"非常同意"。家长在反馈中留言最多的是"希望能多办这类的活动"，医务社工观察到家长在活动结束后会主动跟志愿者导师去探讨不同的减压方法。可见，志愿者在平衡小组"减压"主题服务中能帮助特殊儿童的家长舒缓平时的照护压力。

（三）患儿层面

患儿与家长分开后，在企业/学生志愿者的陪伴下，慢慢从一开始不适应家长离开到可以独自与志愿者一起，去进行自己喜欢的活动，患儿增多了与志愿者的互动沟通，促进了患儿独立能力和社交能力的发展。

关于患儿部分，通过家长和志愿者的问卷收集意见，共计收集问卷 187 份，在"我觉得志愿者陪伴孩子，对孩子的康复有好处"的反馈中，有超过 93% 的家长表示"非常同意"，并且有 100% 的志愿者对"觉得志愿者服务对特殊儿童有好处"表示"比较同意"。虽然患儿年龄较小，未能自行表达出感受，但从家长与志愿者的反馈中，也能明显感受到志愿者在平衡小组服务的陪伴中促进了患儿成长。

而根据医务社工的观察，到场参加活动的患儿慢慢对黏土、拼图等玩具有了更熟悉更多样的玩法，也越来越信任在身边陪伴的志愿者，这增加了患儿接触社会人士和不同事物的机会，志愿者的陪伴对患儿的康复、融入社会有较好的帮助。

六、专业反思

（一）注重提升志愿者专业服务能力

在 2019 年度的平衡小组服务里，志愿者为患儿提供艺术类的陪伴，但是时间长了，患儿对相似性高的活动内容产生"厌倦"表现，已不能满足大部分的患儿需求。所以，在患儿平衡小组服务层面，项目需邀请相关幼儿康乐活动的专业人士，培养志愿者开展幼儿陪伴服务的能力，组成专业的志愿者小组，更好地开展丰富的患儿平衡小组活动，提升服务的专业性。

（二）为志愿者赋权，提升服务主观能动性

医务社工在平衡小组服务中主要担任资源调动、分配的角色，在不断探索的过程中形成相对固定的流程和内容，通过活动前的培训再"交付"给志愿者实践。然而志愿者才是直接提供服务的人，医务社工可以多尝试将开展具体活动类型选择权交给志愿者，如后期开展服务，让志愿者通过小组讨论决定该场活动需要的物资，自行到社工部选取使用，让志愿者根据自身优势来选择自己熟悉或擅长的服务道具，为特殊儿童提供更好的服务，提升志愿者服务主观能动性及价值感。

（三）医务社工反思

开展平衡小组服务，对于医务社工来说是一次很宝贵的经验，调动了不同的人力资源和志愿者导师一起积极沟通达成合作，提升了与合作方沟通及志愿者关系维护的技巧和经验。从开始"一个活动有两边（家长和患儿）要顾，我是否能应付得来"的担心，到后来与志愿者保持良好合作和默契，令活动得以顺利开展。医务社工逐渐看到志愿者在服务中的积极作用，不仅关怀接纳特殊儿童家庭，而且帮助减轻了人手负担，提高了工作效率。看到志愿者在服务过程中收获丰富，令医务社工可以在志愿公益服务中继续携手各界，让服务有了更多的发展可能性和持续性，惠及更多弱势群体。

参考文献

[1] 马万华. 民族地区特殊儿童家长心理压力及社会支持的个案研究［D］. 兰州：西北师范大学，2018.

[2] 张颖. 舒缓心智障碍者家长心理压力的小组工作介入研究［D］. 兰州：兰州大学，2019：3.

[3] 何雪松. 社会工作理论［M］. 上海：上海人民出版社，2012.

老年医务社会工作

"智·爱同行"之认知障碍老者支援计划

——以首都医科大学宣武医院为例

杜 今

首都医科大学宣武医院

一、服务背景

我国人口老龄化已经成为大趋势，老年认知障碍患者的人数也在与日俱增。由于疾病特征的缘故，老年认知障碍患者的家庭照顾者面临着来自生理、心理、社交、经济等各方面的压力。他们原本不是患者，却有可能在重重压力之下成为隐形受害者。

老年认知障碍症是一种后天脑部功能衰退疾病，是由大脑神经病变引致，患者的记忆、理解、语言、学习、计算等认知能力都会受影响，且会有情绪、行为及人格等方面的变化。随着我国的人口老龄化，老年认知障碍作为老年人的常见病得到越来越多的关注。相关调查显示，我国绝大多数老年认知障碍症患者在家里接受家庭照顾。

老年认知障碍症患者的家庭照顾者主要包括配偶、子女、子女的配偶、孙子女和其他亲属等。相对其他疾病而言，老年认知障碍症的照顾者压力更大，心理消耗更为严重。这是由于疾病的特征造成的。不同程度的老年认知障碍症患者，表现出的状况也不尽相同。早期患者主要表现为近期记忆力衰退，认知能力下降。中期患者主要表现为情绪不稳，容易动怒，猜疑，日夜颠倒，四处游走，日常生活需要家人协助。晚期患者则会无法认出家人，大小便失禁，完全丧失自我照顾能力。

面对得了老年认知障碍症的亲人，朝夕相处负责照看患者的家属们，在多种压力下，生活、情绪都会受到影响，并因此不得不面临生理、心理及社会健康的问题。这些家庭照顾者的健康、生活状况直接决定着患者的生活质量。因此，老年认知障碍症照顾者群体值得社会注意及关怀。

二、理论架构

（一）服务对象需求评估

1. 评估方法及量表

在大量查阅老年认知障碍症照顾者需求研究的文献基础上，为更好了解我院认知障碍患者的照顾者的情况以及主要需求，医务社工利用两周时间针对我院老年认识障碍的在院患者家属进行半结构访谈，并利用 ZBI 照顾者负担量表针对潜在服务对象的照顾负担进行了评估。ZBI 照顾者负担量表是 Zarit 等在 20 世纪 80 年代在负担测量理论和结合临床的基础上开发的，最初即用于对老年痴呆症患者照顾者的负担评估。该量表有 4 个维度，包括照顾者健康情况、精神状态、经济、社会生活，共 22 个条目，不仅涉及照顾者的身体和社交负担，还涉及经济负担，全面评估照顾者的负担。

2. 需求简述

（1）生理压力：照顾老年认知障碍患者的工作繁重琐碎，常会影响照顾者的身体健康。国外研究发现，长期的照料工作将导致照顾者的健康退化。此外，老年认知障碍症还不同于其他疾病，以最常见的阿尔茨海默病为例，其患者起居常日夜颠倒，行为异常，有时还会猜忌、攻击家人。照顾者往往日复一日拖着疲累之躯，长期操劳。

（2）心理压力：许多研究显示，长期照顾老年认知障碍患者会对照顾者的心理方面产生比较大的影响。美国专家曾经对老年认知障碍患者家庭照顾者的调查显示，76% 的照顾者出现焦虑症状，42% 出现抑郁症状。老年认知障碍患者由于认知功能的异常，照顾者与患者之间的沟通变得十分困难，照顾者得不到患者的情感支持，内心承受着巨大的痛苦。

（3）社会交往缩减：照顾者终因身心受到影响而社交范围生活缩小、交友机会减少、社会活动缺乏，此时更无法满足个人或人际需求培养兴趣爱好。照顾老年认知障碍患者是一条漫长而坎坷的路，其社交圈的退缩几乎是一种必然结果。照顾者因角色变换而致家庭生活改变，长期的家庭照顾压力还可能影响到照顾者的家庭关系，造成紧张的家庭问题。研究还发现，长期的照顾还会使照顾者出现焦躁、愤怒等不良情绪，影响其与他人的和睦相处等。

（4）经济社会资源匮乏：长期照顾，对于经济一般的家庭无疑是沉重的负担。尤其是患者在医疗和照顾费用方面的开支必不可少，如果没有积蓄，对照顾者而言，更是雪上加霜。病患的住院医疗费用、保姆费、全家生活费用等都可能成为沉重的经济负担。对于农村或者城市里没有医疗保障的家庭，更是苦不堪言。

（5）疾病知识、照顾技巧缺乏：大量照顾者的身心压力的产生来源于对疾病的不了解，面对患者情绪和行为方式的变化以及疾病的不断发展，照顾者不知道应该利用何种方式与患者进行良性沟通，也不知道应该使用什么方式对患者进行家庭照护，这在一定程度上造成了照顾者的情绪焦虑和紧张，也对患者与照顾者之间的正常交流产生影响。

（二）服务方法

由于大量老年认知障碍症照顾者均表达了上述需求，因此该项服务拟采用小组工作的形式进行。在小组进行过程中，根据不同主题的设置将加入艺术元素、资源链接、情景模拟、冥想放松等元素。

三、小组服务细节

（一）小组名称："智·爱同行"之认知障碍护老者支援计划。

（二）小组服务目的：通过常态化的小组服务，协助老年认知障碍症照顾者舒缓情绪、减轻照顾压力，提供一系列疾病相关资源，并加强照顾者能力及技巧。

（三）小组服务目标：

1. 帮助照顾者减轻因长期照顾带来的消极情绪和压力困扰

2. 提升照顾者照顾技巧及与患者的沟通技巧

3. 引导照顾者能够更加关注自我状态，学会自我照顾

4. 增加照顾者对疾病专业知识和照护方式的了解

5. 协助照顾者链接社会资源以减轻照顾者的社会和经济负担

（四）小组性质：互助、教育小组。

（五）小组容量：为了保证小组内成员的良好沟通和互动，小组成员控制在 10 人左右较为合适。

（六）封闭式小组：鉴于本服务项目在我院神经内科病房内开展，服务对象主要为住院患者家属及部分门诊患者家属，因此原则上要求小组为封闭式小组，即为参与小组的成员需要固定统一，但不排除在特殊情况下进行小幅度的人员调整。

（七）小组框架：以主题为单位，每个主题 2 节，作为一个周期，5 个主题共 10 节内容，即为 5 个周期。

- 小组节数：10 节
- 小组周期：每周 2 次
- 小组地点：神经内科病房活动室

四、服务对象宣传和招募

（一）医务社工部将就该服务项目设计宣传页和易拉宝，公布于首都医科大学宣武医院微信公众号、神经内科病房护士站、认知障碍干预护理门诊、住院办理处等较易被患者及家属发现的地方。

（二）服务项目报名表将放置于神经内科病房护士站、认知障碍干预护理门诊、

以方便潜在服务对象随时报名参与服务。

（三）社工部工作人员在进入相关病房进行患者满意度调查时，将向患者及家属进行活动宣传。

五、服务对象筛选标准

通过前期的活动宣传与招募，医务社工通过电话或面谈进行前期需求评估，根据表 1 列出的标准、小组目标来选择合适的服务对象并进行通知。以下即为符合筛选标准及不符合标准的具体描述：

表 1　服务对象筛选标准

入组标准	排除标准
首都医科大学宣武医院的在院患者的主要照顾者	年龄小于 18 周岁
定期于首都医科大学宣武医院复诊的门诊患者主要照顾者	成为老年认知障碍患者照顾者的时间小于 6 个月
被诊断为老年认知障碍患者的主要照顾者	已诊断出患有心理疾病或严重的身心疾病
在照顾老年认知障碍患者方面有一定的负面情绪、心理压力或照顾沟通技巧的缺失	身体情况较差，患有不适宜参与服务的疾病 非首都医科大学宣武医院病患的家属
能够按照要求定期参与小组服务	无法保证按时参与小组服务
希望通过小组服务和组员互助提升照护技巧、减轻情绪压力	其他不适用于通过小组服务形式解决问题的情况

六、小组初步设计（以实际服务次序为准）

（一）情绪解压阀（见表 2）

表 2　情绪解压阀

主题	时间	目标	媒介 / 内容	备注
照顾者情绪、压力认识	45 分钟	帮助服务对象了解情绪以及压力的来源；帮助服务对象认识情绪、压力对人产生的影响	互动游戏	两节内容均以照顾者情绪及压力管理为主题，拆分成两部分开展，于一周内进行。要求报名人员需全程参与服务
照顾者情绪、压力管理	45 分钟	总结并介绍情绪及压力管理的常用方法；使用艺术元素进行压力缓解练习	冥想、香氛、舞动等	

（二）沟通我有方（见表3）

表3　沟通我有方

主题	时间	目标	媒介/内容	备注
照顾者沟通技巧提升（1）	45分钟	介绍老年认知障碍患者较常见的情绪和行为模式 介绍有效的与老年认知障碍患者进行良性沟通的方式和方法	情景模拟 角色扮演	两节内容均以照顾者沟通技巧提升为主题，拆分成两部分开展，于一周内进行。要求报名人员需全程参与服务
照顾者沟通技巧提升（2）	45分钟	介绍老年认知障碍患者较常见的情绪和行为模式 介绍有效的与老年认知障碍患者进行良性沟通的方式和方法	情景模拟 角色扮演	

（三）智慧生活帮（见表4）

表4　智慧生活帮

主题	时间	目标	媒介/内容	备注
社会资源链接（1）	45分钟	针对照顾者需求总结现有社会资源 链接社会第三方照护机构或公益组织进行相关资源使用的讲解 介绍部分常用的电子资源App或平台等	讲座 操作及 演示	两节内容均以社会资源链接为主题进行，拆分成两部分开展，于一周内进行。要求报名人员需全程参与服务 此部分内容涉及除医院之外的资源引入和介绍，因此需相关部门针对资源的有效性和专业性进行把关
社会资源链接（2）	45分钟	针对照顾者需求总结现有社会资源 链接社会第三方照护机构或公益组织进行相关资源使用的讲解 介绍部分常用的电子资源App或平台等	讲座 操作及 演示	

（四）心灵停靠站（见表5）

表5　心灵停靠站

主题	时间	目标	媒介/内容	备注
照顾者自我关照（1）	45分钟	引导照顾者能够多些时间关注自身状态 为照顾者营造短暂的自我调整和休闲时间 为照顾者搭建互助沟通的平台	桌游 皮肤身体管理	两节内容均以照顾者自我关照为主题，拆分成两部分开展，于一周内进行。要求报名人员需全程参与服务
照顾者自我关照（2）	45分钟	引导照顾者能够多些时间关注自身状态 为照顾者营造短暂的自我调整和休闲时间 为照顾者搭建互助沟通的平台	茶艺 简易运动	

（五）护老知识营（见表6）

表6　护老知识营

主题	时间	目标	媒介/内容	备注
照护技巧提升（1）	45分钟	搭建医患沟通的平台 向照顾者传递最为关注的有关老年认知障碍疾病知识和照顾技巧的知识	讲座 茶话会	两节内容均以疾病知识讲座为主题进行，拆分成两部分开展，于一周内进行。要求报名人员需全程参与服务 根据服务对象的集中需求，请相关临床大夫和护理人员进行专题讲座
照护技巧提升（2）	45分钟	搭建医患沟通的平台 向照顾者传递最为关注的有关老年认知障碍疾病知识和照顾技巧的知识	讲座 茶话会	

七、小组服务人力配置

（一）1名医务社工：负责服务策划、组员招募、方案撰写、物资准备、服务评估。

（二）1名护理人员：负责服务现场的支持、场地及病患的安排、活动宣传及协调。

八、可能出现的问题及应对方式

（一）较低的报名率。

（二）服务过程中组员的情绪崩溃。

（三）组员的中途退出。

（四）由于医护人员或第三方资源链接、协调而出现的问题。

以上问题将与科室对接护士共同应对解决，并随时根据小组服务进行过程适时调整服务方式和服务内容。

九、服务评估

（一）前测及后测：针对每个主题的服务准备问卷，针对参与每个主题活动的组员进行前测和后测，以评估该主题服务的效果；针对每个主题均参与的组员加测ZBI照顾者负担量表，以评估通过参加不同主题的服务，照顾者的整体负担是否有所缓解。

（二）小组服务内容及形式满意度反馈：于每次服务结束后，邀请组员针对本次服务的内容设计、服务形式等进行反馈。

十、服务反思

通过分析认知障碍患者照顾者的需求，结合院内病患的特点，医务社工设计并开展了主题为"'智·爱同行'认知障碍护老者支援计划"的专业服务，旨在通过常态化小组服务、多学科资源的链接以及患者家属线上互动等全面多样化服务协助老年认知障碍患者照顾者舒缓情绪、减轻照顾压力、提供一系列疾病相关资源，并提高照顾者能力及技巧。

医务社工作为现代医疗体系的重要组成部分，尝试探索认知障碍患者照顾者这一重要群体的需求并进行服务干预，从而能够在一定程度上弥补医务人员对病患及家属非医疗需求关注不足的现状，能够为医务人员在医疗机构内开展相关服务提供借鉴。

参考文献

［1］范晶，沈军，等. 照顾者对老年痴呆症的认知情况及照顾态度的调查研究［J］. 检验医学与临床，2016：547–549.

［2］乔雨晨，常红，孟茜. 痴呆患者照顾者需求的质性研究［J］. 解放军护理杂志，2016：19–22.

［3］程娟，徐娜娜，马英霞，等. 老年痴呆患者生活质量及其影响因素分析研究［J］. 现代生物医学进展，2014：2147–2150.

附件：

小组分节计划（主题一）

主题：情绪解压阀（1）小组

日期：2019 年 9 月 3 日（周二）14:00—15:00

地点：首都医科大学宣武医院综合病房楼 8 层

序号	所需时间	目标	内容	物资	备注
1	14:00—14:10	服务对象间相互认识 让服务对象快速进入小组 促使服务对象快速达成一致	组织签到和前测 医务社工及服务对象自我介绍 医务社工介绍小组内容及安排 医务社工组织成员形成小组契约	签到表、白纸/白板、笔、PPT、姓名贴、前测问卷	PPT 上应逐页显示"我是谁、你是谁""这是什么小组""小组契约"等内容

序号	所需时间	目标	内容	物资	备注
2	14:10—14:15	破冰 活跃小组气氛 服务对象间加深认识	介绍舞动的方法 医务社工带领初步放松 在医务社工的指导下，伴随音乐使用身体的不同部位与各服务对象打招呼 进行5分钟左右后停止确认服务对象是否都已调动起情绪以及服务对象能量值	音乐、PPT	音乐应包括放松的音乐及欢快些的打招呼音乐
3	14:15—14:30 （察言观色）	认识情绪的种类，学会辨别自己的情绪 了解到同一件事情，每个人的感受与表达方式不同	医务社工将若干张情绪脸谱放在桌上请服务对象抽取 每位服务对象都应表演抽到的脸谱的表情，请其他服务对象猜他表演的是什么情绪 于每个回合过后，医务社工带领分享	情绪卡片、PPT	分享问题： 曾经发生了什么事情，使自己表现出这样的表情？ 当时的情绪状态如何？ 如果自己没有发生过的话，是否遇到出现这个表情的人？ 遇到出现这种表情的人时，自己的心情如何？
4	14:30—14:40 （换个角度大不同）	认识到情绪是由看问题角度的不同而产生的 情绪会对人产生影响 不同的看待问题的角度会产生不同的情绪反应	医务社工依次于PPT上放映不同的图片，这些图片均为一些两面图，即从不同角度看会有不同的样子 医务社工请服务对象依次去看每一张图片从每一个角度所呈现出来的样子 医务社工引导服务对象点题	PPT、图片	医务社工可引导服务对象思考的问题： 有几张图片你找到了不同的角度去观看？ 从不同的角度看到不同的图像时，有何感受？ 这个过程对你有何启发？

序号	所需时间	目标	内容	物资	备注
5	14:40—14:55（我的心情故事）	逐步建立服务对象互助的氛围 使服务对象获得情绪表达和宣泄 引导服务对象学习换种角度看待问题	医务社工发给服务对象每人一张小纸条，写下自己感受最深、印象最深的心情故事，或是目前生活中的烦恼及不良情绪 请服务对象写完后，匿名并折叠好交给医务社工 医务社工依次念出服务对象的纸条，并引导服务对象共同讨论如何通过换种方式看待问题来获得解决方法，使情绪得到改观	纸条、笔、PPT	需要服务对象在纸条上写明的内容包括： 这个心情故事／烦恼的事情是什么？ 伴随这个事情使自己产生什么样的情绪？ 希望得到什么样的支持？
6	14:55—15:00	总结 提醒下次服务	医务社工总结本次服务内容和重点 医务社工介绍下次服务的主题、内容、时间和注意事项	PPT	注意强调大家按时、全程参与

小组分节计划（主题一）

主题：情绪解压阀（2）小组

日期：2019 年 9 月 4 日（周三）14:00—15:00

地点：首都医科大学宣武医院综合病房楼 8 层

序号	所需时间	目标	内容	物资	备注
1	14:00—14:05	回顾上一次服务 介绍本次服务 促使服务对象快速达成一致	组织签到 医务社工组织回顾上次服务内容 医务社工介绍小组内容及安排 医务社工组织回顾小组契约	签到表、白纸／白板、笔、PPT、姓名贴	PPT 上应逐页显示"上次服务内容""本次服务内容""小组契约"等内容

序号	所需时间	目标	内容	物资	备注
2	14:05—14:10	破冰 活跃小组气氛 服务对象间加深认识	介绍舞动的方法 医务社工带领初步放松 在医务社工的指导下，伴随音乐使用身体的不同部位与各服务对象打招呼 进行5分钟左右后停止 确认服务对象是否都已调动起情绪以及服务对象能量值	音乐、PPT	音乐应包括放松的音乐及欢快些的打招呼音乐
3	14:10—14:30（压力泡泡与同心圆）	帮助服务对象了解目前自己的压力、压力来源以及对自己的影响 促使服务对象对自己的社会支持网络有更为直观的了解和认识，以便面对压力时能够主动寻求帮助和支持	医务社工发给每人一张压力泡泡图，引导服务对象填写 医务社工引导服务对象对各种压力进行归类 医务社工发给每人一张同心圆图，绘制属于自己的社会支持网络。成员处于的位置是同心圆的中间，当自己有压力时，按照支持程度和依赖程度依次在圈外填写 医务社工引导服务对象分组就其填写的压力泡泡图及同心圆图相互进行分享	压力泡泡图、同心圆图、笔、彩笔	压力泡泡图的使用方法： 大的泡泡内填写自我感受较大的压力，小的压力填写在其他空白的小的泡泡内 不同类别的压力可以用不同颜色的笔进行标注
4	14:30—14:50（扔糖果）	使服务对象加深彼此了解 帮助服务对象间形成互助的支持网络 增加服务对象遇到压力时的处理方式	大家坐成一个圈，给每个人10颗左右的糖果，其中一个人开始活动，他需要讲一个他自己遇到压力或困难后又成功解决的经验或方法 其他人如果没有试过使用这种方法解决压力就需要丢一颗糖果给那个人，持续轮流下去 全部轮完后即可结束 医务社工带领讨论并总结刚才服务对象说过的一些方法	糖果	如果服务对象不愿说自己的真实经验，医务社工也可以引导服务对象叙述他看到的/听到的/参与的他人发生的解决压力的方法和经验

序号	所需时间	目标	内容	物资	备注
5	14:50—14:55（冥想放松）	放松心情，使服务对象身心都处于一个放松的状态 让服务对象实际体验一下冥想放松这个缓解压力的方式和方法	医务社工先在空气中喷洒有助于宁神放松的精油喷雾 播放音乐 医务社工引导服务对象寻找一个自己舒服的姿势并闭上眼睛 医务社工引导服务对象跟随医务社工的引导语进行充分放松 医务社工引导服务对象结束冥想并分享一下冥想的感受，简单谈谈自己是否得到了放松	音乐、精油、引导词	无
6	14:55—15:00	总结 介绍下次服务 填写后测及满意度问卷	医务社工总结本次服务内容和重点 医务社工介绍下次服务的主题并邀请各位服务对象继续报名参加 医务社工组织服务对象填写后测问卷及针对活动的满意度调查问卷	笔、后测问卷、满意度调查问卷	无

小组分节计划（主题二）

主题：沟通我有方（1）小组

日期：2019 年 10 月 15 日（周二）14:00—15:00

地点：首都医科大学宣武医院综合病房楼 8 层

序号	所需时间	目标	内容	物资	备注
1	14:00—14:10	服务对象间相互认识 让服务对象快速进入小组 促使服务对象快速达成一致	组织签到和前测 医务社工及服务对象自我介绍 医务社工介绍小组内容及安排 医务社工组织成员形成小组契约	签到表、白纸/白板、笔、PPT、姓名贴、前测问卷	PPT 上应逐页显示"我是谁、你是谁""这是什么小组""小组契约"等内容

序号	所需时间	目标	内容	物资	备注
2	14:10—14:15	破冰 活跃小组气氛 服务对象间加深认识	介绍舞动的方法 医务社工带领初步放松 在医务社工的指导下，伴随音乐使用身体的不同部位与各服务对象打招呼 进行5分钟左右后停止 确认服务对象是否都已调动起情绪以及服务对象能量值	音乐、PPT	音乐应包括放松的音乐及欢快些的打招呼音乐
3	14:15—14:30（长者体验——粘手夹豆子）	通过游戏让服务对象体验年老的感受 通过换位思考引导服务对象更好了解和理解年老的身体和心理特点	医务社工用胶带或绳子将服务对象双手的中指和无名指绑在一起以模仿老年人或认知障碍患者双手不灵的感觉 请服务对象手持筷子将左手边的豆子依次夹至右手的容器内，医务社工计时于游戏结束后，邀请服务对象分享感受	绳子（胶带）、豆子、容器、筷子、PPT	分享问题： 当用绑住的手进行游戏的时候对你有影响吗？如果有，有哪些影响？ 游戏过程中感受如何？ 当感到焦急的时候，希望得到他人什么样的话语或帮助？ 这个过程对你有何启发？
4	14:30—14:40（长者体验——模糊读故事）	通过游戏让服务对象体验年老的感受 通过换位思考引导服务对象更好了解和理解年老的身心特点	医务社工挑选2~3位服务对象进行体验 医务社工为体验者佩戴装有塑料布的平光眼镜 医务社工引导佩戴眼镜的服务对象读出一段小故事 医务社工引导体验者进行游戏分享	PPT、平光眼镜／眼镜框、塑料布、故事	医务社工可引导服务对象思考的问题： 当戴上眼镜时，眼前的世界是怎样的？ 戴眼镜读故事困难吗？主要体现在哪里？ 这个过程对你有何启发？

序号	所需时间	目标	内容	物资	备注
5	14:40—14:55	逐步引导服务对象进入年老或者是认知障碍患者的世界引导服务对象理解患者可能产生的情绪和遇到的困难引导服务对象总结归纳出患者常见的情绪和行为特点	医务社工为服务对象分组，每组3人左右，发给每组1张表格，用于服务对象梳理和填写患者经常面临的困难、可能出现的情绪特点和行为特点请每组写完后，选取一名代表向大家介绍表格的内容用于下节小组活动的讨论内容——如何面对患者的情绪及行为，如何良性交流和互动	表格、笔、PPT	需要服务对象在纸条上写明的内容包括：患者生活中经常会遇到的困难？患者伴随困难经常产生的情绪？患者有何行为上的异常和行为特点？沟通交流中的难题和困惑？
6	14:55—15:00	总结提醒下次服务	医务社工总结本次服务内容和重点医务社工介绍下次服务的主题、内容、时间和注意事项	PPT	注意强调大家按时全程参与

小组分节计划（主题二）

主题：沟通我有方（2）小组

日期：2019年10月16日（周三）14:00—15:00

地点：首都医科大学宣武医院综合病房楼8层

序号	所需时间	目标	内容	物资	备注
1	14:00—14:10	回顾上一次服务介绍本次服务促使服务对象快速达成一致	组织签到医务社工组织回顾上次服务内容医务社工介绍小组内容及安排医务社工组织成员形成小组契约	签到表、白纸/白板、笔、PPT、姓名贴	PPT上应逐页显示"上次服务内容""本次服务内容""小组契约"等内容

序号	所需时间	目标	内容	物资	备注
2	14:10—14:20（沟通体验——传表情）	通过游戏让服务对象体会不同形式下的沟通感受和沟通效果 通过游戏引导服务对象理解沟通的重要性，针对不同特点的人要采用不同的沟通方式进行	根据服务对象数量将大家分成1组或2组，每组5人左右 各位服务对象背向站立，由医务社工拍第一位服务对象的肩膀，请其转身并看医务社工手中的表情卡片 第一位服务对象看过后转身轻拍第二位服务对象的肩膀请其转身，在不发出声音的情况下，用动作表现刚才看到的图片内容 依此类推至最后一位服务对象，请最后一位服务对象猜测卡片词语，并说出来 医务社工引导分享	表情卡片若干、PPT	分享问题： 第一个服务对象：当你看完表情卡片在进行第一次表演的时候是什么心情？ 中间任意服务对象：看到前一位服务对象的表演你的感觉如何？ 最后一位服务对象：当看到自己猜测的词语和表情卡的词语时，有何感受？ 这个过程对你有何启发？
3	14:20—14:30（沟通体验——你比画我猜）	通过游戏让服务对象体验不同形式下的沟通体验和沟通感受 通过游戏引导服务对象理解沟通的重要性，针对不同特点的人要采用不同的沟通方式进行沟通	医务社工挑选2组成员进行体验，每组成员2人 2组成员分别在规定时间内进行游戏，1人背向医务社工作为猜词方，1人面向医务社工作为比画方 由医务社工操作词卡，猜对则到下一个，猜错可继续比画或选择跳过，游戏过程中不得发出声音 医务社工引导体验者进行游戏分享	PPT、词卡、计时器（服务对象计时）	医务社工可引导服务对象思考的问题： 过程还顺利吗？ 配合是否默契？ 看到词语但不知如何表达时，内心感受如何？ 看到比画却猜不出时内心感受如何？ 这个过程对你有何启发？

序号	所需时间	目标	内容	物资	备注
4	14:30—14:40	逐步引导服务对象通过游戏和上节内容来梳理出认知障碍患者的常见困难、情绪特点和行为特点为接下来介绍针对认知障碍患者的沟通方式奠定基础 介绍减法沟通的内容和原则	医务社工将梳理好的认知障碍患者特点与服务对象进行确认 引导服务对象思考，由于不同特点的人需要使用不同的沟通方式，在沟通如此重要的情况下，我们应该用什么样的方式与认知障碍患者沟通 向服务对象介绍减法沟通的原则和内容，并适当举例	PPT（认知障碍特点文件、减法话术沟通要点）	说明为什么认知障碍患者适合使用减法话术 介绍使用减法话术的一般原则和技巧
5	14:40—14:55	进行减法话术的情景模拟 引导服务对象初步掌握减法话术的使用场景和方法	从上一节活动中服务对象分享的与患者沟通的困难中挑选比较有代表性的形成案例 将服务对象分为两组，分别将两个案例发给两个组 组内进行案例的表演，由对组的成员集体使用减法话术进行沟通和对话 医务社工引导分享	与认知障碍患者沟通的要点两个经典案例	医务社工引导服务对象思考的问题： 使用减法话术后，认知障碍患者是否会觉得舒服一些？ 什么情况下可以使用减法话术？ 当减法话术被拆穿后，该怎么处理？ 使用减法话术后，沟通过程是否感觉顺畅一些？
6	14:55—15:00	总结 介绍下次服务 填写后测及满意度问卷	医务社工总结本次服务内容和重点 医务社工介绍下次服务的主题并邀请各位服务对象继续报名参与 医务社工组织服务对象填写后测问卷及针对活动的满意度调查问卷	后测问卷满意度调查问卷	无

小组分节计划（主题三）

主题：智慧生活帮（1）小组

日期：2019年11月26日（周二）14:00—15:00

地点：首都医科大学宣武医院综合病房楼8层

序号	所需时间	目标	内容	物资	备注
1	14:00—14:10	服务对象间相互认识 让服务对象快速进入小组 促使服务对象快速达成一致	组织签到和前测 医务社工及服务对象自我介绍 医务社工介绍小组内容及安排 医务社工组织成员形成小组契约	签到表、白纸/白板、笔、PPT、姓名贴、前测问卷	PPT上应逐页显示"我是谁、你是谁""这是什么小组""小组契约"等内容
2	14:10—14:15	破冰 活跃小组气氛 服务对象间加深认识	介绍舞动的方法 医务社工带领初步放松 在医务社工的指导下，伴随音乐使用身体的不同部位与各服务对象打招呼 进行5分钟左右后停止 确认服务对象是否都已调动起情绪以及服务对象能量值	音乐、PPT	音乐应包括放松的音乐及欢快些的打招呼音乐
3	14:15—14:45（游戏介绍及演练）	通过讲解游戏让服务对象掌握更多与患者共处和沟通的方式 通过游戏演练和分享启发服务对象举一反三，探索一些类似的增强患者认知功能的游戏类型	简单介绍认知障碍的特点及日常护理的要求 进行游戏演练 于游戏结束后，邀请服务对象分享感受及启发，做到举一反三	贴纸片（碎纸或彩笔、空白图）、十指操、夹珠子/豆子/乒乓球（筷子、豆子、容器）、堆罐子/积木（简单介绍规则即可）、左右开弓、反口令、拍7令	分享问题：每个游戏的重要目的是什么，关键的点在哪里？ 与患者一起玩时需要注意哪些内容？ 是否可以举一反三？

序号	所需时间	目标	内容	物资	备注
4	14:45—14:55（与患者互动的经验交流）	引导服务对象互相沟通，分享日常生活中与患者共同进行的游戏和互动方式	游戏体验结束后，邀请服务对象自发分享日常与患者沟通和游戏的方式方法，供大家相互学习和借鉴	暂无	暂无
5	14:55—15:00	总结提醒下次服务	医务社工总结本次服务内容和重点 医务社工介绍下次服务的主题、内容、时间和注意事项	PPT	注意强调大家按时全程参与

小组分节计划（主题三）

主题：智慧生活帮（2）小组
日期：2019 年 11 月 27 日（周三）14:00—15:00
地点：首都医科大学宣武医院综合病房楼 8 层

序号	所需时间	目标	内容	物资	备注
1	14:00—14:10	服务对象间相互认识 让服务对象快速进入小组 促使服务对象快速达成一致	组织签到和前测 医务社工及服务对象自我介绍 医务社工介绍小组内容及安排 医务社工组织成员形成小组契约	签到表、白纸/白板、笔、PPT、姓名贴、前测问卷	PPT 上应逐页显示"我是谁、你是谁""这是什么小组""小组契约"等内容
2	14:10—14:15	破冰 活跃小组气氛 服务对象间加深认识	介绍舞动的方法 医务社工带领初步放松 在医务社工的指导下，伴随音乐使用身体的不同部位与各服务对象打招呼 进行 5 分钟左右后停止 确认服务对象是否都已调动起情绪以及服务对象能量值	音乐、PPT	音乐应包括放松的音乐及欢快些的打招呼音乐

序号	所需时间	目标	内容	物资	备注
3	14:15—14:45（游戏介绍及演练）	通过讲解游戏让服务对象掌握更多与患者共处和沟通的方式 通过游戏演练和分享启发服务对象举一反三，探索一些类似的增强患者认知功能的游戏类型	简单介绍认知障碍的特点及日常护理的要求 进行游戏演练 于游戏结束后，邀请服务对象分享感受及启发，做到举一反三	捉虫虫（稿子）、记物品（方格纸、物品）、画鼻子（彩笔/画像/口罩）、彩虹读字（彩色字卡）、一枪打一个、猜猜什么不见了、F词语大作战（其他字母打头词语也可）	分享问题：每个游戏的重要目的是什么，关键的点在哪里？与患者一起玩时需要注意哪些内容？是否可以举一反三？
4	14:45—14:55（与患者互动的经验交流）	引导服务对象互相沟通，分享日常生活中与患者共同进行的游戏和互动方式	游戏体验结束后，邀请服务对象自发分享日常与患者沟通和游戏的方式方法，供大家相互学习和借鉴	暂无	暂无
5	14:55—15:00	总结 预告下次服务主题	医务社工总结本次服务内容和重点 医务社工介绍下次服务的主题、鼓励大家参与	PPT	强调报名方式和方法

小组分节计划（主题四）

主题：心灵停靠站小组

日期：2019 年 12 月 18 日（周三）14:00 — 15:00/15:00 — 16:00（两节同时进行）

地点：首都医科大学宣武医院综合病房楼 8 层

序号	所需时间	目标	内容	物资	备注
1	14:00 — 14:10 (15:00 — 15:10)	服务对象间相互认识 让服务对象快速进入小组 促使服务对象快速达成一致	组织签到和前测 医务社工及服务对象自我介绍 医务社工介绍小组内容及安排 医务社工组织成员形成小组契约	签到表、白纸/白板、笔、PPT、姓名贴、前测问卷	PPT 上应逐页显示"我是谁、你是谁""这是什么小组""小组契约"等内容
2	14:10 — 14:15 (15:10 — 15:15)	破冰 活跃小组气氛 服务对象间加深认识	介绍舞动的方法 医务社工带领初步放松 在医务社工的指导下，伴随音乐使用身体的不同部位与各服务对象打招呼 进行 5 分钟左右后停止 确认服务对象是否都已调动起情绪以及服务对象能量值	音乐、PPT	音乐应包括放松的音乐及欢快些的打招呼音乐
3	14:15 — 14:55 （芳香放松） (15:15 — 15:55)	芳香疗法放松冥想	医务社工讲解芳香减压放松的过程以及作用 服务对象体验芳香疗法放松冥想过程 服务对象分享	热水、靠背板凳、芳香疗法所需物资	此过程由专业人员进行
4	14:55 — 15:00 (15:55 — 16:00)	总结 提醒下次服务	医务社工总结本次服务内容和重点 医务社工介绍下次服务的主题、内容、时间和注意事项	PPT	注意强调大家按时全程参与

注：1. 主题五为知识讲座，主要由专业医师及护理人员完成，在此不做过程展示。

2. 以上小组分节计划按照服务实际进行的次序展示。

老骥迎日暮　防跌全守护

——失能老人防跌倒综合服务实践

鲁丽倩　王美杰　曹雪梅

北京市第一社会福利院（北京市老年病医院）

一、背景情况

（一）突发事件

某日清晨，A养老机构H老在醒来后想要上厕所，邻床L老直接扶H老起身上厕所，然后两人一起摔倒。经检查，两位服务对象身体无外伤、无淤青、无骨折。

事情十分突然，专业团队紧急召开会议，分工协调，由医务社工和护士对两位服务对象紧急干预。同时，由医务社工牵头负责制定防跌倒综合服务方案。

（二）情况分析

1.基于生理健康层面的考虑，服务对象有提升安全意识的需要。H老和L老均是阿尔茨海默病患者，在日常生活中的表现主要为记忆力减退，并伴随不定期的情绪不稳定。阿尔茨海默病患者大多自知力不足，伴有不同程度的记忆和定向障碍，对跌倒的认知及防范意识薄弱，所以，基于生理健康层面的考虑，服务对象更需要加强安全知识的教育和安全防范意识的提升。

2.因高跌倒风险因素的存在，服务对象需要安全环境的维护。一方面，疾病导致高跌倒风险。阿尔茨海默病患者通常伴有椎体或椎体外系运动痉挛，导致平衡功能受损，步态异常，同时两位服务对象自身生理机能发生退行性变化，视力下降，下肢肌力有明显减退，亦存在骨质疏松情况。另一方面，心理因素对跌倒风险的影响。L老个性好强，常有不服老和不愿意麻烦护理员的心理，对一些力所不能及的事情，也要自己尝试去做，而事事亲力亲为，勉力为之，有时事与愿违。

3.因防跌倒工作的多样性、复杂性，有必要多专业团队合作。防跌倒工作涉及医疗、护理、日常生活照顾、精神关怀、心理呵护等方面，需要多专业团队的共同介入。目前，科区90%以上的入住老人是重度失能服务对象，80%以上的入住老人患有阿尔茨海默病。出于对服务对象安全的考虑，要对护理员的巡查制度乃至科区的安全制度作出进一步的完善。同时，工作团队有必要对跌倒高危人群再提升警示意识，尤其是要把防跌倒作为一项日常工作，筛查跌倒高危人群，并要求全体工作人员对跌倒高危人群采取重点关注，落实安全责任。

二、介入策略

介入服务由"医生＋护士＋医务社工"组建的专业团队提供，该团队于 2008 年就开始在院内组建并不断深入完善，不仅有较好的合作基础，还有深层次共同服务的介入经验，能够为服务提供较好的专业保障。

介入服务预计分为三个阶段开展。第一阶段危机介入干预，以 L 老为服务对象，医务社工和护士联合介入，协助服务对象顺利渡过危机，并帮助服务对象转变帮助他人思路。第二阶段科区安全营造，完善科区管理制度，培植安全理念深入人心。第三阶段宣传教育倡导，从个别服务对象拓展到以群体为单位的服务对象及家属，促进服务对象及家属提升防跌知识及互助支持。

三、主要做法

（一）服务第一阶段　危机介入干预

1. 服务参与人员
（1）工作人员：楼层护士 3 名、医务社工 1 名
（2）服务对象：L 老
2. 服务理念
（1）危机介入能够帮助服务对象摆脱危机影响。危机介入模式是围绕服务对象的危机而开展的调适工作，目的是在有限的时间内快速、有效地帮助服务对象摆脱危机的影响。同时，需要注意，危机的发生通常导致服务对象身心的混乱，使服务对象的自尊感下降，医务社工需要帮助服务对象从危机中恢复自信。

（2）护理干预对阿尔茨海默病服务对象安全管理的重要意义。阿尔茨海默病在全球范围内的发病率都在逐年上升，服务对象一旦患病，整个病程都将伴随一系列不安全隐患。有关研究认为，针对院舍收住的服务对象，特别是患有阿尔茨海默病的服务对象，加强整体、全面的护理干预，可改善其智能水平和日常生活活动能力，降低意外事件发生率，对保障生存质量意义重大。

（3）行为主义对阿尔茨海默病服务对象行为学习的有效促进。斯金纳十分强调强化在学习中的重要性，强化就是通过强化物增强某种行为的过程，而强化物就是增加反应可能性的任何刺激。通过不断地强化、学习形成有效的刺激，进而能够让服务对象学会基础安全的操作。

（4）叙事疗法对阿尔茨海默病服务对象讲述故事的意义诠释。根据叙事疗法，人类活动和经历更多的是充满了"意义"和故事，它是交流意义的工具。请服务对

象讲故事的过程能够唤起服务对象生命中曾经活动过的、积极的东西，以增加其改变的内在能量。

3. 服务目标（见图 1）

（1）协助服务对象转变帮助他人思路，转变服务对象协助的思想观念。

（2）帮助服务对象学习到有效的帮助他人方法（具体聚焦为学习按呼叫器）。

（3）肯定服务对象帮助他人的意义，提升服务对象做出积极尝试的意愿。

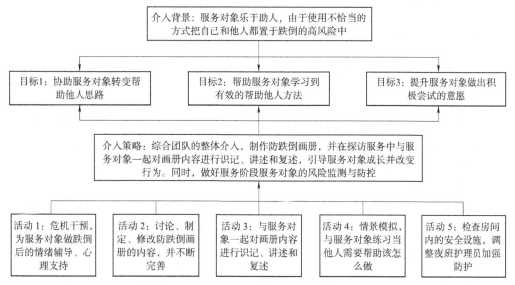

图 1　危机介入干预服务框架简明图示

4. 服务内容与方式

（1）危机干预。当老年人发生跌倒后容易发生心理恐惧和畏难情绪，为了服务对象能够顺利度过跌倒后的情绪调整，当发生跌倒行为后 1 个小时之内，护士对服务对象做了第一次的情绪疏导，宽慰、鼓励服务对象。之后的探访服务中，综合团队也多次鼓励服务对象，降低因跌倒事件对服务对象产生的不良影响。

（2）防跌倒画册的制作与使用。综合团队一起讨论、制定、修改防跌倒画册的内容。该画册本身就由服务对象担任主角，在服务对象生活的房间内拍摄，画册使用彩色印刷，便于服务对象在熟悉的环境中，准确地找到呼叫器的位置，并能够讲述助人的故事。

（3）在探访服务中，综合团队与服务对象一起对画册内容进行识记、讲述和复述。在跌倒发生后的 10 天时间里，综合团队探访服务对象 10 余次，不断讲述呼叫器的位置、使用方法、使用时间。服务对象在第 3 天已经完全掌握了呼叫器的使用，并开始转变助人观念。

（4）情景模拟。综合服务团队与服务对象练习当他人需要帮助该怎么做，每次均在服务对象房间内进行，并营造氛围，邀请 H 老一起演出，H 老非常配合，总是本色出演。所有涉及的工作人员也会相当配合，进一步增加服务对象的正向意识："按铃——护士协助"。

（5）风险防控。护士根据护理诊断的特点、服务对象功能康复的需要、服务对象和护士本身的能力，制订的风险防控计划。包括检查房间内的安全设施，简单功能锻炼，调整夜班护理员等。

（二）服务第二阶段　科区安全营造

1. 服务参与人员

（1）工作人员：科区医生、护士为主，医务社工为辅

（2）服务对象：科区服务对象、科区护理员

2. 服务理念

伴随着老化过程，老年人神经系统、骨骼肌肉系统、心血管系统等都在发生变化，这些都要求给老年人一个安全的生活环境。在安全工作的管理上，制度是一方面，更重要的是培植"以人为本"的服务理念。

3. 服务目标

查找安全防范漏洞，完善科区安全管理制度，营造让服务对象舒适、安全的生活环境。

4. 服务内容与方式

（1）科区全面安全检查。第一，评估科区内具有跌倒高危风险的服务对象。科区使用《护理评估量表》对每位入院的阿尔茨海默病患者进行"跌倒史、病史、临床症状、步态、肢体活动情况、服药情况、家属支持状况"等多项危险因素检查，筛选出易跌倒的高危服务对象。对筛选出易跌倒的高危服务对象持续进行评价，对采取预防跌倒护理措施进行定期评价，并及时改进防护措施。第二，楼层护士重点开展房间内的安全检查，以便于维护服务对象房间内的环境安全。包括检查服务对象房间物品固定放置，位置合理，不影响活动，不阻碍通道，便于服务对象拿取；检查浴室、厕所的扶手稳定性；检查室内灯光，能够保持足够的照明等多项内容。第三，科区楼层护士设置房间内的安全提示，以保障服务对象安全。评估服务对象离床活动有危险时，请护理员在旁协助，并设安全警示标记，服务对象上床后，随手装上床栏，必要时加安全保护带。护士随叫随到，耐心向服务对象演示呼叫器的使用，并为呼叫器贴上明显的安全提示，便于寻找。第四，给予服务对象心理护理。鼓励护理人员经常与服务对象及家属交谈，及时掌握服务对象的心理状态并给予心理疏导。对于不愿求助的服务对象，应让其认识到自身的生理变化，认识跌倒的危险性，发现困难及时求助于医务人员；对于发生过跌倒的服务对象，对再次跌倒产生恐惧心理，要帮助他们了解如何预防跌倒，克服恐惧心理。

（2）安全责任制度调整。完善科区安全责任机制，定期对护理跌倒安全质量进行检查考评，建立与奖罚制度挂钩的服务对象跌倒登记制度，对存在的问题及时讨

论整改。进行服务对象跌倒预防及应急预案的演练，给护理人员发生跌倒不良事件时正确处理提供清晰指引，规范护理人员的行为，使护理工作有章可循，减少工作中的不确定感，保障服务对象的安全。

（3）安全风险意识提升。科区召开工作会议上公布跌倒高危人群、重新学习安全制度，要求全部工作人员认真对待，提高防范意识，做好跌倒高危人群的服务工作，将安全落实到位。每个护理人员自觉建立安全观念和意识，熟悉护理安全管理制度，掌握安全知识和跌倒评估及预防的相关技能，能辨别高危人群，熟练运用护理干预技能。开展员工培训，讲解阿尔茨海默病的特征、照顾理念和技巧，促进员工掌握服务对象行为背后的原因，以便于采取恰当的介入方法，提高员工与服务对象的沟通技能，如图2所示。

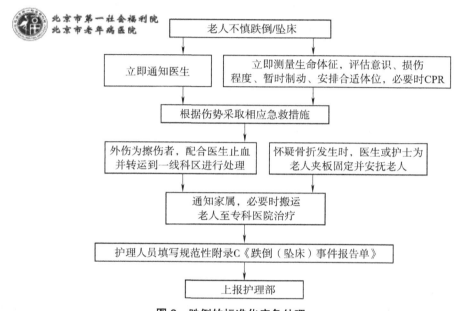

图2　跌倒的标准化应急处理

（三）服务第三阶段　宣传教育倡导

1. 服务参与人员
（1）工作人员：楼层护士2名、医务社工1名
（2）服务对象：科区服务对象及家属

2. 服务理念
（1）通过学习防跌倒知识也能有效降低跌倒发生概率。一方面，服务对象及家属增加防跌倒方面的知识能够提高安全性；另一方面，服务对象通过体育锻炼，增强肌肉力量、柔韧性、协调性、平衡力等，从而减少跌倒的发生。
（2）服务对象需要适当与人接触、交流。有研究表明，失能严重程度越高，认知功能受损越严重，而多个研究结果也证实认知功能受损与失能有关，推测是由于失能服务对象不方便与外界接触，接收信息量减少，导致大脑使用减少而使认知功能受损，而认知功能受损又会进一步加重失能，形成恶性循环。

3. 服务目标（见图3）

（1）通过宣教，促进服务对象及家属提升其防跌倒知识储备。

（2）提供服务对象互动交流的平台，促进服务对象降低病耻感，能够直面跌倒事件。

（3）通过协助服务对象制订防跌倒个人计划，提升服务对象预防跌倒事件的能力。

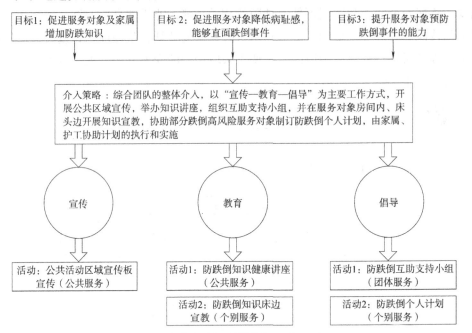

图3　宣传教育倡导服务框架简明图示

4. 服务内容与方式

（1）公共活动区域的多元宣传引导。医务社工加强正面引导，按照"板报宣传＋房间宣传＋床头宣传＋联动宣传"全方位、多层面、立体化的宣传方式，使活动、服务宣传深入服务对象心中，吸引服务对象参加。

（2）服务对象及家属的知识教育宣导。一方面，做好服务对象或家属的防跌倒知识教育，由楼层护士负责，讲解有关阿尔茨海默病患者跌倒的病因、临床表现、病程、预后以及治疗、护理。另一方面，科区楼层护士、护理员联合为部分服务对象开展健康教育指导，鼓励服务对象每天坚持规律和适度的体育锻炼，循序渐进，增加服务对象肢体的平衡和机体的防御能力。

（3）服务对象及护理员的安全理念倡导。为了让服务对象学习安全知识，同时促进服务对象之间、服务对象与护理员之间形成互助支持，医务社工联合护士组织组建防跌倒互助支持小组。支持小组通过制订个人防跌倒计划，既加强知识学习，又促进互助关系的加深，形成安全支持网络（见图4）。

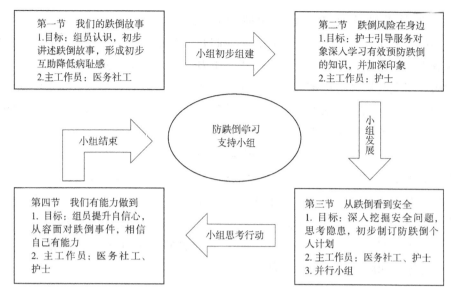

图4 防跌倒学习支持小组流程简明图示

四、经验启示

（一）服务案例之尊重、鼓励服务对象层面

1. 生命质量和尊严是每个人应享有的权利

习近平总书记强调，要着力增强全社会积极应对人口老龄化的思想观念，要积极看待老龄化社会，积极看待老年人和老年生活，老年是人的生命的重要阶段，是仍然可以有作为、有进步、有快乐的重要人生阶段。老年人进入迟暮之年，他们依然应该享有老年人的尊严和生活质量，在为服务对象提供生命晚期照顾时，要更尊重他们的尊严，保障他们的生活质量。

2. 发挥每个人应有的能力和主动性

人类有很大的潜力，老年人只要能选择以积极的态度来面对和适应，他们也可以愉快和有尊严地生活。有的观点，觉得老年人是没有能力的，急于弥补老年人的不足，反而增加了老年人的"无能感"。因此，我们要坚信老年人有自己存在的价值和意义，在合理的范围内，发挥他们的能力和主动性，共同创造、营造生活。

（二）服务案例之动员服务对象周边系统层面

1. 家属是服务对象最关心的家庭系统

亲情，一直是中国传统文化中最温暖的一种牵挂。服务对象非常看重自己的家庭关系，但是儿辈、孙辈有自己的生活，有自己的朋友圈子，服务对象长期入住养老机构，很难去融入他们的生活。在防跌倒服务开展以来，家属在探访时向服务对象、护理员了解近期防跌情况，扩大了沟通内容，加深了家属对服务对象的关心度，从而提升了服务对象的生活幸福感。

2. 护理员是服务对象最贴心的照顾系统

护理员是老年人整体照顾的实践者，他们亦是专业的、职业的照顾者，不像家庭照顾者承担着巨大的心灵、健康、情绪的压力。作为老年人密切的照顾者，老年人的健康和安全与护理员也密切相关，他们是老年人安全的守护者。案例中动员了护理员的加入，也积极推动老年人和护理员互相了解，促进双方和谐共融关系的深入，从而便于服务对象安全环境的营造。

3. 志愿者是服务对象最暖心的补充支持系统

老年人有正常的社交需要，即便是失能老人，在身体情况许可的情况下，让老年人维持有意义的社交活动、与跟他们有良好关系的家人和朋友相交是非常重要的。在本次案例中并没有重点描述志愿者陪伴服务，是由于志愿者陪伴服务是日常服务中长期开展的，有一些志愿者已经提供陪伴服务长达 10 年，医务社工还不断培育新的志愿者团队，以补充陪伴力量。

（三）服务案例之发挥专业团队优势层面

1. 多团队合作的工作模式形成合力

按照工作制度要求，科区组建工作小组，科区主任和护士长分别担任小组组长和副组长，医务社工和楼层护士作为小组成员密切配合，务必要做好服务对象的防跌倒健康宣教工作。为服务对象实施个性化照顾，减少服务对象因精神、神经等因素引发的跌倒。如医疗、康复、护理、医务社工等不同专业的合作团队，通过合理服药、制订实施个人康复计划、医务社工工作、合理排班安排足够人手等综合手段，多方位落实防跌倒措施。

2. 失能、阿尔茨海默病服务对象的服务任重道远

A 养老机构建立了适合阿尔茨海默病服务对象的中心花园。有研究认为在花园中布置刺激记忆的要素对唤起阿尔茨海默病患者的记忆会有好处。专业团队尝试通过将一些图片、旧物件、熟悉的植物等作为刺激触发服务对象对过往的回忆的材料来引导和启发服务对象思考、回忆，以训练他们的记忆力、定向力和判断力，最终达到改善认知、延缓记忆力下降速度的目的。当然对于失能且患有阿尔茨海默病的服务对象来说，这个任务艰难，还需要专业团队不断地深入探索。

（四）服务案例之社会宣传呼吁倡导层面

我国老年人预防跌倒的自我保护意识普遍不高，虽然加强老年人教育非常有必要，但是我们也要清醒意识到，对于失能老年人来说，更重要的还是养老机构、一线照护者所营造的安全环境。在"互联网＋养老"开启智慧养老新时代的当今社会，大家给予了非常多的目光和关注在能够提升老年人的晚年生活质量的产品开发和使用上。我们呼吁社会加大对失能老年人的关注，增加更多新技术的研发，切实让失能老年人也能充分享受互联网带来的便捷和舒适，提升晚年生活质量。

脑力加油站

——医务社工介入失智长者小组

陈 隽

武汉市社会福利院（武汉济民老年医院）

一、背景介绍

失智症，又称认知障碍症、老年痴呆症、阿尔茨海默病，是因大脑神经细胞病变而导致大脑功能衰退。它是以认知功能障碍及精神行为异常为主要临床表现的慢性进行性精神衰退疾病。研究显示年龄是失智症的重要危险因素，失智症的患病率随年龄的增加几乎成倍增加，认知功能随年龄的增加持续下降。据国际老年痴呆协会中国委员会2016年公布的数据显示，我国65岁以上长者中，失智症发病率高达5.6%，85岁以上长者发病率更高达25%以上，且每年约有30万人新发病症。

我院入住长者310名，其中约139人评估为失智。为对入住我院有意愿的长者进行全方位、细致化、专业化的评估，我院组建了一支包含专业医生、护士、医务社工等多元主体参与的评估队伍。运用多种权威量表对长者进行行动能力、认知水平、精神状态、社会参与等全方位评估。而对于运用《简易智力状态检查量表》（MMSE）测试后分数值符合失智的长者，评估师将建议长者入住失智区域方便后期为长者开展能满足其特殊需求的服务。

二、案例分析（预估）

对于失智症在医学上还未找到有效的治愈办法，但各种研究和实践表明，提前做好失智症的预防和筛查工作，做到早预防、早发现、早治疗、早介入能够有效减少失智症的发病率和延缓已患失智症患者的病情进展。失智症长者具有代表性的核心症状包括记忆、定向、判断、语言、执行功能、计算力、注意、问题解决能力等障碍以及失用、失认。长者的病情发展通常分为轻度（2~4年）、中度（2~12年）、重度（1~3年）三个阶段。随着其病程的发展，认知、行为发展方向与婴儿成长的方向相反。同时，因疾病及疾病带来的羞耻感或社会歧视等导致的失智长者出现不愿与人交往、社交焦虑等问题也显得尤为突出，他们往往缺少资源，心理与精神层面的需求也未得到关注。

医务社工希望在本小组工作中，通过对失智长者社会交往、社会参与能力及认知功能中的记忆、定向、语言、计算、注意、执行等认知方面进行充权增能，挖掘其自身隐藏的潜能及动力，实现协助失智长者构建更加强大的社会支持网络并提高自身的正性自我感知。

三、服务计划

（一）小组理念

1. 优势视角、增能理论

优势视角是一个在社会工作领域使用较为广泛的理论视角，它首先由 Dennis Saleebey 提出，通过在社会工作专业领域的发展，逐渐被人们所认可，它"侧重个人的优势，把人的潜能开发与利用作为基本出发点，以此来帮助服务对象达成增能的效果"。增能理论主要是挖掘与激发服务对象潜能的一种过程和实践活动，增强服务对象应对问题的能力。优势视角和增能理论都强调要挖掘服务对象的优势，充分发挥服务对象自身优势解决问题。医务社工在服务过程中完全相信失智长者有自身的优势和能力，不断引导他们进行充权、增能。

2. 社会支持网络理论

个人的社会支持网络指个人能借以获得各种资源支持（金钱、情感、友谊等）的社会网络。失智长者缺少资源，心理与精神层面的需求得不到关注。医务社工可以通过小组工作的方式帮助失智长者在院舍与朋辈群体和照护者、外部志愿者之间建立亲密的互动关系，帮助其形成一个小型的支持网络。这种非正式的社会支持网络不仅能够促进失智长者社会互动和关系的建立，也可以为其提供精神和心理支持。

3. 创造性故事疗法

创造性故事疗法（Time Slips）是 1996 年由 Anne Davis Basting 针对失智症长者提出的。Anne 认为所有人包括失智症患者都具有创造力，创造力能产生新的思想，并用新的方式为世界带来有价值的事物。创造性故事疗法是由医务社工利用图片、多媒体等形式通过开放式的提问激发失智长者的创造力和想象力，并通过长者们的合作与分享共同创造出一个故事的活动，旨在增强失智长者的沟通和表达能力，改善与他人的关系提高生活质量。

医务社工在小组介入的过程中的某环节运用创造性故事疗法引导长者进行训练。既创新了训练方式，更有利于吸引失智长者注意力，提高其专注性，实现帮助其充权增能的目的。

（二）小组目标

1. 打破服务对象间因楼层管理造成的社交局限，创造适宜失智长者的长期社交方式，协助其建立社会支持网络。

2. 通过针对性的训练达到减缓失智长者脑部退化速度的目的,协助其充权增能,激发内在动力。

(三)小组性质

封闭式、支持性小组。

(四)服务对象

入住武汉市社会福利院(武汉济民老年医院)经专业评估轻、中度失智长者 9 人,其中,男性 2 人,女性 7 人,年龄最大的 88 岁,最小的 76 岁。

(五)服务时间

1. 小组周期:2019 年 3—11 月。
2. 节数:7 节。
3. 频次及每次时长:每周一次,每次 60 分钟。

(六)小组程序

时间	任务
2018 年 12 月	小组宣传、招募工作
2018 年 12 月至 2019 年 1 月	接受报名,查阅目标组员档案资料,进行初步筛选
2019 年 1 月至 2019 年 2 月	约谈初筛过后的目标组员,进行 MMSE 量表测评
2019 年 3 月 13 日至 2019 年 4 月 24 日	开组,完成小组目标
2019 年 4 月底至 2019 年 8 月	补充活动、跟进
2019 年 9 月至 2019 年 11 月	成效评估

注:有关材料显示 MMSE 量表测试需间隔至少半年结论才更为客观,故小组的成效评估设置的时间较前测比较久。

四、实施过程

第一节:时间去哪了?

时间	目标	内容
5 分钟	引导小组成员对自己和医务社工的角色定位、小组开展的目的、意义有清晰的认识	小组介绍 医务社工向组员进行自我介绍,并阐述小组的目标、小组成员的角色定位
10 分钟	增强定向能力,让长者明白小组开始,增加投入	现实导向 以现实导向板辅助,由医务社工或长者说出当时日期、时间、地点、天气、医务社工名称,并拼出现实导向板拼图(以后每节相同)

时间	目标	内容
20分钟	促进组员之间相互认识、了解，破冰	五指山 每个长者1张白纸、1支彩笔，勾勒手掌，让长者对自己的名字、年龄、属相、家乡、乡味（特色小吃）、爱好、心愿进行介绍
20分钟	形成组员共同遵守的行为规范，保障小组的正常运行	建立小组契约 引导长者说出对小组的期待、希望的活动氛围、环境等，形成契约，并签字
5分钟	加深长者对这节小组的印象，为下一节小组做铺垫	总结小组内容 评价长者本期表现（正向），请长者简短分享感受并提醒下次小组日期、时间和地点

第二节：动物、蔬菜那些事儿

时间	目标	内容
10分钟	增强定向能力，让长者明白小组开始，增加投入。增强长者间沟通协作	现实导向（同第一节）
10分钟	训练长者对人物的辨别和记忆能力、语言表达能力。增强座位相邻的长者间的沟通	我是谁 拿出长者在小组第一节中的台卡和"五指山"游戏中的成果，给长者2分钟的时间记忆左右两边的成员，然后轮流用"我是坐在××奶奶/爷爷和××奶奶/爷爷中间的××"来介绍自己
20分钟	训练长者对动物的认知、描述能力、归类能力。增强长者的沟通与协作	动物那些事儿 邀请长者轮流识别卡片上的动物； 邀请长者把动物归到已固定的几个类型中去； 分三个组，每组花2分钟记忆卡片动物，越多越好
15分钟	训练长者对蔬菜的认知、描述能力、表达能力	蔬菜那些事儿 邀请长者读出卡片上的蔬菜； 引导长者讨论最喜欢的蔬菜以及若要和子女吃饭，怎样安排菜单
5分钟	加深长者对这节小组的印象，为下一节小组做铺垫	总结小组内容 评价长者本期表现（正向），请长者简短分享感受并提醒下次小组日期、时间和地点

第三节：形形色色

时间	目标	内容
5分钟	增强定向能力，让长者明白小组开始，增加投入。增强长者间沟通协作	现实导向（同第一节）
10分钟	训练长者对人物的辨别和记忆能力、语言表达能力。增强座位相邻的长者间的沟通	我是谁 拿出长者在小组第一节中的台卡和"五指山"游戏中的成果，给长者2分钟的时间记忆左右两边的成员，然后轮流用"我是坐在××岁的××和××岁的××中间的××岁的××"来介绍自己
10分钟	训练长者对形状的认知和逻辑归类能力	形状我知道 邀请长者说出卡片上的形状； 邀请长者将相关形状的物品卡归类
30分钟	训练长者对颜色的认知、归类能力、计算能力、动手能力。提升长者的沟通协作能力	色彩我认识 邀请长者说出颜色卡的颜色； 邀请长者识别物品卡的物品及其颜色； 邀请长者进行数字涂色，3个人一组完成一幅画
5分钟	加深长者对这节小组的印象，为下一节小组做铺垫	总结小组内容 评价长者本期表现（正向），请长者简短分享感受并提醒下次小组日期、时间和地点

第四节：认得有多少

时间	目标	内容
5分钟	增强定向能力，让长者明白小组开始，增加投入。增强长者间沟通协作	现实导向（同第一节）
10分钟	训练长者对人物的辨别和记忆能力以及反应能力。增强长者间的沟通协作	沙包抛抛抛 医务社工将沙包抛给在座的a组员并叫他的名字，a组员抛给b组员并叫名字，依次传递
35分钟	训练长者对日常用品认知、描述能力、记忆能力、逻辑归类能力。增强长者间的默契与协作	认得有多少 抽出卡片请长者轮流辨认； 将卡片给长者，让他们根据用途归类3人一组，请长者2分钟内记忆卡片，越多越好； 医务社工拿3张卡片开始编故事示范； 每人认领4张卡片编一个故事，长者将卡片排序
10分钟	加深长者对这节小组的印象，为下一节小组做铺垫	总结小组内容 评价长者本期表现（正向），请长者简短分享感受并提醒下次小组日期、时间和地点

第五节：拼多多

时间	目标	内容
5分钟	增强定向能力，让长者明白小组开始，增加投入。增强长者间沟通协作	现实导向（同第一节）
15分钟	训练长者对人物的辨别与记忆能力	我的朋友 请长者用2分钟记忆所有台签上的名字。请每个组员依次说出所有在场组员的名字
15分钟	增强长者空间认知、手眼协调和描述能力	动物拼多多 邀请长者先看图案是什么； 邀请长者摆出该图案； 图案拼成后，邀请长者描述图案的颜色及样子
20分钟	训练长者手眼协调能力，专注力。增强长者沟通协调能力	七巧板拼多多 拿出七巧板盒内的形状积木邀请长者2人一组把形状积木摆放在盒子里； 邀请长者看图案卡上是什么，并摆出图案
5分钟	加深长者对这节小组的印象，为下一节小组做铺垫	总结小组内容 评价长者本期表现（正向），请长者简短分享感受并提醒下次小组日期、时间和地点

第六节：卡卡相连

时间	目标	内容
5分钟	增强定向能力，让长者明白小组开始，增加投入。增强长者间沟通协作	现实导向（同第一节）
15分钟	训练长者对人物的辨别与记忆能力	我的朋友 请长者用2分钟记忆所有台签上的名字。医务社工说出其他组员的名字请长者指认或请长者说出其他组员的名字
15分钟	训练长者的专注力及逻辑思维能力	走迷宫 每个组员发一份迷宫图，邀请长者先用手指比画着，然后用彩笔将自己走成功的路线画出来
20分钟	锻炼运用逻辑次序的能力、专注力。提升长者的描述能力	卡卡相连 每套顺序卡共由3张卡片组成，每位长者各抽1套，按顺序排列并说出排列顺序的内容
5分钟	加深长者对这节小组的印象，为下一节小组做铺垫。协助长者对小组结束做心理准备	总结小组内容 评价长者本期表现（正向），请长者简短分享感受并告知长者下次小组活动为最后一期，提醒下次小组日期、时间和地点

第七节：数字的魅力

时间	目标	内容
5 分钟	增强定向能力，让长者明白小组开始，增加投入。增强长者间沟通协作	现实导向（同第一节）
20 分钟	训练长者的逻辑能力和对数字的敏感度以及记忆能力	从小到人 给出一组数字，请长者从小到大排序； 增加难度，首先请长者记住卡片上组员的名字，其次给一组数字请长者从小到大排序，最后请长者从一组名字库中将一开始出现的组员名字挑出来
15 分钟	训练长者的逻辑计算能力	数字方块 给出卡片，请长者选取下面的数字运用加法得出上方数字
20 分钟	加深长者整个小组服务的印象，了解长者对自己对整个服务的评价。协助长者处理离别情绪	总结小组内容 引导长者对整个小组的内容进行回顾； 请长者对系列小组活动进行评价； 请长者分享参与小组活动感受，医务社工评价长者整个小组中的表现（正向）； 安抚长者因小组结束产生的各种情绪

五、案例评估

本小组横向运用访谈法 + 量表测试，纵向采用过程评估 + 前后评估的方式对小组的成效进行监测与评估。

（一）访谈法

医务社工在小组结束后对长者进行逐一访谈，了解服务对象对自我改变的感受。经总结可以看出参与小组的长者除了 1 位因为病情导致无法回忆起小组活动的内容，相关沟通无法进行下去。其余 8 位服务对象在医务社工的访谈中表达出在自我价值感、社交、院内生活满意度、自信心、认知这 5 个方面中至少有 3 个方面自己觉得通过参与小组活动得到了提升。

（二）量表测试（前后评估）（见表 1）

表 1　MMSE 简易智力状态检查量表

		正确	错误
1. 今年的年份？	年	1	0
2. 现在是什么季节？	季节	1	0
3. 今天是几号？	日	1	0
4. 今天是星期几？	星期	1	0

5. 现在是几月份？	月	1	0
6. 你能告诉我现在我们在哪里？		1	0
例如：现在我们在哪个省、市？	省（市）		
7. 你住在什么区（县）？	区（县）	1	0
8. 你住在什么街道？	街道（乡）	1	0
9. 我们现在是第几楼？	楼层	1	0
10. 这儿是什么地方？	地址（名称）	1	0

11. 现在我要说三样东西的名称，在我讲完之后，请你重复说一遍，请你好好记住这三样东西，因为等一下要再问你的（请仔细说清楚，每一样东西一秒钟）。

"皮球"　　　　　　　"国旗"　　　　　　"树木"

请你把这三样东西说一遍（以第一次答案记分）。

	对	错	拒绝回答
皮球	1	0	0
国旗	1	0	0
树木	1	0	0

12. 现在请你从100减去7，然后从所得的数目再减去7，如此一直计算下去，把每一个答案都告诉我，直到我说"停"为止。

（若错了，但下一个答案是对的，那么只记一次错误）

	对	错	说不会做	其他原因不做
93	1	0	0	0
86	1	0	0	0
79	1	0	0	0
72	1	0	0	0
65	1	0	0	0

停！

13. 现在请你告诉我，刚才我要你记住的三样东西是什么？

	对	错	说不会做	拒绝回答
皮球	1	0	0	0
国旗	1	0	0	0
树木	1	0	0	0

14.（访问员：拿出你的手表）

请问这是什么？

	对	错	拒绝回答
手表	1	0	0

（拿出你的铅笔）

请问这是什么？

	对	错	拒绝回答
铅笔	1	0	0

15. 现在我要说一句话，请清楚地重复一遍，这句话是："四十四只石狮子"（只许说一遍，只有正确，咬字清楚的才记 1 分）。

	正确	不清楚	拒绝回答
四十四只石狮子	1	0	0

16.（访问员：把写有"闭上您的眼睛"人字的卡片交给受访者）请照着这卡片所写的去做。

（如果他闭上眼睛，记 1 分）

	有	没有	说不会做	拒绝回答	文盲
闭眼睛	1	0	0	0	

17.（访问员：说下面一段话，并给他一张空白纸，不要重复说明，也不要示范）
请用右手拿这张纸，再用双手把纸对折，然后将纸放在你的大腿上。

	对	错	说不会做	拒绝操作
用右手拿纸	1	0	0	0
把纸对折	1	0	0	0
放在大腿上	1	0	0	0

18. 请你说一句完整的，有意义的句子（句于必须有主语和动词）。
记下所叙述句子的全文。

句子合乎标准	1
句子不合乎标准	0
不会做	0
拒绝回答	0

19.（访问员：把卡片交给受访者）
这是一张图，请你在同一张纸上照样把它画出来。（对：两个五边形的图案，交叉处形成一个小四边形）

对	1
不对	0
说不会做	0
拒绝回答	0

　　MMSE 量表题目分为 5 个部分：定向力、记忆力、注意力和计算力、回忆能力、语言能力。其中，定向力（10 分）：检测对时间和空间的定向；记忆力（3 分）：检测瞬时记忆力；注意力和计算力（5 分）：检测计算能力和注意力；回忆能力（3 分）：检测延迟回忆能力；语言能力（9 分）：检测命名能力、复述能力、执行命令能力、阅读能力、书写能力、结构能力。失智症划分标准：每题 1 分，把所有测试项目相加得到总分，满分 30 分。分数在 27~30 分为正常；分数 <27 分：认知功能障碍；21~26 分：怀疑轻度失智；10~20 分：怀疑中度失智；0~9 分：怀疑重度失智。

　　医务社工针对小组开展前测和后测的差异性比较。对参与小组的 9 名服务对象进行 MMSE 量表数据的收集，运用 SPSS17.0 软件对社会工作小组介入服务对象前后测量的 MMSE 量表资料进行了统计分析。从表 2 可见，医务社工介入前，服务对象 MMSE 量表前测总分均值为 20.11，标准差为 5.183。定向力前测均值为 7.33；记忆力前测均值为 2.11；注意力和计算力前测均值为 1.89；回忆能力前测均值为 1.78；语言能力前测均值为 7.00。

表 2　小组开展前长者 MMSE 量表前测统计量

	N	均值		标准差
	统计量 / 人	统计量 / 分	标准误	统计量
MMSE 前测总分	9	20.11	1.728	5.183
定向力前测	9	7.33	0.850	2.550
记忆力前测	9	2.11	0.455	1.364
注意力和计算力前测	9	1.89	0.484	1.453
回忆能力前测	9	1.78	0.434	1.302
语言能力前测	9	7.00	0.471	1.414
有效的 N（列表械态）	9			

从表 3 可见，医务社工介入后（约半年），服务对象 MMSE 量表后测总分均值为 21.56，标准差为 5.318。定向力后测均值为 6.89；记忆力后测均值为 3.00；注意力和计算力后测均值为 2.44；回忆能力后测均值为 1.56；语言能力后测均值为 7.67。

表 3　小组开展后长者 MMSE 量表后测统计量

	N	均值		标准差
	统计量 / 人	统计量 / 分	标准误	统计量
MMSE 后测总分	9	21.56	1.773	5.318
定向力后测	9	6.89	0.873	2.619
记忆力后测	9	3.00	0.000	0.000
注意力和计算力后测	9	2.44	0.530	1.590
回忆能力后测	9	1.56	0.444	1.333
语言能力后测	9	7.67	0.408	1.225
有效的 N（列表械态）	9			

结论：后测数据与前测数据进行比较，可以看到服务对象在参与小组后总平均分上涨了 1.45 分。一般来说，服务对象的病情会不断加重，从图 1 可见医务社工开展的小组对于服务对象的记忆力、注意力和计算力、语言能力方面有明显的帮助作用，而对于服务对象的定向力和回忆能力改善作用没有特别明显。但总体而言，医务社工的介入在一定程度上延缓了服务对象病情的发展进程，而且服务对象的情况

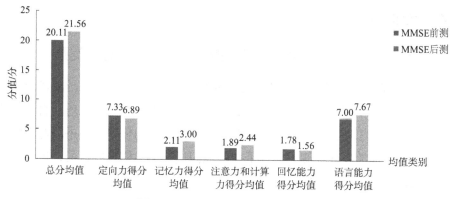

图 1　组员 MMSE 前后测均值对比

在一些方面有所改善。

（三）过程监控

医务社工在小组开展的过程中对服务对象展开表现评估，从时间导向、人物导向、情绪、社交、语言表达、专注力、跟随指示能力 7 个维度对服务对象进行监控。每个维度设立 4 个等级，最低级 1 分，依等级递增 1 分直至最高级 4 分。7 个维度满分 28 分。最后医务社工根据服务对象在小组每节中的实际表现进行总分的统计。

从图 2 可见（忽略有两位服务对象小组过程中有请假的情况）服务对象里除了夏奶奶以外，其余 8 人在小组第一节到小组第七节的表现虽然中间有所波动但总体趋势基本持平或有所提升。可见医务社工的小组介入对于大部分的服务对象来说有积极的影响。

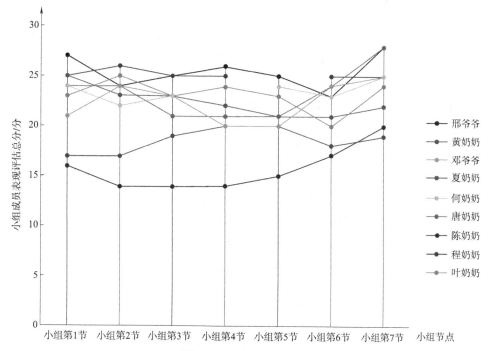

图 2　小组成员表现趋势

六、专业反思

（一）充权增能的专业视角助力失智长者正性自我感知提升

失智长者因为疾病导致认知功能受到损害，定向力、记忆力、注意力、计算力、语言能力等有不同程度的退化，从而引起失智长者出现情绪低落，自我效能感差的问题。医务社工通过充权增能的专业视角，运用非药物疗法的手段对失智长者不断进行认知方面的强化训练，实现了帮助他们进行能力提升的目的，进而改善长者不良情绪，增强其正性自我感知。

（二）失智长者小组难度系数大，挑战医务社工专业性

失智长者是一个特殊群体，因其认知功能受损及引发的其他精神及行为问题容易导致长者不易被正常人理解，甚至遭受歧视。医务社工针对此群体开展小组工作的过程中需不断学习运用针对此群体的特殊专业手法开展服务。如运用验证疗法与失智长者展开沟通，忽略其逻辑性而关注言语背后的情绪；与失智长者沟通采用缓慢的、肯定性的、鼓励性的语言，而非快语速的、否定性的、消极的语言，以避免长者产生抵触情绪及不良行为等。以上专业手法的运用是保证小组顺利开展的基础，同时对医务社工的专业性要求极高。

（三）多元主体联动参与失智长者服务，践行全人的照顾理念，增强长者社会支持网络

针对失智长者开展服务的过程中，医务社工在前期联合医疗，护理团队开展小组目标群体的评估及小组的可行性分析，小组结束后期医务社工将护理员及外部志愿者纳入联动服务体系中。这些举措有力地践行了全人的照护理念即增强失智长者的身、心、社多维度、高质量的生命照护，同时协助其建立社会支持网络。

（四）小组需求缺口大，可复制性强

从小组背景可看出失智长者群体占长者总体比例无论是在我院这个小环境中还是在中国的大环境下都很大，并且该比例数据还在逐年增高。本小组的评估证明该种方法对于延缓失智长者病情是有效的，同时开展本小组的客观条件无特殊限制。故可将本小组的介入方法复制到其他医疗、养老机构失智长者群体中或在社区筛查后复制到社区失智长者群体中以满足他们的需求。

（五）创造性故事疗法效果显著，可深入挖掘

在过程监控环节医务社工对小组成员表现趋势进行分析，发现虽然大部分的组员在小组中的表现是波动的，但在小组第四节大多数成员的表现处于本人在整个小

组进程中表现的峰值。医务社工回忆小组第四节成员们的表现，认为这和该节运用创造性故事疗法开展服务分不开，但基于医务社工对本小组的整体定位，未过多运用该疗法开展服务。后期医务社工可深入探究该疗法的理论支撑及服务经验，尝试将其更多地运用到失智长者服务中去，使失智长者更加受益。

参考文献

[1] Dennis Saleebey. 优势视角——社会工作实践的新模式 [M]. 李亚文，杜立婕，译. 上海：华东理工大学出版社，2004：6.

[2] 贺寨平. 国外社会支持网研究综述 [J]. 国外社会科学，2001（1）：76–82.

[3] Anne Davis Basting. Forget memory: creative better lives for people with Dementia [M]. America: The Johns Hopkins University Press, 2009: 42–97.